David Burns

Fühl Dich gut

angstfrei mit Depressionen umgehen

Mit einem Vorwort von Aaron T. Beck

Herausgegeben
von
Wolf-Dieter Becker

éditions trèves

Burns, David:
Fühl dich gut : angstfrei mit Depressionen umgehen / David Burns.
Vorw.: Aaron T. Beck. (Aus d. Amerikan. von Norbert Bartnik).
— Trier : éditions trèves,
Einheitssacht.: Feeling good <dt.>
(trèves psychologie)
ISBN 3-88081-187-3

trèves psychologie

Auflage 6 5
Jahr 96 95 94 93 92 91

Meinem Lehrer Aaron T. Beck gewidmet

INHALT

Vorbemerkung des Herausgebers

»Wieder ein neues Selbsthilfebuch ... und noch dazu eine Übersetzung aus dem Amerikanischen ... das wird wohl schon wieder so eine Sonnenscheinpsychologie aus den USA sein ...«. So oder ähnlich mögen Sie vielleicht beim ersten Aufschlagen dieses Bandes gedacht haben.

Die Entscheidung, gerade dieses Buch auch dem deutschsprachigen Leser zur Verfügungn zu stellen, gründet auf folgenden Überlegungen:

- Die hier beschriebenen Methoden und Theorien sind in unserem Sprach- und Lebensraum gleichermaßen gültig.
- Dieses Buch bietet eine Fülle von Ideen und Hilfsmittel, die es unbedingt wert sind, einem breiteren Kreis von Menschen vorgestellt zu werden.

Wen wollen wir mit dem Buch ansprechen?

1. *Die Betroffenen.* Gemeint sind Menschen mit leichten bis stärkeren Depressionen, die durch dieses Buch ein Instrument in die Hand bekommen sollen, mit dem sie aus dem Teufelskreislauf Depression ausbrechen können.
2. *Die Angehörigen.* Depressives Verhalten verändert das Miteinanderumgehen von Familienmitgliedern, Berufskollegen und Freunden. Oft fühlen sie sich auch sehr hilflos im Umgang mit den Betroffenen und Aufforderungen, sich zusammenzureißen, bewirken eher das Gegenteil und vergrößern die Entfremdung. Dieses Buch kann das Verhältnis zwischen Depressiven und ihrer Umwelt neu beleben und Geduld und Verständnis hervorbringen.
3. *Angehörige »helfender« Berufe und Studenten der Klinischen Psychologie.* Für sie kann »angstfrei« ein Einstieg in die kognitive Therapie sein.
4. *Psychotherapeuten.* Die Vielzahl der Ideen und Vorgehensweisen können durchaus auch erfahrene Therapeuten bereichern.

Jeder Mensch unterliegt im Laufe seines Lebens wechselnden Stimmungsperioden. Phasen, in denen er sich glücklich und froh fühlt, wechseln mit Phasen der Bedrückung und Niedergeschlagenheit ab.

Kommen in einer Tiefphase wichtige Lebensereignisse wie der Verlust eines geliebten Menschen durch Trennung oder Tod, ein Wohnungs- oder Arbeitsplatzverlust oder aber auch z.B. eine Schwangerschaft hinzu, kann eine kurzfristige deprimierte Stimmung in eine langdauernde und anhaltende Depression übergehen.

Darüberhinaus können auch körperlich bedingte (sogenannte somatogene) Veränderungen und endogene, von innen kommende, Prozesse zu Depressionen führen.

Deshalb werden Depressionen folgendermaßen untergliedert:
1. *Reaktive Depressionen.* Es handelt sich hierbei um traurige oder ängstliche Reaktionen auf ein schmerzliches Ereignis.
2. *Erschöpfungsdepressionen.* Dies sind traurige oder ängstliche Verstimmungszustände, die aus langdauernden seelischen oder körperlichen Überforderungen (z.B. beruflicher Dauerstreß) herrühren.
3. *Neurotische Depressionen.* Nicht bewältigte oder verdrängte psychische Konflikte führen zu einer zeitweisen oder langanhaltenden depressiven Stimmung.
4. *Endogene Depressionen.* Die depressiven Phasen einer affektiven Psychose (Cyclothymien oder manisch-depressive Krankheit) werden »endogen« (entstanden aus chemischen Vorgängen in unserem Körper) genannt.
5. *Somatogene Depressionen.* Verstimmungszustände aufgrund körperlich bedingter Veränderungen (z.B. strukturelle Veränderungen des Gehirns) oder als Begleitsyndrom bei körperlichen Erkrankungen.

Die Abgrenzung normaler Stimmungsschwankungen von depressiven Verstimmungen läßt sich anhand des zeitlichen Verlaufs und der sozialen Konsequenzen vornehmen. Eine über Wochen anhaltende dumpfe Traurigkeit, die zu Lustlosigkeit, Schlafstörungen, Schmerzen und Grübelei führt, ist sicher mehr als nur eine »vernünftige« Trauerreaktion der Psyche.

Die oben genannten Unterteilungen sind für den Psychotherapeuten sehr wichtig. Er wird aufgrund einer Einordnung auch einen speziellen Behandlungsvorschlag erarbeiten.

Für den Betroffenen aber wird erst einmal nur wichtig sein zu erfahren, handelt es sich bei mir nur um eine kurzfristige Verstimmung, eine Trauerreaktion oder um eine schwere Depression, bei der kompetente Hilfe wichtig ist. Die zwei ersten Fragen sind daher:

»Bin ich eigentlich depressiv?« und

»Wenn ich depressiv bin, wie komme ich wieder davon los?«.

Um eine Depression zu erkennen, ist es nützlich, sich ein paar einfache Fragen zu beantworten:

a) Fühle ich mich oft unbegründet sehr niedergeschlagen?
b) Grüble ich in der letzten Zeit häufiger als sonst?
c) Kann ich eigentlich noch richtig fröhlich sein?
d) Schlafe ich schlechter als früher?
e) Bekomme ich scheinbar ohne Grund Kopfschmerzen, oder kann ich an mir andere körperliche Veränderungen (wie z.B. Beklemmungen in der Brust) feststellen?

f) Erscheint mir mein Leben leer und sinnlos?
g) Habe ich den Spaß an der Sexualität verloren?
h) Sind mir nahestehende Menschen gleichgültig geworden?
i) Hat mein Appetit stark nachgelassen, oder habe ich in der letzten Zeit abgenommen, ohne es zu wollen?
k) Fällt es mir schwer, alltägliche Dinge in Angriff zu nehmen, oder fällt es mir schwer zu arbeiten?

Falls Sie eine oder mehrere dieser Fragen mit »Ja« beantworten, kann eine depressive Verstimmung bei Ihnen bestehen. Dann stellt sich die Frage: »Was kann ich dagegen tun?«.

Im zweiten Kapitel dieses Buches wird ein wesentlich ausführlicherer Text (BDI) vorgestellt, mit dessen Hilfe Sie das Ausmaß Ihrer Niedergeschlagenheit selbst einschätzen können. Im Gegensatz zu sogenannten »psychologischen« Tests, wie sie in Zeitschriften zu finden sind, handelt es sich hierbei um ein Verfahren, das nach wissenschaftlichen Kriterien auf seine Gültigkeit hin überprüft worden ist und sich dabei als sehr brauchbar erwiesen hat.
Wenn Sie in diesem Test eine Gesamtpunktzahl von 16 Punkten überschreiten, dann sollten Sie umgehend psychotherapeutische oder ärztliche Hilfe in Anspruch nehmen.

Genauso sollten Sie sofort kompetente Hilfe suchen, wenn das Gefühl der Hoffnungslosigkeit und der eigenen Wertlosigkeit übermächtig ist, und Sie der festen Übezeugung sind, daß es keinen Ausweg gibt. Vor allem am Anfang und am Ende einer Depression können solche Gedanken und Gefühle sehr stark sein, und Sie sind dann unter Umständen selbstmordgefährdet. Versuchen Sie in einem solchen Fall, nicht allein aus dem Kreislauf der Depression auszubrechen!!!

Wenn Ihre Gesamtpunktzahl beim BDI deutlich unter 16 Punkten liegt, dann besteht auch die Möglichkeit, alleine mit den Verstimmungen fertig zu werden. Hier stellt sich nun die Frage, welche Fähigkeiten manche Personen wohl haben mögen, wenn sie eher mit solchen Tiefpunkten umgehen können als andere.

Die Antwort kann das vorliegende Buch geben. Es ist auf der Grundlage der Erfahrungen gemacht worden, die der Autor Dr. David Burns mit der *kognitiven Therapie* gemacht hat, einem psychotherapeutischen Verfahren, das sich als sehr wirksam bei der Behandlung von Depressionen erwiesen hat.
Um die einzelnen Übungen verstehen und damit arbeiten zu können, ist es erforderlich, das dritte Kapitel dieses Buches genau durchzugehen. Es ist das Kernstück, und Erklärungen in den folgenden Kapiteln verweisen immer wieder darauf.

»Fühl Dich gut« vermittelt eine Vielzahl von Selbsthilfemethoden. Es ist sicherlich nicht erforderlich, jede einzelne davon auszuprobieren. Treffen Sie eine Auswahl, nachdem Sie sich einen Überblick verschafft haben. Zwei der beschriebenen Techniken sollten Sie auf alle Fälle ausprobieren: die DREI-SPALTEN-TECHNIK (S. 60) und das TAGESPROTOKOLL NEGATIVER GEDANKEN (S. 63); beide finden sich in Kapitel vier.

Die Durchführung der einzelnen Methoden erfordert beträchtliche praktische Übungen. Lassen Sie sich davon nicht abschrecken oder entmutigen. Wenn Sie sich erst einmal damit vertraut gemacht haben, werden Sie sie nicht nur besser bewältigen können, sondern vermutlich auch ziemlichen Spaß daran haben. Eine Veränderung Ihrer depressiven Stimmung folgt nicht allein aus dem Erkennen der Ursachen, sondern auch ein Ausprobieren und Üben des Umgangs mit den neu gewonnen Einsichten ist notwendig.

Die hier vorgestellten Selbsthilfemethoden können auch die Arbeit mit einem Therapeuten unterstützen. Ziel einer Therapie ist es, im Kontakt mit dem Psychotherapeuten Selbstverantwortlichkeit und Unabhängigkeit zu erlernen. »Fühl Dich gut« kann zu eigener Sichtweise und zur Klärung beitragen.

Das letzte Kapitel des Buches beschäftigt sich mit der Behandlung durch Psychopharmaka; es ist an deutsche Verhältnisse angepaßt worden. Jene Medikamente sind in der letzten Zeit vornehmlich in populären Zeitschriften immer wieder kritisiert worden. Zu Recht, aber auch zu Unrecht, wie ich meine.

Zu Recht, weil die bedenkenlose Verschreibung solcher Mittel mehr schaden als nutzen kann. Zu Unrecht, weil in vielen Fällen die Verabreichung dieser Psychopharmaka die einzige schnelle und wirkungsvolle Hilfe darstellt. Über einen notwendigen Einsatz sollte aber immer nur ein speziell ausgebildeter Arzt entscheiden (Keine Selbstbehandlung!). Eine Pharmakotherapie sollte stets durch eine psychotherapeutische Unterstützung begleitet sein.

Ein Wort noch zur kognitiven Therapie. Auch sie stellt kein Allheilmittel, noch nicht einmal die einzig mögliche Therapieform dar. Hier gilt das gleiche wie für Psychopharmaka: Was dem einen spürbar Erleichterung oder sogar grundlegende Veränderungen bringt, kann sich bei einem anderen als wirkungslos erweisen. Mitunter muß man eine ganze Reihe von Möglichkeiten und Kombinationen ausprobieren, bis ein psychotherapeutisches Verfahren, ein Medikament oder eine Verbindung von beiden gefunden ist, das hilft.

Im Anhang finden Sie Adressen von Fachleuten, die Sie ansprechen können und die Ihnen sagen können, wo Sie kompetente Hilfe finden.

Wolf-Dieter Becker, Berlin

Vorwort zur deutschen Ausgabe

Dieses Buch soll dabei helfen, die wirkungsvollen Techniken der »kognitiven Therapie« zu verstehen und anzuwenden, die schon vielen Leuten geholfen haben, sich selbst und ihr Leben in einem positiven Licht zu sehen. In zahlreichen amerikanischen medizinischen Forschungszentren und Universitäten beschäftigen sich Forscher mit der Frage, wie unsere Gedanken unser Fühlen und Denken beeinflussen. Umfangreiche Forschungsarbeiten laufen auch in Deutschland, England, Schottland, Italien und Israel, um nur einige Länder zu nennen. Es ist eine spannende Sache, die von so vielen begabten Leuten entwickelten Techniken vorstellen zu können, die sich bei der Behandlung von schmerzhaften Gefühlsschwankungen als sehr vielversprechend gezeigt haben.

Ich möchte gleich darauf hinweisen, daß je nach Art und Schwere der Depression eine Besserung verschieden schnell eintreten kann. Viele Leute mit leichteren Depressionen haben die beschriebenen Techniken angewandt und konnten innerhalb weniger Wochen ihre depressiven Gefühlszustände überwinden. Dies erweckt manchmal den irreführenden Eindruck, diese Techniken könnten Wunder bewirken. Sie sind *keineswegs ein Allheilmittel, sondern ein systematischer Schritt*, die Depression zu überwinden und größere Lebensfreude und ein besseres Selbstwertgefühl zu vermitteln. Harte, nicht nachlassende Arbeit (und nicht Zauberei) ist der Schlüssel zum Erfolg. Bei vielen Leuten mit schwierigen Problemen werden viele Monate beharrlicher Anstrengung unter Anleitung eines Therapeuten erforderlich sein, bevor sie ihre Depressionen überwinden können.

Es ist besonders wichtig, nach einer Besserung nicht zu vergessen, daß die depressiven Stimmungen wiederkehren können – und möglicherweise werden. Schließlich sind nur sehr wenige Menschen die ganze Zeit über glücklich, und die Anstrengung, es immer zu sein, ist meiner Meinung nach der Gesundheit nicht zuträglich. Wenn man tatsächlich einmal in ein »schwarzes Gefühlsloch« zurückfällt und dann die in diesem Buch beschriebenen Techniken erneut anwendet, wird man ohne Zweifel feststellen, daß die schlechte Stimmung sich sehr viel schneller wieder überwinden läßt. In meiner Praxis fordere ich meine Patienten nach Abschluß der Behandlung auf, für eine »seelische Aufmunterungsspritze« zu mir zu kommen, wann immer sie meinen, eine solche nötig zu haben. Es ist beeindruckend, wie schnell sie sich dann wieder besser fühlen – oft sind nur eine oder zwei Sitzungen erforderlich.

Als Schlußteil werden in Kapitel 16 dieses Buches Einzelheiten über die Behandlung mit Antidepressiva beschrieben. Die Tatsache, daß sie dort erst

Erwähnung finden, soll nicht etwa ihre Bedeutung schmälern. Es ist aber gut zu sehen, wie viele Leute mit leichteren depressiven Gefühlszuständen diese heute mit Hilfe der kognitiven Techniken ohne jegliche Medikamente überwinden können. Bei Leuten mit schwereren Depressionen kann jedoch ein geeignetes Antidepressivum sehr hilfreich sein. Eine Reihe veröffentlichter Untersuchungen hat ergeben, daß die in diesem Buch beschriebenen Selbsthilfe-Techniken unter der Anleitung eines Therapeuten sehr erfolgreich mit Antidepressiva kombiniert werden können. Damit wird der Streit über die Frage Medikament oder Psychotherapie gegenstandslos. So wie die Seele auf den Körper wirken kann, beeinflußt der Körper die Seele. Die Geißel Depression sollte mit allen Waffen bekämpft werden, die uns heute zur Verfügung stehen.

Dr. David Burns

Vorwort

Es freut mich, daß der breiten Öffentlichkeit mit dem Buch von David Burns jetzt eine Methode zur Gefühlsveränderung zur Verfügung steht, die in letzter Zeit unter Fachleuten großes Aufsehen erregt hat.

Dr. Burns hat hiermit die jahrelange Forschungsarbeit nach Ursachen und Behandlungsmethoden von Depressionen ausgewertet, die an der Universität von Pennsylvania geleistet wurde. Auf einleuchtende Weise stellt er ein Selbsthilfeprogramm vor, das im Rahmen der Untersuchungen entwickelt wurde. Dieses Buch ist somit eine wichtige Hilfe für alle, die sich selbst darin üben wollen, ihre Stimmungen zu verstehen und zu meistern. Einige Informationen über die Entstehung der kognitiven Therapie dürften für den Leser interessant sein:

Nachdem ich mich im Rahmen meiner beruflichen Laufbahn lange mit der traditionellen Psychoanalyse befaßt hatte, suchte ich nach empirischen Belegen für Freuds Theorie und Therapie von Depressionen. Solche Nachweise erwiesen sich als nur schwer faßbar, vielmehr legten die Daten, die ich bei meinen Nachforschungen erhielt, eine neue nachzuprüfende Theorie über die Ursachen von Gefühlsleiden nahe.

Die ersten Untersuchungen deuteten an, daß der depressive Mensch sich selbst als »Versager« sieht, als eine unzulängliche Person, die zu Frustration, Benachteiligung, Erniedrigung und Scheitern verdammt ist. Weitere Versuche zeigten einen auffälligen Gegensatz zwischen Selbsteinschätzung, Erwartungen und Sehnsüchten depressiver Menschen auf der einen Seite und ihren tatsächlichen Leistungen, die oft genug sehr beachtlich waren. Ich schloß daraus, daß Depressionen auf einer Störung des Denkens basieren: Wer sich depressiv fühlt, hat eine überaus negative und überempfindliche Einstellung zu sich selbst, seiner Umwelt und seiner Zukunft. Dieses pessimistische Denken beeinflußt seine Stimmung, seine Motivation und sein Verhältnis zu anderen Menschen und führt zu dem ganzen Spektrum seelischer und körperlicher Symptome, das für Depressionen typisch ist.

Wir haben inzwischen umfangreiche Forschungsergebnisse und klinische Erfahrung, die die Möglichkeit erkennen lassen, schmerzvolle Stimmungsschwankungen und selbstzerstörerisches Verhalten kontrollieren zu lernen, indem man einige relativ einfache Prinzipien und Techniken anwendet. Die vielversprechenden Resultate unserer Untersuchungen haben bei Fachleuten großes Interesse an der kognitiven Therapie ausgelöst. Viele Autoren haben unsere Entdeckungen als großen Schritt nach vorn in der wissenschaftlichen Entwicklung der Psychotherapie und der persönlichen Veränderung gewürdigt.

Die sich entwickelnde Theorie emotionaler Beschwerden, die dieser Forschungsarbeit zugrundeliegt, wurde zum Gegenstand intensiver Nachforschungen an wissenschaftlichen Instituten überall in der Welt.

Dr. Burns hat in seinem Buch diesen Fortschritt in unserem Verständnis der Depressionen überzeugend veranschaulicht. In leicht verständlicher Sprache stellt er die wirkungsvollen neuen Methoden vor, mit deren Hilfe sich depressive Stimmungen umwandeln und entnervende Angstzustände reduzieren lassen. Ich bin mir sicher, daß die Leser dieses Buches die Prinzipien und Techniken, die in der Arbeit mit unseren Patienten entwickelt wurden, leicht auf ihre eigenen Probleme anwenden können. Während Personen mit schwerwiegenden Gefühlsleiden zusätzlich die Hilfe eines Psychotherapeuten benötigen werden, können solche mit leichter überschaubaren Problemen durch die eigene Anwendung der dargestellten Selbstkontrollmethoden großen Nutzen ziehen. So dürfte sich »Fühl Dich gut« als ein besonders brauchbares Handbuch für alle die erweisen, die sich Schritt für Schritt selbst helfen wollen.

Dr. Aaron T. Beck
Professor für Psychiatrie
an der
Universität von Pennsylvania

Einleitung

Ich möchte in diesem Buch einige der neueren, wissenschaftlich überprüften Methoden vorstellen, die dabei helfen können, depressive Stimmungen zu überwinden und ein besseres Lebensgefühl zu entwickeln. Diese Techniken beruhen auf einer Behandlungsform, die als kognitive Therapie bekannt wurde, einer schnell helfenden Methode, um emotionale Beschwerden wie Depressionen und Angstgefühle in den Griff zu bekommen. Sie wird deshalb »kognitive Therapie« genannt, weil man durch sie veranlaßt wird, die Betrachtungs- und Interpretationsweise der Dinge, von denen man sich belastet fühlt, zu verändern, um so zu einem positiveren Gefühl und einer größeren Leistungsfähigkeit zu gelangen.

Techniken, die die Stimmung verbessern, sind sehr leicht zu erlernen und überraschend wirksam. Tatsächlich ist die kognitive Therapie eine der ersten Formen der Psychotherapie, die sich in klinischen Studien als genauso wirksam, in einigen Fällen sogar als überlegen gegenüber einer Therapie mit Medikamenten erwiesen hat. Die bisher veröffentlichten Forschungsergebnisse haben darüberhinaus belegt, daß die kognitive Therapie einer ganzen Reihe anderer Formen der Psychotherapie wie der Verhaltens-, Gruppen- und analytischen Therapie bei der Behandlung von Depressionen überlegen ist. Diese Entdeckungen haben großen Einfluß auf Psychiater und Psychologen gehabt und zu einer Flut neuer Untersuchungen in der Grundlagenforschung und der klinischen Forschung geführt. In einem Artikel, der in einer führenden Fachzeitschrift (Archives of General Psychiatry) erschien, kam Dr. Myrna Weissmann vom Fachbereich Medizin der Yale-Universität New York zu dem Schluß, daß die Gesamtheit der Untersuchungen ganz generell die Überlegenheit der kognitiven Therapie, verglichen mit anderen Therapieformen, beweise. Ein abschließendes Urteil kann genauso wie bei anderen neuen Entwicklungen im Bereich der medizinischen und psychotherapeutischen Forschung zwar erst im Laufe der Zeit und nach weiteren Untersuchungen gefällt werden, die bisherigen Entdeckungen aber sind auf jeden Fall außerordentlich vielversprechend.

Die kognitive Therapie bevorzugt Anwendungen, die schlicht und einfach auf dem »gesunden Menschenverstand« beruhen. Ihre ungewöhnlich schnelle Wirkungsweise hat bei vielen den traditionellen Methoden verpflichteten Psychotherapeuten Skepsis ausgelöst. Es hat sich aber gezeigt, daß traditionelle Ansätze bei vielen Depressionszuständen versagen und mitunter sogar eher noch eine Verschlechterung der Umstände zur Folge hatten.

Im Gegensatz dazu hat sich gezeigt, daß bei der Mehrzahl der schwer depressiven Patienten, die durch Therapeuten behandelt wurden, welche kognitive Techniken anwandten, bereits nach drei Monaten eine bemerkenswerte Abnahme der depressiven Symptome erkennbar war.

Ich habe dieses Buch geschrieben, damit du dich selbst mit den Methoden vertraut machen kannst, die schon sehr vielen Menschen geholfen haben, Schwermutzustände zu bewältigen und ihr Selbstwertgefühl zu steigern. Wer lernt, mit seinen Stimmungen richtig umzugehen, wird dabei auch beobachten können, daß die daraus folgende Veränderung der Persönlichkeit eine sehr erregende Erfahrung ist. Man wird in diesem Prozeß sein System der persönlichen Werte neu ordnen und eine Lebensphilosophie entwickeln, die Sinn hat und die Ergebnisse zeigt, die man sich selbst wünscht: gesteigerte Leistungsfähigkeit und größere Lebensfreude.

Der Leser wird vielleicht an dieser Stelle fragen, wie ich dazu kam, mich mit der »kognitiven Therapie« zu beschäftigen.

Im Laufe meiner psychiatrischen Tätigkeit hatte ich begriffen, daß wir wirkungsvollere Methoden – als damals vorhanden – brauchten, um Depressionen zu bekämpfen, aber ich wußte noch nicht, wie sie aussehen sollten. Zu derselben Zeit schlug mir Dr. John Paul Brady, der Vorsitzende der psychiatrischen Abteilung der Universität von Pennsylvania, vor, mit Dr. Aaron T. Beck zusammenzuarbeiten. Dr. Beck beschäftigte sich mit einer ganz neuen und sehr kontrovers diskutierten Form der Psychotherapie für Depressionen, die er »kognitive Therapie« nannte.

Wie ich schon sagte, bezieht sich das Wort »kognitiv« darauf, wie man in einem bestimmten Moment über Dinge denkt und sich fühlt. Dr. Beck's Thesen waren einfach:

1. Wer depressiv oder ängstlich ist, denkt auf unlogische und negative Weise und verhält sich dadurch selbstzerstörerisch.
2. Mit einer gewissen Anstrengung kann man sich selbst darin üben, seine verdrehten gedanklichen Muster zu ordnen.
3. Wenn erst einmal die schmerzvollen Symptome beseitigt sind, wird man wieder fröhlicher und leistungsfähiger sein können und Selbstachtung gewinnen.
4. Gewöhnlich können diese Ziele schon in relativ kurzer Zeit erreicht werden, indem man geradlinige Methoden benutzt.

Das schien sehr einfach und einleuchtend. Ganz offensichtlich war das Denken meiner von Depressionen geplagten Patienten unnötigerweise pessimistisch und verzerrt.

Aber ich war skeptisch, ob so fundamentale und tief verwurzelte emotionale Gewohnheiten ohne weiteres durch ein Trainingsprogramm, wie das von Dr. Beck beschriebene, beseitigt werden könnten. Die ganze Idee schien geradezu *zu* einfach! Aber ich erinnerte mich daran, daß viele der bedeutenden Entwicklungen in der Geschichte der Wissenschaft nicht nötigerweise auch kompliziert waren und anfangs doch mit großer Skepsis angesehen wurden. Die Möglichkeit, daß kognitive Konzepte und Methoden die Behandlung von depressiven Störungen verändern könnten, machte mich derart neugierig, daß ich mich entschloß, als eine Art Experiment diese Therapie bei einigen meiner besonders gestörten Patienten auszuprobieren. Ich glaubte nicht an übermäßig gute Ergebnisse, aber wenn die kognitive Therapie nur dummes Geschwätz war, so wollte ich das selbst herausfinden.

Die Ergebnisse überraschten mich. Viele dieser Menschen erlebten zum ersten Mal seit Jahren eine Besserung. Einige erklärten, sich zum ersten Mal in ihrem Leben glücklich zu fühlen. Als Folge dieser praktischen Erfahrungen arbeitete ich noch intensiver mit Dr. Beck und seinen Kollegen an der Klinik der Universität von Pennsylvania zusammen. Diese Gruppe nahm eine Reihe wissenschaftlicher Studien in Angriff, um die Wirksamkeit der neuen Behandlungsmethode auszuwerten. Die Ergebnisse dieser Untersuchungen hatten gewaltigen Einfluß auf die gesamte Psychotherapie der Vereinigten Staaten und des Auslands. Selbige werden im ersten Kapitel des Buches detailliert dargelegt.

Man muß nicht unbedingt unter schwersten Depressionen leiden, um aus der kognitiven Therapie Nutzen zu ziehen. Wir alle brauchen gelegentlich eine geistige »Auffrischung«. Dieses Buch zeigt, was zu tun ist, wenn man sich am Boden zerstört fühlt. Es zeigt auch, wie man die Ursachen bestimmen kann, die einen in eine bestimmte Stimmungslage versetzen, und es will dabei helfen, Strategien zu finden, mit denen man so schnell wie möglich mit seinen Problemen fertig werden kann. Wer bereit ist, ein wenig Zeit für seine eigene Persönlichkeit zu investieren, kann dabei lernen, seine Stimmungen wirkungsvoller zu beherrschen, ebenso wie ein Sportler, der an einem täglichen Konditionstraining teilnimmt, erhöhte Kraft und Ausdauer entwickelt. Die Übungen werden in einer klaren und leichtverständlichen Form durchgeführt. Alle Vorschläge sind auf die Praxis ausgerichtet, so daß jeder sein persönliches Programm durchführen kann, welches gleichzeitig emotionale Erleichterung und ein besseres Verständnis für die Ursachen der Depressionen liefert. Diese Methoden funktionieren tatsächlich und die Wirkung kann sehr tiefgreifend sein.

Teil I

Theorie und Forschung

KAPITEL 1

Ein großer Schritt nach vorne bei der Behandlung von Gefühlsleiden

---

Depressionen wurden einmal als das größte Gesundheitsproblem der Welt bezeichnet. Tatsächlich sind Depressionen so weit verbreitet, daß man sie für so etwas wie den unvermeidlichen Schnupfen unter den psychischen Störungen halten könnte. Aber es gibt einen schlimmen Unterschied zwischen Depressionen und einem Schnupfen. Depressionen können tödlich sein. Die Selbstmordrate ist, wie Untersuchungen gezeigt haben, in den letzten Jahren auf schockierende Weise gestiegen, sogar unter Kindern und Jugendlichen, obwohl in den letzten Jahrzehnten große Mengen antidepressiver Medikamente und Beruhigungsmittel entwickelt wurden.

Das klingt ziemlich betrüblich. Ehe du dadurch noch depressiver wirst, will ich etwas Erfreuliches mitteilen. Depressionen sind eine Krankheit und nicht ein unvermeidlicher Teil des ansonsten gesunden Lebens. Und was noch wichtiger ist: Du kannst sie überwinden, wenn du ein paar einfache Methoden der Stimmungsverbesserung erlernst. Einer Gruppe von Psychiatern und Psychologen der Universität von Pennsylvania gelang ein erheblicher Durchbruch bei der Behandlung und Vorbeugung von Gefühlsleiden. Traditionelle Methoden der Depressionsbehandlung hatten sich als langwierig und unwirksam erwiesen, und so entwickelten diese Wissenschaftler einen völlig neuen und außerordentlich erfolgreichen Ansatz zur Behandlung von Depressionen und anderen Gefühlsbeschwerden. Eine ganze Reihe neuerer Untersuchungen hat bestätigt, daß Depressionssymptome mit Hilfe der neuentwickelten Techniken weitaus schneller reduziert werden können als durch die konventionelle Psychotherapie oder die Gabe von Psychopharmaka. Diese neue Behandlungsform nennt sich »kognitive Therapie«.

Dieses Buch soll die Ergebnisse unserer Arbeit einer breiteren Öffentlichkeit vorstellen. Die systematische Anwendung und wissenschaftliche Bewertung des neuen Ansatzes geht zurück auf die Forschungsbemühungen Dr. Aaron T. Becks, der schon Mitte der fünfziger Jahre damit begann, einen neuen Ansatz zur Veränderung seelischer Stimmungen zu entwickeln.*

* Die Vorstellung, daß gedankliche Muster (Kognitionen) die menschlichen Stimmungen grundlegend beeinflussen können, ist von vielen Philosophen in den vergangenen 2500 Jahren beschrieben worden. In jüngster Zeit wurde die kognitive Sehweise von Gefühlswirrungen in den Werken zahlreicher Psychiater und Psychologen untersucht, darunter, um nur einige zu nennen, Alfred Adler, Albert Ellis, Karen Horney und Arnold Lazarus.

Seine Pionierarbeit trug ihre Früchte erst in den letzten fünf Jahren, als eine Reihe von Fachleuten an der Klinik* der Universität von Pennsylvania und an zahlreichen anderen Instituten im Rahmen ihrer Forschungsvorhaben die Methoden der kognitiven Therapie verbesserten und ihre Ergebnisse auswerteten.

Die kognitive Therapie ist eine außergewöhnlich schnell wirksame Technik zur Umwandlung von Gefühlszuständen, die du selbst anwenden kannst. Ich betone »schnell wirksam«, weil ich davon überzeugt bin, daß jemand, der von Depressionen geplagt wird, keinen Wert auf langwierige therapeutische Prozeduren legen wird, die oft Monate und Jahre andauern, ehe sich ein Erfolg abzeichnet. Du mußt lernen, deine Beschwerden so schnell wie möglich zu beseitigen. Gleichzeitig kannst du erleben, wie dein Selbstbewußtsein wächst, so daß du bald in der Lage sein wirst, auch künftige Mißstimmungen zu meistern, um nicht erneut in die emotionale Hölle von Depressionen zu stürzen.

Das sind die Ziele, die du mit Hilfe der einfachen aber wirkungsvollen Techniken erreichen kannst:

1. *Schnelles Abklingen der Symptome*: Erleichterung von allen depressiven Symptomen wird oft schon nach zwölf Wochen beobachtet.
2. *Verständnis der Ursachen*: Es gibt eine leicht verständliche Erklärung für deine Neigung zum Trübsinn und daraus folgende Methoden, um deine Stimmungen zu verändern. Du wirst feststellen, was deine tiefsten Gefühle verursachen, wie man »normale« von »unnormalen« Gefühlen unterscheidet und wie du das Ausmaß deiner Verstimmung selbst diagnostizieren und einschätzen kannst.
3. *Selbstkontrolle*: Du wirst lernen, zuverlässige und wirksame Selbstbeherrschungsstrategien anzuwenden, mit deren Hilfe du dich besser fühlen wirst, wann immer dich etwas durcheinandergebracht hat. Ich werde dir helfen, einen Selbsthilfeplan zu entwickeln, der praktikabel und realistisch ist, wobei ein Schritt auf dem anderen aufbaut. Sobald du ihn anwendest, kannst du deine Stimmungen durch deinen eigenen Willen steuern.
4. *Vorbeugung und persönliche Entfaltung*: Eine grundlegende und lang anhaltende Vorbeugung gegen künftige Gefühlsschwankungen kannst du nur erreichen, wenn du dir über einige fundamentale Werte und Einstellungen klar wirst, die im Mittelpunkt deiner Neigung zu schmerzvollen Depressionen stehen. Ich werde dir zeigen, wie du sie anzweifeln und neu bestimmen kannst.

Die Problemlösungs- und Selbstbeherrschungsstrategien, die du lernst, kreisen jede Krisensituation des modernen Lebens ein, angefangen mit klei-

* Aus der Klinik ist in letzter Zeit ein Zentrum für kognitive Therapie entstanden. Sie ist nun zu einem Übungsinstitut für Psychotherapeuten geworden und zugleich eine ambulante Behandlungsstation für Gefühlsbeschwerden.

neren Aufregungen bis zum schweren emotionalen Zusammenbruch. Darunter sind die ganz realen Probleme, die sich z.B. bei Trennungen, Todesfällen und Mißerfogen stellen, aber auch ganz unbestimmbare, chronische Schwierigkeiten, die scheinbar keine sichtbare äußere Ursache haben, wie geringes Selbstvertrauen, Minderwertigkeitskomplexe, Schuldgefühle und Apathie.

Bestimmt entsteht jetzt bei einigen Lesern der Verdacht, daß es sich hier bloß um eine weitere Version der derzeitig im Übermaß strapazierten Selbsthilfepsychologien handelt. Tatsächlich ist die kognitive Therapie jedoch eine Form der Psychotherapie, die sich bei intensiver wissenschaftlicher Überprüfung unter der kritischen Beobachtung akademischer Institutionen als genauso erfolgreich und in bestimmten Fällen als erfolgreicher erwiesen hat als die alleinige Behandlung mit Antidepressiva.

Das bislang Einzigartige der neuen Behandlungsform ist ihre professionelle Auswertung und Bestätigung auf wissenschaftlicher Ebene. Also handelt es sich hierbei nicht um eine weitere Selbsthilfemode, die gerade »in« ist, sondern um eine wirklich bedeutsame Entwicklung, die zu einem Bestandteil der gesamten modernen psychotherapeutischen Forschung und Praxis geworden ist. Der wissenschaftliche Ansatz, auf dem unsere Arbeit aufgebaut wurde, hat an Einfluß gewonnen und wird der neuen Therapie in den kommenden Jahren wachsende Bedeutung sichern. Andererseits sollte man sich von der professionellen Stellung, die die kognitive Therapie heute besitzt, nicht abschrecken lassen. Die kognitive Therapie ist auf die Praxis ausgerichtet und baut auf dem »gesunden Menschenverstand« auf. Du kannst sie für dich benutzen, genauso wie es die Patienten in unserer Klinik getan haben.

Der erste Grundsatz der kognitiven Therapie besagt, daß alle deine Stimmungen durch deine »Kognitionen« (lat. cognitio) oder Gedanken hervorgerufen werden. Eine Kognition ist die Art und Weise, wie du Dinge wahrnimmst, dein Bewußtsein, deine Einstellungen und Überzeugungen. Darin enthalten ist auch die Art und Weise, wie du deine Umwelt interpretierst, welches Bild du dir von einer Person oder einem Sachverhalt machst. Was du eben jetzt, in diesem Moment, empfindest, hängt mit den Gedanken zusammen, die du dir gerade machst.

Ein Beispiel: Welches Gefühl hast du gerade gehabt, als du diese Zeilen gelesen hast? Vielleicht hast du gedacht: »Kognitive Therapie, das ist zu einfach, um wahr zu sein. Mir wird das bestimmt nicht helfen.« Wenn deine Überlegungen in diese Richtung gehen, bist du skeptisch und vielleicht sogar entmutigt. Was führt dich zu diesen Gefühlen? Es sind deine Gedanken! Diese Gefühle entstehen im Verlauf des Gesprächs, das du mit dir selbst über den möglichen Nutzen dieses Buches führst!

Vielleicht hast du aber auch eine plötzliche Ermunterung verspürt, weil du dachtest: »Allerhand! Das klingt ganz gut, vielleicht kann es mir tatsächlich helfen!« Deine emotionale Reaktion wird nicht durch die Sätze ausgelöst, die du liest, sondern durch die Art und Weise, wie du denkst.

Im gleichen Moment, in dem du einen bestimmten Gedanken hast und von ihm überzeugt bist, wirst du bereits eine emotionale Reaktion darauf spüren. Es sind tatsächlich deine Gedanken, die deine Stimmungen erzeugen.

Wenn du dich depressiv fühlst - so der zweite Grundsatz - wird dein Denken von einer durchdringenden Negativität beherrscht. Du nimmst dich selbst und die ganze Welt in düsteren, schwermütigen Farbtönen wahr. Und was noch schlimmer ist: Allmählich glaubst du, daß die Dinge *wirklich* so schlimm sind, wie du es dir einbildest. Wenn du schwer depressiv bist, wirst du schließlich überzeugt sein, daß bestimmte Dinge schon immer negativ gewesen sind und es auch immer bleiben werden. Betrachtest du deine Vergangenheit, fallen dir nur all die üblen Dinge ein, die dir widerfahren sind. Wenn du versuchst, dir deine Zukunft auszumalen, siehst du nichts als Leere, endlose Probleme und Seelenqualen. Aufgrund dieser trostlosen Aussicht entsteht ein Gefühl von Hoffnungslosigkeit. Zwar ist dieses Gefühl völlig unlogisch, aber für dich persönlich wirkt es so real, daß du überzeugt bist, deine Unfähigkeit würde bis in alle Ewigkeit fortdauern.

Der dritte Grundsatz der kognitiven Therapie hat weitreichende philosophische und therapeutische Bedeutung. Unsere Untersuchungen haben nachgewiesen, daß die negativen Gedanken, die zu deiner emotionalen Verwirrung führen, fast immer gravierende Verzerrungen des wirklichen Geschehens beinhalten. Obwohl diese Gedanken sehr stichhaltig zu sein scheinen, wirst du bald feststellen, daß sie irrational oder schlicht falsch sind. Ein verzerrtes Denken kann also die Ursache fast aller deiner Leiden sein.

Die Folgerungen sind gravierend. Depressionen beruhen nicht auf einer richtigen Wahrnehmung der Wirklichkeit, sondern sind Ergebnis eines geistigen Fehltritts: Sie sind alles andere als wertvolle, angeborene oder wichtige menschliche Erfahrungen. Sie sind nichts weiter als ein aufgeblasenes, künstliches Zerrbild.

Nehmen wir an, du glaubst, daß das, was ich geschrieben habe, stichhaltig ist. Nützt dir das überhaupt irgendwie?

Wir kommen nun zu dem wichtigsten Ergebnis unserer klinischen Forschung: Du kannst lernen, mit deinen Depressionen umzugehen, wenn du bestimmte Methoden beherrschst, die dir dabei helfen können, geistige Verzerrungen zu bestimmen und zu beseitigen. Sobald du damit anfängst, objektiver zu denken, wirst du im Gefolge davon eine grundlegende Veränderung deiner Gefühlswelt erleben.

In diesem Buch werden Techniken zur Umwandlung von Stimmungen beschrieben, die dir dabei helfen können, dein Leben zu verändern und dir ein neues Selbstbild zu schaffen.

Wie wirkungsvoll ist die kognitive Therapie verglichen mit anderen etablierten Methoden der Depressionsbehandlung? Kann die neue Therapie bei schwer depressiven Menschen ohne medikamentöse Behandlung zur Genesung führen? Wie lange dauert es, bis die kognitive Therapie erste Wirkungsansätze zeigt?

Wir haben vor einigen Jahren eine Pilotstudie begonnen, bei der die kognitive Therapie mit einem der gebräuchlichsten und wirkungsvollsten antidepressiven Medikamente verglichen wurde. Mehr als vierzig schwer depressive Patienten, die an unsere Klinik überwiesen worden waren, wurden nach dem Zufallsprinzip in zwei Gruppen eingeteilt. Die Mitglieder der einen Gruppe sollten Einzeltherapien mit den Methoden der kognitiven Therapie ohne jegliche Medikamente bekommen, während die Mitglieder der anderen Gruppe ausschließlich mit einem Antidepressivum behandelt werden sollten, ohne zusätzliche Gespräche. Dieses »Entweder/oder-Modell« vergleicht die beiden Behandlungsmethoden am besten miteinander. Bis zu diesem Zeitpunkt hatte sich noch keine andere Form der Psychotherapie bei der Bekämpfung von Depressionen wirksamer erwiesen als die Behandlung mit antidepressiven Medikamenten. Deshalb galten die Antidepressiva in den letzten Jahrzehnten unter Fachleuten als bestmögliche Behandlungsmethode für die meisten schweren Formen der Depression. Beide Patientengruppen wurden über eine Zeitspanne von zwölf Wochen behandelt. Alle Patienten wurden systematisch anhand von umfangreichen psychologischen Tests untersucht, und zwar sowohl unmittelbar vor Beginn der Therapie als auch nach ihrem Abschluß jeweils in monatlichen Abständen für die Dauer eines Jahres. Die Ärzte, die die psychologischen Tests durchführten, waren nicht identisch mit den Therapeuten, die die Behandlung leiteten. Dies gewährleistete eine objektivere Einschätzung der Vorteile, die jede der beiden Behandlungsformen bot.

Die Patienten litten unter mäßigen bis schwersten depressiven Zuständen. Die Mehrzahl von ihnen hatte bei vorhergehenden Behandlungen durch zwei und mehr Therapeuten an anderen Kliniken keinerlei Besserung erfahren. Drei Viertel waren zur Zeit ihrer Überweisung selbstmordgefährdet. Im Durchschnitt hatten sie seit etwa acht Jahren chronisch oder periodisch auftretende Depressionen. Viele waren felsenfest davon überzeugt, daß ihre Probleme unlösbar seien, und besaßen keinerlei Hoffnung mehr. Wahrscheinlich sind die Gefühlsbeschwerden, mit denen du zu tun hast, bei weitem nicht so schwerwiegend wie ihre. Wir wählten eine schwierige Patientengruppe aus, um die Behandlungsmethoden unter schlechten Bedingungen zu testen. Das Ergebnis der Untersuchung war überraschend und zugleich ermutigend. Die kognitive Therapie erwies sich der antidepressiven Drogentherapie als gleichwertig.

Wie du in der Tabelle (Tabelle 1-1) sehen kannst, zeigten fünfzehn der neunzehn Patienten, die mit der kognitiven Therapie behandelt wurden, nach zwölf Wochen eine wesentliche Besserung.*

* Tabelle 1-1 aus: Rush, A.J./ Beck, A.T./ Kovacs, M. und Hollon, S.: Eine Untersuchung zum Vergleich der Effektivität kognitiver Therapie und Pharmakatherapie bei ambulant behandelten Patienten mit Depressionen. In: De Jong, R. u.a.: Verhaltensmodifikation bei Depressionen, München 1980.

Tabelle 1-1. Zustand von 41 schwer depressiven Patienten, 12 Wochen nach Beginn der Behandlung

	Patienten, die ausschließlich mit kognitiver Therapie behandelt wurden	*Patienten, die ausschließlich mit antidepressiven Medikamenten behandelt wurden*
Zahl der Patienten, die die Behandlung begannen	19	22
Zahl der Patienten mit einer wesentlichen Besserung*	15	5
Zahl der Patienten mit offensichtlicher Besserung, jedoch weiterhin bestehenden leichten Depressionen	2	6
Zahl der Patienten, die keine wesentliche Besserung zeigten	1	3
Zahl der Patienten, die vorzeitig aus der Behandlung ausschieden	1	8

* Die überdurchschnittliche Besserung bei Patienten, die mit der kognitiven Therapie behandelt wurden, war statistisch bedeutend.

Zwei weitere Personen zeigten ebenfalls Besserungsanzeichen, litten aber noch unter leichten Depressionen.

Nur ein Patient war aus der Behandlung ausgeschieden und bei einem weiteren deutete sich auch am Ende des Behandlungszeitraums noch keinerlei Aufschwung an.

Im Gegensatz dazu konnte nur bei fünf von den zweiundzwanzig Patienten, die mit antidepressiven Medikamenten behandelt wurden, nach den zwölf Wochen eine wesentliche Besserung beobachtet werden. Acht Patienten schieden hier aufgrund der unangenehmen Nebenwirkungen der Medikamente aus der Behandlung aus, und weitere neun Patienten zeigten keine oder nur teilweise Besserung.

Besonders auffällig war die Entdeckung, daß die nach Methoden der kognitiven Therapie behandelten Patienten wesentlich schneller auf die Behandlung ansprachen als jene, die erfolgreich mit Medikamenten behandelt wurden.

Innerhalb der ersten ein bis zwei Behandlungswochen konnte eine auffällige Abnahme von Selbstmordgedanken in der Gruppe beobachtet werden, die sich der kognitiven Therapie unterzog. Diese spontane Reaktion auf die Behandlung weist darauf hin, daß depressive Menschen nicht unbedingt monatelange Qualen ausstehen müssen, während sie darauf warten, daß die Behandlung endlich zu wirken beginnt.

Der Erfolg der kognitiven Therapie dürfte all jenen Mut machen, die es vorziehen, ihren Beschwerden auf den Grund zu gehen und selbst etwas zu tun, um sie in den Griff zu kriegen.

Was aber ist mit den drei kognitiv behandelten Patienten, die am Ende der zwölf Wochen noch keine auffällige Besserung erfahren hatten? Unsere praktischen Erfahrungen haben gezeigt, daß einige Personen langsamer reagieren, aber auch sie können Fortschritte erzielen, wenn sie die Behandlung fortsetzen. Zum Teil hängt die Geschwindigkeit der Genesung mit der Stärke und dem chronischen Charakter der Depressionen zusammen; eine zuverlässige Vorhersage für die Genesung läßt sich jedoch nur machen, wenn ein starker Wille beim Patienten vorhanden ist, sich selbst zu helfen. Ist diese Einstellung da, wird der Erfolg nicht ausbleiben.

Welche Fortschritte kann man sich erhoffen? Meist erlebt der *mit kognitiven Methoden* behandelte Patient bei Behandlungsende eine deutliche Befreiung von seinen depressiven Symptomen. Viele berichteten von der glücklichsten Zeit ihres Lebens. Sie betonten, daß sie in der Therapie ein neues Selbstbewußtsein und ein sicheres Auftreten erworben hätten. Einige sagten, daß sie sich zum ersten Mal in ihrem Leben wirklich fröhlich und gut gelaunt fühlten. Ganz egal, wie elend, niedergeschlagen und pessimistisch du dich jetzt noch fühlst - ich bin sicher, daß auch du ähnlich gute Erfahrungen machen kannst.

Wie lange hält die Wirkung an? Die Ergebnisse der Folgestudien im Jahr nach Abschluß der Behandlung sind recht interessant. Viele Personen aus beiden Gruppen bemerkten im Verlauf des Jahres gelegentliche Stimmungsschwankungen. Insgesamt gelang es jedoch allen, die Fortschritte, die sie nach Ende der aktiven Behandlungszeit gemacht hatten, zu stabilisieren. Welcher der beiden Gruppen erging es nun tatsächlich in der folgenden Zeit besser?

Sowohl die psychologischen Tests als auch die eigenen Berichte der Patienten bekräftigten die Annahme, daß die mit der kognitiven Therapie behandelten Patienten sich auch später wesentlich besser fühlten. Auch dieser Unterschied zwischen den beiden Gruppen war statistisch auffällig. Die Rückfallquote der kognitiven Therapiegruppe blieb im Verlauf des Jahres um über die Hälfte niedriger als bei den medikamentös behandelten Patienten. Es gab deutlich meßbare Unterschiede, die eindeutig für die neue therapeutische Methode sprachen.

Soll das heißen, daß ich eine Garantie dafür geben kann, daß du nie wieder trübsinnig sein wirst, wenn du kognitive Methoden angewandt hast, um deine derzeitigen Depressionen zu bekämpfen? Selbstverständlich nicht! Das würde heißen, daß du, nachdem du durch tägliches Jogging einmal eine gute körperliche Kondition erworben hast, nie wieder in deinem Leben kurzatmig sein wirst. Ein Mensch zu sein, bedeutet auch, sich von Zeit zu Zeit über irgendetwas aufzuregen, und so kann ich garantieren, daß du bestimmt keinen Zustand ewiger Glückseligkeit erreichen wirst. Das heißt, du mußt die hilfreichen Techniken immer wieder neu zu Rate ziehen, wenn du auf Dauer deine Gefühlsregungen beherrschen willst. Es ist ein großer Unterschied, ob du dich besser *fühlst*, was relativ spontan und zufällig geschehen kann, oder ob es dir besser *geht*, was du nur erreichen kannst, wenn du systematisch immer wieder die Methoden anwendest, die deine Stimmung heben können, sobald du es brauchst.

Wenn du bereit bist, diese Methoden stets aufs Neue in die Tat umzusetzen, kannst du sicher sein, daß dein Gefühlszustand sich stabilisiert und du dein künftiges Leben in mehr Wohlbefinden und Selbstbewußtsein verbringen kannst.

Wir haben eine einfache und schnell wirksame Therapie entwickelt , die nicht nur momentane Depressionen beseitigt, sondern darüber hinaus eine offensichtlich vorbeugende und anhaltende Wirkung hat. Das sind Entdeckungen von großer Tragweite.

Wie aber wurde diese Arbeit in akademischen Kreisen aufgenommen? Der Einfluß unserer Befunde auf Psychiater und Psychologen war beträchtlich, und es scheint, als stünden wir am Anfang einer wissenschaftlichen Forschung, deren Umfang noch nicht zu überblicken ist. Als Folge unserer Studien gab es wissenschaftliche Publikationen, Seminare und Workshops überall in den Vereinigten Staaten. Die anfängliche Skepsis gegenüber der kognitiven Therapie ist weitgestreutem Interesse gewichen. An einigen der renommiertesten Universitäten der Vereinigten Staaten und Europas sind derzeit Untersuchungen im Gang, die unsere Befunde bekräftigen und um neue Dimensionen erweitern dürften.

Die amerikanische Regierung hat vor kurzem mehrere Millionen Dollar in ein Depressionsforschungsprogramm investiert, das unter Schirmherrschaft des Gesundheitsministeriums an mehreren Universitäten stattfindet.

Genauso wie bei unserer ersten Analyse sollen auch hier die antidepressiven Wirkungen der kognitiven Therapie mit medikamentöser Behandlung verglichen werden, um dann bestimmen zu können, welche Methode bessere Ergebnisse zeigt. Zusätzlich wird dabei auch noch eine dritte Form der Psychotherapie, die sich auf zwischenmenschliche Faktoren konzentriert, in die Auswertung miteinbezogen.

Ich sehe dieser Gelegenheit, unsere Entdeckungen durch unabhängige Forscher untersuchen zu lassen, mit großer Spannung entgegen.

Was bedeutet das alles? Wir erleben derzeit eine entscheidende Neuentwicklung in der modernen Psychiatrie und Psychologie – einen neuen Ansatz zum Verständnis menschlicher Gefühle, aufgebaut auf einer nachprüfbaren Therapie - und sie funktioniert! Eine große Zahl von Fachleuten ist bereits ins »kognitive Lager« übergeschwenkt, und es werden ständig mehr. Seit Fertigstellung unserer ersten Analyse hat sich der Zustand vieler hundert depressiver Menschen verbessert - ein Ergebnis der Behandlung mit kognitiver Therapie.

Einige hatten ihren Fall zuvor für hoffnungslos gehalten und waren dem Selbstmord nahe. Viele andere wurden schlicht und einfach von den alltäglichen Spannungen gepeinigt und wünschten sich ein größeres Maß an persönlichem Glücksgefühl.

Dieses Buch ist eine sorgfältig überdachte, praktische Anwendung unserer Arbeit, und es ist für dich bestimmt! Versuch' es doch einfach!

KAPITEL 2

Die Beurteilung deiner Stimmungen: Die erste Stufe zur Besserung

Vielleicht bist du dir nicht ganz klar darüber, ob du tatsächlich unter Depressionen leidest. Deshalb mußt du zuerst herausfinden, wo du stehst. Der von Dr. Aaron T. Beck entwickelte Test (Tabelle 2-1, Seite 31) ist ein zuverlässiger Indikator für die Existenz und das Ausmaß von Depressionen. Dieser einfache multiple-choice-Fragebogen läßt sich in wenigen Minuten ausfüllen. Sobald du das getan hast, werde ich dir zeigen, wie du das Ergebnis, aufbauend auf der Gesamtpunktzahl, interpretieren kannst. Damit hast du dann umgehend die Gewißheit, ob du unter Depressionen leidest und wie schwerwiegend sie möglicherweise sind. Schließlich will ich auch ein paar Hinweise geben, die es dir ermöglichen zu entscheiden, ob du deine Verstimmung mit Hilfe dieses Handbuchs erfolgreich selbst behandeln kannst, oder ob du zusätzlich zu deinen eigenen Bemühungen um Selbsthilfe psychotherapeutische Unterstützung benötigst.

Wenn du den Fragebogen ausfüllst, lies jeden Punkt sorgfältig durch und kreuze die Nummer neben der Antwort an, die deinem Gefühlszustand der letzten Tage am nächsten kommt. Achte darauf, daß du bei jeder der 21 Fragen jeweils nur eine Antwort ankreuzt*. Wenn mehr als eine Antwort auf dein Befinden zutrifft, nimm die Antwort mit der höheren Punktzahl. Wenn du Zweifel hast, versuche zu raten. Unabhängig vom Ergebnis kann dies dein erster Schritt zur Besserung sein.

* Verschiedentlich wird danach gefragt, ob du in letzter Zeit verstärkt unter ganz bestimmten Symptomen wie Reizbarkeit und Schlaflosigkeit gelitten hast (»mehr als gewöhnlich« oder »mehr als früher«). Wenn aufgrund einer chronischen Depression dieses Symptom bei dir nahezu unaufhörlich besteht, mußt du diese Frage beantworten, indem du dein jetziges Befinden mit dem Zeitraum vergleichst, an dem du dich das letzte Mal glücklich und beschwerdefrei gefühlt hast. Wenn du glaubst, daß du dich noch nie in deinem Leben jemals glücklich und beschwerdefrei gefühlt hast, beantworte die Frage, indem du vergleichst, wie du selbst dich gerade fühlst und wie du meinst, daß sich ein beschwerdefreier Mensch fühlen könnte.

Tabelle 2-1. Beck-Depressions-Inventar (BDI)*

1. 0 Ich fühle mich nicht traurig.
   1 Ich fühle mich traurig.
   2 Ich bin die ganze Zeit traurig und komme nicht davon los.
   3 Ich bin so traurig oder unglücklich, daß ich es kaum noch ertrage.

2. 0 Ich sehe nicht besonders mutlos in die Zukunft.
   1 Ich sehe mutlos in die Zukunft.
   2 Ich habe nichts, worauf ich mich freuen kann.
   3 Ich habe das Gefühl, daß die Zukunft hoffnungslos ist und daß die Situation nicht besser werden kann.

3. 0 Ich fühle mich nicht als Versager.
   1 Ich habe das Gefühl, öfter versagt zu haben als der Durchschnitt.
   2 Wenn ich auf mein Leben zurückblicke, sehe ich bloß eine Menge Fehlschläge.
   3 Ich habe das Gefühl, als Mensch ein völliger Versager zu sein.

4. 0 Ich kann die Dinge genauso genießen wie früher.
   1 Ich kann die Dinge nicht mehr so genießen wie früher.
   2 Ich kann aus nichts mehr eine echte Befriedigung ziehen.
   3 Ich bin mit allem unzufrieden oder gelangweilt.

5. 0 Ich habe keine Schuldgefühle.
   1 Ich habe häufig Schuldgefühle.
   2 Ich habe fast immer Schuldgefühle.
   3 Ich habe immer Schuldgefühle.

6. 0 Ich habe nicht das Gefühl, gestraft zu sein.
   1 Ich habe das Gefühl, vielleicht bestraft zu werden.
   2 Ich erwarte, bestraft zu werden.
   3 Ich habe das Gefühl, bestraft zu gehören.

7. 0 Ich bin nicht von mir enttäuscht.
   1 Ich bin von mir enttäuscht.
   2 Ich finde mich fürchterlich.
   3 Ich hasse mich.

8. 0 Ich habe nicht das Gefühl, schlechter zu sein als alle anderen.
   1 Ich kritisiere mich wegen meiner Fehler oder Schwächen.
   2 Ich mache mir die ganze Zeit Vorwürfe wegen meiner Mängel.
   3 Ich gebe mir für alles die Schuld, was schiefgeht.

9. 0 Ich denke nicht daran, mir etwas anzutun.
   1 Ich denke manchmal an Selbstmord, aber ich würde es nicht tun.
   2 Ich möchte mich am liebsten umbringen.
   3 Ich würde mich umbringen, wenn ich es könnte.

10. 0 Ich weine nicht öfter als früher.
   1 Ich weine jetzt mehr als früher.
   2 Ich weine jetzt die ganze Zeit.
   3 Früher konnte ich weinen, aber jetzt kann ich es nicht mehr, obwohl ich es möchte.

11. 0 Ich bin nicht reizbarer als sonst.
   1 Ich bin jetzt leichter verärgert oder gereizt als früher.
   2 Ich fühle mich dauernd gereizt.
   3 Die Dinge, die mich früher geärgert haben, berühren mich nicht mehr.

12. 0 Ich habe nicht das Interesse an anderen Menschen verloren.
   1 Ich interessiere mich jetzt weniger für andere Menschen als früher.
   2 Ich habe mein Interesse an anderen Menschen zum größten Teil verloren.
   3 Ich habe mein Interesse an anderen Menschen verloren.

13. 0 Ich bin so entschlußfreudig wie immer.
   1 Ich schiebe jetzt Entscheidungen öfter als früher auf.
   2 Es fällt mir jetzt schwerer als früher, Entscheidungen zu treffen.
   3 Ich kann überhaupt keine Entscheidungen mehr treffen.

14. 0 Ich habe nicht das Gefühl, schlechter auszusehen als früher.
   1 Ich mache mir Sorgen, daß ich alt oder unattraktiv aussehe.
   2 Ich habe das Gefühl, daß in meinem Aussehen Veränderungen eingetreten sind, die mich unattraktiv machen.
   3 Ich finde mich häßlich.

15. 0 Ich kann so gut arbeiten wie früher.
   1 Ich muß mir einen Ruck geben, bevor ich eine Tätigkeit in Angriff nehme.
   2 Ich muß mich zu jeder Tätigkeit zwingen.
   3 Ich bin unfähig zu arbeiten.

16. 0 Ich schlafe so gut wie sonst.
   1 Ich schlafe nicht mehr so gut wie früher.
   2 Ich wache ein bis zwei Stunden früher auf als sonst, und es fällt mir schwer, wieder einzuschlafen.
   3 Ich wache mehrere Stunden früher auf als sonst und kann nicht mehr einschlafen.

17. 0 Ich ermüde nicht stärker als sonst.
    1 Ich ermüde schneller als früher.
    2 Fast alles ermüdet mich.
    3 Ich bin zu müde, um etwas zu tun.

18. 0 Mein Appetit ist nicht schlechter als sonst.
    1 Mein Appetit ist nicht mehr so gut wie früher.
    2 Mein Appetit hat sehr stark nachgelassen.
    3 Ich habe überhaupt keinen Appetit mehr.

19. 0 Ich habe in letzter Zeit kaum abgenommen.
    1 Ich habe mehr als zwei Kilo abgenommen.
    2 Ich habe mehr als fünf Kilo abgenommen.
    3 Ich habe mehr als acht Kilo abgenommen.

20. 0 Ich mache mir keine größeren Sorgen um meine Gesundheit als sonst.
    1 Ich mache mir Sorgen über körperliche Probleme wie Schmerzen, Magenbeschwerden oder Verstopfung.
    2 Ich mache mir so große Sorgen über gesundheitliche Probleme, daß es mir schwerfällt, an etwas anderes zu denken.
    3 Ich mache mir so große Sorgen über meine gesundheitlichen Probleme, daß ich an nichts anderes denken kann.

21. 0 Ich habe in letzter Zeit keine Veränderung meines Interesses an Sex bemerkt.
    1 Ich interessiere mich jetzt weniger für Sex als früher.
    2 Ich interessiere mich jetzt viel weniger für Sex.
    3 Ich habe das Interesse an Sex völlig verloren.

Interpretation des BDI: Nachdem du den Test ausgefüllt hast, addiere die Punktzahl der Antworten zusammen. Die höchste Punktzahl, die du für jede der einundzwanzig Fragen bekommen kannst, beträgt »Drei«, die höchstmögliche Punktzahl ist damit 63.

Tabelle 2-2. Interpretation des BDI

Gesamtpunktzahl	*Grad der Depression*
01 - 10	diese Stimmungsschwankungen gelten als normal
11 - 16	leichte Gefühlsbeschwerden
17 - 20	milde Depression
21 - 30	gemäßigte Depression
31 - 40	schwere Depression
über 40	äußerst schwere Depression

Mit Hilfe der Tabelle 2-2 kannst du jetzt den Grad deiner Depression bestimmen.

Wie du siehst, ist eine Depression um so stärker, je höher die Gesamtpunktzahl ist. Fühlt man sich dagegen besser, ist auch die Gesamtpunktzahl niedriger.

Auch wenn dieser Test nicht sonderlich schwierig und zeitraubend aussieht, laß dich durch seine Einfachheit nicht täuschen. Viele Untersuchungen der letzten zehn Jahre haben gezeigt, daß der BDI und ähnliche Tests verläßlich sind, um Depressionen nachzuweisen und ihr Ausmaß zu bestimmen. Du kannst also den BDI getrost benutzen, um deinen Zustand zu bestimmen und deine Fortschritte zu beobachten.

In der Zeit, in der du die vielfältigen Selbsthilfetechniken anwendest, die in diesem Buch beschrieben sind, solltest du in regelmäßigen Abständen immer wieder den BDI zur Hand nehmen, um damit möglichst objektiv die Fortschritte zu bewerten, die du bereits gemacht hast. Ich schlage vor, das einmal in der Woche zu tun, genauso wie man sich während einer Diät regelmäßig auf die Waage stellt.

Ist die Selbstbehandlung mit den dargestellten Prinzipien und Methoden verläßlich? Ja! Einfach schon deshalb, weil *deine* erste grundlegende Entscheidung, *den Versuch der Selbsthilfe zu wagen*, dir den Schlüssel zur möglichen Besserung gibt, unabhängig davon, wie schwerwiegend deine Gefühlsbeschwerden auf den ersten Blick sein mögen.

Wann solltest du die Unterstützung von Fachleuten suchen? Wenn der BDI auf depressive Stimmungen hinweist, aber die Gesamtpunktzahl unter 16 Punkten bleibt, ist deine Depression - wenigstens zur Zeit - nur leicht. Du willst zwar endgültig mit diesen Problemen fertig werden, professionelle Unterstützung ist dabei jedoch nicht *unbedingt* nötig. Systematisches Selbsthilfetraining nach den Anleitungen dieses Buches und gelegentliche offene Gespräche mit einem guten Freund dürften sicherlich ausreichen. Anders ist es, wenn dein Ergebnis mehr als 16 Punkte aufweist und du unter stärkeren Depressionen leidest. Sicher gibt es bei jedem Menschen Perioden verstärkter Aufregung, bleibt allerdings deine Punktzahl länger als zwei Wochen auf diesem Niveau, solltest du doch einen Therapeuten aufsuchen. Ich bin zwar überzeugt, daß du dann immer noch großen Nutzen aus der Lektüre dieses Buches ziehen kannst, dennoch wäre es sinnvoll, sachliche Anleitung zu erhalten. Suche dir einen kompetenten und vertrauenerweckenden Psychotherapeuten.

Neben der Auswertung des Gesamtergebnisses achte besonders auf die Frage 9, die nach möglichen Selbstmordabsichten fragt. Wenn du hier eine zwei oder drei angekreuzt hast, bist du stark selbstmordgefährdet. Dann solltest du sofort nach therapeutischer Hilfestellung suchen. Ich habe in einem späteren Kapitel einige wirkungsvolle Methoden zur Erkennung und Behandlung von Selbstmordimpulsen geschildert, sobald es dir jedoch als erstrebenswert oder notwendig erscheint, dich umzubringen, mußt du umgehend einen Therapeuten aufsuchen. Die Überzeugung, daß dein Fall hoffnungslos ist, sollte ein Anstoß zur Therapie, nicht zum Selbstmord sein! Die meisten schwer depressiven Menschen glauben, daß sie nicht mehr auch nur ein Fünkchen Hoffnung haben. Diese zerstörerische Selbsttäuschung ist ein Symptom der Krankheit und hat nichts mit der Wirklichkeit zu tun. Wenn dir deine Situation als hoffnungslos erscheint, ist dies oft der beste Beweis dafür, daß sie es in Wirklichkeit eben gerade *nicht* ist.

Sieh dir die Frage 20 noch einmal an, die sich auf deinen jetzigen Gesundheitszustand bezieht. Hast du in letzter Zeit irgendwelche unerklärlichen Schmerzen, Beschwerden, Fieber, Gewichtsverlust oder andere Hinweise auf eine Krankheit festgestellt? Wenn ja, solltest du dich in ärztliche Behandlung begeben, um dich einer gründlichen körperlichen Untersuchung zu unterziehen. Dein Arzt wird dir wahrscheinlich sagen, daß du körperlich völlig gesund bist. Dann kannst du annehmen, daß die lästigen körperlichen Symptome ein Ausdruck deines Gefühlszustandes sind. Depressionen können in Form zahlreicher organischer Beschwerden in Erscheinung treten, da Stimmungsschwankungen oft ein buntes Spektrum unerklärlicher körperlicher Symptome hervorrufen. Darunter sind, um nur einige zu nennen, Verstopfung, Durchfall, Schmerzen, Schlaflosigkeit, aber auch die Neigung zu übermäßigem Schlaf, Müdigkeit, Abnahme des sexuellen Verlangens, Schwindelgefühle, Schüttelfrost und Benommenheit. Wenn deine Depressionen nachlassen, werden auch diese Symptome in aller Regel verschwinden.

Auf der anderen Seite gibt es natürlich auch körperliche Krankheiten, die sich anfangs als Auswirkung von Depressionen verkleiden. Eine ärztliche Untersuchung kann eine frühe (möglicherweise lebensrettende) Diagnose eines heilbaren organischen Leidens geben.

Wenn du dich in hohem Maße davor fürchtest, verrückt zu werden und gelegentlich panische Zustände erlebst, wobei du das Gefühl hast, die Kontrolle über dich zu verlieren und durchzudrehen, kannst du fast sicher sein, daß dies nicht passieren wird. Das sind die typischen Symptome gewöhnlicher Angstzustände, aber nicht von Depressionen.

Gehen wir nun einmal davon aus, daß dein Ergebnis beim BDI unter siebzehn Punkten liegt und du nicht unter Selbstmordgedanken leidest. Anstatt weiter Trübsal zu blasen, kannst du nun den Weg zu einem besseren Lebensgefühl einschlagen, wobei du dich auf die Methoden stützt, die in diesem Buch beschrieben sind.

Bald darauf wirst du anfangen, dich an deinem Leben und deiner Arbeit zu erfreuen und all die Energie, die sonst in depressiven Phasen verlorengeht, für ein intensives und schöpferisches Dasein nutzen können.

KAPITEL 3

Gefühle verstehen lernen: Du fühlst dich so, wie es dein Denken sagt.

Als du das letzte Kapitel gelesen hast, ist dir klar geworden, wie umfassend sich Depressionen auswirken: Deine Stimmung sinkt, dein Selbstbild zerbröckelt, dein Körper funktioniert nicht mehr richtig, deine Willenskraft ist lahmgelegt. Was du auch tust, alles richtet sich gegen dich. Deshalb fühlst du dich so vollständig am Boden zerstört. Was sind die Ursachen für all diese Symptome?

In der Geschichte der Psychiatrie wurden Depressionen stets als Gefühlsverwirrung angesehen. Daher hielten die Therapeuten aller Richtungen es für die Hauptsache, mit den Gefühlen des Patienten vertraut zu werden. Unsere Untersuchung offenbarte etwas Unerwartetes: Depression ist durchaus keine Gefühlsverwirrung! Ein plötzlicher Wechsel der Stimmungen sagt nicht mehr über die Ursachen aus, als eine laufende Nase über eine Erkältung.

Jedes ungute Gefühl, das du spürst, kann die Folge eines verzerrten negativen Denkens sein. Eine entscheidende Rolle bei der Entwicklung und Ausdehnung deiner Beschwerden spielen unlogische, pessimistische Einstellungen. Jedes depressive Erlebnis und jedes unangenehme Gefühl wird von intensivem negativem Denken begleitet.

Es sieht so aus, als wären deine trübsinnigen Gedanken von ganz anderer Beschaffenheit als die Gedanken, die du dir machst, wenn du keinerlei Aufregung spürst. Eine junge Frau, die kurz vor ihrer Abschlußprüfung stand, drückte es so aus:

> Immer, wenn ich depressiv werde, habe ich das Gefühl, als würde ich plötzlich einen gewaltigen Stoß bekommen, und dann fange ich an, die Dinge anders zu sehen. Die Veränderung tritt mitunter in weniger als einer Stunde ein. Meine Gedanken werden negativ und pessimistisch. Wenn ich zurückblicke, gewinne ich den Eindruck, daß alles, was ich je getan habe, wertlos ist. Jede glückliche Zeit erscheint plötzlich als Trugbild. Das, was ich bisher erreicht habe, erscheint auf einmal nicht viel authentischer als die Pappkulisse für einen Western. Ich bin dann überzeugt, daß mein wirkliches Ich wertlos und unzulänglich

ist. Mit meiner Arbeit komme ich nicht mehr voran, weil die Zweifel mich völlig lahmlegen. Ich finde aber auch keine Ruhe, weil die Beschwerden nicht auszuhalten sind.

Genauso wie diese Studentin wirst auch du erkennen, daß die negativen Gedanken, die dir durch den Kopf gehen, die Ursache deiner selbstquälerischen Gefühle sind. Diese Gedanken sind es, die dich lethargisch machen und dir das Gefühl geben, unfähig zu sein.

Wenn du über irgendetwas deprimiert bist, versuche den dazugehörigen negativen Gedanken zu bestimmen, den du vor oder während der depressiven Stimmung hattest. Weil diese Gedanken deine schlechte Laune hervorgerufen haben, mußt du lernen, sie zu rekonstruieren, um auf diese Weise wiederum deine Stimmung zu beeinflussen.

Mit Sicherheit stehst du allem, was ich hier geschildert habe, äußerst skeptisch gegenüber, eben weil dein negatives Denken bereits zu einem so wichtigen Bestandteil deines Lebens geworden ist, daß es schon automatisch abläuft. Aus diesem Grund nenne ich negative Gedanken auch »automatische Gedanken«. Sie gehen dir ganz automatisch durch den Kopf, ohne daß du die geringste Anstrengung dazu machst. Sie erscheinen so natürlich und selbstverständlich wie die Benutzung von Messer und Gabel beim Essen.

Das Schaubild 3-1 verdeutlicht den Zusammenhang zwischen Denken und Fühlen. Das ist der erste wichtige Schlüssel zum Verständnis deiner Stimmungen: Deine Gefühle basieren gänzlich auf der Art und Weise, wie du die Dinge wahrnimmst. Es ist eine bekannte neurologische Tatsache, daß man ein Ereignis erst dann empfinden kann, wenn man es geistig aufgenommen und ihm eine Bedeutung gegeben hat. Du mußt erst *verstehen*, was mit dir geschieht, bevor du es *fühlen* kannst.

Wenn du das, was gerade geschieht, richtig verstehst, werden deine Gefühle normal sein. Wenn deine Wahrnehmung in gewisser Weise verdreht und verzerrt ist, wird deine emotionale Reaktion abnormal sein. In diese Kategorie gehören auch die Depressionen. Sie sind immer ein Ereignis »statischer« geistiger Verzerrungen. Deine schlechte Laune kann man mit der kratzigen Musik vergleichen, die aus einem Radio kommt, das nicht exakt auf den richtigen Sender eingestellt ist. Nicht die Röhren sind durchgebrannt oder die Transistoren defekt, es liegt auch nicht daran, daß der Empfang wegen schlechten Wetters gestört ist. Du mußt ganz einfach nur auf der Skala den Empfang richtig einstellen. Wenn du es schaffst, dich geistig entsprechend einzustimmen, kannst du die Musik wieder klar und deutlich hören, und deine Depression wird verschwinden.

Einige Leser - vielleicht auch du - werden ziemlich verzweifelt sein, wenn sie diesen Abschnitt lesen. Doch die Aufregung ist unnötig. Dieser Abschnitt will nichts anderes als etwas Hoffnung vermitteln.

Schließlich, was könnte es denn gewesen sein, was deine Stimmung beim Lesen absacken ließ? Es war bestimmt deine Überlegung: »Bei anderen Leuten mag vielleicht ein bißchen Einstimmung ausreichen. Aber ich bin ein

Schaubild 3-1. Der Zusammenhang zwischen Umwelt und deinen Empfindungen. Nicht die tatsächlichen Ereignisse, sondern deine Wahrnehmung derselben ist verantwortlich für deinen Stimmungswandel. Wenn du traurig bist, sind deine Gedanken eine realistische Interpretation von negativen Ereignissen. Wenn du dich dagegen depressiv und ängstlich fühlst, zeigt das, daß deine Gedanken unlogisch, unrealistisch, verzerrt oder einfach falsch sind.

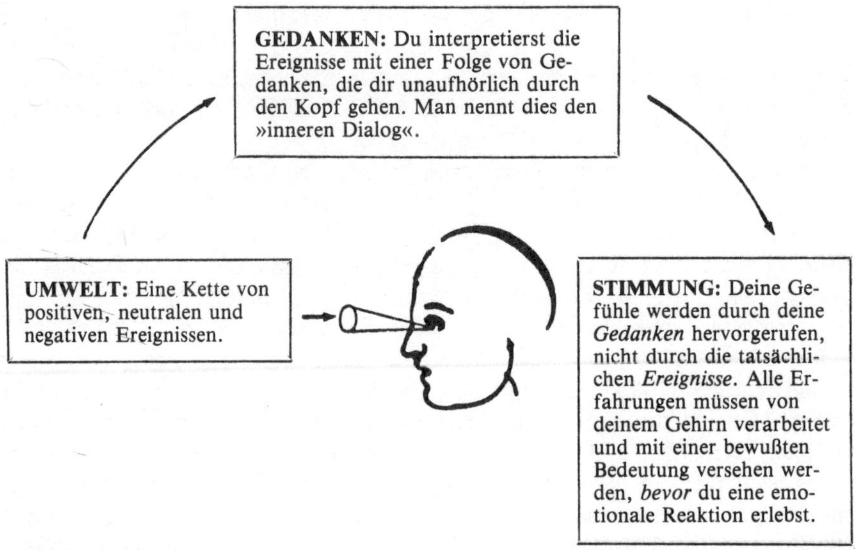

völlig kaputtes Radio, das sich ohnehin nicht mehr reparieren läßt. Meine Röhren sind durchgebrannt. Ganz egal, ob zehntausend andere depressive Patienten Besserung finden - ich bin ohne jeden Zweifel davon überzeugt, daß mein Fall hoffnungslos ist.«

Derlei Äußerungen höre ich sehr oft in einer Woche. Fast jeder depressive Patient ist felsenfest davon überzeugt, daß er oder sie der ganz besonders schwere Fall ist, für den es keinerlei Hoffnung mehr geben kann. Hinter dieser Selbsttäuschung verbirgt sich genau jenes geistige Verarbeitungsmuster, das der Herd deiner Schwierigkeiten ist.

Ich war schon immer von der Fähigkeit mancher Leute fasziniert, Illusionen zu erzeugen. Als Kind verbrachte ich viele Stunden in der Gemeindebücherei und las Bücher über Magie. An vielen Samstagen stand ich vor den Zauberbuden auf dem Jahrmarkt und sah dem Mann hinter dem Ladentisch zu, wie er Kartentricks vorführte und Chromkugeln durch die Luft schweben ließ, ohne sich um die Regeln des gesunden Menschenverstandes zu kümmern. Eine meiner schönsten Kindheitserinnerungen ist eine Zaubervorführung: »Blackstone - der größte Zauberer der Welt«, die ich mit acht Jahren sah. Zusammen mit ein paar anderen Kindern aus dem Publikum wurde ich aufgefordert, auf die Bühne zu kommen. Blackstone befahl uns, unsere Hände auf einen sechzig mal sechzig Zentimeter großen Vogelkäfig zu legen, der mit lebenden weißen Tauben gefüllt war. Die Decke, der Boden und alle vier Seiten waren völlig von unseren Händen umschlossen. Der Zauberer stand daneben und sagte: »Schaut auf den Käfig!« Ich tat es. Meine Augen waren weit aufgerissen und ich unterdrückte das Blinkern. Er rief: »Nun klatsche ich in meine Hände!« Er tat es. In diesem Augenblick verschwanden der Käfig und die Vögel. In meinen Händen war nichts als Luft. Es war unmöglich! Aber es war passiert! Ich war überwältigt.

Heute weiß ich, daß seine magischen Künste nicht viel größer waren als die eines durchschnittlichen depressiven Patienten. Damit bist auch du gemeint. Wenn du deprimiert bist, besitzt du die bemerkenswerte Fähigkeit, Dinge zu glauben, die keinerlei reale Basis haben, und sogar andere Leute soweit zu bringen, daß sie es ebenfalls glauben. Als Therapeut habe ich die Aufgabe, deine Illusion zu durchdringen und dir zu zeigen, wie die Kehrseite des Spiegels aussieht, damit du sehen kannst, wie du dich selbst zum Narren gehalten hast.

Du magst sogar meinen, daß ich es darauf anlege, dich zu desillusionieren. Aber ich denke, du wirst nichts dagegen haben.

Im folgenden findest du eine Liste der zehn gedanklichen Verzerrungen, die die Grundlage deiner Depressionen bilden. Versuche, ein Gespür dafür zu bekommen. Du kannst immer wieder auf die Liste zurückgreifen, wenn du dann zum praktischen Teil dieses Buches kommst.

Definitionen gedanklicher Verzerrungen

1. *Alles-oder-Nichts-Denken*: Hier zeigt sich deine Neigung, deine persönlichen Eigenschaften nach extremen Schwarz-Weiß-Kategorien einzuschätzen. Zum Beispiel sagte mir ein bekannter Politiker einmal: »Weil ich den Wahlkampf verloren habe, bin ich eine Null!« Ein Student, der in seinen Prüfungen sonst immer nur Einsen bekommen hatte und im Examen eine Zwei erhielt, schloß daraus: »Jetzt bin ich ein völliger Versager«. Dieses Alles-oder-nichts-Denken führt zum Perfektionismus. Man hat Angst vor jedem Fehler und jeder kleinen Schwäche, weil man dann das Gefühl hätte, völlig unfähig und wertlos zu sein. Diese Art, Probleme einzuschätzen, ist sehr unrealistisch, einfach schon deshalb, weil das Leben selten genug in irgendeiner Weise perfekt ist. Zum Beispiel ist niemand absolut genial oder vollkommen begriffsstutzig. Genauso ist niemand durch und durch attraktiv oder häßlich. Schau dir den Boden des Zimmers an, in dem du gerade sitzt. Glänzt er vor perfekter Sauberkeit? Oder stehst du bis zu Knöcheln im Dreck? Oder ist er einfach einigermaßen sauber? Absolute Werte gibt es nicht. Wenn du den Versuch machst, deine Erfahrungen in absolute Kategorien zu zwängen, wirst du regelmäßig deprimiert sein, weil deine Wahrnehmungen nie mit der Wirklichkeit übereinstimmen werden. Du erklärst dich

immer wieder zum Versager, weil alles, was du auch tust, nie deinen übersteigerten Erwartungen standhalten kann. Diese Art der Wahrnehmungsstörung nennt man »dichotomes (zweigeteiltes) Denken«. Du siehst alles entweder schwarz oder weiß – Grauschattierungen gibt es für dich nicht.

2. *Übertriebene Verallgemeinerung:* Als ich elf Jahre alt war, kaufte ich mir einmal auf einem Jahrmarkt ein Spiel mit Trickkarten. Vielleicht hast du diese einfache, aber sehr gelungene Gaukelei schon einmal gesehen: Ich zeige dir die Spielkarten – alle Karten sind verschieden. Du suchst dir nach Belieben eine Karte heraus. Nehmen wir an, du nimmst den Pik-Buben. Ohne mir zu sagen, welche Karte es ist, legst du sie in den Stapel zurück. Nun rufe ich das Zauberwort »Sim-sala-bim«. Wenn ich den Stapel dann umdrehe, besteht das ganze Spiel nur noch aus Pik-Buben. Übertriebene Verallgemeinerungen, das heißt, auf der Verstandesebene dieses Spiel zu spielen.

Du beschließt relativ willkürlich, daß eine Sache, die dir einmal widerfahren ist, sich stets aufs Neue wiederholen wird, ebenso wie der Pik-Bube sich vervielfacht. Und du regst dich auf, weil das, was einmal passiert ist, sehr unangenehm war.

Ein depressiver Geschäftsmann bemerkte Vogelmist an seinem Autofenster und dachte: »Das ist typisch für mein Pech! Die Vögel müssen immer wieder ausgerechnet mein Auto als Klo benutzen!« Das ist ein Beispiel für übertriebene Verallgemeinerung. Als ich ihn nach seinen tatsächlichen Erfahrungen fragte, mußte er zugeben, daß er sich in den zwanzig Jahren, die er unterwegs war, an keine andere Situation erinnern konnte, in der er Vogelmist auf seiner Windschutzscheibe vorgefunden hatte.

Der Schmerz, abgewiesen zu werden, resultiert auch fast immer aus einer übersteigerten Verallgemeinerung. Wäre sie nicht vorhanden, würde man eine persönliche Kränkung zwar vorübergehend als Enttäuschung empfinden, ohne jedoch schwer darunter zu leiden. Ein schüchterner junger Mann nahm all seinen Mut zusammen, um ein Mädchen nach einem Rendezvouz zu fragen. Als sie höflich ablehnte, weil sie schon einen anderen Termin hatte, sagte er sich: »Ich werde niemals ein Mädchen kennenlernen. Niemals wird sich ein Mädchen mit mir treffen wollen. Ich werde mein ganzes Leben einsam und verzweifelt sein.« In seiner verzerrten Logik schloß er aus der Tatsache, daß sie ihm *einmal* einen Korb gegeben hatte, sie dies *immer* tun würde, und weil der Geschmack aller Frauen hundertprozentig identisch sei, würde er bis ans Ende seiner Tage immer wieder von jeder beliebigen Frau auf der Erde zurückgewiesen werden.

3. *Geistiger Filter:* Du greifst dir einen negativen Aspekt aus irgendeiner Situation heraus und suhlst dich ausgiebig darin und glaubst schließlich, daß die ganze Situation negativ ist. Zum Beispiel hörte eine depressive Studentin einmal, wie sich ein paar andere Studenten über ihre beste Freundin lustig

machten. Sie wurde wütend, weil sie dachte: »So sind sie alle - grausam und unsensibel!« Sie ließ außer acht, daß sich in den letzten Monaten nur ganz wenige oder vielleicht auch überhaupt keine Menschen grausam oder unsensibel ihr gegenüber verhalten hatten. Bei einer anderen Gelegenheit, als sie ihre Zwischenprüfung ablegte, war sie sich sicher, daß sie von den hundert Fragen etwa siebzehn falsch beantwortet hatte. Die ganze Zeit dachte sie an nichts anderes als an diese siebzehn Fragen und schloß daraus, daß sie vom College fliegen würde. Als sie ihre Arbeit zurückbekam, stand folgende Bemerkung darunter: »Sie haben 83 von 100 Fragen richtig beantwortet. Das ist bei weitem das beste Ergebnis von allen Studenten dieses Jahrgangs. Note sehr gut!«

Wenn man depressiv ist, trägt man eine Brille mit besonderen Gläsern, die alle positiven Aspekte des Lebens herausfiltern. Du nimmst nur die negativen Seiten in dein Bewußtsein auf. Weil du diesen Filterungsprozeß nicht bemerkst, schließt du daraus, daß tatsächlich *alles* negativ ist. Der Fachausdruck für diesen Prozeß ist »selektive Abstraktion«. Es handelt sich dabei um eine schlimme Angewohnheit, die zu viel unnötiger Angst führen kann.

4. *Abwehr des Positiven:* Eine noch ungewöhnlichere geistige Selbsttäuschung ist die ständige Neigung mancher depressiver Personen, neutrale oder sogar positive Erfahrungen in negative zu verwandeln. Nicht etwa, daß sie die positiven Erfahrungen *ignorieren*, nein, sie kehren sie findig und behende zu ihrem alptraumhaften Gegenteil um. Ich nenne dies »umgekehrte Alchemie«. Die mittelalterlichen Alchemisten träumten von einer Methode, Metall in Gold zu verwandeln. Wenn du einmal depressiv gewesen bist, hast du vielleicht die Fähigkeit gelernt, das genaue Gegenteil zu tun - du kannst in kürzester Zeit »goldene« Glückszustände in bleierne Schwere verwandeln. Sicherlich nicht absichtlich - du bist dir einfach nicht bewußt, was du dir damit antust.

Ein ganz alltägliches Beispiel dafür ist, wie du auf Komplimente reagierst. Wenn jemand dein Aussehen oder deine Arbeit lobt, sagst du ganz automatisch zu dir selbst: »Das ist nur Höflichkeit.« Damit hast du das Kompliment zerstört. Genau dasselbe tust du, wenn du auf ein Lob einfach sagst: »Aber das war doch gar nichts!« Wenn du regelmäßig kaltes Wasser auf die erfreulichen Erlebnisse schüttest, kann dir dein Leben bald modrig und frostig erscheinen. Die Abwehr des Positiven ist eine der zerstörerischsten Formen der logischen Verzerrung. Du bist wie ein Wissenschaftler, der bemüht ist, Belege für seine Lieblingstheorie zu finden. Die Theorie, die dein depressives Denken beherrscht, ist die Überzeugung, in jeder Beziehung nur zweitklassig zu sein. Immer, wenn du eine schlechte Erfahrung machst, siehst du dich darin bestätigt und schließt daraus: »Das zeigt wieder einmal, was ich schon immer gewußt habe!« Wenn du auf der anderen Seite eine gute Erfahrung gemacht hast, sagst du dir: »Das war reiner Zufall. So etwas zählt nicht.« Der Preis, den du für diese Gewohnheit zu zahlen hast, ist Trübsal und die Unfähigkeit, die guten Seiten des Lebens richtig zu genießen.

Dieser Typus der gedanklichen Verzerrungen kommt sehr häufig vor. Zum Beispiel erzählte mir einmal eine junge Frau, die in einer schweren depressiven Phase ins Krankenhaus eingewiesen worden war: »Es kann einfach keinen Menschen geben, der etwas für mich empfindet, weil ich so ein furchtbarer Mensch bin. Ich bin zur Einsamkeit verdammt. Es gibt keinen einzigen Menschen auf der Welt, der sich etwas aus mir macht.« Als sie aus der Klinik entlasssen wurde, drückten viele Patienten und Mitarbeiter ihr ihre Zuneigung aus. Kannst du dir vorstellen, wie sie dies umkehrte? »Das alles zählt überhaupt nicht, denn diese Menschen sehen mich nicht, wie ich wirklich bin. Eine wahre Person außerhalb der Klinik würde nie etwas für mich empfinden.«

Ich fragte sie dann, wie sie das mit der Tatsache in Einklang bringen könnte, daß sie zahlreiche Freunde und Familienangehörige außerhalb der Klinik besaß, die alle etwas für sie empfanden. Sie antwortete: »Das spielt keine Rolle, denn sie kennen nicht mein wirkliches Ich. Sie sehen es, Dr. Burns, tief drinnen bin ich absolut scheußlich. Ich bin der widerlichste Mensch auf der Welt. Es ist unmöglich, mich auch nur einen Moment gernzuhaben.« Indem sie ihre positiven Erfahrungen umkehrt, kann sie ihre negative Grundhaltung aufrechterhalten, obwohl diese ganz unübersehbar zu ihren alltäglichen Erfahrungen im Widerspruch steht.

Auch wenn dein negatives Denken sicher nicht so extrem wie das ihre ist, gibt es vielleicht dennoch jeden Tag viele Situationen, in denen du unabsichtlich wirklich positive Ereignisse ignorierst. Eine Fülle von Lebenserfahrungen wird damit blockiert, und viele Dinge erscheinen unnötigerweise trostlos.

5. *Voreilige Schlußfolgerungen:* Du gelangst willkürlich zu einer negativen Schlußfolgerung, ohne daß die Tatsachen dies vorschreiben. Zwei Beispiele dafür sind das »Gedankenlesen« und »Falsche Vorhersagen«.

GEDANKENLESEN: Du lebst in der Annahme, daß andere Leute auf dich herunterblicken und bist so felsenfest davon überzeugt, daß du dich nicht einmal bemühst, dem auf den Grund zu gehen. Stell dir vor, du hältst einen ausgezeichneten Vortrag und bemerkst, daß ein Mann in der ersten Reihe langsam eindämmert. Er hat sich die ganze vorherige Nacht um die Ohren geschlagen, aber das weißt du natürlich nicht. Du denkst dir vielleicht: »Die Zuhörer finden mich stinklangweilig.«

Stell dir vor, ein Freund begegnet dir auf der Straße und grüßt dich nicht, weil er derart mit seinen Gedanken beschäftigt ist, daß er dich nicht bemerkt. Möglicherweise schließt du daraus ganz falsch: »Er hat mich ignoriert, also mag er mich nicht mehr.« Vielleicht ist dein Mann oder deine Frau am Abend einmal unleidlich, weil er oder sie bei der Arbeit Ärger hatte und noch davon zu sehr mitgenommen ist, um große Lust auf ein Gespräch zu haben. Deine Stimmung sinkt, weil du das Schweigen falsch deutest: »Er (oder sie) ist wütend auf mich. Was habe ich falsch gemacht?« Du vermutest eine negative Einstellung des anderen dir gegenüber und reagierst nun vielleicht mit Rückzug oder Gegenattacken. Dieses selbstquälerische Verhaltensmuster wirkt dann vielleicht als selbstbestätigende Voraussage und bringt in der Beziehung eine negative Wechselwirkung in Gang, die am Anfang überhaupt nicht existierte.

FALSCHE VORHERSAGEN: Es ist, als hättest du eine Kristallkugel, die dir nichts als Elend vorhersagt. Du stellst dir vor, daß irgendetwas Schlechtes bevorsteht und siehst diese Voraussage als *Tatsache* an, auch wenn es völlig unrealistisch ist. Eine Schulbibliothekarin sagte sich bei Angstzuständen immer wieder: »Ich falle in Ohnmacht oder werde verrückt!« Diese Vorhersage war aus der Luft gegriffen, denn sie war in ihrem ganzen Leben noch nicht einmal in Ohnmacht gefallen (oder verrückt geworden!). Auch hatte sie keinerlei ernste Symptome, die auf eine Krankheit schließen ließen. Während einer Therapie-Sitzung erklärte mir ein depressiver Arzt, warum er entschlossen war, seine Praxis aufzugeben: »Ich merke, daß ich in alle Ewigkeit depressiv sein werde. Mein Elend wird immer weiter gehen, und ich weiß genau, daß diese und jede andere Behandlungsmethode zum Scheitern verurteilt ist.« Diese negative Vorhersage über seine Heilungschancen gab ihm ein Gefühl der Hoffnungslosigkeit. Die deutliche Besserung seiner Symptome bald nach Beginn der Therapie zeigte, wie unbegründet seine Prophezeiungen gewesen waren.

Hast du jemals festgestellt, daß du ähnliche voreilige Schlußfolgerungen triffst? Nehmen wir an, du hast einen Freund angerufen und, da er nicht zu Hause war, eine Nachricht für ihn hinterlassen. Nach beträchtlicher Zeit hat er sich jedoch immer noch nicht gemeldet. Du fühlst dich nun bedrückt, wenn du dir sagst, daß dein Freund die Nachricht bestimmt erhalten hat, aber nicht daran interessiert ist, dich anzurufen. Deine Verdrehung entsteht durch das Gedankenlesen. Du bist dann verärgert und entscheidest dich deinerseits, nicht mehr anzurufen und begründest das vor dir selbst, indem du sagst: »Er wird denken, ich bin aufdringlich, wenn ich ihn wieder anrufe. Ich mache mich nur lächerlich.« Aufgrund dieser negativen Annahme (der falschen Vorhersage) meidest du deinen Freund in Zukunft und fühlst dich niedergeschlagen. Drei Wochen später erfährst du, daß dein Freund die Nachricht nie bekommen hat. Deine ganze Gekränktheit war nichts weiter als selbstinszenierter Unsinn. Ein schmerzhaftes Ergebnis einer geistigen Gaukelei.

6. *Über- und Untertreibung:* Eine andere gedankliche Falle, in die du geraten kannst, ist die Über- und Untertreibung. Wenn man durch ein Fernglas sieht, werden die Dinge entweder vergrößert oder verkleinert, je nachdem, welche Seite man benutzt. Übertreibungen findest du, wenn du dir deine Irrtümer, Ängste und Mängel anschaust und ihre Bedeutung überschätzt: »Oh Gott! Ich habe einen Fehler gemacht! Wie schrecklich! Wie furchtbar! Die Nachricht davon wird wie ein Lauffeuer herumgehen! Mein Ansehen ist

ruiniert!« Du betrachtest deine Fehler durch die Seite des Fernglases, die sie gigantisch und verzerrt erscheinen läßt. Man kann hier auch von einer »Katastrophen-Fabrikation« sprechen, weil du aus ganz gewöhnlichen negativen Ereignissen alptraumhafte Ungeheuer machst.

Wenn du an deine Stärken denkst, tust du möglicherweise genau das Umgekehrte: Du schaust durch die falsche Seite des Fernglases, so daß alles winzig und unbedeutend aussieht.

Wenn du deine Mängel übertreibst und deine guten Seiten untertreibst, fühlst du dich garantiert unterlegen. Aber das Problem bist nicht du selbst, es sind die verrückten Gläser, die du vor den Augen hast!

7. *Emotionale Beweisführung:* Du siehst deine Gefühle als Wahrheitskriterium an. Deine Logik lautet so: »Ich fühle mich wie eine Niete, also *bin* ich eine Niete!« Diese Art der Beweisführung leitet dich in die Irre, denn schließlich sind deine Gefühle nur ein Spiegelbild deiner Gedanken und Überzeugungen. Wenn deine Gedanken verzerrt sind, wie es oft genug der Fall ist, können dir deine Gefühle keine verläßliche Information liefern. Hier ist eine Reihe von Beispielen für eine emotionale Beweisführung: »Ich fühle mich schuldig. Also muß ich irgendetwas Schlimmes getan haben.« »Ich fühle mich niedergeschlagen und hoffnungslos. Also sind meine Probleme nicht zu lösen.« »Ich fühle mich unfähig. Also bin ich eine wertlose Person.« »Ich bin nicht in der Stimmung, um irgendetwas zu tun. Also kann ich ebensogut im Bett liegen bleiben«, oder »Ich bin wütend auf dich. Das beweist, daß du dich mir gegenüber schäbig verhalten hast und versucht hast, mich über's Ohr zu hauen.« Eine emotionale Beweisführung spielt bei fast allen Depressionen eine Rolle. Weil du deine Probleme als niederdrückend empfindest, nimmst du an, daß sie es auch wirklich sind. Du machst keinen Versuch, die Verläßlichkeit jener Wahrnehmungen zu überprüfen, die für deine Gefühle verantwortlich sind. Eine oft zu beobachtende Nebenwirkung der emotionalen Beweisführung ist das Aufschieben von Handlungen. Du vermeidest es, deinen Schreibtisch aufzuräumen, weil du dir sagst: »Mir wird ganz schlecht, wenn ich an diesen dreckigen Schreibtisch denke, es wird kaum möglich sein, ihn wieder sauberzukriegen.« Nach sechs Monaten gibst du dir endlich einen Stoß und tust es doch. Es zeigt sich, daß es sich gelohnt hat, und es war gar nicht so schwer. Du hattest dich die ganze Zeit selbst hereingelegt, weil es dir zur Angewohnheit geworden war, dich von deinen negativen Gefühlen leiten zu lassen.

8. *Wunschaussagen:* Du versuchst, dich für etwas zu motivieren, indem du sagst: »Ich sollte das tun« oder »Ich muß jenes tun«. Diese Aussagen setzen dich unter Druck und regen dich auf. Paradoxerweise fühlst du dich schließlich apathisch und motivationslos. Wenn du solche Wunschaussagen an andere Menschen richtest, wirst du in der Regel enttäuscht werden. Als mich einmal ein Notfall dazu zwang, fünf Minuten später zur ersten Therapie-Sitzung zu kommen, dachte die neue Patientin: »Er sollte nicht so egoi-

stisch und gedankenlos sein. Er muß pünktlich kommen!« Dieser Gedanke löste bei ihr Ärger und Verstimmung aus.

Wunschaussagen führen zu viel unnötiger Aufregung im täglichen Leben. Sobald dein tatsächliches Verhalten hinter den selbstgesetzten Ansprüchen zurückbleibt, führt all dein »man sollte« oder »man sollte nicht« zu Scham und Schuldgefühlen.

Wenn das allzu menschliche Gebahren von anderen Leuten deine Erwartungen nicht erfüllt, wie es unvermeidlicherweise von Zeit zu Zeit geschehen wird, wirst du bitter und unzugänglich werden. Entweder mußt du deine Erwartungen der Wirklichkeit annähern, oder das menschliche Verhalten wird dich immer wieder kränken. Für den Fall, daß du diese »man sollte«-Gewohnheit bei dir selbst entdeckst, habe ich in späteren Kapiteln über Schuld und Zorn einige wirkungsvolle Methoden geschildert, wie man das ewige »man sollte« oder »man sollte nicht« beseitigen kann.

9. *Etikettieren:* Wer sich selbst ein bestimmtes Etikett (Selbstbeschreibung) aufdrückt, baut sich ein falsches Selbstbild auf, das auf den eigenen Irrtümern beruht. Es ist eine extreme Form der übertriebenen Verallgemeinerung. Dahinter steckt die Philosophie: »Der Maßstab für einen Menschen sind die Fehler, die er macht«. Ganz bestimmt bist du dabei, dich selbst zu etikettieren, wenn die Sätze, in denen du deine Fehler beschreibst, mit »*Ich bin ein* ...« anfangen. Wenn du zum Beispiel beim Tischtennis einen Ball nicht richtig triffst, sagst du »*Ich bin ein* geborener Verlierer!« anstatt »Ich habe den Ball verhauen«. Ebenso ist es, wenn eine Aufgabe, die du übernommen hast, daneben geht, und du daraus schließt, »*Ich bin ein* Versager«, statt zu sagen, »Ich habe einen Fehler gemacht«.

Sich selbst abzustempeln ist nicht nur selbstquälerisch, es ist auch unvernünftig. Du kannst dich *selbst* nicht mit *irgendeiner* beliebigen Sache, die du tust, vergleichen. Dein Leben ist ein vielgestaltiges und ständigen Veränderungen unterworfenes Ineinanderfließen von Gedanken, Gefühlen und Handlungen.

Mit anderen Worten, du ähnelst eher einem Fluß als einem Standbild. Hör auf mit den Versuchen, deine Persönlichkeit durch negative Etikettierungen zu bestimmen, sie sind viel zu undifferenziert oder schlicht falsch. Würdest du dich nur deshalb, weil du ißt, einen »Esser« nennen, oder bloß, weil du atmest, einen »Atmer«? Das ist Unsinn, aber dieser Unsinn kann sehr schmerzhaft werden, wenn du dich im Gefühl deiner Unzulänglichkeit selbst abstempelst.

Wenn du andere Leute mit einem bestimmten Etikett versiehst, wirst du ihnen gegenüber unweigerlich feindselige Gefühle entwickeln. Da ist beispielsweise der Vorgesetzte, der seine gelegentlich etwas gereizte Sekretärin als »unkooperative Schreckschraube« ansieht. Aufgrund dieses Etiketts ärgert er sich ständig über sie und nutzt jede Gelegenheit, ihr eine Verfehlung vorzuwerfen. Sie hingegen sieht in ihm den »unsensiblen Antreiber« und beklagt sich immer wieder über sein Verhalten. So nehmen sie begierig jede

Schwäche und Unvollkommenheit des anderen auf, um damit dessen Nichtigkeit zu beweisen.

Falsch zu etikettieren bedeutet, ein Vorkommnis mit ungenauen und emotional stark aufgeladenen Worten zu beschreiben.

10. *Dinge persönlich nehmen:* Diese Verdrehung ist die Quelle von Schuldgefühlen. Du fühlst dich für ein negatives Ereignis verantwortlich, auch wenn dafür keinerlei Grundlage besteht. Du folgerst willkürlich, daß das, was geschehen ist, einzig dein Fehler war oder deine Unfähigkeit widerspiegelt, auch wenn du nicht dafür verantwortlich bist.

Wenn beispielsweise eine Patientin das von mir vorgeschlagene Selbsthilfeprogramm nicht durchführte, fühlte ich mich schuldig, weil ich dachte: »Ich muß ein mieser Therapeut sein. Es ist mein Fehler, daß sie nicht mehr an sich selbst arbeitet. Ich bin dafür verantwortlich, daß sich ihr Befinden bessert.« Als eine Mutter das Schulzeugnis ihres Kindes sah, fand sie eine Bemerkung des Lehrers, die auf die mangelnde Arbeitshaltung des Kindes hinwies. Sie schloß daraus sofort: »Ich muß eine schlechte Mutter sein. Dieses Zeugnis zeigt, wie sehr ich versagt habe.«

Dieses »Persönlichnehmen« von Ereignissen sorgt bei dir für lähmende Schuldgefühle. Du leidest an einem entnervenden und beschwerlichen Verantwortungsgefühl, das dich dazu zwingt, die Verfehlungen der ganzen Welt auf den Schultern zu tragen. Du verwechselst *Einfluß* mit *Kontrolle* über andere. In deiner Rolle als Partner, Elternteil, Geschäftsmann oder Beamter hast du sicher einen bestimmten Einfluß auf die Leute, mit denen du zusammenkommst, aber keiner von ihnen würde erwarten, daß du Kontrolle über sie ausübst. Was die andere Person tut, geschieht ausschließlich auf ihre oder seine Verantwortung und hat nichts mit dir zu tun.

An einer späteren Stelle dieses Buches werden Methoden vorgestellt, die dir helfen können, diese Neigung, Dinge persönlich zu nehmen, abzubauen und dein Verantwortungsbewußtsein auf ein überschaubares, realistisches Maß zu beschränken.

Diese zehn Erscheinungsformen von gedanklichen Verzerrungen sind die Ursache von vielen, wenn nicht sogar allen deinen depressiven Stimmungen. Sie sind in der Tabelle 3-1 zusammengefaßt.

Tabelle 3-1. Definitionen gedanklicher Verzerrungen

1. ALLES-ODER-NICHTS-DENKEN: Du siehst alle Dinge in Schwarz-Weiß-Kategorien. Sobald deine Leistung nicht ganz so perfekt ist, siehst du dich als totalen Versager an.

2. ÜBERTRIEBENE VERALLGEMEINERUNG: Du siehst ein einzelnes negatives Ereignis als Modell einer unendlichen Serie von Niederlagen.

3. GEISTIGER FILTER: Du greifst dir ein einzelnes negatives Detail heraus und suhlst dich ausgiebig darin, so daß dein gesamtes Wirklichkeitsbild getrübt wird, genauso wie ein Tropfen Tinte einen ganzen Becher Wasser einfärbt.

4. ABWEHR DES POSITIVEN: Du weist positive Erfahrungen ab, indem du darauf bestehst, daß sie aus irgendeinem Grund »nicht zählen«. Auf diese Weise kannst du eine negative Grundüberzeugung aufrechterhalten, die ganz im Gegensatz zu deinen alltäglichen Erfahrungen steht.

5. VOREILIGE SCHLUSSFOLGERUNGEN: Du gelangst zu negativen Interpretationen, auch wenn keine unumstößlichen Tatsachen vorhanden sind, die deine Schlußfolgerung erhärten können.
   Gedankenlesen: Du bildest dir ein, daß dir jemand ablehnend gegenübersteht und machst keinerlei Anstalten, dir darüber Klarheit zu verschaffen.
   Falsche Vorhersagen: Du erwartest, daß die Dinge sich ungünstig entwickeln werden, und du bist überzeugt, daß deine Vorhersage eine bereits feststehende Tatsache ist.

6. ÜBER- UND UNTERTREIBUNG: Du überschätzt die Wichtigkeit bestimmter Dinge (zum Beispiel einen deiner Fehler oder die Leistung eines anderen) oder unterschätzt andere Aspekte so stark, daß sie schließlich ganz winzig erscheinen (zum Beispiel deine eigenen Fähigkeiten oder die Schwächen anderer Leute).

7. EMOTIONALE BEWEISFÜHRUNG: Du nimmst an, daß deine negativen Gefühle notwendigerweise genau das ausdrücken, was wirklich geschieht: »Ich fühle es, also muß es wahr sein«.

8. WUNSCHAUSSAGEN: Du versuchst, dich mit Aussagen wie »man sollte« oder »man sollte nicht« zu motivieren. Anforderungen, wie »man muß« oder »es hätte sich gehört« gehören ebenfalls dazu. Durch den Druck, der dadurch entsteht, fühlst du dich aber teilnahmslos.

9. ETIKETTIERUNGEN: Hierbei handelt es sich um eine besonders übertriebene Form der Verallgemeinerung. Anstatt dir über deinen Irrtum klarzuwerden, drückst du dir ein negatives Etikett (Selbstbeschreibung) auf: »Ich bin ein ewiger Verlierer«. Wenn das Verhalten eines anderen bei dir Anstoß erregt, gibst du ihm ein negatives Etikett: »Er ist ein Vollidiot«! Falsches Etikettieren bedeutet, ein Ereignis mit einer ungenauen und emotional aufgeladenen Sprache zu beschreiben.

10. DINGE PERSÖNLICH NEHMEN: Du glaubst, für ein negatives äußeres Ereignis verantwortlich zu sein, obwohl du damit in Wirklichkeit gar nichts zu tun hast.

Wenn du dich später mit den vielfältigen Methoden der Gefühlsveränderung beschäftigst, kehre immer wieder einmal zu dieser Tabelle zurück. Wenn du mit diesen zehn Spielarten der kognitiven Verzerrung vertraut bist, kannst du immer von diesem Wissen profitieren. Um dein Verständnis dieser zehn gedanklichen Verdrehungen zu schärfen, habe ich ein einfaches Quiz entwickelt, das dir die Selbsteinschätzung erleichtern kann.

Wenn du dir nacheinander die folgenden kurzen Situationsbeschreibungen durchliest, stell dir vor, du bist die Person, von der die Rede ist. Kreuze eine oder mehrere Antworten an, die auf die Verzerrungen hinweisen, die in den negativen Gedanken enthalten sind. Bei der ersten Frage werde ich selbst die Antwort erläutern. Der Schlüssel zur Beantwortung der folgenden Fragen steht am Ende des Kapitels. Aber schau jetzt noch nicht nach! Ich bin sicher, daß du bei der ersten Frage wenigstens *eine* gedankliche Verdrehung erkennen kannst – und das ist ein guter Anfang.

1. Du bist eine Hausfrau, und deine Stimmung fällt rapide, als dein Mann sich darüber beklagt, daß das Schnitzel zu lange in der Pfanne gelegen hätte. Folgender Gedanke geht dir durch den Kopf: »Ich bin ein völliger Versager. Ich halte das nicht aus! Ich mache *niemals irgendetwas* richtig. Ich arbeite wie ein Sklave, und das ist nun der Dank! Dieser Trottel!« Diese Gedanken machen dich trübsinnig und ärgerlich. Eine oder mehrere der folgenden Gedankenverzerrungen spielen hier eine Rolle:

a) Alles-oder-Nichts-Denken
b) Übertriebene Verallgemeinerung
c) Übertreibung
d) Etikettieren
e) Alle diese Gesichtspunkte zusammen

Ich will nun die richtigen Antworten zu dieser Frage erläutern, so daß du sofort eine Übersicht bekommst. Ganz egal, welche Antwort(en) du angekreuzt hast, es war in jedem Fall richtig. All diese Gesichtspunkte spielen eine Rolle. Du wirst fragen, warum? Wenn du zu dir sagst: »Ich bin ein völliger Versager!«, ist das ein typisches Beispiel für *Alles-oder-Nichts-Denken*. Welch ein Unsinn! Das Fleisch war vielleicht ein bißchen zäh, aber deshalb bist du noch lange kein völliger Versager. Wenn du denkst: »Ich mache *niemals irgendetwas* richtig«, ist das eine *übertriebene Verallgemeinerung*. Wirklich *niemals*? Mach dir doch nichts vor! Nicht *irgendetwas*? Du dramatisierst den Vorfall! Wenn du glaubst, »Ich halte das nicht aus«, übertreibst du den Schmerz, den du gerade empfindest, du verlierst das Gefühl für die Verhältnismäßigkeiten, denn tatsächlich hälst du es ja aus, denn du tust es ja jeden Tag. Sicher würdest du lieber etwas anderes hören als die mürrische Bemerkung deines Mannes, aber das ist beileibe noch keine Beurteilung deines persönlichen Wertes. Schließlich erklärst du: »Ich arbeite wie ein Sklave, und das ist nun der Dank! Dieser Trottel!« Dabei drückst du sowohl dir als auch deinem Mann ein *Etikett* auf. Er ist kein Trottel, sondern gereizt und unsensibel. Trottelhaftes Verhalten gibt es gelegentlich, aber keine ewigen Trottel. Ebenso ist es unsinnig, dich zum *Sklaven* abzustempeln. Du läßt dir lediglich durch seine schlechte Laune den Abend verderben. - Ich glaube, das ist klar geworden. Laß uns jetzt mit dem Quiz weitermachen.

2. Du hast gerade den Satz gelesen, in dem ich dir mitteilte, daß ich dich zur Teilnahme an einem Selbsteinschätzungs-Quiz auffordern möchte. Deine Stimmung sinkt sofort und du denkst: »Um Gotteswillen, nicht schon wieder einen Test! Ich schneide bei Tests immer miserabel ab. Ich muß diesen Abschnitt des Buches überschlagen. Es macht mich nur nervös, also hilft es sowieso nicht.«

Welche Gedankenverzerrungen spielen hier eine Rolle?

a) Voreilige Schlußfolgerungen (falsche Vorhersagen)
b) Übertriebene Verallgemeinerung
c) Alles-oder-Nichts-Denken
d) Dinge persönlich nehmen
e) Emotionale Beweisführung

3. Du bist einsam und entschließt dich, an einer Veranstaltung für Singles teilzunehmen. Kaum bist du dort, möchtest du gleich wieder gehen, weil du dich angespannt und unbeachtet fühlst. Folgende Gedanken gehen dir durch den Kopf: »Das sind bestimmt keine sonderlich interesssanten Leute hier. Warum quäle ich mich selbst? Das ist sowieso nur ein Haufen von Blindgängern. Warum fühle ich mich sonst so gelangweilt? Diese Party wird ein Reinfall.«

Was läuft hier bei dir ab?

a) Etikettieren
b) Übertreibung
c) Voreilige Schlußfolgerungen (falsche Vorhersage und Gedankenlesen)
d) Emotionale Beweisführung
e) Dinge persönlich nehmen

4. Du wirst von deinem Arbeitgeber entlassen. Du bist wütend und enttäuscht. Du denkst: »Das ist der Beweis, daß an dieser Welt nichts Gutes ist. Ich habe einfach kein Glück.«

Welche gedanklichen Verzerrungen laufen hier ab?

a) Alles-oder-Nichts-Denken
b) Abwehr des Positiven
c) Geistiger Filter
d) Dinge persönlich nehmen
e) Wunschaussagen

5. Du willst gerade einen Vortrag halten und bemerkst, wie dein Herz klopft. Du fühlst dich angespannt und nervös, weil du denkst: »Um Himmelswillen, ich werde bestimmt alles vergessen, was ich sagen wollte. Ich kann sowieso nicht gut reden. Mir werden vielleicht plötzlich die Worte fehlen. Ich mache mich lächerlich.«

Welche Denkfehler machst du?

a) Alles-oder-Nichts-Denken

b) Abwehr des Positiven
c) Voreilige Schlußfolgerung (falsche Vorhersage)
d) Untertreibung
e) Etikettieren

6. Jemand, mit dem du dich verabredet hast, ruft dich in letzter Minute an, um dir wegen eines Unwohlseins abzusagen. Du bist ärgerlich und enttäuscht, weil du denkst: »Ich werde sitzengelassen. Was hab ich getan, daß die Beziehung auseinandergeraten ist?«

Welche Denkfehler machst du?
a) Alles-oder-Nichts-Denken
b) Wunschaussagen
c) Voreilige Schlußfolgerungen (Gedankenlesen)
d) Dinge persönlich nehmen
e) Übertriebene Verallgemeinerung

7. Du hast die Arbeit an einem Bericht immer wieder aufgeschoben. Jeden Abend, wenn du anfangen willst, erscheint dir das Vorhaben so schwierig, daß du dich lieber vor den Fernseher setzt. Allmählich fühlst du dich niedergeschlagen und unruhig. Du denkst dir: »Ich bin so entsetzlich faul, ich kriege diese Sache niemals hin. Ich kann diese verdammte Arbeit einfach nicht machen. Es würde ewig dauern. Es würde in jedem Fall von Fehlern wimmeln.«

Welche Denkfehler machst du?
a) Voreilige Schlußfolgerungen (falsche Vorhersage)
b) Übertriebene Verallgemeinerung
c) Etikettieren
d) Übertreibung
e) Emotionale Beweisführung

8. Du hast dieses Buch genau durchgelesen, und nachdem du die beschriebenen Methoden einige Wochen lang angewendet hast, beginnst du bereits, dich besser zu fühlen.

Deine Punktzahl im BDI sinkt von 26 (gemäßigte Depression) auf 11 (leichte Gefühlsbeschwerden). Plötzlich fühlst du dich wieder schlechter und innerhalb von drei Tagen ist deine Punktzahl wieder bis auf 28 gestiegen. Du fühlst dich desillusioniert, hoffnungslos, verbittert und niedergeschlagen und denkst: »Es hat alles keinen Zweck. Diese Methoden helfen mir eben doch nicht. Eigentlich sollte ich mich jetzt schon besser fühlen. Aber diese »Besserung« war nur ein vorübergehender Zufall. Ich habe mir selbst etwas vorgemacht, als ich dachte, ich würde mich besser fühlen. Ich werde nie gesund werden.«

Welche Gedankenverzerrungen spielen hier eine Rolle?
a) Abwehr des Positiven
b) Wunschaussagen
c) Emotionale Beweisführung
d) Alles-oder-Nichts-Denken
e) Voreilige Schlußfolgerungen (schlechte Vorhersage)

9. Du versuchst, eine Diät durchzuführen. An diesem Wochenende bist du sehr nervös, und, weil du nichts besonderes zu tun hast, stürzt du dich auf Süßigkeiten. Nach dem vierten Schokoladenriegel sagst du dir: »Ich kann mich einfach nicht beherrschen. All meine Anstrengungen sind für die Katz. Ich sehe jetzt bestimmt sehr dick aus. Ich hätte die Schokolade nicht essen sollen. Ich halte das nicht aus. Jedes Wochenende benehme ich mich maßlos!«

Welche Gedankenverzerrungen treten hier auf?

a) Alles-oder-Nichts-Denken
b) Falsches Etikettieren
c) Voreilige Schlußfolgerung (schlechte Vorhersage)
d) Wunschaussagen
e) Abwehr des Positiven

Schlüssel zur Auflösung des Quiz:

1. a, b, c, d, e	6. c, d
2. a, b, c, e	7. a, b, c, d, e
3. a, b, c, d	8. a, b, c, d, e
4. a, c	9. a, b, c, d, e
5. a, c, d, e	

Gefühle sind keine Tatsachen

An diesem Punkt wirst du dich vielleicht fragen: »So weit, so gut. Ich weiß jetzt, daß meine Depressionen ein Ergebnis meiner negativen Gedanken sind. Aber wenn meine negativen Gedanken so verzerrt sind, wie kommt es, daß ich in dieser Regelmäßigkeit von ihnen genarrt werde? Ich kann genauso klar und realistisch denken wie jeder andere auch. Wenn das, was ich mir selbst sage, irrational ist, warum hat es dann den Anschein, als würde es stimmen?«

Auch wenn deine depressiv stimmenden Gedanken verzerrt sind, erzeugen sie doch eine höchst glaubwürdige Illusion von Verläßlichkeit. Aber deine Gefühle sind keine Tatsachen! Diese Emotionen kommen dir nur genauso gültig und realistisch vor wie die authentischen Gefühle, die durch unverzerrte Gedanken geschaffen werden. So glaubst du ganz automatisch, daß auch sie die Wahrheit repräsentieren. Eben deshalb sind Depressionen eine derart mächtige Form der »Geistigen Schwarzen Magie«.

Sobald du einmal durch eine »automatische« Folge von kognitiven Verzerrungen in einen depressiven Zustand gelangt bist, werden sich deine Gefühle und Handlungen wie in einem Teufelskreis wiederholen und verstärken. Weil du *daran glaubst*, stehst du bald jedem nur denkbaren Vorkommnis negativ gegenüber. Diese Reaktion tritt in Bruchteilen von Sekunden auf, viel zu schnell, um sie zu bemerken. Die negative Empfindung mutet realistisch an und läßt dadurch den verzerrten Gedanken, der sie erzeugt hat, glaubwürdig erscheinen. Dieser Kreislauf setzt sich immer weiter fort, und schließlich sitzt du in der Falle. Das geistige Gefängnis ist ein Trugbild, ein Hirngespinst, das du selbst geschaffen hast, aber es *scheint* real zu sein, weil es dir real vorkommt.

Wo liegt der Schlüssel, der dir die Türen von deinem emotionalen Gefängnis öffnet? Hier: Deine Gedanken bestimmen deine Gefühle; also sind deine Gefühle mit Sicherheit kein Beweis für die Richtigkeit deiner Gedanken. Unangenehme Gefühle sind allenfalls ein Hinweis darauf, daß du irgendwelche negativen Gedanken hegst und daran glaubst. Deine Gefühle laufen deinen Gedanken hinterher, ganz genauso wie die Küken der Henne folgen. Aber allein die Tatsache, daß die Küken vertrauensvoll hinterherlaufen, beweist noch lange nicht, daß die Henne weiß, wohin sie geht!

Bin ich also der Meinung, daß du *alle* deine Emotionen abschütteln solltest? Will ich aus dir einen Roboter machen? Nein. Ich möchte dir vermitteln, wie man schmerzhafte Gefühle vermeidet, die auf gedanklichen Verzerrungen beruhen, weil sie weder stichhaltig noch erstrebenswert sind. Ich glaube, daß du, sobald du einmal gelernt hast, dein Leben realistischer wahrzunehmen, ein weitaus intensiveres Gefühlsleben erfahren kannst.

Wenn du jetzt die nächsten Abschnitte dieses Buches liest, kannst du erfahren, wie sich deine Verzerrungen korrigieren lassen. Gleichzeitig hast du Gelegenheit, einige der fundamentalen Werte und Annahmen zu begutachten, die für deine Empfänglichkeit gegenüber zerstörerischen Stimmungsschwankungen verantwortlich sind. Ich habe die notwendigen Schritte detailliert beschrieben. Die Veränderung der unlogischen Denkschablonen wird Auswirkungen auf deine Stimmungen haben. Wir werden sehen.

Teil II

Praktische Anwendung

KAPITEL 4

Am Anfang steht die Selbstachtung

Wenn du depressiv bist, glaubst du unweigerlich daran, wertlos zu sein. Je schlimmer die Depression, um so stärker ist diese Überzeugung. Dabei stehst du nicht allein. Eine Erhebung von Dr. Aaron Beck zeigt, daß mehr als 80% der depressiven Patienten sich selbst ablehnen.

Mehr noch: Dr. Beck stellte fest, daß depressive Patienten bei sich selbst gerade jene Qualitäten vermissen, die sie am allerhöchsten bewerten: Intelligenz, Leistung, Beliebtheit, Attraktivität, Gesundheit, Stärke. Seiner Meinung nach läßt sich das Selbstbild des depressiven Menschen mit den vier V's charakterisieren: Er fühlt sich verloren, verlassen, verletzt und verunstaltet.

Nahezu alle negativen emotionalen Reaktionen tun ihr unheilvolles Werk ausschließlich aufgrund von geringer Selbstachtung. Ein schlechtes Selbstbild wirkt wie ein Vergrößerungsglas, das ein lächerliches Versäumnis oder eine winzige Unvollkommenheit in ein überragendes Symbol persönlichen Scheiterns verwandelt. Dazu folgendes Beispiel: Ein Jura-Student im ersten Semester gerät in einem Seminar häufig in Panik. »Wenn der Professor mich etwas fragt, werde ich sicherlich dummes Zeug reden.« Obwohl die Angst, »dummes Zeug zu reden«, ihm ständig durch den Kopf ging, zeigte unser Gespräch, daß die wirkliche Ursache seiner Probleme ein Gefühl persönlicher Unzulänglichkeit war:

Therapeut: Nehmen wir an, Sie reden im Seminar dummes Zeug. Warum würde sie das außerordentlich aufregen? Was ist daran so tragisch?

Patient: Ich würde mich damit lächerlich machen.

Therapeut: Nehmen wir an, Sie machen sich tatsächlich lächerlich. Warum würde Sie das so aufregen?

Patient: Dann würden alle auf mich heruntersehen.

Therapeut: Nehmen wir an, die Leute blicken auf Sie herunter. Na und?

Patient: Ich würde mich unglücklich fühlen.

Therapeut: Warum? Warum würden Sie sich unglücklich fühlen, wenn die Leute auf Sie herunterblicken?

Patient: Na, das würde doch bedeuten, daß ich kein angesehener Mensch bin. Mehr noch: Es könnte meine ganze Laufbahn kaputt machen. Ich würde schlechte Zeugnisse bekommen und könnte vielleicht niemals Rechtsanwalt werden.

Therapeut: Nehmen wir an, Sie würden kein Rechtsanwalt werden. Unterstellen wir mal, daß Sie tatsächlich durch die Prüfung fallen. Warum würde Sie das so außerordentlich aufregen?

Patient: Das würde bedeuten, daß ich etwas nicht erreicht hätte, was ich mein ganzes Leben lang wollte.

Therapeut: Und was hätte das für Sie für Folgen?

Patient: Mein Leben wäre nichtssagend. Das würde heißen, daß ich ein Versager bin. Es würde heißen, daß ich wertlos bin.

In diesem kurzen Gespräch zeigte der Student, daß es für ihn furchtbar wäre, zurückgewiesen zu werden, einen Fehler zu machen oder zu versagen. Er schien überzeugt, daß in dem Moment, wo auch nur ein Mensch auf ihn herunterblickte, dies auch alle anderen Menschen tun würden. Es schien ihm so, als wäre in diesem Moment das Wort »ABGELEHNT« für jedermann sichtbar auf seine Stirn geschrieben. Er schien völlig vom Erfolg und der Anerkennung abhängig zu sein. Darüberhinaus schien es für ihn keine andere Möglichkeit zur Selbstachtung zu geben. Er beurteilte sich mit den Augen der anderen und durch das, was er erreicht hatte. Wenn all seine Bemühungen um Anerkennung und erfolgreiche Ausbildung erfolglos blieben, hätte er das Gefühl, ein Niemand zu sein.

Du hast recht, wenn du meinst, daß sein perfektionistisches Streben nach Erfolg und Anerkennung unrealistisch und selbstzerstörerisch ist. Ihm selbst aber erschienen diese Bemühungen *realistisch* und *sinnvoll*.

Wenn du depressiv bist, fällt es dir wesentlich schwerer, die unlogischen Denkmuster zu durchschauen, die dazu führen, daß du dir selbst ablehnend gegenüberstehst. Wahrscheinlich bist du sogar überzeugt, minderwertig und wertlos zu sein. Wenn man versucht, dir das Gegenteil zu beweisen, wird dir das ausgesprochen töricht und unaufrichtig erscheinen. Unglücklicherweise stehst du vielleicht mit deiner Überzeugung, minderwertig zu sein, nicht allein da.

Möglicherweise wirkst du in deinem unglücklichen Glauben, gestört und mißraten zu sein, so überzeugend und unnachgiebig, daß du schließlich deine Freunde, deine Verwandten und sogar deinen Therapeuten so weit bringen kannst, daß sie dein Selbstbild akzeptieren. Lange Zeit haben Psychiater das negative Selbstbewertungssystem von depressiven Patienten hingenommen, ohne die Verläßlichkeit ihrer Aussagen zu überprüfen. Das zeigt sich auch in den Schriften eines so genauen Beobachters wie Sigmund Freud, z.B. in seiner Abhandlung »Trauer und Melancholie«, die die Grundlage des orthodoxen psychoanalytischen Ansatzes der Depressionsbehandlung bildet. In dieser klassischen Schrift betont Freud, daß ein Patient, der von sich behauptet, wertlos, leistungsunfähig und moralisch verachtenswert zu sein, *recht haben muß*. Folglich wäre es völlig fruchtlos für den Therapeuten, mit dem Patienten darüber zu streiten. Freud war der Meinung, der Therapeut sollte dem Patienten beipflichten, daß er in der Tat uninteressant, reizlos, unbedeutend, eigenbrödlerisch und unaufrichtig sei. Laut

Freud charakterisieren diese Eigenschaften das wahre Selbst eines Menschen und der Krankheitsprozeß läßt diese Wahrheit nur deutlicher hervortreten:

> »Der Kranke schildert uns sein Ich als nichtswürdig, leistungsunfähig und moralisch verwerflich, er macht sich Vorwürfe, beschimpft sich und erwartet Ausstoßung und Strafe. Er erniedrigt sich vor jedem anderen, bedauert jeden der Seinigen, daß er an seine so unwürdige Person gebunden sei. Er hat nicht das Urteil einer Veränderung, die an ihm vorgefallen ist, sondern streckt seine Selbstkritik über die Vergangenheit aus; er behauptet, niemals besser gewesen zu sein. Das Bild dieses - vorwiegend moralischen - Kleinheitswahnes vervollständigte sich durch Schlaflosigkeit, Ablehnung der Nahrung und eine psychologisch höchst merkwürdige Überwindung des Triebs, der alles Lebende am Leben festzuhalten zwingt. Es wäre wissenschaftlich wie therapeutisch gleich unfruchtbar, dem Kranken zu widersprechen, der solche Anklagen gegen sein Ich vorbringt. Er muß wohl irgendwie recht haben und etwas schildern, was sich so verhält, wie es ihm erscheint. Einige seiner Angaben müssen wir ja ohne Einschränkung sofort bestätigen. Er ist wirklich so interesselos, so unfähig zur Liebe und zur Leistung, wie er sagt. Aber das ist, wie wir wissen, sekundär, ist die Folge der inneren, uns unbekannten, der Trauer vergleichbaren Arbeit, welche sein Ich aufzehrt. In einigen anderen Selbstanklagen scheint er uns gleichfalls recht zu haben und die Wahrheit nur schärfer zu erfassen als andere, die nicht melancholisch sind. Wenn er sich in gesteigerter Selbstkritik als kleinlichen, egoistischen, unaufrichtigen, unselbständigen Menschen schildert, der nur immer bestrebt war, die Schwächen seines Wesens zu verbergen, so mag er sich unseres Wissens der Selbsterkenntnis ziemlich angenähert haben, und wir fragen uns nur, warum man erst krank werden muß, um solcher Wahrheit zugänglich zu sein.«*

Die Art und Weise, wie ein Therapeut mit deinen Minderwertigkeitskomplexen umgeht, ist ein ganz entscheidender Aspekt der Behandlung. Schließlich liefert dein Gefühl der Wertlosigkeit den Schlüssel zur Depression. Diese Frage ist auch von philosophischer Bedeutung: Sind die Schwächen und Fehler des menschlichen Charakters *angeboren*? Und birgt der depressive Zustand tatsächlich die Möglichkeit, tiefste Wahrheiten über sich selbst zu erfahren? Und das wäre dann die Quelle einer echten, unverfälschten Selbsteinschätzung? Das ist meiner Meinung nach die wichtigste Frage, vor die man gestellt wird.

Als erstes mußt du dir darüber klar werden, daß man sich Wertschätzung nicht *verdienen* kann. Große Leistungen verschaffen dir vielleicht das Ge-

* aus: Freud, S.: Studienausgabe. Psychologie des Unbewußten. Fischer Verlag, Frankfurt am Main, 1975, S.200.

fühl von Befriedigung, aber kein Glück. Ein Selbstwertgefühl, das auf erbrachten Leistungen beruht, ist nur eine »Pseudo-Einschätzung«, kein wirklicher Maßstab! Das meinen auch viele meiner Patienten, die zwar sehr erfolgreich sind, aber dessen ungeachtet unter Depressionen leiden. Ein stabiles Sebstwertgefühl läßt sich auch nicht auf äußere Attraktivität, Talent, Ruhm oder Reichtum aufbauen. Auch Liebe, Anerkennung, Freundschaft oder die Fähigkeit zu innigen menschlichen Beziehungen steigern deinen natürlichen Wert nicht. Tatsächlich besitzen die meisten depressiven Menschen sehr große Zuneigung von anderen, ohne daß ihnen das weiterhilft, einfach deshalb, weil es ihnen an *Eigen-Liebe* und *Selbstwertgefühl* mangelt. Im Grunde genommen entscheidet lediglich deine eigene Selbstachtung darüber, wie du dich fühlst.

»Nun gut«, sagst du jetzt vielleicht mit einiger Verbitterung, »wie aber gelange ich zu einem größeren Selbstwertgefühl? Tatsache ist doch, daß ich mich verdammt unzulänglich fühle und einfach davon überzeugt bin, daß ich eben nicht so gut wie andere Leute bin. Ich glaube nicht daran, daß ich irgendetwas an diesen scheußlichen Gefühlen ändern kann. Im Grunde genommen bin ich halt so«.

Eines der wichtigsten Merkmale der kognitiven Therapie ist, daß sie sich hartnäckig weigert, dieses Gefühl der Wertlosigkeit anzuerkennen. In meiner Praxis helfe ich meinen Patienten dabei, ihr negatives Selbstbild systematisch zu überdenken und neu zu bestimmen. Ich stelle ihnen immer wieder dieselbe Frage: »*Hast du* wirklich *recht*, wenn du behauptest, ein ewiger Verlierer zu sein?«

Als erstes empfiehlt sich eine genaue Betrachtung der Aussagen, die du über dich selbst machst, wenn du behauptest, nichts wert zu sein. Die Beweise, die du dann bringst, um deine Minderwertigkeit zu verteidigen, werden in der Regel keinerlei Sinn ergeben.

In depressiven Phasen verliert man seine Fähigkeit, klar zu denken und hat große Mühe, Dinge in die richtige Perspektive zu rücken. Negative Ereignisse gewinnen eine übergroße Bedeutung, bis sie dein ganzes Leben beherrschen – und du nicht mehr bestimmen kannst, daß das, was gerade passiert, Produkt einer gedanklichen Verzerrung ist. Es wirkt auf dich völlig *real*. Das Zerrbild, das du dir schaffst, hat große Überzeugungskraft. Und je depressiver und elender du dich fühlst, um so mehr verwirren sich deine Gedankengänge. Oder anders herum: ohne die gedanklichen Verzerrungen *kannst* du kein Gefühl der Minderwertigkeit und Depression entwickeln.

Welches sind die häufigsten gedanklichen Fehler, die man macht, wenn man sich minderwertig fühlt? Ein guter Anfang ist ein Blick auf die Aufstellung gedanklicher Verdrehungen, die du im 3. Kapitel kennengelernt hast. Die häufigste gedankliche Verzerrung, die dem Gefühl der Wertlosigkeit zugrundeliegt, ist das »Alles-oder-nichts-Denken«. Wenn du dein Leben ausschließlich an derart extremen Kategorien ausrichtest, erscheint dir dein Tun entweder als großartig oder fürchterlich, etwas anderes gibt es nicht. So sagte mir z.B. einmal ein Handlungsvertreter: »95 Prozent und mehr meines anvisierten monatlichen Umsatzes zu erzielen, ist noch akzeptabel. 94 Prozent und alles darunter bedeutet totales Versagen«. Dieses »Alles-oder-nichts-System« der Selbsteinschätzung ist nicht nur außerordentlich unrealistisch und selbstzerstörerisch, es erzeugt überdies extreme Angstgefühle und zwangsläufig ständige Enttäuschungen.

Ein depressiver Arzt, der an mich überwiesen wurde, registrierte bei sich in einer zweiwöchigen Phase der Niedergeschlagenheit mangelnden sexuellen Antrieb und Erektionsschwierigkeiten. Seine Neigung zum Perfektionismus beherrschte nicht nur seine ansehnliche berufliche Karriere, sondern auch sein Sexualleben. Folglich hatte er in den zwanzig Jahren seiner Ehe regelmäßig jeden Tag nach festem Schema mit seiner Frau Geschlechtsverkehr. Trotz seines gesunkenen sexuellen Interesses - ein übliches Symptom bei Depressionen - sagte er sich: »Ich muß unbedingt weiter regelmäßig Geschlechtsverkehr haben«. Dieser Gedankengang führte zu einer solchen Anspannung, daß er in zunehmendem Maß unfähig wurde, eine Erektion zu erlangen. Als er zu keiner Erektion mehr fähig war, klammerte er sich an die »nichts«-Seite des »Alles-oder-nichts-Systems« und schloß daraus: »Ich bin kein vollwertiger Ehepartner mehr. Als Ehemann bin ich ein Versager. Ich bin kein richtiger Mann mehr. Ich bin völlig wertlos«. Obwohl er ein fähiger (vielleicht sogar ganz hervorragender) Arzt war, gestand er mir unter Tränen: »Dr. Burns, sie und ich wissen, es ist eine durch nichts zu leugnende Tatsache, daß ich nie wieder in der Lage sein werde, Geschlechtsverkehr zu haben«. Ungeachtet seiner jahrelangen medizinischen Erfahrungen war er von diesem Gedanken überzeugt.

Minderwertigkeitsgefühle überwinden

Jetzt, wo wir an diesem Punkt angelangt sind, wirst du vielleicht sagen: »Naja, hinter diesem Gefühl der Wertlosigkeit steckt sicher etwas Unlogisches. Wenigstens bei einigen Leuten. Aber das sind in Wirklichkeit Erfolgsmenschen, sie sind nicht so wie ich. Sie behandeln anscheinend vorwiegend berühmte Ärzte und erfolgreiche Geschäftsleute. Jeder hätte sagen können, daß deren mangelndes Selbstwertgefühl unlogisch ist. Ich hingegen bin ein ganz mittelmäßiger Niemand. Die anderen sehen viel besser aus als ich, sind wesentlich beliebter und erfolgreicher. Was kann ich also tun? Nichts, das ist es! Mein Minderwertigkeitsgefühl hat sehr gute Gründe. Es basiert auf der Wirklichkeit, also ist es kein großer Trost, wenn mir jemand sagt, ich sollte gefälligst logisch denken. Ich glaube nicht, daß es irgendeine Möglichkeit gibt, diese scheußlichen Gefühle loszuwerden, es sei denn, ich mache mir und dir etwas vor, und ich weiß, das bringt nichts ein.«

Ich will zunächst einige der üblichen Methoden vorstellen, die von vielen Therapeuten angewandt werden, jedoch meines Erachtens nicht eine befriedigende Lösung deiner Minderwertigkeitsprobleme bringen. Danach zeige ich ein paar Methoden, die ich für sinnvoll halte und die dir helfen können.

In dem Glauben, daß eine tiefe Wahrheit in deiner Überzeugung, grundsätzlich wertlos zu sein, verborgen ist, werden dir einige Psychotherapeuten während einer Therapiesitzung erlauben, diesen Unzulänglichkeitsgefühlen Luft zu machen. Zweifellos wird es dir gut tun, diese Gefühle herauszulassen. Diese entspannende Freisetzung wird mitunter, wenn auch nicht immer, eine zeitweise Stimmungsverbesserung zur Folge haben. Dennoch: wenn der Therapeut nicht objektiv zur Verläßlichkeit deiner Selbsteinschätzung Stellung nimmt, schließt du daraus, daß er mit dir übereinstimmt. Und das ist vielleicht tatsächlich der Fall! Du hast ihn, genauso wie dich selbst, zum Narren gehalten! Letztendlich wirst du dich nur noch unfähiger fühlen.

Selbst, wenn du dich nach der Behandlung durch einen einfühlsamen und fürsorglichen Therapeuten besser fühlst, wird die Erleichterung nur von kurzer Dauer sein, wenn du nicht eindeutig deine Selbsteinschätzung und deine Lebenshaltung verändert hast. Solange du deine selbstzerstörerischen Denk- und Verhaltensmuster nicht ablegst, kannst du unversehens wieder in eine Depression verfallen.

Wenn Wesen und Ursprung deiner Probleme aufgedeckt sind, wird dir vieles klarer erscheinen, aber dein Handeln ist damit in der Regel noch nicht verändert. Das ist nicht erstaunlich. Du hast jahraus-jahrein die üblen gedanklichen Gewohnheiten gepflegt, die für das Entstehen deiner geringen Selbstachtung ausschlaggebend waren. Also bedarf es systematischer und anhaltender Bemühungen, um die Sache wieder ins Lot zu bringen.

Als kognitiver Therapeut habe ich drei Ziele, wenn ich mich mit deinen Minderwertigkeitsgefühlen befasse: eine schnelle und einschneidende Veränderung in deinem *Denken, Fühlen und Verhalten*. Diese Ergebnisse lassen sich durch ein systematisches Trainingsprogramm erreichen, in dem einfache und anschauliche Methoden enthalten sind, die du tagtäglich anwenden kannst. Wenn du bereit bist, *regelmäßig* einige Zeit und Kraft in dieses Programm zu investieren, wirst du wachsenden Erfolg haben können.

Wenn du die folgenden Abschnitte liest, mußt du dir allerdings darüber klar sein, daß bloßes Lesen noch keine Garantie dafür ist, dein Selbstwertgefühl zu verbessern, wenigstens nicht für lange Zeit. Du mußt daran arbeiten und die verschiedenen Übungen durchführen. Am besten wäre es, wenn du jeden Tag etwas Zeit zur Arbeit an deinem Selbstbild übriglassen würdest.

Methoden zur Steigerung des Selbstwertgefühls

1. *Entgegnungen auf die innere Kritikerstimme:* Minderwertigkeitsgefühle entstehen im Verlauf deines selbstkritischen inneren Dialogs. Aussagen, die dich selbst herabsetzen, wie »ich tauge zu nichts«, »ich bin nichts wert«, »ich bin anderen Leuten unterlegen« usw., sind für die Entstehung von Verzweiflungs- und Minderwertigkeitsgefühlen verantwortlich und geben ihnen ständig neue Nahrung. Um diese Denkgewohnheiten zu überwinden, sind drei Schritte notwendig:

a. Übe dich darin, deine selbstkritischen Gedanken zu erkennen und

aufzuschreiben, sobald sie dir durch den Kopf gehen,
b. stelle fest, warum diese Gedanken verdreht sind, und
c. mach es dir zur Gewohnheit, ihnen zu widersprechen, um so ein realistischeres System der Selbsteinschätzung zu entwickeln.

Eine wirkungsvolle Methode dafür ist die »Drei-Spalten-Technik«. Teile einfach ein Blatt Schreibpapier durch zwei Linien in drei Teile (siehe Schaubild 4-1, S. 62). Über die linke Spalte schreibst du »automatische Gedanken (Selbstkritik)«, über die mittlere Spalte »gedankliche Verzerrung« und über die rechte Spalte »rationale Entgegnung (Selbstverteidigung)«. In die linke Spalte trägst du all die selbstkritischen Gedanken ein, die dir durch den Kopf gehen, wenn du dich wertlos und niedergeschlagen fühlst.

Stell dir zum Beispiel einmal vor, du kommst zu einem wichtigen Treffen zu spät. Dein Herz rutscht dir in die Hose, und du wirst von Panik gepackt. Jetzt frage dich: »Welche Gedanken gehen mir gerade durch den Kopf? Warum regt mich dieser Vorfall so auf?« Schreibe diese Gedanken dann in die linke Spalte.

Vielleicht hast du gedacht: »Ich mache nie etwas richtig.«, und »Ich komme ständig zu spät«. Schreibe diese Gedanken auf und numeriere sie (vgl. Schaubild 4-1, S. 62). Eventuell hast du außerdem gedacht: »Alle werden mich schief ansehen. Das zeigt wieder mal, was für ein Trottel ich bin.« Versuche diese Gedanken so schnell wie möglich schriftlich festzuhalten. Warum? Sie sind die *Ursache* deines gefühlsmäßigen Aufruhrs. Sie peinigen dich wie Nadeln, die in die Haut pieken. Ich bin sicher, du weißt, was ich meine.

Nun zum zweiten Schritt. Du hast dich darauf bereits vorbereitet, als du das dritte Kapitel gelesen hast. Verwende die Aufstellung der zehn gedanklichen Verzerrungen (S. 46) und versuche, ob du die Denkfehler in jedem deiner negativen automatischen Gedanken erkennen kannst. Zum Beispiel: »Ich mache nie etwas richtig« ist ein Beispiel für eine übertriebene Verallgemeinerung. Notiere dies in der mittleren Spalte. Versuche die Verdrehungen auch in den anderen automatischen Gedanken herauszufinden.

Jetzt bist du soweit, um den entscheidenden Schritt zur Stimmungsveränderung zu tun. Anstelle des negativen Gedankens notiere eine vernünftigere und weniger verletzende Überlegung in der rechten Spalte. Es geht hier nicht darum, dich künstlich aufzuheitern, indem du rationalisierst oder Dinge sagst, von denen du in Wirklichkeit gar nicht überzeugt bist. Wenn das, was du in die dritte Spalte einträgst, nicht überzeugend und realistisch ist, hilft es dir kein bißchen. Du mußt sicher sein, daß du selbst deinen Widerspruch ernst nimmst. Diese rationale Entgegnung kann all das berücksichtigen, was an deinen selbstkritischen automatischen Gedanken unlogisch und widersinnig war.

Zum Beispiel könntest du auf die Aussage »Ich mache nie etwas richtig« wie folgt antworten: »Das stimmt doch gar nicht. Ich mache einige Dinge richtig und andere falsch, genauso wie jeder andere auch. Ich habe eine Verabredung verpatzt, aber das kann schließlich jedem mal passieren.« Mögli-

Schaubild 4-1. Die »Drei-Spalten-Technik« kann angewandt werden, um deine Selbsteinschätzung neu zu ordnen, nachdem dir irgendein Fehler unterlaufen ist. Ziel ist, die unlogische, strenge Selbstkritik, die automatisch dein Denken bestimmt, sobald ein negatives Ereignis eintritt, durch objektivere und vernünftige Gedanken zu ersetzen.

Automatischer Gedanke	*Gedankliche Verzerrung*	*Rationale Entgegnung*
1. Ich mache nie etwas richtig.	1. Übertriebene Verallgemeinerung	1. Unsinn! Ich mache ziemlich viele Dinge richtig.
2. Ich komme ständig zu spät.	2. Übertriebene Verallgemeinerung	2. Ich komme nicht *ständig* zu spät. Das ist lächerlich. Wenn ich nur an all die Termine denke, bei denen ich rechtzeitig da war. Wenn ich häufiger zu spät komme, als mir lieb ist, muß ich das ändern und eine Methode entwickeln, in Zukunft pünktlicher zu sein.
3. Alle werden mich schief ansehen.	3. - Gedankenlesen - Übertriebene Verallgemeinerung - Alles-oder-nichts-Denken - Falsche Vorhersage	3. Irgendjemand ist vielleicht enttäuscht, daß ich so spät dran bin, aber deshalb bricht die Welt nicht zusammen. Vielleicht fängt das Treffen noch nicht einmal pünktlich an.
4. Das zeigt, was für ein Trottel ich bin.	4. Etikettierung	4. Ich bin kein »Trottel«.
5. Ich mache einen Narren aus mir.	5. Etikettierung Falsche Vorhersage	5. Ich bin auch kein Narr. Es mag vielleicht närrisch erscheinen, wenn ich zu spät komme, aber das macht mich noch nicht zum Narren. Jeder kommt einmal zu spät.

cherweise fällt dir keine rationale Entgegnung auf einen einzelnen negativen Gedanken ein. Vergiß es zunächst einfach und komm nach ein paar Tagen noch mal darauf zurück. Du wirst in der Regel in der Lage sein, auch die andere Seite zu sehen. Wenn du für die Dauer von ein bis zwei Monaten jeden Tag etwa fünfzehn Minuten mit der »Drei-Spalten-Technik« arbeitest, wirst du feststellen, wie es dir von Mal zu Mal besser geht. Scheu dich auch nicht davor, andere Leute danach zu fragen, wie sie auf solche automatischen Gedanken reagieren würden, wenn du selbst keine angemessene rationale Entgegnung finden kannst.

In die Spalte, in der die automatischen Gedanken aufgelistet werden sollen, gehören keine Beschreibungen deiner gefühlsmäßigen Reaktionen! Schreibe nur die Gedanken auf, die zu den Gefühlen führten. Wieder ein Beispiel: Du stellst fest, daß dein Auto einen Platten hat. Schreibe nicht etwa »Ich fühle mich nichtig«, weil du das nicht mit einer rationalen Entgegnung widerlegen könntest. Es ist erstmal eine Tatsache, daß du dich nichtig fühlst. Schreib stattdessen die Gedanken auf, die dir automatisch durch den Kopf gingen, als du den platten Reifen sahst, wie zum Beispiel: »Ich bin sehr ungeschickt - ich hätte schon im letzten Monat einen neuen Reifen kaufen sollen«, oder »Verflixt! Das ist wieder mal mein ewiges Pech!« Dann kannst du diese Überlegungen durch rationale Entgegnungen ersetzen wie z.B. »Sicher wäre es besser gewesen, rechtzeitig einen neuen Reifen zu kaufen, aber deshalb bin ich nicht sehr ungeschickt, und schließlich kann niemand mit Sicherheit vorhersagen, was in Zukunft passieren wird.«

Während du gut daran tust, in der ersten Spalte auf die Niederschrift von Gefühlen zu verzichten, kann es durchaus hilfreich sein, wenn du dir jeweils vor und nach der Anwendung der »Drei-Spalten-Technik« über deine Gefühle Rechenschaft ablegst, um so bestimmen zu können, inwieweit sich deine Stimmung tatsächlich gebessert hat. Das geht ganz einfach, indem du vor dem Aufschreiben und der Beantwortung deiner automatischen Gedanken das Ausmaß deiner Erregung in einer Skala von 0 bis 100 Prozent registrierst. Bei dem letzten Beispiel hättest du möglicherweise, als du den platten Reifen erblicktest, deinen Ärger und deine Enttäuschung hoch eingeschätzt und mit 80 Prozent bewertet. Nachdem du die schriftliche Übung fertiggestellt hast, kannst du deine Erleichterung registrieren, z.B. daß du gar nicht so ungeschickt bist, so daß das Ausmaß deiner Erregung möglicherweise auf etwa 40 Prozent gesunken ist. Sobald du eine rückläufige Entwicklung feststellst, weißt du, daß die Methode bei dir Erfolg hat.

Dr. Aaron T. Beck hat ein noch höher entwickeltes Schema geschaffen, das »Tagesprotokoll negativer Gedanken«.

Damit kannst du nicht nur die irritierenden Gedanken aufzeichnen, sondern außerdem noch deine Gefühle und das negative Ereignis, durch das sie ausgelöst wurden (vgl. Schaubild 4-2, S. 64). Stell dir vor, du bist ein Versicherungsvertreter. Du führst ein Telefongespräch mit einem potentiellen Kunden. Ohne erkennbaren Grund fängt der Kunde an, dich zu beschimpfen, und legt schließlich den Hörer auf. Beschreibe das Vorkommnis in der

Schaubild 4-2. Tagesprotokoll negativer Gedanken

Situation	*Gefühle*	*Automatische Gedanken*	*Gedankliche Verzerrung(en)*	*Rationalere Entgegnung(en)*	*Ergebnis*
Beschreibe kurz das aktuelle Ereignis, das zu den unangenehmen Gefühlen führte.	1. Unterscheide traurig / ängstlich / ärgerlich usw. 2. Bestimme den Gefühlsgrad. 1–100 %	Schreibe die automatischen Gedanken auf, die dem Gefühl vorausgehen.	Bestimme die Verzerrung(en), die in jedem automatischen Gedanken enthalten sind.	Notiere rationalere Entgegnungen zu den automatischen Gedanken.	Bestimme Art und Ausmaß der darauffolgenden Gefühle. 1–100 %
Ein potentieller Kunde legt den Telefonhörer auf, als ich ihm gerade unser neues Versicherungsprogramm beschreiben will. Er sagt: »Labern Sie mir doch nicht die Ohren voll!«	Ärgerlich 99 % Traurig 50 %	1. Ich werde nie eine Versicherung verkaufen. 2. Ich möchte diesen Idioten erwürgen. 3. Ich muß irgendetwas Falsches gesagt haben.	1. Übertriebene Verallgemeinerung 2. Übertreibung, Etikettierung 3. Voreilige Schlußfolgerung, Dinge persönlich nehmen	1. Ich habe schon viele Versicherungen verkauft. 2. Er hat sich unmöglich aufgeführt. Das tun wir alle einmal. Warum soll ich mich darüber aufregen? 3. Ich habe mich nicht anders als sonst verhalten. Warum also darüber traurig sein?	Ärgerlich 50 % Traurig 10 %

Erklärung: Wenn du ein unangenehmes Gefühl spürst, notiere die Situation, die offenbar dafür verantwortlich war. Notiere dann auch den automatischen Gedanken, der mit dem Gefühl verbunden war. Bei der Bestimmung des Gefühlsausmaßes ist 1 = verschwindend gering, 100 = die größtmögliche Intensität. Copyright 1979, Aaron T. Beck.

Situationsspalte. Beschreibe dann deine Gefühle und die negativ verzerrten Gedanken in den dafür vorgesehenen Spalten. Versuche jetzt eine Entgegnung auf diese Gedanken zu finden. Am Ende kannst du wieder den Grad deiner Emotionen bestimmen.

Eine Reihe von Personen bevorzugt dieses »Tagesprotokoll negativer Gedanken«, weil es die Möglichkeit bietet, negative Ereignisse, Gedanken und Gefühle systematisch in ihrem Zusammenhang zu untersuchen. Du solltest das Schema benutzen, das dir am meisten zusagt.

Deine negativen Gedanken und die rationalen Entgegnungen darauf niederzuschreiben, wird dir vielleicht anfangs als einfältig, unwirksam oder gar als Schwindel erscheinen. Vielleicht fühlst du genauso wie einige Patienten, die sich anfänglich weigerten, diese Methode anzuwenden, und meinten: »Was soll das überhaupt? Das funktioniert sowieso nicht – es kann gar nicht funktionieren, weil ich völlig hoffnungslos und wertlos bin.«

Diese Einstellung wirkt als sich selbst erfüllende Prophezeiung. Wer nicht bereit ist, ein Werkzeug in die Hand zu nehmen und es zu benutzen, kann seine Arbeit nicht erledigen. Fang also damit an, zwei Wochen lang jeden Tag etwa fünfzehn Minuten deine automatischen Gedanken und die vernünftigen Entgegnungen darauf zu notieren. Dann kannst du feststellen, welche Auswirkungen dieses Verfahren auf deine Stimmung hat, die du mit dem BDI testen kannst. Du wirst erstaunt sein, wenn du dann eine Phase persönlicher Bereicherung und eine positive Veränderung deines Selbstbildes erlebst.

Das war z.B. die Erfahrung einer jungen Sekretärin, deren Selbstwertgefühl so gering war, daß sie sich permanent durch eine mögliche Kritik ihrer Freunde bedroht fühlte. Sie reagierte überaus sensibel auf die Bitte ihrer Mitbewohnerin, beim Saubermachen nach einer Party zu helfen, und fühlte sich angegriffen und minderwertig. Nach anfänglichem Widerwillen wandte sie die »Drei-Spalten-Technik« an und war erstaunt zu sehen, wie schnell sich ihre Stimmung veränderte. Sie sagte mir, daß die *Niederschrift* all der negativen Gedanken, die ihr im Laufe des Tages durch den Kopf gingen, dabei behilflich war, ein objektives Bild herzustellen. Sie nahm diese Gedanken nun nicht mehr so bitter ernst. Das Ergebnis: Sie fühlte sich weniger niedergeschlagen, und ihre Beziehungen zu anderen Menschen verbesserten sich allmählich. Das Schaubild 4-3 zeigt einen Ausschnitt aus ihrer »schriftlichen Hausaufgabe«.

Ihre Erfahrung ist nicht außergewöhnlich. Die einfache Technik, jeden Tag die negativen Gedanken durch rationale Entgegnungen zu ersetzen, steht im Mittelpunkt der kognitiven Methode. Hiermit ist schon einer der wichtigsten Ansätze zur Veränderung deines Denkens gegeben. Es ist dabei sehr wichtig, daß du die automatischen Gedanken und rationalen Entgegnungen tatsächlich *niederschreibst*, versuche also nicht, die Übung lediglich in deinem Kopf durchzuführen. Das Niederschreiben zwingt dich zu einer weitaus größeren Unvoreingenommenheit, die sich nur schwerlich erreichen läßt, wenn man lediglich im Kopf darüber nachdenkt. Es hilft dir dabei, die

Schaubild 4-3. Beispiel für die »Drei-Spalten-Technik«: die täglichen schriftlichen Hausaufgaben der jungen Sekretärin. In die linke Spalte nahm sie all die negativen Gedanken auf, die ihr automatisch durch den Kopf schwirrten, als ihre Mitbewohnerin sie bat, das Zimmer aufzuräumen. In der mittleren Spalte bestimmte sie die gedanklichen Verdrehungen und in der rechten Spalte notierte sie die realistischeren Entgegnungen.

Automatische Gedanken	*Gedankliche Verzerrung*	*Rationale Entgegnung*
1. Jeder weiß, wie unordentlich und egoistisch ich bin.	Voreilige Schlußfolgerung (Gedankenlesen); Übertriebene Verallgemeinerung	1. Manchmal bin ich unordentlich, manchmal aber auch ordentlich. Es denken nicht alle Leute dasselbe über mich.
2. Ich bin ungeheuer selbstsüchtig und rücksichtslos. Ich tauge zu nichts.	Alles-oder-Nichts-Denken	2. Ich bin mitunter rücksichtslos, aber ebenso oft bin ich auch sehr zuvorkommend. Sicher verhalte ich mich gelegentlich zu selbstsüchtig. Ich muß versuchen, das zu ändern. Ich bin vielleicht unvollkommen, aber das heißt noch nicht, daß ich zu nichts tauge.
3. Meine Mitbewohnerin haßt mich bestimmt. Ich habe keine echten Freunde.	Voreilige Schlußfolgerungen (Gedankenlesen) Alles-oder-Nichts-Denken	3. Meine Freundschaften sind genauso wie die anderer Leute auch. Ich fühle mich mitunter durch eine Kritik als ganze Person zurückgewiesen. Die anderen lehnen jedoch nicht meine ganze Person ab, sondern äußern nur ihr Mißfallen für etwas, was ich getan (oder gesagt) habe – deshalb mögen sie mich danach aber immer noch.

gedanklichen Verzerrungen, die dich depressiv stimmen, zu lokalisieren. Die »Drei-Spalten-Technik« ist nicht nur auf das Problem der Minderwertigkeitsgefühle beschränkt, sie kann zusätzlich bei einer ganzen Reihe von psychischen Beschwerden, bei denen verdrehtes Denken eine zentrale Rolle spielt, angewandt werden.

2. *Selbstvertrauen statt Trübsal blasen! – Die Frau, die sich für eine »schlechte Mutter« hielt.* Beim Lesen der letzten Abschnitte hast du vielleicht den folgenden Einwand gehabt: »Das bezieht sich alles nur auf meine *Gedanken*. Was aber ist, wenn meine Probleme einen realistischen Hintergrund haben? Was nützt es mir dann, wenn ich anders denke? Ich habe tatsächlich Verhaltensweisen, die untersucht werden müssen.«

So etwa äußerte sich auch Frau N., eine vierunddreißigjährige Mutter von zwei Kindern. Vor sechs Jahren ließ sie sich von ihrem Mann scheiden und hat kürzlich wieder geheiratet. Sie läßt sich umschulen, um noch einen Abschluß zu machen. Normalerweise ist Frau N. sehr fröhlich und engagiert und stark an ihre Familie gebunden. Dennoch leidet sie seit Jahren unter regelmäßig auftretenden Depressionen. In diesen Phasen der Niedergeschlagenheit steht sie sich selbst und anderen überaus kritisch gegenüber und zeigt Selbstzweifel und Unsicherheit. Während einer solchen Phase wurde sie an mich überwiesen. Ich war bestürzt über die Heftigkeit ihrer Selbstvorwürfe. Sie hatte die Mitteilung eines Lehrers erhalten, die besagte, daß ihr Sohn Schwierigkeiten in der Schule habe. Sie war darüber sehr verstimmt, verfiel in dumpfes Brüten und suchte die Schuld bei sich selbst. Hier ist ein Auszug aus einer Therapiesitzung.

Frau N.: Ich hätte Peter bei seinen Hausaufgaben helfen sollen. Jetzt ist er unordentlich und für die Schule nicht vorbereitet. Ich habe mit seinem Lehrer gesprochen, der sagte mir, daß Peter zu wenig Selbstvertrauen hat und seinen Anweisungen nicht gebührend nachkommt. Folglich haben sich seine schulischen Leistungen immer mehr verschlechtert. Nach diesem Gespräch kamen mir viele selbstkritische Gedanken in den Sinn, und ich fühlte mich plötzlich sehr bedrückt. Ich sagte mir, daß eine gute Mutter immer Zeit hat, um mit ihren Kindern abends etwas zu unternehmen. Ich bin für sein miserables Verhalten verantwortlich, dafür, daß er so unaufrichtig ist und in der Schule nicht mitkommt. Ich kann keinen Weg finden, wie ich mit ihm umgehen sollte. Ich bin einfach eine schlechte Mutter. Ich dachte allmählich, daß er eben zu dumm sei und von der Schule fliegen würde und daß das alles nur meine Schuld sei.

Ich versuchte zunächst, sie dazu zu bringen, die Aussage »Ich bin eine schlechte Mutter« in Angriff zu nehmen. Ich hatte das Gefühl, daß diese Selbstkritik ihr wehtat und außerdem sehr unrealistisch war. Sie führte lediglich zu lähmenden inneren Qualen, die bestimmt keine Hilfe bei ihren Bemühungen waren, Peter aus seiner schulischen Krise herauszuholen.

Therapeut: Nun gut. Was ist an der Aussage »Ich bin eine schlechte Mutter« falsch?

Frau N.: Nun ...

Therapeut: Gibt es überhaupt so etwas wie eine »schlechte Mutter«?

Frau N.: Natürlich.

Therapeut: Wie würden sie eine schlechte Mutter beschreiben?

Frau N.: Eine schlechte Mutter ist eine, die bei der Erziehung ihrer Kinder versagt. Sie ist nicht so erfolgreich wie andere Mütter, folglich wird aus ihren Kindern nichts. Es ist ganz offensichtlich.

Therapeut: Sie würden also sagen, eine »schlechte Mutter« hat nur wenig mütterliches Geschick? Ist das Ihre Definition?

Frau N.: Einigen Müttern fehlt das mütterliche Geschick.

Therapeut: Allen Müttern fehlt bis zu einem gewissen Grade das mütterliche Geschick.

Frau N.: Tatsächlich?

Therapeut: Es gibt keine Mutter auf der Welt, die in jeder Beziehung perfekt ist. Also fehlt es allen irgendwo an gewissen mütterlichen Fertigkeiten. Wenn man Ihrer Definition folgen würde, würde das heißen, daß alle Mütter schlechte Mütter sind.

Frau N.: Ich habe aber das Gefühl, daß *ich* eine schlechte Mutter bin, nicht aber alle anderen auch.

Therapeut: Versuchen Sie nochmal eine Definition. Was ist eine »schlechte Mutter«?

Frau N.: Eine schlechte Mutter hat kein Verständnis für ihre Kinder und macht ständig verhängnisvolle Fehler. Fehler, die sich für das Kind sehr ungünstig auswirken.

Therapeut: Nach dieser Definition können weder Sie noch irgendjemand sonst eine »schlechte Mutter« sein, denn es gibt niemanden, der ständig verhängnisvolle Fehler macht. Es kann einfach niemanden geben, der vierundzwanzig Stunden am Tag nichts anderes als verhängnisvolle Fehler macht. Jede Mutter macht wenigstens *ein paar* Dinge richtig.

Frau N.: Aber es gibt sicher gewalttätige Eltern, die ihre Kinder ständig strafen und verprügeln, das steht häufig in der Zeitung. Ihre Kinder werden zugrundegerichtet. Das wäre doch dann ganz bestimmt eine schlechte Mutter.

Therapeut: Natürlich gibt es Eltern, die zu einem gewalttätigen Verhalten neigen. Es wäre aber falsch zu behaupten, daß sie *ständig* nur strafen und prügeln, und vor allem, es hilft nicht weiter, wenn man ihnen das Etikett »schlecht« gibt. Diese Menschen neigen zu Aggressionen und brauchen Übungen zur Selbstkontrolle. Aber es würde die Dinge nur noch schlimmer machen, wenn man sie davon überzeugen wollte, daß ihr Problem »Schlechtigkeit« wäre. In der Regel glauben sie sowieso schon, daß sie mißratene Menschen sind, das ist ja gerade ein Teil ihrer Probleme. Sie als »schlechte Mütter« zu bezeichnen, wäre unzutreffend und zudem unverantwortlich. Es wäre etwa so, als würde man, um einen Brand zu bekämpfen, Benzin ins Feuer schütten.

An diesem Punkt versuchte ich Frau N. zu zeigen, daß ihre eigene Etikettierung zur »schlechten Mutter« im Grunde ein selbstzerstörerisches Vorgehen war. Ich hatte die Hoffnung, sie zu überzeugen, daß, wie auch immer sie eine »schlechte Mutter« definierte, diese Definition doch nie realistisch sein konnte. Nachdem sie endlich ihre demoralisierende Neigung aufgegeben hatte, vor sich hinzubrüten und sich selbst als wertlos abzustempeln, konnten wir dazu übergehen, ihr Selbstvertrauen zu stärken.

Frau N.: Aber ich habe immer noch das Gefühl, eine »schlechte Mutter« zu sein.

Therapeut: Gut, noch einmal, wie lautet Ihre Definition?

Frau N.: Jemand, der seinem Kind nicht genügend positive Aufmerksamkeit widmet. Ich habe so viel durch meine Umschulung zu tun. Wenn ich meinen Kindern Aufmerksamkeit schenke, habe ich Angst, daß es vielleicht nur negative Aufmerksamkeit ist. Man kann es nicht wissen. Das meine ich damit.

Therapeut: Eine »schlechte Mutter« schenkt ihrem Kind also nicht genug Aufmerksamkeit, sagen Sie. Nicht genug wozu?

Frau N.: Damit das Kind im Leben alles gut macht.

Therapeut: In *jeder* Beziehung alles gut macht oder in einigen Bereichen?

Frau N.: In einigen Bereichen. Niemand kann in jeder Beziehung alles gut machen.

Therapeut: Macht Peter nur einige Dinge gut? Hat er nicht auch einige ganz besondere Eigenschaften?

Frau N.: Oh ja, es gibt viele Dinge, an denen er Spaß hat und die er sehr gut macht.

Therapeut: Dann können Sie nach Ihrer Definition keine »schlechte Mutter« sein, weil Ihr Sohn viele Dinge gut macht.

Frau N.: Warum fühle ich mich dann aber als schlechte Mutter?

Therapeut: Es sieht so aus, als würden Sie sich zur »schlechten Mutter« abstempeln, weil Sie eigentlich gern mehr Zeit mit Ihrem Sohn verbringen würden. Dazu sehen Sie sich manchmal nicht in der Lage. Es scheint jedoch notwendig zu sein, daß Sie Ihre Beziehung zu Peter intensivieren. Es hilft Ihnen indes kein bißchen bei der Lösung dieser Probleme, wenn Sie ganz automatisch daraus schließen, eine »schlechte Mutter« zu sein.

Frau N.: Wenn ich ihm mehr Aufmerksamkeit widmen und ihm mehr helfen würde, würde das sicher seine Leistungen in der Schule verbessern, und er wäre wesentlich glücklicher. Ich habe das Gefühl, es ist im Grunde mein Fehler, wenn er in der Schule schlecht ist.

Therapeut: Sie sind also bereit, die Schuld für seine Fehler zu tragen.

Frau N.: Ja, es ist meine Schuld. Also bin ich eine schlechte Mutter.

Therapeut: Und Sie tragen ebenso den Verdienst für seine Leistungen? Und für sein Glück?

Frau N.: Nein - das ist allein sein Verdienst, nicht meines.

Therapeut: Ergibt das einen Sinn? Sie sind für seine Fehler verantwortlich, nicht aber für seine Stärken?

Frau N.: Nein?

Therapeut: Verstehen Sie, was ich meine?

Frau N.: Ja.

Therapeut: »Eine schlechte Mutter«, das ist ein gedankliches Gebilde, so etwas wie eine »schlechte Mutter« gibt es nicht auf dieser Welt.

Frau N.: Richtig. Aber Mütter können schlechte Dinge tun.

Therapeut: Sie sind einfach Menschen, und Menschen tun eine ganze Reihe von Dingen - gute, schlechte oder keins von beiden. »Eine schlechte Mutter«, das ist lediglich ein Phantasieprodukt, so etwas gibt es nicht. Der Stuhl hier ist ein anschauliches Ding. Eine »schlechte Mutter« ist ein gedankliches Gebilde. Leuchtet Ihnen das ein?

Frau N.: Das hab ich verstanden. Nur gibt es Mütter, die erfahrener und erfolgreicher sind als andere.

Therapeut: Ja, es gibt ein breites Spektrum von erzieherischem Können. Fast jeder bedarf wohl noch der Verbesserung. Die entscheidende Frage ist nicht: »Bin ich eine gute oder eine schlechte Mutter«, sondern eher »Wo liegen meine Fähigkeiten und meine Schwächen, und was kann ich tun, um mich zu verändern?«

Frau N.: Ich verstehe. Diese Überlegung erscheint mir sinnvoller und löst ein besseres Gefühl aus. Wenn ich mich zur »schlechten Mutter« abstempele, fühle ich mich lediglich unzulänglich und depressiv, aber ich unternehme nichts Produktives. Ich sehe nun, worauf Sie hinauswollten. Sobald ich aufhöre, mich immer wieder zu kritisieren, werde ich mich besser fühlen, und vielleicht kann ich dann auch für Peter eine größere Hilfe sein.

Therapeut: Richtig. Wenn Sie die Dinge so sehen, beginnen Sie bereits, Ihr Selbstvertrauen zu entwickeln. Worin liegen beispielsweise Ihre erzieherischen Fähigkeiten? Wie können Sie diese Fähigkeiten verbessern? Das ist es, was ich in Bezug auf Peter vorschlagen möchte. Sich selbst als »schlechte Mutter« zu sehen, zehrt nur an Ihren Gefühlen und hält Sie davon ab, Ihre mütterlichen Fähigkeiten auszubauen. Es ist unverantwortlich.

Frau N.: Das stimmt. Wenn ich aufhöre, mich länger mit dieser Aussage zu bestrafen, bin ich viel besser dran und kann mich mehr darum bemühen, Peter zu unterstützen. Sobald ich aufhöre, mich eine schlechte Mutter zu nennen, wird es mir besser gehen.

Therapeut: Was würden Sie sich jetzt sagen, wenn Sie das Verlangen hätten, sich eine »schlechte Mutter« zu nennen?

Frau N.: Ich würde sagen, es besteht kein Grund, gleich meine ganze Person abzulehnen, wenn ich irgendeine Sache finde, die mir an Peter nicht gefällt, oder wenn er in der Schule Probleme hat. Ich kann das Problem ***bestimmen*** und ***dagegen angehen*** und versuchen, eine Lösung zu finden.

Therapeut: Das wäre ein positives Vorgehen, das mir gefällt. Sie widerlegen die negative Aussage und ersetzen sie durch eine positive. Das ist gut so.

Wir versuchten dann eine Reihe »automatischer Gedanken« zu beantworten, die sie nach dem Anruf von Peters Lehrer niedergeschrieben hatte. (Vgl. Schaubild 4-4, S. 72)

Während Frau N. lernte, ihre selbstkritischen Gedanken zu widerlegen, spürte sie die ersehnte gefühlsmäßige Erleichterung. Sie war schließlich in der Lage, einige bedeutende Selbstvertrauensstrategien zu entwickeln, die dazu bestimmt waren, Peter bei seinen Schwierigkeiten zu helfen.

Der erste Schritt ihres Programms war ein Gespräch mit ihrem Sohn über seine Schwierigkeiten, um so das grundlegende Problem herauszufinden. Hatte er Schwierigkeiten, wie sein Lehrer vermutete? Wie sah er das Problem? Stimmte es, daß er sich in seinem Selbstvertrauen erschüttert fühlte? Waren ihm seine Hausaufgaben in letzter Zeit besonders schwergefallen?

Nachdem sie sich diese Informationen verschafft und die wirkliche Problematik erkannt hatte, glaubte sie, nunmehr in der Lage zu sein, eine angemessene Lösung zu finden. Wenn Peter zum Beispiel äußerte, daß ihm der Stoff in einigen Fächern besondere Schwierigkeiten machte, konnte sie zu Hause ein Belohnungssystem aufstellen, das ihn dazu ermuntern sollte, zusätzliche Übungen durchzuführen.

Sie entschloß sich außerdem, mehrere Bücher über Erziehungsprobleme zu lesen. Ihre Beziehung zu Peter wurde besser, seine Leistungen und sein Verhalten in der Schule veränderten sich positiv.

Frau N.'s Fehler war ihr sehr globales Selbstbild, das ihr das moralische Urteil auferlegte, eine schlechte Mutter zu sein. Diese Art der Kritik machte sie handlungsunfähig, weil bei ihr der Eindruck entstand, daß ihre persönlichen Probleme so umfassend und schwerwiegend wären, daß niemand etwas dagegen tun könnte. Die Etikettierung stürzte sie in ein emotionales Chaos und hinderte sie daran, das echte Problem zu ***bestimmen***, es in seine Bestandteile ***aufzugliedern*** und entsprechende ***Lösungen zu finden***. Hätte sie weiterhin nur Trübsal geblasen, wäre die Möglichkeit sehr groß gewesen, daß auch Peter bei seinen schlechten Leistungen stehengeblieben wäre, und sie hätte immer weniger dagegen ausrichten können.

Schaubild 4-4. Frau N.'s »schriftliche Hausaufgabe« bezüglich Peters Schulproblemen. Sie ähnelt der »Drei-Spalten-Technik«, allerdings hielt Frau N. es nicht für notwendig, die kognitiven Verzerrungen zu benennen, die in ihren automatischen Gedanken enthalten waren.

Automatische Gedanken (SELBSTKRITIK)	*Rationale Entgegnung* (SELBSTVERTEIDIGUNG)
1. Ich habe mich nicht genug um Peter gekümmert.	1. Tatsächlich habe ich mich *zu sehr* um ihn gekümmert, ich bin überachtsam.
2. Ich hätte ihm bei seinen Hausaufgaben helfen sollen, jetzt ist er unordentlich und für die Schule nicht vorbereitet.	2. Er ist selbst für seine Hausaufgaben verantwortlich und nicht ich. Ich kann ihm zeigen, wie man sich die Arbeit einteilen kann. Was sind meine Pflichten? a. Kontrollieren der Hausaufgaben; b. darauf bestehen, daß sie zu einem bestimmten Zeitpunkt erledigt werden; c. fragen, ob er irgendwelche Schwierigkeiten hat; d. ein Belohnungssystem aufstellen.
3. Eine gute Mutter nimmt sich jeden Abend Zeit, um etwas mit ihren Kindern zu unternehmen.	3. Das ist nicht wahr. Ich nehme mir dafür Zeit, wenn ich kann und wenn ich es möchte, aber das ist nicht *immer* durchführbar. Außerdem hat er seinen eigenen Tagesablauf.
4. Ich bin für sein schlechtes Benehmen und für seine schlechten schulischen Leistungen verantwortlich.	4. Ich kann Peter nur anleiten, alles andere ist seine Sache.
5. Er würde keine Sorgen in der Schule haben, wenn ich ihm geholfen hätte. Wenn ich seine Hausaufgaben schon früher beaufsichtigt hätte, wäre dieses Problem nicht aufgetreten.	5. Das stimmt nicht. Probleme ergeben sich auch, wenn ich ständig da bin und alles überblicke.
6. Ich bin eine schlechte Mutter, ich bin die Ursache all seiner Probleme.	6. Ich bin keine schlechte Mutter, ich gebe mir Mühe. Ich kann nicht sein ganzes Leben kontrollieren. Ich kann mit ihm und seinem Lehrer sprechen und herausfinden, wie ihm zu helfen ist. Warum bestrafe ich mich selbst, wenn jemand, den ich liebe, in Probleme gerät?
7. Alle anderen Mütter üben einen guten Einfluß auf ihre Kinder aus, nur ich weiß nicht, wie ich mit Peter umgehen soll.	7. Übertriebene Verallgemeinerung! Das ist nicht wahr. Ich muß aufhören, Trübsal zu blasen und anfangen, meine Probleme anzugehen.

Wie kannst du nun das, was Frau N. gelernt hat, auf deine eigene Lage übertragen? Wenn du niedergeschlagen bist, kann es sinnvoll sein, sich zu fragen, was du eigentlich meinst, wenn du deine Identität durch bestimmte Etiketten kennzeichnen willst, wie »Trottel«, »Angeber«, »Blödian«, »Dummkopf« usw. Wenn du dir diese Kennzeichnungen einmal genauer anschaust, wirst du feststellen, daß sie beliebig und bedeutungslos sind. Tatsächlich vernebeln sie nur die Angelegenheit und erzeugen Verwirrung und Verzweiflung. Wenn du sie losgeworden bist, kannst du mit allen wirklich existierenden Problemen fertigwerden.

Zusammenfassung: Wenn du in einer niedergeschlagenen Stimmung bist, kann es sein, daß du dir vorwirfst, minderwertig oder ganz einfach zu nichts nutze zu sein. Du bist allmählich davon überzeugt, daß du einen schlechten Kern hast und völlig überflüssig und wertlos bis. In dem Maße, wie du solchen Gedanken Glauben schenkst, wirst du als Reaktion Gefühle der Verzweiflung und Selbstverachtung erleben. Möglicherweise meinst du sogar, es wäre besser, tot zu sein, weil du dein Leid nicht mehr aushalten kannst und angesichts der Zukunft nur schwarzsiehst. Es kann sein, daß du untätig und passiv wirst, Angst oder keine Lust mehr hast, am normalen Leben teilzunehmen.

Dein verbohrtes Denken hat erhebliche Konsequenzen für dein Gefühlsleben und dein Verhalten, deshalb muß der allererste Schritt sein, daß du damit aufhörst, dich als wertlos zu bezeichnen. Wirklich in der Lage dazu wirst du jedoch erst sein, wenn du auch absolut davon überzeugt bist, daß diese Selbstbeschreibung *unrichtig* und *unrealistisch* ist. Wie kann man das erreichen?

Zunächst einmal mußt du dir darüber klar werden, daß dein Leben ein fließender Prozeß ist, in dem sich ständig etwas verändert: sowohl dein Körper als auch deine Gedanken, Gefühle und Verhaltensweisen. Dein Leben ist eine Erfahrung, die immer wieder neuen Entwicklungen unterworfen ist.

Du bist kein toter Gegenstand, deshalb wirkt jedes äußere Etikett nur einengend, höchst ungenau und viel zu allgemein. Abstrakte Etiketten wie z.B. »wertlos« oder »minderwertig« *vermitteln nichts* und *bedeuten nichts.* Trotzdem bist du vielleicht immer noch überzeugt, zweitklassig zu sein. Hast du Beweise dafür? Vielleicht redest du dir ein: »Ich fühle mich minderwertig. Also muß ich minderwertig sein. Warum hätte ich sonst diese kaum zu ertragenden Unterlegenheitsgefühle?«

Dein Fehler ist eine *gefühlsbetonte Beweisführung.* Deine Gefühle entscheiden nicht über deinen Wert, sondern einzig und allein über dein Schwanken zwischen Zufriedenheit und Unbehagen. Ein scheußliches und miserables inneres Befinden beweist nicht, daß du eine scheußliche, wertlose Person bist, allenfalls, daß du glaubst, es zu sein. Weil du dich zeitweise in einer trübseligen Verfassung befindest, ist deine Selbsteinschätzung unlogisch und unvernünftig.

Würdest du denn umgekehrt behaupten, daß du ein ganz besonders großartiger Mensch bist, wenn du besonders fröhlich und glücklich erscheinst?

Oder bedeutet das einfach nur, daß du dich gut fühlst?

Genausowenig wie deine Gefühle entscheiden deine Gedanken oder deine Verhaltensweisen über deinen Wert. Einige mögen positiv, schöpferisch und erfinderisch sein, die große Mehrzahl hingegen ist neutral. Andere Gedanken können irrational, selbstzerstörerisch und bedrohlich sein. Sie lassen sich verändern, wenn du dich darum bemühst, aber auf jeden Fall kannst du aus ihnen nicht den Schluß ziehen, daß du zu nichts taugst. Es gibt auf dieser Welt nicht einen Menschen, der wertlos ist.

»Wie kann ich denn mein Selbstwertgefühl entwickeln?«, wirst du jetzt fragen. Die Antwort ist - du mußt es nicht! Du mußt nicht irgendetwas ganz Besonderes tun, um Selbstachtung zu erwerben oder zu verdienen. Alles, was du tun mußt, ist diese ewige kritische innere Stimme abzustellen, die dir ins Gewissen redet. Warum? *Weil diese kritische innere Stimme im Unrecht ist!* Deine innere Selbstbeschimpfung hat ihren Ursprung im unlogischen, verdrehten Denken. Dein Gefühl der Wertlosigkeit beruht nicht auf irgendeiner Wahrheit, es ist nur ein Auswuchs deines depressiven Zustands.

Erinnere dich an die drei entscheidenden Schritte, wenn du deprimiert bist:

1. Konzentriere dich auf diese automatischen Gedanken und schreibe sie auf. Laß sie nicht länger in deinem Kopf herumschwirren, fang sie auf dem Papier ein!
2. Lies dir die Aufstellung der zehn gedanklichen Verzerrungen durch. Werde dir gewissenhaft darüber klar, wie du es anstellst, Dinge zu verdrehen und sie über alle Maßen aufzublähen.
3. Bemühe dich um Gedanken, die den Sachverhalt objektiver umschreiben und damit die anfänglichen, selbstquälerischen Überlegungen entkräften. Sobald du das tust, wirst du dich besser fühlen. Du steigerst damit deine Selbstachtung und dein Selbstwertgefühl, und zugleich wird deine Niedergeschlagenheit verschwinden.

KAPITEL 5

Nichtstun und was dagegen zu tun ist

Im letzten Kapitel hast du gelernt, daß du deine Stimmung verändern kannst, indem du dein Denken veränderst. Es gibt einen zweiten wirkungsvollen Ansatz zur Stimmungsverbesserung. Menschen sind nicht ausschließlich mit Denken beschäftigt, sie handeln auch. Du kannst deine Gefühle durch eine Veränderung deines Handelns beeinflussen. Da ist nur ein Hindernis: Wer niedergeschlagen ist, hat kein großes Bedürfnis danach, etwas zu tun.

Eine der zerstörerischsten Begleiterscheinungen von Depressionen ist die Lähmung deiner Willenskraft. In ihrer harmlosesten Form äußert sich das darin, daß du lange zögerst, dich an eine unangenehme Arbeit zu machen. Ist deine Antriebslosigkeit größer, erscheint dir eigentlich jegliche Tätigkeit als zu schwierig. Weil du nur wenig zustande bringst, fühlst du dich von Mal zu Mal schlechter. Durch deine mangelnde Schaffenskraft vergrößert sich deine Selbstverachtung und führt zu noch mehr Isolation und Arbeitsunfähigkeit.

Wenn du nicht erkennst, in welchem gefühlsmäßigen Gefängnis du dich befindest, kann diese Situation wochen-, monate- oder sogar jahrelang so weitergehen. Deine Passivität wird umso enttäuschender, wenn du früher einmal sehr stolz auf deine Antriebskraft gewesen bist. Dein Nichtstun kann sich auch auf die Beziehungen zu deiner Familie und zu Freunden auswirken, die dein Verhalten genausowenig wie du selbst verstehen werden. Vielleicht sagen sie, daß du offenbar depressiv sein willst, denn ansonsten würdest du dich nicht so hängenlassen. Derartige Äußerungen machen deinen Schmerz und deine Apathie nur noch größer.

Nichtstun ist einer der großen Widersprüche im menschlichen Wesen. Manche Menschen stürzen sich mit wahrer Begeisterung ins Leben, andere hingegen bleiben im Hintergrund und machen sich selbst das Leben zur Hölle. Hast du dich einmal gefragt, warum das so ist?

Wenn eine Person dazu verurteilt wäre, monatelang in Isolation zu leben, abgeschnitten von allen normalen Aktivitäten und zwischenmenschlichen Beziehungen, wäre eine tiefe Depression die unausweichliche Folge. Man hat festgestellt, daß sogar junge Affen in ihrer Entwicklung entscheidend gebremst werden, wenn sie von ihrer Sippe getrennt und in winzigen Käfigen gefangen gehalten werden.

Warum legst du dir eine ähnliche Strafe aus eigenen Stücken auf? Bist du darauf aus zu leiden? Indem du kognitive Techniken benutzt, kannst du die genauen Ursachen für deine Antriebslosigkeit entdecken.

Die an mich überwiesenen Patienten zeigen in ihrer großen Mehrzahl eine deutliche Besserung, wenn sie versuchen, sich selbst zu helfen. Mitunter scheint es gar nicht so wichtig zu sein, *was* du tust, solange du nur irgendetwas zur Selbsthilfe unternimmst. Ich weiß von zwei anscheinend »hoffnungslosen« Fällen, bei denen allein schon die Beschriftung eines Blattes Papier eine wesentliche Hilfe bedeutete. Unter ihnen war ein Künstler, der schon seit Jahren überzeugt war, keine halbwegs gerade Linie zeichnen zu können. Als sein Therapeut vorschlug, diese Überzeugung einem Test zu unterziehen und tatsächlich zu versuchen, eine Linie zu zeichnen, war dieser Versuch so durchschlagend, daß er daraufhin wieder zu zeichnen begann und es ihm bald besser ging. Dennoch gehen viele depressive Menschen durch eine Phase, in der sie sich hartnäckig weigern, auch nur irgendetwas zu unternehmen, um sich selbst zu helfen. Es ist typisch, daß bei gesteigertem Antrieb die Depression abnimmt. Das ist der Grund, warum ein großer Teil unserer Forschungsarbeit aufgewendet wurde, um die Ursachen dieser Antriebslosigkeit zu lokalisieren. Aufbauend auf diesem Wissen haben wir einige Methoden entwickelt, die dir dabei helfen können, mit dem ewigen Zaudern fertigzuwerden.

Ich möchte zwei Patienten vorstellen, die ich vor kurzem behandelt habe. Ich bin überzeugt, daß ihre Probleme von ähnlichen Grundeinstellungen wie bei dir ausgelöst wurden.

Patient A., eine achtundzwanzigjährige Frau, unterzog sich einem Experiment, um zu sehen, wie ihre Stimmung auf diverse unterschiedliche Aktivitäten reagiert. Es zeigte sich, daß sie sich grundsätzlich besser fühlt, wenn sie nur *irgendetwas* tut, egal was. In der Liste der Tätigkeiten, die auf jeden Fall zu ihrer Ermunterung beitragen, befinden sich der große Hausputz, Tennisspielen, Arbeitengehen, Gitarrenspiel, Essen einkaufen, usw. Nur eine Sache macht ihr immer wieder schwer zu schaffen, diese einzige Handlung stürzt sie regelmäßig ins Unglück. Kannst du dir vorstellen,was gemeint ist? NICHTSTUN: den ganzen Tag lang im Bett liegen, die Decke anstarren und negative Gedanken nähren. Was tut sie am Wochenende? Am Samstagmorgen bleibt sie gleich im Bett liegen, verkriecht sich in ihren Kissen und steigt in ihre innere Hölle hinab. Hat sie wirklich ein Bedürfnis danach zu leiden?

Patient B., eine Ärztin, weiß von Anfang an, daß eine Besserung von ihrer Mithilfe zwischen den Therapiesitzungen abhängt. Sie betont, daß sie sich mehr als alles andere in der Welt eine gefühlsmäßige Besserung wünscht, nachdem sie mehr als sechzehn Jahre von Depressionen geplagt wurde. Sie legt viel Nachdruck darauf, daß sie glücklich sei, zu den Therapiesitzungen zu kommen, bittet mich aber, sie auf keinen Fall zur Selbsthilfe zu bewegen. Sie sagt, wenn ich sie dazu drängen würde, auch nur fünf Minuten mit Selbsthilfeaufgaben zu verbringen, würde sie sich umbringen. Während sie detailliert die grausame Methode der Selbstzerstörung beschreibt, die sie sich sorgfältig im Operationssaal ihres Krankenhauses ausgemalt hat, wird deutlich, daß sie es tödlich ernst meint. Warum ist sie derart entschlossen, sich auf keinen Fall selbst zu helfen?

Ich weiß, daß deine Antriebshemmung sicherlich weniger schwerwiegend ist und nur bei wesentlich unwichtigeren Dingen auftritt, wie beim Bezahlen von Rechnungen, einem Gang zum Zahnarzt usw. Vielleicht hast du Schwierigkeiten, einen im Grunde ganz einfachen Bericht fertigzustellen, der für deine Laufbahn wichtig sein kann. Aber die Fragestellung ist auch hier genauso verwirrend: Warum verhalten wir uns so häufig auf eine Weise, die unseren eigenen Interessen widerspricht?

Zögerndes und selbstschädigendes Verhalten kann je nachdem, von welcher Seite aus man es betrachtet, lustig, enttäuschend, rätselhaft, ärgerlich oder mitleiderweckend wirken. Ich sehe darin einen menschlichen Charakterzug, der so weitverbreitet ist, daß wir alle fast jeden Tag in eine solche Situation geraten. Schriftsteller, Philosophen und Verhaltensforscher haben immer wieder versucht, eine Erklärung für selbstschädigendes Verhalten zu finden, darunter so populäre Theorien wie diese:

1. Du bist im Grunde deines Herzens faul, es liegt in deinem »Wesen«.
2. Du *willst* dich verletzen und leiden. Entweder bist du von depressiven Gefühlen angetan oder du hast einen selbstzerstörerischen Antrieb, einen »Todeswunsch«.
3. Du bist auf passive Weise aggressiv und möchtest die Menschen in deiner Umgebung dadurch enttäuschen, daß du nichts tust.
4. Du bekommst irgendeine »Belohnung« für deine Antriebsschwäche und deine Tatenlosigkeit. Zum Beispiel freut dich möglicherweise die große Aufmerksamkeit, die man dir widmet, wenn du depressiv bist.

Jede dieser wohlbekannten Erklärungen steht für eine andere psychologische Theorie, aber alle sind in bestimmter Weise fehlerhaft und ungenau.

Die erste Erklärung basiert auf einer Persönlichkeitstheorie. Dabei wird deine mangelnde Aktivität als unveränderliches Merkmal deiner Persönlichkeit angesehen. Diese Theorie drückt dem Problem lediglich ein Etikett auf, ohne eine Erklärung zu geben. Dich als »Faulpelz« abzustempeln, ist nutzlos und selbstschädigend, weil dadurch der falsche Eindruck entsteht, als wäre deine Antriebslosigkeit ein unveränderlicher, angeborener Teil deiner Person. Im Grunde ist diese Art zu denken nicht Kennzeichen einer verläßlichen wissenschaftlichen Theorie, sondern selbst ein Beispiel für eine kognitive Verzerrung (Etikettierung).

Das zweite Schema unterstellt, daß du dir Schmerz zufügen und leiden möchtest, weil apathische Zustände angeblich etwas Befriedigendes und Erstrebenswertes beinhalten. Diese Theorie ist so albern, daß ich zunächst gezögert habe, sie hier aufzunehmen. Sie ist jedoch sehr weit verbreitet und wird hartnäckig von einer großen Zahl von Psychotherapeuten unterstützt. Wenn du das dunkle Gefühl hast, daß du oder ein anderer Spaß daran hat, depressiv und tatenlos zu sein, dann erinnere dich daran, daß Depressionen zu den quälerischsten Formen menschlichen Leidens gehören. Was soll daran so wunderbar sein? Ich habe bis jetzt noch keinen Patienten getroffen, der tatsächlich Freude an seinem Elend hatte.

Die dritte Hypothese - daß du auf passive Weise aggressiv bist - ist Ausdruck der Überzeugung vieler Therapeuten, daß depressives Verhalten durch »verinnerlichte Wut« erklärt werden kann. Deine Apathie wird als Ausdruck aufgestauter Feindseligkeit angesehen, weil dein Nichtstun die Menschen um dich herum aufregt und ärgert.

Ein gewisser Widerwille kann sicher mitunter zu deiner Antriebsschwäche beitragen, steht aber gewöhnlich kaum im Mittelpunkt des Problems. Auch wenn deine Familienangehörigen durch deine Depressionen in Mitleidenschaft gezogen werden und vielleicht enttäuscht sind, hast du sicherlich nicht die Absicht, sie zu dieser Reaktion zu zwingen. Tatsächlich kommt es viel häufiger vor, daß du Angst hast, sie zu enttäuschen. Die Unterstellung, daß du dich *absichtlich* dem Nichtstun hingibst, um anderen Menschen wehzutun, ist verletzend und falsch. Derlei Mutmaßungen führen allenfalls dazu, daß du dich noch schlechter fühlst.

Die letzte Theorie - daß du durch dein Nichtstun irgendeine »Belohnung« erfährst - spiegelt neuere verhaltenspsychologische Ansätze wider. Deine Stimmungen und dein Handeln werden als Ergebnis von Belohnungen und Bestrafungen angesehen, die du von deiner Umwelt erhältst. Wenn du dich depressiv fühlst und nichts dagegen unternimmst, wird dein Verhalten demnach in gewisser Weise belohnt.

Darin liegt ein Körnchen Wahrheit. Depressive Menschen erfahren mitunter hingebungsvolle Unterstützung und Anteilnahme von denen, die ihnen helfen wollen. Dennoch kommt es nur selten vor, daß ein depressiver Mensch sich wirklich an all der Aufmerksamkeit erfreuen kann, weil er viel eher versuchen wird, sie abzuweisen und madig zu machen. Wenn du depressiv bist und jemand kommt und erzählt dir, wie gern dich alle haben, wirst du sicher denken: »Er weiß halt nicht, wie widerlich ich bin. Ich verdiene keine Anteilnahme.« Für Depressionen und Teilnahmslosigkeit gibt es keine echten Belohnungen.

Wie kann man die wirkliche Ursache von Antriebslosigkeit herausfinden? Die Untersuchung von psychischen Beschwerden zeigt, daß innerhalb kurzer Zeitabstände große Veränderungen im Ausmaß der individuellen Antriebsstärke auftreten. Dieselbe Person, die gewöhnlich vor schöpferischer Energie und Optimismus strotzt, kann in einer depressiven Phase vollkommen bewegungslos ans Bett gefesselt sein. Um hinter das Geheimnis dieser Stimmungsschwankungen zu gelangen, frage dich einfach einmal: »Wenn ich an meine nicht erledigte Arbeit denke, welche Gedanken gehen mir dann unmittelbar durch den Kopf?« Schreibe diese Gedanken nieder. Das, was du aufschreibst, spiegelt eine Reihe von schädlichen Einstellungen, Fehlkonzeptionen und Fehlannahmen wider. Du wirst feststellen, daß die Gefühle, die deine Motivation hemmen, wie z.B. Apathie, Angst, Niedergeschlagenheit, das Ergebnis von Verzerrungen deines Denkens sind.

Das Schaubild 5-1 zeigt den Zyklus einer typischen Teilnahmslosigkeit. Die Gedanken dieses Patienten sind negativ, er sagt sich: »Es ist überflüssig, irgendetwas zu tun, ich bin nun mal von Natur aus ein Verlierer und ich werde sowieso scheitern.«

Ein solcher Gedanke klingt sehr überzeugend, wenn du bedrückt bist. Er macht dich handlungsunfähig und gibt dir das Gefühl von Minderwertigkeit, Niedergeschlagenheit, Selbsthaß und Hilflosigkeit. Diese negativen Gefühle benutzt du dann als Beweis dafür, daß deine pessimistische Überzeugung stimmt, und du beginnst, deine Einstellung zum Leben zu ändern.

Weil du überzeugt bist, ohnehin alles falsch zu machen, bleibst du gleich im Bett liegen. Du liegst untätig herum, schaust an die Decke und hoffst nur, bald einzuschlafen. Gleichzeitig bist du dir schmerzlich bewußt, daß deine berufliche Laufbahn zum Teufel geht oder daß dein Geschäft unweigerlich bankrott geht. Das Leben wird für dich zu einer Tretmühle, die aus Langeweile, Befürchtungen und Elend besteht. Dieser Teufelskreis kann bis in alle Ewigkeit so weitergehen, bevor du nicht weißt, wie du ihn zerschlagen kannst.

Wie sich im Schaubild 5-1 zeigt, steht das Verhältnis zwischen Gedanken, Gefühlen und Verhaltensweisen in gegenseitiger Wechselwirkung: All deine Gefühle und Handlungen sind Folge deiner Gedanken und Einstellungen. Ebenso beeinflussen deine Gefühle und Handlungen wiederum in vielfältiger Weise deine Wahrnehmung. Dieses Modell macht deutlich, daß eine Gefühlsveränderung letztendlich durch deine Gedanken erfolgt. Eine Änderung deiner Handlungen kann dann auch ein besseres Selbstgefühl bewirken, wenn sie einen positiven Einfluß auf deine *Denkweise* haben.

Genauso wirst du, sobald du deine Denkweise verändert hast, auch größere Lust haben, etwas zu unternehmen, was wiederum verstärkt deine Einstellungen verändert. So läßt sich der »Lethargie-Zyklus« in einen »Schaffenszyklus« verwandeln.

Die Denkweisen, die gewöhnlich mit Motivationsschwäche und Tatenlosigkeit zusammenhängen, habe ich im folgenden zusammengestellt. Vielleicht entdeckst du dich irgendwo wieder.

1. *Hoffnungslosigkeit:* Du bist depressiv und fühlst dich durch den gegenwärtigen Schmerz so mitgenommen, daß du dir nicht mehr vorstellen kannst, jemals in der Vergangenheit zufrieden gewesen zu sein oder in Zukunft eine Besserung zu erleben. Deshalb erscheint jede Aktivität sinnlos. Du bist absolut sicher, daß deine Antriebslosigkeit und deine Beklemmungen immer und unabänderlich andauern werden. Von dieser Perspektive aus dürfte der Vorschlag, du solltest etwas zu deiner »Selbsthilfe« tun, genauso albern und unsensibel erscheinen, als würde man einen sterbenden Menschen dazu ermuntern, fröhlich zu sein.

2. *Hilflosigkeit:* Du kannst unmöglich etwas zu deiner Besserung unternehmen, weil du überzeugt bist, daß deine Gefühle durch Faktoren bedingt

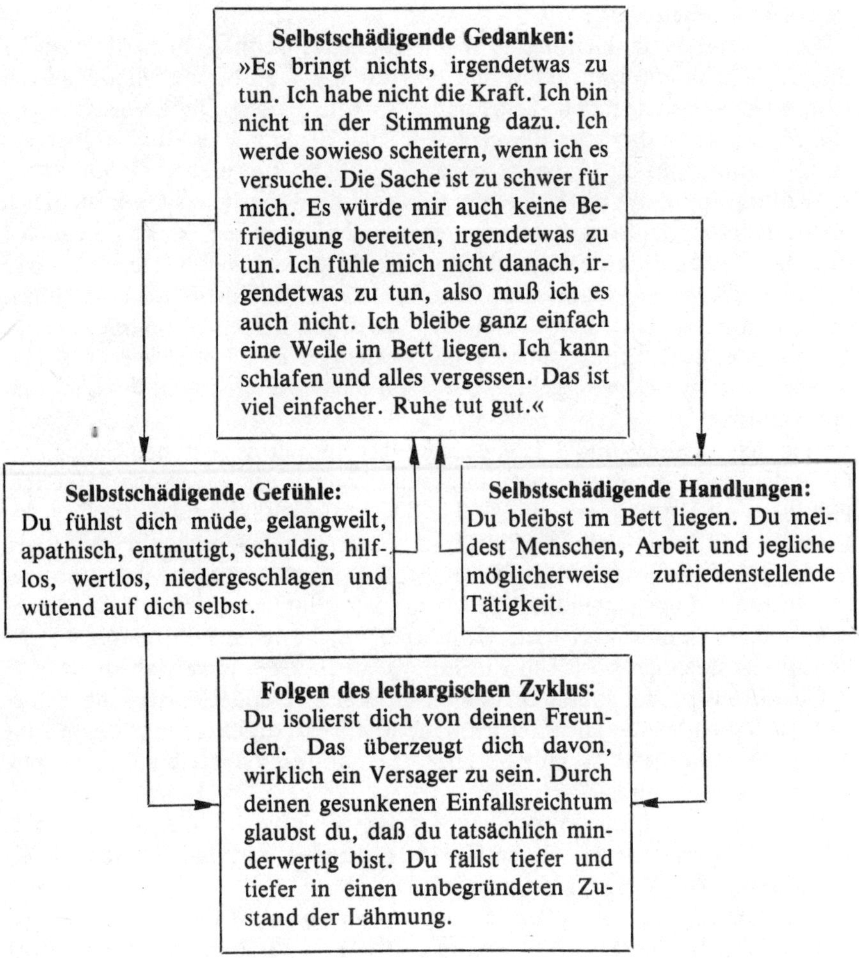

Schaubild 5-1. Der Zyklus einer typischen Teilnahmslosigkeit (Lethargie). Deine selbstschädigenden negativen Gedanken lösen ein Gefühl der Verzweiflung aus. Deine schmerzvollen Gefühle überzeugen dich umgekehrt davon, daß deine verzerrten pessimistischen Gedanken stimmen. Genauso verstärken sich auch die selbstschädigenden Gedanken und Handlungen gegenseitig in einem ewigen Kreislauf. Die unangenehmen Folgen deiner Tatenlosigkeit verschärfen das Problem immer mehr.

werden, die außerhalb deiner Kontrolle stehen, wie z.B das Schicksal, hormonelle Störungen, deine Lebensverhältnisse, Glück oder die Meinung anderer Leute.

3. *Sich selbst zum Nichtstun zwingen:* Es gibt eine Reihe von Möglichkeiten, wie du dich selbst dazu überwindest, nichts zu tun. Du kannst den Schwierigkeitsgrad einer Arbeit so übertreiben, daß es unmöglich wird, sie in Angriff zu nehmen. Du kannst dich zu der Annahme zwingen, daß alles auf einmal bewältigt werden muß, anstatt daß man die Arbeit in eine Vielzahl kleinerer, absehbarer Einheiten unterteilt, die man eine nach der anderen erledigen kann. Du kannst dich auch unabsichtlich von einer vorliegenden Arbeit ablenken lassen, weil du von der Vorstellung besessen bist, daß noch unzählige andere Dinge zuvor erledigt werden müssen.

Um zu veranschaulichen, wie unvernünftig das ist, stell dir nur einmal vor, du würdest jedes Mal, wenn du dich zum Mittagessen hinsetzt, an all das Essen denken, das du im Laufe deines Lebens noch zu dir nehmen wirst. Stell dir vor, vor deiner Nase wären Tonnen von Fleisch, Gemüse, Eiskrem und Schokolade aufgetürmt und daneben zehntausend Flaschen mit Getränken! Und du mußt das alles aufessen und leertrinken, bevor du gestorben bist! Jetzt nimm einmal an, du würdest vor jeder Mahlzeit denken: »Diese Mahlzeit ist lediglich ein Sandkorn in der Wüste. Wie kann ich jemals mit all diesem Essen fertigwerden? Es hat gar keinen Sinn, heute Abend diesen einen traurigen Fleischkloß zu verspeisen.« Du fühlst dich so angeekelt und niedergeschlagen, daß dein Appetit verschwindet und dein Magen sich in einen Knoten verwandelt. Wenn du immer an all die Dinge denkst, die du aufschiebst, und die noch vor dir liegen, tust du genau dasselbe, ohne daß es dir bewußt ist.

4. *Voreilige Schlußfolgerungen:* Du spürst, daß es nicht in deiner Macht steht, etwas zu unternehmen, das dich zufriedenstellen würde, weil du die Gewohnheit hast zu sagen: »Ich kann das nicht« oder »Ich würde ja, aber ...«. Als ich einer depressiven Frau vorschlug, einen Apfelkuchen zu backen, entgegnete sie: »Ich kann nicht mehr backen«. Was sie wirklich sagen wollte, war: »Ich habe das Gefühl, daß mir das Backen keine Freude mehr bereitet und daß es wahnsinnig schwierig ist«. Als sie diese Annahmen einer Prüfung unterzogen und tatsächlich einen Apfelkuchen gebacken hatte, stellte sie fest, daß es sehr wohl gelang und überhaupt nicht schwierig war.

5. *Selbstetikettierung:* Je mehr du etwas aufschiebst, um so mehr verfluchst du dich selbst als minderwertig. Das nagt dann nur noch mehr an deinem Selbstvertrauen. Dieses Problem entsteht, wenn du dich als »Nichtsnutz« oder »Versager« ansiehst. Diese Unlust siehst du als dein »wirkliches Ich« an, was dazu führt, daß du automatisch nur noch wenig oder gar nichts von dir erwartest.

6. *Unterbewertung von Erfolgen:* Wenn du depressiv bist, unterläßt du nicht nur deshalb jegliche sinnvolle Tätigkeit, weil du sie für besonders schwierig hältst, sondern auch, weil du das Gefühl hast, daß der Erfolg nicht den Aufwand rechtfertigt.

»Anhedonie« ist der wissenschaftliche Begriff für diese verminderte Fähigkeit, Befriedigung und Vergnügen zu empfinden. Einer der üblichen Denkfehler - deine Neigung zur »Abwertung des Positiven« - kann die Wurzel dieses Problems bilden. Erinnere dich daran, woraus sich dieser Denkfehler zusammensetzt!

Ein Geschäftsmann beklagte sich bei mir, daß er bei keiner Tätigkeit im Laufe des Tages Befriedigung empfinden könne. Er erzählte, daß er am frühen Morgen versucht hatte, einen Kunden anzurufen, aber feststellen mußte, daß die Leitung besetzt war. Als er wieder auflegte, sagte er sich: »Das war reine Zeitverschwendung!« Etwas später schloß er mit großem Erfolg eine geschäftliche Verhandlung ab. Diesmal sagte er sich: »Jeder Mitarbeiter dieses Unternehmens hätte das genauso oder vielleicht sogar besser gemacht. Es ging nur um einfache Probleme, mein Auftreten war also wirklich nicht wichtig.« Sein Mangel an Befriedigung ergibt sich aus der Tatsache, daß er immer wieder irgendeinen Weg findet, um seine Bemühungen abzuwerten. Seine schlechte Angewohnheit, ständig zu sagen »Das zählt nicht viel« untergräbt überaus wirkungsvoll jegliches Gefühl, etwas erreicht zu haben.

7. *Perfektionismus:* Du nimmst deine eigene Niederlage vorweg, indem du dir übertriebene Ziele und Maßstäbe setzt. Du erwartest bei allen Dingen, die du tust, eine gigantische, weltbewegende Leistung; kein Wunder, daß du am Ende häufig gar nichts tust.

8. *Angst vor dem Scheitern:* Eine andere Einstellung, die dich lähmt, ist die Angst zu scheitern. Weil du meinst, daß es eine persönliche Niederlage ist, wenn man sich um etwas bemüht und letztlich keinen Erfolg dabei hat, weigerst du dich, überhaupt etwas zu versuchen. Angst vor dem Scheitern beinhaltet mehrere Denkfehler. Am häufigsten ist dabei die übertriebene Verallgemeinerung. Du folgerst: »Wenn ich an diesem Punkt versage, werde ich überall versagen.« Das Wechselspiel von Siegen und Niederlagen gilt für uns alle. Es ist wahr, daß Siege gut und Niederlagen meistens bitter schmecken, dennoch bleibt der schlechte Geschmack nicht für immer bestehen, wenn man einmal ein gesetztes Ziel nicht erreicht.

Eine andere gedankliche Haltung, die zu deiner Angst vor einer Niederlage beiträgt, ist die Bewertung deiner Leistung ausschließlich nach dem Ergebnis, ohne deine persönlichen Bemühungen in Betracht zu ziehen. Das ist unlogisch und ist Ausdruck einer »Ergebnisorientierung« statt einer »Verlaufsorientierung«. Ich will das an einem persönlichen Beispiel erklären. Als Psychotherapeut habe ich nur einen Überblick über das, was ich sage und wie ich mich dem jeweiligen Patienten gegenüber verhalte. Ich kann nicht kontrollieren, wie ein bestimmter Patient während einer therapeutischen Sitzung auf meine Bemühungen reagieren wird. Was ich sage und wie ich mich verhalte, ist der Ablauf, wie eine Person darauf reagiert, ist das Ergebnis. An einem beliebigen Tag wird es immer eine Reihe von Patienten geben, die die therapeutische Sitzung sehr hilfreich finden, während ein paar andere mir mitteilen, daß ihnen die Sitzung nicht viel gebracht hat. Wenn ich meine

Arbeit ausschließlich an dem Ergebnis messen würde, müßte ich immer frohgemut sein, wenn ein Patient sich befriedigt äußert und müßte mich niedergedrückt und unfähig fühlen, wenn ein Patient ablehnend reagiert. Damit würde mein Gefühlsleben zu einer Achterbahn werden, und meine Selbsteinschätzung würde den ganzen Tag rauf und runter gehen, ohne daß ich vorhersehen könnte, wann und warum. Aber wenn ich mir darüber klar bin, daß ich allein meine Bemühungen bestimmen und steuern kann, kann ich auf eine gute und beständige Arbeit stolz sein, unabhängig vom Ergebnis einer beliebigen Sitzung. Es war für mich persönlich sehr wichtig zu lernen, meine Arbeit am therapeutischen Verlauf und nicht am Ergebnis zu messen. Wenn ein Patient negativ auf die Therapie reagiert, versuche ich daraus zu lernen. Wenn ich einen Fehler gemacht habe, versuche ich, ihn zu korrigieren.

9. *Angst vor Erfolg:* Aufgrund deines mangelnden Selbstvertrauens kann ein Erfolg für dich sogar noch gefährlicher sein als ein Versagen, weil du sicher bist, daß es reiner Zufall war. Du befürchtest, daß dein Erfolg fälschlicherweise die Erwartungen, die andere an dich haben, steigen läßt. Wenn dann die schreckliche Wahrheit, daß du im Grunde genommen ein »Versager« bist, ans Tageslicht käme, wären Enttäuschungen, Ablehnung und Schmerz nur um so bitterer. Weil du dir sicher bist, daß du möglicherweise von einem Gipfel herunterstürzt, erscheint es dir risikoloser, überhaupt auf das Bergsteigen zu verzichten. Vielleicht hast du auch Angst vor Erfolg, weil du voraussiehst, daß andere Leute dann größere Anforderungen an dich stellen würden. Weil du meinst, ihren Erwartungen entsprechen zu *müssen*, dies aber nicht zu *können*, würde dich ein Erfolg in eine gefährliche und ungewisse Situation bringen. Du versuchst deshalb, deine Selbstkontrolle aufrechtzuerhalten, indem du jede Verpflichtung und jedes Engagement vermeidest.

10. *Furcht vor Ablehnung oder Kritik:* Du glaubst, wenn du irgendetwas Neues versuchst, würde jeder Fehler oder Schnitzer starke Ablehnung und Kritik auslösen. Die Leute, die dir wichtig sind, würden dich angeblich nicht akzeptieren, wenn du menschliche Schwächen zeigst. Das Risiko, abgelehnt zu werden, erscheint dir so gravierend, daß du so wenig wie nur möglich auffallen willst, um dich so vor Kritik zu schützen. Wenn du dich um nichts bemühst, kann dir auch kein Fehler unterlaufen!

11. *Handlungszwang und Schuldgefühle:* Ein erbitterter Gegner jeglicher Motivation ist ein Gefühl der Nötigung. Du stehst unter einem enormen Druck zu handeln, der von innen und außen kommt. Das geschieht, wenn du dich mit moralischen »Ich sollte« oder »Ich muß« zu motivieren versuchst. Du sagst dir: »Ich *sollte* das tun« oder »Ich *muß* jenes tun«. Dabei fühlst du dich genötigt, belastet, angespannt, aufgebracht und schuldig. Jede Aufgabe erscheint dir so unangenehm, daß du sie am liebsten nicht wahrhaben willst. Wenn du sie dann aufschiebst, verfluchst du dich selbst und bist in deinen Augen ein arbeitsscheuer Taugenichts. Das reduziert deine Energie nur noch mehr.

12. *Geringe Frustrationstoleranz:* Du nimmst dir vor, all deine Probleme zu lösen und deine Ziele schnell und mühelos zu erreichen. Wenn dir dann irgendwelche Hindernisse in den Weg gelegt werden, reagierst du mit Panik und Zorn. Anstatt geduldig weiter daran zu arbeiten, wehrst du dich gegen die »Ungerechtigkeit der Welt«, wenn die Dinge einmal nicht wie gewünscht verlaufen und gibst schließlich ganz auf. Man kann hier auch von einem »Anspruchssyndrom« sprechen, weil du dich so verhältst, als hättest du einen Anspruch auf Erfolg, Liebe, Zustimmung, beste Gesundheit, Glück usw. Deine Enttäuschung ist Folge deiner Gewohnheit, die Realität mit dem Idealbild zu vergleichen, daß du in deinem Kopf herumträgst. Wenn sie nicht übereinstimmen, verurteilst du die Realität. Du begreifst nicht, daß es wesentlich einfacher wäre, deine hohen Erwartungen zu verändern, anstatt an der Realität herumzumäkeln.

Diese Enttäuschung entsteht häufig durch Wunschaussagen. Wenn du Langlauf machst, beklagst du dich: »Nach all den Kilometern, die ich bereits gelaufen bin, sollte ich jetzt eigentlich in einer besseren Verfassung sein.« Wirklich? Warum *solltest* du? Vielleicht gibst du dich der Illusion hin, daß derlei strafende und fordernde Behauptungen dich zu härterem Training und größerer Anstrengung antreiben. Aber das ist nur selten der Fall. Die Enttäuschung fördert nur dein Gefühl der Nutzlosigkeit und verstärkt dein Verlangen, gänzlich aufzugeben und nichts mehr zu tun.

13. *Schuldgefühle und Selbstvorwürfe:* Wenn du in der Überzeugung festgefahren bist, schlecht zu sein und andere im Stich zu lassen, wirst du keine große Motivation verspüren, deinem Alltagsleben nachzugehen.

Vor kurzem behandelte ich eine ältere Frau, die ihre Zeit überwiegend im Bett verbrachte, ungeachtet der Tatsache, daß sie sich wesentlich besser fühlte, wenn sie einkaufen ging, ein Essen bereitete oder sich mit Freunden traf. Warum? Diese Frau glaubte, für die Scheidung ihrer Tochter fünf Jahre zuvor verantwortlich zu sein. Sie erklärte das so: »Ich hätte mich bei meinen Besuchen mit meinem Schwiegersohn zusammensetzen und über alles reden sollen. Ich hätte ihn fragen sollen, wie die Dinge standen. Vielleicht hätte ich ihnen helfen können. Ich wollte es zwar, aber ich habe die Gelegenheit nicht wahrgenommen. Nun habe ich das Gefühl, daß ich ihnen gegenüber versagt habe.« Nachdem wir die unlogischen Momente in ihrem Denken herausgefiltert hatten, fühlte sie sich umgehend besser und gewann neue Tatkraft. Man konnte von ihr weder eine Vorhersage für die Zukunft erwarten noch ein erfolgreiches Eingreifen in das Ehedrama.

Jetzt denkst du vielleicht: »Was soll das? Ich weiß doch, daß mein Nichtstun in gewisser Weise unlogisch und selbstschädigend ist. Ich erkenne mich in vielen Einstellungen wieder, die hier beschrieben sind. Aber ich fühle mich, als würde ich durch einen zähen Schlamm waten. Ich schaff es einfach nicht, vorwärtszukommen. Du meinst wahrscheinlich, meine Hemmungen sind Folge meiner negativen Einstellung, aber sie lasten auf mir wie ein Haufen von Mühlsteinen. Was kann ich also dagegen tun?«

Weißt du, daß eigentlich jede halbwegs sinnvolle Tätigkeit beträchtliche

Aussichten hat, deine Stimmung zu heben? Wenn du dich dem Nichtstun hingibst, hast du um so mehr Zeit, dich von deinen negativen, zerstörerischen Gedanken beherrschen zu lassen. Sobald du etwas tust, wirst du wenigstens zeitweise von diesem inneren Dialog abgelenkt, mit dem du dich selbst diffamierst. Und was noch wichtiger ist: Das dabei entstehende Gefühl, etwas zu leisten, wird viele der negativen Gedanken widerlegen, die am Anfang deiner Teilnahmslosigkeit standen.

Such dir aus den folgenden Aktivierungstechniken diejenigen heraus, die dir am meisten zusagen und arbeite ein bis zwei Wochen daran. Du mußt sie nicht alle beherrschen! Was dem einen helfen kann, muß nicht für den anderen gut sein. Benutze also die Methoden, die am ehesten auf dein persönliches Problem zugeschnitten sind.

Täglicher Aktivitätsplan. Der tägliche Aktivitätsplan (vgl. Schaubild 5-2, S. 86) ist einfach und wirkungsvoll. Er kann dir dabei helfen, in deinem ersten Kampf gegen Trägheit und Teilnahmslosigkeit zurechtzukommen. Dieses Schema besteht aus zwei Hälften. In der »Voraussichts-Spalte« machst du dir einen nach Stunden gegliederten Plan über das, was du an dem jeweiligen Tag erreichen möchtest. Auch wenn du tatsächlich nur einen Teil deines Plans in die Tat umsetzt, kann allein schon die einfache Bemühung um einen Arbeitsplan ungeheuer hilfreich sein. Deine Pläne müssen nicht fix und fertig ausgearbeitet sein. Schreib einfach ein bis zwei Worte in jedes Stundenfeld, um anzudeuten, was du tun möchtest, wie z.B. »Anziehen«, »Mittagessen«, »die Auswertung vornehmen« usw. Es bedarf sicher nicht mehr als fünf Minuten, um das zu tun. Am Tagesende füllst du die »Rückblicks-Spalte« aus. Berichte in dem jeweiligen Stundenfeld darüber, was du tatsächlich im Laufe des Tages gemacht hast. Das ist möglicherweise genau dasselbe oder grundsätzlich anders als das, was du zuvor geplant hast. Ganz egal - auch wenn du nur die Wand angestarrt hast, schreib es auf.

Kennzeichne außerdem jede Aktivität mit den Buchstaben L für Leistung und V für Vergnügen. Leistungen sind darauf ausgerichtet, etwas Bestimmtes zu erreichen, wie z.B. Zähneputzen, Kochen, zur Arbeit fahren usw. Vergnügen wäre z.B. ein Buch lesen, essen, einen Film ansehen usw. Nachdem du jede Aktivität entweder mit einem L oder einem V versehen hast, versuche das Ausmaß an Vergnügen oder den Schwierigkeitsgrad einer Leistung zu schätzen, indem du eine Skala von Null bis Fünf benutzt. So könntest du dir eine Punktzahl von L-1 für relativ einfache Arbeiten wie das morgendliche Anziehen geben, während L-4 oder L-5 darauf hinweisen würden, daß du eine Leistung mit größerem Schwierigkeitsgrad und höheren Anforderungen erfüllt hast, wie z.B. eine Diät einzuhalten oder sich um eine Arbeitsstelle zu bewerben. Genauso kannst du deine Vergnügungsaktivitäten bemessen. Wenn irgendeine Tätigkeit dir früher, als du noch nicht depressiv warst, großes Vergnügen bereitet hat, dich jetzt aber fast oder sogar völlig kalt läßt, notiere ein V-1/2 oder V-0. Es gibt einige Tätigkeiten, wie z.B. Essenkochen, die man sowohl mit einem L wie auch einem V kennzeichnen kann.

Schaubild 5-2. Täglicher Aktivitätsplan

	VORAUSSICHT Plane am frühen Morgen die Tätigkeiten, die du in den einzelnen Stunden durchführen willst.	*RÜCKBLICK* Berichte am Tagesende über das, was du tatsächlich getan hast, und stufe jede Tätigkeit mit einem L für Leistung und einem V für Vergnügen ein*.
Datum		
Uhrzeit		
8– 9		
9–10		
10–11		
11–12		
12–13		
13–14		
14–15		
15–16		
16–17		
17–18		
18–19		
19–20		
20–21		
21–24		

* Leistungs- und Vergnügungsaktivitäten werden von 0 bis 5 eingestuft: Je höher die Punktzahl, um so höher das Ausmaß der Befriedigung.

Warum soll dieser einfache Aktivitätsplan so hilfreich sein? Zunächst einmal wird damit deine Neigung unterbunden, dich endlosen Betrachtungen über den Wert und Unwert diverser Aktivitäten hinzugeben und ohne jede praktische Auswirkung darüber nachzusinnen, ob du dieses oder jenes tun oder nicht tun solltest. Wenn du nur einen Teil deiner geplanten Tätigkeiten durchführst, wirst du in aller Regel eine gewisse Befriedigung empfinden und deine Niedergeschlagenheit bekämpfen.

Entwickle bei deinem Tagesplan ein möglichst ausgewogenes Programm, in dem sowohl für deine Arbeit als auch für Freizeitaktivitäten Platz ist. Wenn du dich schwermütig fühlst, wirst du ein besonderes Bedürfnis nach Ablenkung haben, auch wenn du noch im Zweifel bist, ob du dich daran genauso wie sonst erfreuen kannst. Vielleicht bist du erschöpft, weil du zu viel von dir verlangt hast, so daß ein Ungleichgewicht zwischen Aufwand und Ertrag entstanden ist. Wenn das so ist, nimm dir ein paar Tage »Urlaub« und plane nur Dinge, die du wirklich tun *möchtest*.

Wenn du diesem Aktivitätsplan treu bleibst, wirst du feststellen, wie deine Motivation ansteigt. Wenn du anfängst, bestimmte Dinge zu tun, ist dies der beste Beweis gegen deine Überzeugung, daß du nicht in der Lage seist, etwas richtig zu bewerkstelligen. Ein Patient berichtete: »Indem ich meinen Tagesablauf plante und mit den Ergebnissen verglich, wurde mir bewußt, wie ich meine Zeit verbrachte. Das hat mir dabei geholfen, mein Leben wieder fest in die Hand zu nehmen. Ich erkenne jetzt, daß ich mich kontrollieren kann, wenn ich es möchte.«

Bleibe wenigstens eine Woche bei diesem täglichen Aktivitätsplan. Wenn du nach Ablauf der Woche auf deine Aktivitäten zurückblickst, wirst du merken, daß einige mit einem angenehmeren Gefühl verbunden waren als andere, wie sich in den hohen Punktzahlen für erbrachte Leistungen und Vergnügen zeigt. Wenn du weiterhin deine Tagesabläufe planst, nutze diese Information, um künftig diese Aktivitäten zu bevorzugen, während du jene, die mit einem geringeren Befriedigungsgrad verbunden sind, meiden solltest. Der tägliche Aktivitätsplan kann besonders bei Beschwerden helfen, die ich als »Feiertagskater« bezeichnen würde. Das sind niedergeschlagene Stimmungen, die besonders häufig bei Leuten auftreten, die allein leben und damit schlecht fertigwerden. Wenn du in diese Beschreibung paßt, weißt du, daß Wochenenden und Feiertage mitunter kaum auszuhalten sind. Du tust kaum etwas, um mit deiner Zeit etwas Sinnvolles anzufangen. Du starrst die Wand an und grübelst vor dich hin. Du liegst das ganze Wochenende über im Bett oder schaust, wenn es hoch kommt, eine langweilige Fernsehsendung an. Meist nimmst du nur eine kümmerliche Mahlzeit zu dir, die aus einem Marmeladenbrot und einer Tasse Kaffee besteht. Kein Wunder, daß dir deine Wochenenden auf den Magen schlagen! Nicht nur, daß du niedergeschlagen und allein bist, du behandelst dich auch noch selbst in einer Weise, die nur Schmerz auslösen kann. Würdest du einen anderen Menschen auch derart grausam behandeln?

Schaubild 5-3. Ein arbeitsloser Wissenschaftler schob es monatelang auf, einen Brief zu schreiben, weil er glaubte, es wäre zu schwierig und außerdem wenig erfolgversprechend. Er entschied sich, das Vorhaben in mehrere kleinere Schritte zu unterteilen und mit Hilfe einer Skala von 0 bis 100 Prozent zu messen, wie schwierig und befriedigend jeder einzelne Schritt sein würde (siehe in den entsprechenden Spalten). Nach Abschluß jedes einzelnen Abschnitts schrieb er auf, wie schwierig und befriedigend es tatsächlich gewesen war. Er war über alle Maßen erstaunt, als er sah, wie grundlos seine negativen Erwartungen tatsächlich gewesen waren.

Die Anti-Aufschub-Liste

(Notiere den vorausgesagten Schwierigkeits- und Befriedigungsgrad, *bevor* du dich an der Aufgabe versuchst. *Nach* Vollendung jedes einzelnen Schrittes notiere den tatsächlichen Schwierigkeits- und Befriedigungsgrad.)

Datum	*Tätigkeit (Unterteile jede Aufgabe in mehrere kleine Schritte)*	*Vorhergesagte Schwierigkeit (0–100 %)*	*Vorhergesagte Befriedigung (0–100 %)*	*Tatsächliche Schwierigkeit (0–100 %)*	*Tatsächliche Befriedigung (0–100 %)*
	1. Brief entwerfen	90	10	10	60
	2. Rohfassung schreiben	90	10	10	75
	3. Endgültige Fassung tippen	75	10	5	80
	4. Umschlag adressieren und zur Post bringen	50	5	0	95

Diese Wochenendstimmung läßt sich durch Benutzung des täglichen Aktivitätsplans überwinden. Schon am Freitagabend kannst du für Samstag und Sonntag in stündlicher Folge Entwürfe machen. Vielleicht findest du das unsinnig und meinst: »Was soll das schon bringen? Ich bin sowieso allein!« Eben die Tatsache, daß du allein bist, ist der Grund, warum du einen Plan machen solltest. Warum unterstellst du, daß es dir unbedingt schlecht gehen muß? Auch diese Vorhersage wirkt als »self-fulfilling prophecy«.* Überprüfe sie, indem du versuchst, mehr zu unternehmen. Deine Pläne müssen nicht besonders aufregend sein, um dir zu helfen. Du kannst dir vornehmen, zum Friseur oder Einkaufen zu gehen, eine Galerie zu besuchen, ein Buch zu lesen, einen Spaziergang im Park zu unternehmen. Du wirst entdecken, wie sinnvoll es ist, sich einen Plan zu machen und ihm treu zu bleiben, um so einen Stimmungsumschwung zu bewirken. Und wer weiß - wenn du dich mehr um dich selbst kümmerst, wirst du vielleicht bald bemerken, daß andere sich auch um dich kümmern. Schreib vor dem Schlafengehen all das auf, was du den Tag über getan hast und stufe jede Tätigkeit nach den Kriterien Leistung und Vergnügen ein. Dann entwirf ein neues Konzept für den nächsten Tag. Diese einfache Prozedur kann der erste Schritt zu Selbstachtung und echtem Selbstvertrauen sein.

Die Anti-Aufschubliste. Schaubild 5-3 zeigt eine Möglichkeit, wie man die Angewohnheit, »Dinge aufzuschieben«, durchbrechen kann. Du sträubst dich möglicherweise gegen eine bestimmte Aktivität, weil du glaubst, daß sie zu schwierig und fruchtlos sein würde. Mit der Anti-Aufschubliste kannst du diese negativen Vorhersagen überprüfen. Schreibe jeden Tag die Aufgabe(n), die du erst einmal aufgeschoben hast, in die entsprechende Spalte. Verlangt diese Aufgabe besonders viel Anstrengung und Zeitaufwand, empfiehlt es sich, sie in mehrere einfache Schritte zu zerlegen, von denen jeder in höchstens 15 Minuten erledigt werden kann.

In der nächsten Spalte trägst du den geschätzten Schwierigkeitsgrad jedes einzelnen Abschnitts der gestellten Aufgabe ein und benutzt dazu eine Skala von 0–100 Prozent. Wenn du glaubst, daß die Aufgabe leicht ist, kannst du eine geringe Schätzung (etwa 10 bis 20%) eintragen, für schwerere Aufgaben dürfte die Eintragung 80 bis 90% betragen. In die nächste Spalte trägst du deine Vorhersage darüber ein, wie befriedigend und lohnend es dir erscheint, jeden einzelnen Abschnitt der Aufgabe durchzuführen. Benutze dabei wieder die Prozentskala. Nachdem du diese Vorhersagen aufgenommen hast, kannst du nun endlich damit beginnen, den ersten Schritt der Aufgabe zu vollziehen. Gleich nachdem du mit jedem einzelnen Schritt fertig bist, kannst du notieren, wie groß die Schwierigkeit tatsächlich war und wie viel Befriedigung und Vergnügen es dir bereitet hat, die Sache zu bewerkstelligen. Diese Angaben kannst du in den letzten beiden Spalten festhalten, wobei du wiederum die Prozentskala benutzt, um den Intensitätsgrad zu messen.

*»self-fulfilling prophecy«: eine sich selbst bestätigende Vorhersage

Schaubild 5-4. Tagesprotokoll negativer Gedanken

Datum	*Situation*	*Gefühle*	*Automatische Gedanken*	*Rationale Entgegnungen*	*Ergebnis*
	Ich verbrachte den ganzen Sonntag im Bett, schlief ein und wurde wieder wach. Ich hatte weder den Wunsch noch die Kraft, um aufzustehen oder irgendetwas Produktives anzufangen.	depressiv, erschöpft, schuldig, einsam, ich hasse mich selbst.	Ich habe keine Lust, etwas zu tun.	Das kommt eben daher, weil ich nichts tue. Nur aus Aktivität kann eine neue Begeisterung kommen.	Ich spürte eine gewisse Erleichterung und entschloß mich, aufzustehen und unter die Dusche zu gehen.
			Ich habe nicht die Kraft, um aufzustehen.	Natürlich *kann* ich aufstehen, ich bin nicht körperbehindert.	
			Ich bin als ganze Person ein Versager.	Wenn ich will, kann ich erfolgreich sein. Das Nichtstun macht mich depressiv und gelangweilt, aber das heißt nicht, daß ich als »ganze Person ein Versager« bin, denn so etwas gibt es nicht.	
			Ich habe keine echten Interessen.	Ich habe Interessen, aber nicht, wenn ich nichts tue. Wenn ich mit irgendetwas anfange, wird damit sicher mein Interesse geweckt.	
			Ich bin nur auf mich selbst bezogen, weil ich mich um nichts kümmere, was um	Ich kümmere mich um andere Dinge, wenn ich mich wirklich gut fühle. Es ist ganz na-	

mich herum vor sich geht.	türlich, daß man weniger an seiner Umwelt interessiert ist, wenn man depressiv ist.
Die meisten Leute gehen aus und vergnügen sich.	Was hat das mit mir zu tun? Ich kann tun, was mir gefällt.
Nichts bereitet mir Freude.	Ich habe Freude an den Dingen, wenn es mir gut geht. Wenn ich nur damit anfange, werde ich sicherlich Freude an bestimmten Dingen gewinnen, auch wenn es gar nicht so scheint.
Ich besitze keine normale Tatkraft.	Ich habe keinen Beweis dafür. Ich beschäftige mich jetzt damit und sehe die ersten Ergebnisse. Wenn ich mich gut fühle, bin ich auch voller Tatkraft. Wenn ich mich mit etwas beschäftige, wächst meine Tatkraft.
Ich möchte mit niemandem sprechen und niemand sehen.	Dann lasse ich es eben sein! Niemand zwingt mich dazu. Also entschließe ich mich, allein etwas zu unternehmen. Zumindest kann ich aufstehen und mit bestimmten Dingen anfangen.

Das Schaubild 5-3 erklärt dieses Verfahren am Beispiel eines arbeitslosen Wissenschaftlers, der zuvor mehrere Monate lang gezögert hatte, einen Bewerbungsbrief für eine Tätigkeit in einer anderen Stadt zu schreiben. Wie du siehst, ging er davon aus, daß es äußerst schwierig und außerdem wenig erfolgversprechend sei, diesen Brief zu schreiben. Nachdem er jedoch seine pessimistischen Vorhersagen niedergeschrieben hatte, bekam er Lust darauf, den Brief zu entwerfen und eine Rohfassung zu schreiben, um zu sehen, ob das wirklich so umständlich und unnütz ist, wie er dachte.

Zu seiner großen Überraschung stellte er fest, daß es ihm erfreulich einfach von der Hand ging, so daß er sich ausreichend bestätigt fühlte, den Brief fertigzustellen. All diese Ergebnisse nahm er in den entsprechenden Spalten auf. Dieses Experiment erstaunte ihn derart, daß er die Anti-Aufschubliste von nun an auch bei vielen anderen Anlässen benutzte. Als Folge davon steigerten sich seine Leistungsfähigkeit und sein Selbstvertrauen. Seine Depression verschwand.

Tagesprotokoll negativer Gedanken. Dieses Verzeichnis, das bereits in Kapitel 4 vorgestellt wurde, kann mit großem Erfolg benutzt werden, um sich von dem überwältigenden Verlangen zum Nichtstun abzubringen. Schreib ganz einfach die Gedanken auf, die dir durch den Kopf gehen, wenn du an eine bestimmte Aufgabe oder Pflicht denkst. Das wird dir sehr rasch zeigen, wo dein Problem liegt. Dann notiere die entsprechenden rationalen Entgegnungen, die den Beweis liefern, daß die vorherigen automatischen Gedanken unrealistisch sind. Das wird dir dabei helfen, genug Energie zu mobilisieren, um weiterzumachen. Daraus wirst du neue Schwungkraft gewinnen, die dir zeigt, daß du auf dem richtigen Weg bist.

Ein Beispiel für dieses Vorgehen zeigt das Schaubild 5-4. Annette ist eine attraktive Frau und besitzt eine erfolgreiche Boutique (sie ist Patient A, vgl. S. 76). Während der Woche geht es ihr aufgrund des geschäftigen Treibens in ihrem Laden recht gut. Am Wochenende versteckt sie sich am liebsten im Bett, außer sie hat irgendwelche dringenden Verabredungen.

Kaum daß sie im Bett liegt, wird sie mehr und mehr mutlos und behauptet sogar, daß es nicht mehr in ihrer Kontrolle liege, das Bett wieder zu verlassen. Als Annette an einem Sonntagabend ihre automatischen Gedanken aufschrieb (vgl. Schaubild 5-4), wurde deutlich, welcher Art ihre Probleme waren: Sie wartete darauf, daß sich der Wunsch, das Interesse und die Energie einstellten, etwas zu unternehmen. Sie setzte voraus, daß es überflüssig wäre, etwas zu tun, weil sie allein war. Sie drangsalierte und beschimpfte sich selbst wegen ihrer Passivität.

Als sie ihren automatischen Gedanken Widerspruch leistete, bemerkte sie, wie sich ihre Stimmung verbesserte, so daß sie in der Lage war, aufzustehen, sich zu duschen und sich anzuziehen. Sie fühlte sich dann sogar in der Lage, mit einem Bekannten Essen zu gehen und ein Kino zu besuchen.

Es trat genau das ein, was sie in der betreffenden Spalte mit rationalen Entgegnungen geschrieben hatte: Je mehr sie unternahm, um so besser fühlte sie sich.

Wenn du dich entschließt, diese Methode zu benutzen, mußt du die entnervenden Gedanken unbedingt tatsächlich aufschreiben. Sie nur in deinem Kopf herumzubewegen, bringt nicht viel ein, weil die Gedanken, die dich lahmlegen, viel zu schlüpfrig und komplex sind. Wenn du ihnen widersprechen willst, kommen sie mit verstärkter Kraft aus allen Winkeln und Ecken und entwickeln dabei eine solche Geschwindigkeit, daß du kaum feststellen kannst, was genau dich eigentlich fertigmacht. Sobald du sie jedoch niederschreibst, sind sie einer vernünftigen Betrachtung zugänglich. Du kannst darüber nachdenken, die Verdrehungen festnageln und mit einer hilfreichen Antwort kontern.

Die Vergnügungs-Vorhersage. Eine von Annettes selbstschädigenden Einstellungen besagt, daß es nichts einbringt, irgendetwas Produktives zu unternehmen, wenn sie allein ist. Aufgrund dieser Überzeugung bleibt sie passiv und fühlt sich elend, was wiederum eine Bestätigung für ihre Annahme ist, daß es furchtbar ist, allein zu sein.

Die Lösung: Überprüfe deine Überzeugung, daß es keinen Sinn hat, etwas zu unternehmen, indem du die Vergnügungs-Vorhersageliste benutzt, die das Schaubild 5-5, S. 94 zeigt. Mach dir für mehrere Wochen einen Plan, in dem du eine Reihe von Aktivitäten aufnimmst, die persönliche Bereicherung und Befriedigung versprechen.

Unternimm einige Dinge allein und andere gemeinsam mit anderen Leuten. Schreibe in der entsprechenden Spalte auf, mit wem du die jeweilige Aktivität unternehmen willst und sage vorher, wie befriedigend jede von ihnen sein wird, wobei dir wiederum eine Skala von 0 bis 100 % zur Verfügung steht. Dann beginn damit.

In der Spalte »Tatsächliche Zufriedenheit« kannst du aufschreiben, wieviel Freude dir jede Tätigkeit wirklich bereitete. Du wirst erstaunt sein, daß auch Dinge, die du ganz allein unternimmst, wesentlich erfreulicher sind, als du anfänglich dachtest.

Der Vergleich kann nur überzeugend ausfallen, wenn du den Stellenwert einer Anstrengung berücksichtigst. Es wäre unsinnig, einen allein verbrachten Fernsehabend mit dem exquisiten Essen in einem französischen Restaurant zu vergleichen, das du zusammen mit einem Freund besucht hast.

Das Schaubild 5-5 zeigt die Aktivitäten eines jungen Mannes, der sich mit der Tatsache abfinden mußte, daß seine Freundin (die 300 km entfernt wohnte) einen neuen Freund hatte und ihn nicht mehr sehen wollte. Anstatt sich in Selbstmitleid zu verkriechen, stürzte er sich in neue Betätigungen. In der letzten Spalte kannst du sehen, daß die Befriedigung, die er aufgrund eigener Unternehmungen erhielt, sich zwischen 60 und 90 Prozent bewegt, während das Zusammensein mit anderen Menschen ihm nur eine Befriedigung zwischen 30 und 90 Prozent verschaffte. Das Wissen darüber stärkte sein Selbstvertrauen, wußte er doch, daß er keineswegs immer verzweifelt sein mußte, weil er seine Freundin verloren hatte, und daß er nicht unbedingt von anderen Menschen abhängig war, um sich am Leben zu freuen. Du kannst diese Vergnügungs-Vorhersage dazu benutzen, eine Reihe von

Schaubild 5-5. Die Vergnügungs-Vorhersage

Datum	*Aktivität*	*Mit wem unternimmst du die jeweilige Aktivität?*	*Vorhergesagte Befriedigung vor der Aktivität (0–100 %)*	*Tatsächliche Befriedigung nach der Aktivität (0–100 %)*
2.8.	Lesen (1 Stunde)	allein	50 %	60 %
3.8.	Abendessen, Discothek besuchen	Uwe	80 %	90 %
4.8.	Party bei Susanne	allein	80 %	85 %
5.8.	Tante Helga in Frankfurt besuchen	Eltern und Großeltern	40 %	30 %
5.8.	Gerdas Wohnung einweihen	Gerda und Detlef	75 %	65 %
6.8.	Abendessen bei Gerda	12 Leute	60 %	80 %
6.8.	Party bei Linde	Linde und 5 andere Leute	70 %	70 %
7.8.	Jogging	allein	60 %	90 %
8.8.	Theaterbesuch	Linde	80 %	70 %
9.8.	Martin besuchen	Uwe, Dieter und Eberhard	60 %	85 %
10.8.	Jogging	allein	70 %	80 %
10.8.	Skatspielen	Roland, Sieglinde	50 %	70 %
11.8.	Abendessen	Susanne und Dieter	70 %	70 %
12.8.	Kunstgalerie besuchen	allein	60 %	70 %
12.8.	Kaufhausbummel	Martin	80 %	85 %
13.8.	Jogging	allein	70 %	80 %

Vermutungen zu überprüfen, die dich möglicherweise lähmen können. Darunter sind:

1. Ich kann mich an nichts erfreuen, wenn ich allein bin.
2. Es ist sinnlos, irgendetwas zu unternehmen, weil ich in einem sehr wichtigen Bereich gescheitert bin (z.B. einen heißbegehrten Job oder eine Versetzung nicht bekommen habe).
3. Weil ich weder reich noch erfolgreich oder berühmt bin, kann ich mich an den Dingen nicht voll und ganz erfreuen.
4. Ich kann Dinge nicht genießen, wenn ich nicht im Mittelpunkt der Aufmerksamkeit stehe.
5. Etwas bereitet mir nur dann wirkliche Befriedigung,wenn ich es perfekt (oder erfolgreich) bewältigt habe.
6. Es macht mich nicht zufrieden, wenn ich nur einen Teil meiner Arbeit erledigt habe. Ich muß unbedingt *alles* noch heute zu Ende bringen.

All diese Einstellungen bewirken einen Kreislauf von sich selbst bestätigenden Vorhersagen, wenn du sie nicht einer Untersuchung unterziehst. Wenn du sie mit dem Vergnügungs-Vorhersage-Protokoll überprüfst, wird sich zeigen, welche überraschenden Freuden und Befriedigungen dir das Leben gewähren kann. Hilf dir selbst!

Eine Frage ergibt sich recht häufig in bezug auf die Vergnügungs-Vorhersage: »Nehmen wir an, ich liste eine Reihe von Aktivitäten auf, muß jedoch feststellen,daß sie genauso unbefriedigend sind, wie ich es mir gedacht hatte?« Das kann passieren. Wenn das so ist, versuche deine negativen Gedanken aufzuschreiben und beantworte sie mit Hilfe des Tagesprotokolls negativer Gedanken. Stell dir zum Beispiel vor, du gehst in ein Restaurant und fühlst dich sehr angespannt. Du denkst: »Diese Leute hier glauben sicherlich, ich bin ein Versager, weil ich ganz allein hier sitze.« Wie sollst du darauf reagieren? Erinnere dich daran, daß die Gedanken anderer Leute nicht den mindesten Einfluß auf deine Stimmungen haben können. Ich habe dies einmal meinen Patienten demonstriert, indem ich ihnen erzählte, ich würde mich jetzt für jeweils fünfzehn Sekunden auf zwei Gedanken konzentrieren, die sie beträfen. Ein Gedanke wäre äußerst positiv, der andere äußerst negativ und verletzend. Sie sollten mir nun sagen, wie jeder dieser Gedanken sie emotional berührte. Ich schloß meine Augen und dachte: »Dieter ist ein netter Kerl und ich mag ihn gern.« Dann dachte ich: »Dieter ist der widerlichste Mensch, den ich kenne.« Weil Dieter diese Gedanken nicht lesen und unterscheiden konnte, hatten sie auch keinerlei Auswirkung auf seine Empfindungen!

Möglicherweise erscheint dir dieses Experiment etwas zu einfach. Es ist es aber nicht – es sind tatsächlich nur *deine* Gedanken, die dich beeinflussen können. Wenn du in einem Restaurant sitzt und dich unglücklich fühlst, weil du allein bist, weißt du in Wirklichkeit überhaupt nicht, was die anderen Leute denken. Es sind einzig und allein deine eigenen Gedanken, die dich unglücklich machen, du selbst bist die einzige Person in der Welt, die dich in Bedrängnis bringen kann. Warum stempelst du dich als »Versager« ab, bloß weil du in einem Restaurant alleine sitzt? Würdest du einem anderen gegenüber ebenso grausam sein? Hör also auf, dich selbst zu verletzen! Entgegne auf diesen automatischen Gedanken mit einer rationalen Antwort: »Allein ein Restaurant zu besuchen, heißt nicht, daß ich ein Versager bin. Ich habe genauso das Recht, hier zu sein, wie jeder andere auch.«

Schluß mit dem ewigen »wenn und aber« – Einwände entkräften. Dein ewiges »wenn und aber« kann das allergrößte Hindernis vor einer sinnvollen Tätigkeit sein. Kaum daß du daran denkst, irgendetwas Produktives anzufangen, kommt sofort das unweigerliche »aber« als Entschuldigung dafür, daß du passiv bleibst.

Zum Beispiel: »Ich *könnte* ja heute einmal Joggen gehen, aber ...«

1. Ich bin zu müde dazu.
2. Ich bin zu faul dazu.
3. Ich bin nicht so recht in der Stimmung usw.

Ein anderes Beispiel: »Ich *könnte* ja das Rauchen einschränken, aber ...«

1. Ich habe nicht genug Selbstdisziplin dazu.
2. Ich kann so etwas nicht über's Knie brechen, und das Rauchen langsam einzuschränken wäre eine lange Quälerei.
3. Ich bin in letzter Zeit zu nervös.

Wenn du dich wirklich zu etwas motivieren willst, mußt du lernen, wie du dieses »aber« loswirst. Einen Weg dorthin zeigt die Methode zur Entkräftung von Einwänden, die im Schaubild 5-6 dargestellt ist. Nehmen wir an, es ist Samstag, und du hast dir vorgenommen, den Rasen zu mähen. Du hast drei Wochen lang gezögert, und inzwischen sieht der Garten wie ein Dschungel aus. Du sagst dir: »Ich sollte es wirklich tun, aber ich bin einfach nicht in der Stimmung dazu.« Nimm dies in der Spalte unter den »Einwänden« auf. Nun entgegne mit einer Entkräftung dieses Einwands: »Wenn ich einmal damit begonnen habe, wird sich die Lust schon einstellen. Und wenn ich es endlich erledigt habe, werde ich ein phantastisches Gefühl haben!« Dein nächster Impuls wird wahrscheinlich ein neuer Einwand sein: »Aber der Rasen ist schon so lang, das Mähen wird ewig dauern.« Entgegne nun mit einer neuen Entkräftung (vgl. Schaubild 5-6) und fahre in diesem Prozeß fort, bis du keine Einwände oder Entschuldigungen mehr findest.

Lerne dich selbst zu bestätigen. Redest du dir häufig ein, daß alles, was du tust, nichts zählt? Hast du diese schlechte Gewohnheit, ist es verständlich, wenn du glaubst, daß kaum eine Tätigkeit der Mühe wert ist. Ganz egal, ob du ein Nobelpreisträger oder ein Hilfsarbeiter bist, dein Leben wird dir leer erscheinen, weil du dir durch deine abwertende Grundeinstellung je-

Schaubild 5-6. Entkräftung von Einwänden. Die Zickzackpfeile bezeichnen deine Gedankenmuster, die ablaufen, während du über die Angelegenheit nachdenkst.

Einwände	*Entkräftung*
Ich sollte wirklich den Rasen mähen, aber ich bin nicht in der Stimmung dazu.	Wenn ich einmal damit begonnen habe, wird sich die Lust dazu schon einstellen. Es wird ein phantastisches Gefühl sein, die Sache erledigt zu haben.
Aber der Rasen ist schon so lang, das Mähen wird ewig dauern.	Mit dem Motorrasenmäher wird es gar nicht allzu lange dauern. Zumindest kann ich schon einen Teil jetzt mähen.
Aber ich bin doch so müde.	Dann fange ich wenigstens an, bevor ich mich ausruhe.
Ich ruhe mich lieber gleich aus oder schaue Fernsehen.	Natürlich kann ich das tun, aber ich werde mich dabei nicht so recht wohlfühlen, solange diese Arbeit noch im Hintergrund wartet.
Aber ich bin einfach zu faul, um es heute zu tun.	Das kann nicht stimmen. Ich habe heute schon mehr erledigt.

de Freude an irgendwelchen Bemühungen raubst und dich bereits geschlagen gibst, ohne überhaupt mit etwas begonnen zu haben. Kein Wunder, daß du dich antriebslos fühlst.

Ein erster Schritt, um mit dieser zerstörerischen Neigung aufzuräumen, ist das Aufschreiben der selbstabwertenden Gedanken, die dich zu diesen Empfindungen veranlassen. Antworte auf diese Gedanken und ersetze sie durch objektivere Erwägungen, die dich selbst bestätigen. Einige Beispiele dafür zeigt das Schaubild 5-7. Sobald du den Bogen raus hast, kannst du versuchen, dich bewußt in all den Dingen zu loben, die du tust, auch wenn sie banal erscheinen. Anfänglich wirst du vielleicht noch keinerlei überwältigende Erfahrung machen, fahr aber trotzdem mit den Übungen fort. Nach ein paar Tagen wirst du einen Stimmungsaufschwung spüren, und du wirst größeren Stolz über die Dinge empfinden, die du gerade tust.

Du wirst vielleicht einwenden: »Warum soll ich mir für alles, was ich tue, auf die Schulter klopfen? Es wäre besser, wenn meine Familie, meine Freunde und meine Kollegen mich mehr respektieren würden.« Sicher ist das ein

Schaubild 5-7. Selbstbestätigungen

Selbstabwertende Aussagen	*Selbstbestätigende Aussagen*
Jeder andere könnte dieses Geschirr ebenso gut spülen.	Eben weil es eine langweilige, gewöhnliche Tätigkeit ist, verdiene ich besondere Pluspunkte, wenn ich sie erledige.
Es war sinnlos, das Geschirr zu spülen. Es wird sowieso wieder schmutzig.	Das ist genau der Punkt. Das Geschirr muß sauber sein, wenn wir es benötigen.
Ich hätte mir beim Aufräumen mehr Mühe geben sollen.	Niemand ist perfekt. Aber ich habe immerhin erreicht, daß das Zimmer jetzt wesentlich besser aussieht.
Es war reines Glück, daß meine Rede gut ankam.	Das hatte mit Glück nichts zu tun. Ich hatte mich gut vorbereitet und hielt meine Ansprache in überzeugender Form. Ich habe die Sache hervorragend gemacht.
Ich habe mein Auto gewaschen und poliert, aber es sieht immer noch nicht so gut aus wie das neue Auto meines Nachbarn.	Das Auto sieht ein ganzes Stück besser aus als zuvor. Es macht Spaß, damit herumzufahren.

Problem. Aber auch wenn andere Leute deine Leistungen nicht anerkennen, mußt du nicht auf gleiche Weise reagieren. Du brauchst dich nicht ebenfalls zu vernachlässigen. Auch wenn dich jemand lobt, kannst du diese Anerkennung nicht aufnehmen, ohne das Gesagte zu glauben und für gültig zu erklären. Wie viele wirkliche Komplimente sind vielleicht schon bei dir auf taube Ohren gestoßen, indem du sie innerlich abgewertet hast? Verhälst du dich so, reagieren andere Leute enttäuscht, da du keine positive Reaktion auf das zeigst, was sie dir gesagt haben. Natürlicherweise werden sie es irgendwann aufgeben, gegen deine selbstabwertenden Neigungen anzukämpfen. Noch einmal in aller Deutlichkeit: Einzig und allein deine Gedanken über dein Tun sind ausschlaggebend für deine Stimmung.

Es kann hilfreich sein, die Dinge, die du jeden Tag tust, aufzulisten und niederzuschreiben. Dann gib dir für jede Tätigkeit, so unbedeutend sie sein mag, ein paar Pluspunkte. Das wird dir dabei helfen, dich auf das zu konzentrieren, was du *getan hast*, anstatt auf das, was du versäumt hast. Das klingt ausgesprochen einfach, aber es hilft!

Aktivierungstechniken. Zögerst du immer wieder damit, eine bestimmte Arbeit zu erledigen, dann mach dir Notizen über die Art und Weise, wie du darüber denkst. Du kannst die Macht, die diese arbeitshemmenden Überlegungen über dich haben, brechen, indem du sie einfach aufschreibst und dann durch arbeitsfördernde Überlegungen ersetzt, wobei du wiederum die Zwei-Spalten-Technik benutzt. Eine Reihe von Beispielen zeigt das Schaubild 5-8. Wendest du diese Aktivierungstechniken an, ist es notwendig, auch die gedanklichen Verzerrungen in deinen arbeitshemmenden Überlegungen festzuhalten. Du kannst zum Beispiel entdecken, daß dein schlimmster Feind ein Alles-oder-nichts-Denken ist oder aber die ständige Abwertung des Positiven. Vielleicht hast du jedoch die schlechte Angewohnheit, ganz willkürlich negative Vorhersagen zu machen. Wirst du dir über die gedanklichen Verdrehungen klar, die immer wieder alle deine Pläne durchkreuzen, kannst du anfangen, sie zu korrigieren. Die Korrektur deines ständigen Zögerns und Zeitverschwendens wird den Weg freimachen für neue Aktivitäten und schöpferisches Handeln.

Nicht nur auf Gedanken, sondern auch auf Phantasien und Tagträume lassen sich diese Techniken anwenden. Gehst du einer bestimmten Aufgabe aus dem Weg, erscheinen dir sicherlich ganz automatisch bestimmte negative, entmutigende Bilder im Kopf. Daraus entwickeln sich unnötige Anspannungen und Befürchtungen, die deine Leistungsfähigkeit beeinträchtigen und die Wahrscheinlichkeit vergrößern, daß deine Befürchtungen schließlich Wirklichkeit werden.

Mußt du beispielsweise eine Rede vor einer Gruppe von Geschäftspartnern halten, kann es passieren, daß du dir bereits *vorstellst*, wie du etwas vergißt, was du sagen wolltest oder keine Antwort auf eine direkte Frage aus dem Publikum weißt. Wenn es dann soweit ist, hast du dich wirkungsvoll darauf eingestellt, dich genau so zu verhalten. Du bist derart nervös geworden, daß die Sache ganz genauso abläuft, wie du es dir in deinen Angstbildern vorgestellt hast!

Eine Lösung dieses Problems könnte so aussehen: Versuche dir jeden Abend vor dem Einschlafen auszumalen, wie du die Rede in gelungener Weise hältst. Stell dir vor, wie du voller Selbstvertrauen auftrittst, wie du ganz energisch dein Thema darstellst und wie du auf alle Fragen aus dem Publikum klar und freundlich eingehst. Nach einer gewissen Zeit wird diese einfache Übung sich sehr positiv auf dein Gefühl auswirken. Natürlich kann es keine Garantie dafür geben, daß die Dinge dann tatsächlich so eintreffen, wie du es dir vorgestellt hast. Es besteht jedoch kein Zweifel darüber, daß deine Erwartungen und deine Stimmungen einen erheblichen *Einfluß* auf das haben, was dann wirklich geschieht.

Kleine Schritte für kleine Füße. Eine einfache und einleuchtende Methode zur Selbsthilfe besteht darin, jede Arbeit in einzelne winzige Bestandteile zu zerlegen. Dadurch schreckst du auch vor umfangreichen Arbeiten nicht mehr zurück. Nehmen wir an, du hast einen Beruf, der von dir den häufigen Besuch von Sitzungen verlangt. Du hast aber große Konzentrationsschwie-

Schaubild 5-8. Aktivierungstechniken. Trage in die linke Spalte all die Überlegungen ein, die deine Motivation zu einer bestimmten Arbeit beeinträchtigen. In der rechten Spalte kannst du die gedanklichen Verdrehungen festhalten und dann sachlichere und einfallsreichere Überlegungen entwickeln.

Arbeitshemmende Überlegungen	*Arbeitsfördernde Überlegungen*
Hausfrau: Ich werde die Garage nie sauber kriegen. Das Gerümpel hat sich jetzt schon seit Jahren aufgetürmt.	Übertriebene Verallgemeinerung, Alles-oder-Nichts-Denken. Ich fange einfach an einer Ecke an. Es besteht kein Grund, warum ich alles an einem Tag schaffen sollte.
Bankangestellter: Meine Arbeit hier ist weder besonders wichtig noch besonders interessant.	Abwertung des Positiven: Für mich mag das alles Routine sein, aber für die Kunden ist es sehr wichtig, was ich tue. Wenn ich nicht deprimiert bin, kann es durchaus Spaß machen. Viele Leute erledigen Routinetätigkeiten, deshalb sind sie jedoch keineswegs überflüssig oder unwichtig. Vielleicht kann ich in meiner Freizeit interessantere Dinge tun.
Student: Es ist sinnlos, diese Semesterarbeit zu schreiben. Das Thema ist stinklangweilig.	Alles-oder-Nichts-Denken. Also ziehe ich die Sache ohne große Anstrengung durch. Es muß ja kein Meisterwerk werden. Vielleicht lerne ich dabei das eine oder andere. Vor allem werde ich mich besser fühlen, wenn ich die Sache erledigt habe.
Sekretärin: Ich werde beim Abtippen dieses Textes sicher eine ganze Reihe von Tippfehlern machen. Mein Chef wird mich furchtbar anschreien.	Falsche Vorhersage. Niemand zwingt mich, beim Tippen perfekt zu sein. Schließlich kann ich die Fehler noch korrigieren. Wenn mein Chef darauf überkritisch reagiert, kann ich ihn beschwichtigen und ihm sagen, es wäre besser, mich in meiner Arbeit zu unterstützen, als die Erwartungen übertrieben hochzuschrauben.
Politiker: Ich werde den Wahlkampf verlieren und mich zu einer lächerlichen Figur machen.	Falsche Vorhersage, Etikettierung. Es ist keine Schande, einen Wahlkampf zu verlieren. Viele Leute haben Respekt vor mir, weil ich den Versuch mache, einige wichtige An-

	liegen durchzusetzen. Unglücklicherweise gewinnt nicht immer der Beste, aber ich kann den Glauben an mich selbst behalten, ganz egal, ob ich gewählt werde oder nicht.
Versicherungsvertreter: Warum sollte ich diesen Kunden noch einmal anrufen? Er hat sowieso kein Interesse.	Gedankenlesen. Ich kann es nicht genau wissen. Zumindest kann ich einen Versuch machen. Immerhin hat er mich gebeten, noch einmal anzurufen. Einige Leute sind an einer Versicherung interessiert, andere nicht, meine Aufgabe ist es auch, die Spreu vom Weizen zu trennen. Ich habe das Gefühl, produktiv zu sein, auch wenn mich jemand abweist. Im Durchschnitt verkaufe ich bei fünf Verkaufsgesprächen jeweils eine Versicherung, also ist es sinnvoll, möglichst viele Termine wahrzunehmen.
Schüchterner, alleinstehender Mann: Wenn ich versuche, ein attraktives Mädchen kennenzulernen, bekomme ich immer wieder eine kräftige Abfuhr. Was soll das also? Ich warte am besten so lange, bis ein Mädchen ganz offen zeigt, daß sie mich mag. Dann brauche ich kein Risiko tragen.	Falsche Vorhersage, übertriebene Verallgemeinerung. Sie können mich nicht *alle* abweisen, und es ist keine Schande, einen Versuch zu machen. Von jedem »Korb«, den ich bekomme, kann ich etwas lernen. Ich muß mein Auftreten verbessern und es einfach noch einmal versuchen! Es gehörte Mut dazu, das erste Mal vom Fünfmeterbrett zu springen, aber ich habe es getan und bin am Leben geblieben.
Autor: Dieses Kapitel meines Buches muß großartig werden. Aber ich fühle mich nicht sonderlich kreativ.	Alles-oder-Nichts-Denken. Ich sollte einfach eine angemessene Rohfassung entwerfen. Später kann ich sie dann immer noch überarbeiten.
Sportler: Ich kann mich nicht genug disziplinieren. Mir fehlt es an Selbstkontrolle. Ich komme nie in Hochform.	Abwertung des Positiven, Alles-oder-Nichts-Denken. Es kann mir nicht an Selbstkontrolle fehlen, weil ich schon gute Leistungen gebracht habe. Ich trainiere einfach eine Weile und wehre mich dagegen, vorzeitig schlappzumachen.

rigkeiten, was auf deine Ängste, Depressionen oder Tagträume zurückzuführen ist. Du kannst dich nicht richtig konzentrieren, weil du denkst: »Ich verstehe das nicht richtig, obwohl ich es sollte. Mein Gott, das ist so langweilig. Ich würde jetzt viel lieber mit meiner Freundin (oder meinem Freund) im Bett liegen oder zum Angeln gehen.«

Hier ist nun ein Mittel, um die Langeweile zu besiegen, die Ablenkungen auszuschalten und deine Konzentrationsfähigkeit zu steigern: Zerlege die zu leistende Arbeit in ihre kleinsten Bestandteile! Nimm dir zum Beispiel vor, drei Minuten zuzuhören und gönne dir dann eine Minute Pause, um dich deinen Tagträumen zu widmen. Dann höre wieder drei Minuten aufmerksam zu, und laß dich nicht durch andere (möglicherweise angenehmere) Gedanken in dieser kurzen Frist ablenken. Daraufhin gönnst du dir wieder eine einminütige Unterbrechung.

Diese Technik macht es dir möglich, deine Konzentration auf einem höheren Niveau zu halten. Die selbst gegebene Möglichkeit, dich während kurzer Perioden ein paar entspannenden Gedanken hinzugeben, mindert ihren übergroßen Einfluß. Nach einer Weile verlieren sie ohnehin an Wichtigkeit.

Ein außerordentlich nützlicher Weg, um eine Aufgabe in handliche Einheiten zu zerlegen, ist eine gute Zeiteinteilung. Werde dir klar, wieviel Zeit du für eine bestimmte Arbeit aufwenden willst, und höre pünktlich am Ende der zugemessenen Zeit mit der Arbeit auf, auch wenn sie noch nicht beendet ist. Wende dich dann einer angenehmeren Tätigkeit zu. Obwohl dies sehr einfach klingt, kann es Wunder wirken.

Die Ehefrau eines erfolgreichen Politikers zum Beispiel nährte jahrelang einen heimlichen Groll gegenüber ihrem Gatten, weil er ein so schillerndes und bedeutendes Leben führte. Demgegenüber hatte sie das Gefühl, daß ihr Leben nur aus alltäglicher Kindererziehung und Hausputz bestünde und sie nie und nimmer mit all den lästigen Arbeiten fertig werden würde. Das Leben erschien ihr als Tretmühle. Sie wurde stark depressiv.

Nachdem sie einige Zeit bei einem meiner Kollegen (Dr. Aaron T. Beck) behandelt wurde, erlebte sie einen raschen Stimmungsaufschwung. Wie gelang ihm dies? Ganz einfach. Er machte ihr klar, worauf ihre Depression basierte. Sie strebte keinerlei eigene Ziele an, weil sie nicht an sich selbst glaubte. Anstatt ihre Furcht, Risiken einzugehen, anzuerkennen und dagegen anzukämpfen, machte sie ihren Ehegatten für ihre Orientierungslosigkeit verantwortlich und beklagte sich über all die unerledigte Hausarbeit.

Als erster Schritt mußte entschieden werden, wieviel Zeit sie jeden Tag für die Hausarbeit aufwenden wollte. Sie sollte auf keinen Fall mehr Zeit dafür aufwenden, als unbedingt notwendig, auch wenn das Haus dann nicht perfekt aufgeräumt aussah. Für den Rest des Tages sollte sie sich Tätigkeiten aussuchen, an denen sie mehr Interesse hatte. Sie entschied, daß eine Stunde Hausarbeit am Tag genug war und widmete sich einem Studium, um so die Grundlage für eine eigene berufliche Karriere zu legen. Dies gab ihr das Gefühl der Befreiung. Wie ein böser Zauber verschwand die Depression genauso wie der Unmut, den sie gegenüber ihrem Mann empfunden hatte.

Ich möchte den Eindruck vermeiden, als wäre es immer so einfach, mit Depressionen fertig zu werden. Auch bei dem eben genannten Fall wird die Patientin immer wieder gelegentliche Rückfälle zu bekämpfen haben. Zeitweise wird sie möglicherweise in dieselbe gedankliche Falle geraten, zuviel tun zu wollen, sich überansprucht zu fühlen und andere dafür verantwortlich zu machen. In dieser Situation muß sie die gleiche Technik noch einmal anwenden. Das Entscheidende ist, daß sie eine Methode gefunden hat, die bei ihr funktioniert!

Derselbe Ansatz kann auch bei dir zum Erfolg führen. Neigst du dazu, größere Bissen in den Mund zu nehmen, als du normalerweise kauen kannst? Habe den Mut dazu, dir erreichbare zeitliche Begrenzungen zu setzen und auch einmal eine unerledigte Arbeit liegenzulassen. Du wirst verblüfft sein, daß gerade dadurch sowohl deine Leistungsfähigkeit als auch deine Stimmung wesentlich verbessert werden. Deine Neigung zum Aufschieben von Arbeiten wird dann bald der Vergangenheit angehören.

Motivation ohne Zwang. Eine mögliche Quelle deines Zögerns und Zauderns ist ein ungeeignetes System der Selbstanspornung. Möglicherweise unterminierst du unabsichtlich, was du tun willst, indem du dich mit so vielen »ich sollte« und »ich müßte« antreibst, daß du am Ende erstarrst. Finde einen neuen Weg, dich zu bestimmten Dingen anzuregen, indem du das Zwangsvokabular aus deinem Wortschatz streichst. Eine Alternative dazu, sich morgens zwangsweise aus dem Bett zu treiben, könnte sein, sich zu sagen: »Ich werde mich besser fühlen, nachdem ich aufgestanden bin, obwohl es anfänglich hart ist. Selbst wenn ich nicht dazu *verpflichtet* bin, aufzustehen, werde ich schließlich doch froh sein, es getan zu haben. Andererseits, wenn es mir wirklich gut tut, hier zu liegen und mich zu entspannen, kann ich gut und gerne liegenbleiben und Spaß daran haben.«

Sagst du anstelle von »ich sollte« öfter »ich möchte«, heißt das, daß du dich mit viel mehr Selbstachtung behandelst. Das gibt ein Gefühl von Unabhängigkeit und persönlicher Würde. Du wirst herausfinden, daß ein System von Belohnungen wesentlich besser wirkt als die Peitsche. Frage dich selbst: »Was *möchte* ich tun und in welcher Reihenfolge?« Ich bin mir sicher, daß diese Sichtweise deine Lebenslust wesentlich steigern wird.

Verspürst du immer noch den Wunsch, im Bett liegen zu bleiben, Trübsal zu blasen, und hast du Zweifel daran, ob du wirklich aufstehen möchtest, fertige eine Liste über die Vor- und Nachteile an, die ein weiterer Tag im Bett bringt.

Ein Steuerberater zum Beispiel, der am Monatsende noch weit mit seiner Arbeit im Rückstand war, hatte jeden Morgen große Schwierigkeiten beim Aufstehen. Seine Kunden beschwerten sich über die nicht erledigten Abrechnungen, und um diesen unerfreulichen Begegnungen aus dem Weg zu gehen, flüchtete er sich ins Bett und ging nicht einmal mehr ans Telefon. Er verlor daraufhin viele Kunden und sein Geschäft geriet in die roten Zahlen.

Sein Fehler war, sich selbst weiszumachen: »Ich weiß, daß ich mich an die Arbeit machen *sollte*, aber ich möchte es nicht. Außerdem muß ich es auch

Schaubild 5-9. Motivation ohne Zwang

Vorteile, die entstehen, wenn man im Bett liegenbleibt	*Nachteile, die entstehen, wenn man im Bett liegenbleibt*
1. Es ist bequem.	1. Obwohl es bequem erscheint, wird es nach einer gewissen Zeit furchtbar langweilig und unangenehm. In Wirklichkeit ist es gar nicht leicht, nichts zu tun und herumzuliegen, Trübsal zu blasen und sich Stunde um Stunde selbst zu kritisieren.
2. Ich brauche nichts zu tun und kann meinen Problemen ausweichen.	2. Ich bin auch dann nicht verpflichtet, etwas zu tun, wenn ich aufstehe, aber vielleicht fühle ich mich dann besser. Wenn ich meinen Problemen ausweiche, verschwinden sie dadurch nicht, sie werden nur noch schlimmer. Ich habe dann auch nicht die Befriedigung, den Versuch gemacht zu haben, sie zu lösen. Die kurzfristige Unannehmlichkeit, den Dingen ins Gesicht zu sehen, ist bestimmt weniger deprimierend als die endlose Qual, im Bett zu bleiben.
3. Ich kann schlafen und mich damit entziehen.	3. Ich kann nicht bis in alle Ewigkeit schlafen, und ich brauche auch keinerlei Schlaf mehr, nachdem ich sechzehn Stunden am Tag geschlafen habe. Ich werde mich sicherlich weit weniger erschöpft fühlen, wenn ich aufstehe und meine Arme und Beine in Bewegung bringe.

nicht! Also laß ich es bleiben!« Die Worte »ich sollte« lösten bei ihm den Gedanken aus, daß der einzige Grund aufzustehen die Befriedigung seiner aufgebrachten und reklamierenden Kunden sei, eine Vorstellung, die so unangenehm war, daß er sich weigerte. Die Absurdität seines Handelns wurde offensichtlich, als er eine Aufstellung über die Vor- und Nachteile anfertigte, die ihm aus seiner Weigerung aufzustehen erwuchsen (Schaubild 5-9). Nachdem er diese Liste fertiggestellt hatte, erkannte er, daß es nur zu seinem Vorteil sein konnte aufzustehen. Als er daraufhin wieder mehr Zeit in seine berufliche Tätigkeit investierte, besserte sich auch bald seine Stimmung, ungeachtet der Tatsache, daß er in der Periode seiner Passivität eine Reihe von Aufträgen verloren hatte.

Entwaffnungstechniken. Dein Gefühl der Lähmung wird noch verstärkt, wenn deine Familienangehörigen und Freunde die Angewohnheit haben, dich zu einer Tätigkeit zwingen oder verleiten zu wollen. Ihre Aussagen über das, was du tun solltest, verstärken zusätzlich die schwarzen Gedanken in deinem Kopf. Warum sind ihre Versuche, dich anzutreiben, zum Scheitern verurteilt?

Immer wenn du dich bedrängt fühlst, sei es, daß dich jemand handgreiflich bedroht, oder sei es, daß dich jemand herumdirigieren will, wirst du versuchen, Widerstand zu leisten, um so deine Würde zu bewahren. Paradox daran ist, daß du dir damit oft auch selbst schadest, wenn du dich weigerst, etwas zu tun, was tatsächlich zu deinem Vorteil wäre. Das bringt dich in eine ausweglose Situation, bei der du nichts gewinnen kannst. Wenn du dich weigerst zu tun, was die jeweilige Person dir sagt, fügst du dir am Ende selbst Schaden zu, bloß um sie oder ihn zu kränken. Umgekehrt - wenn du tust, was man von dir verlangt, hast du das Gefühl, klein beigegeben zu haben. Weil du den drängenden Forderungen nachgegeben hast, fühlst du dich durch die jeweilige Person kontrolliert, und das raubt dir deine Selbstachtung. Niemand möchte gern zu etwas gezwungen werden.

Renate zum Beispiel ist Ende zwanzig und seit langem depressiv. Als sie zu uns geschickt wurde, war sie ein regelrechter »Winterschläfer« und konnte monatelang nichts anderes tun, als allein in ihrem Zimmer vor dem Fernseher zu sitzen. Das beruhte zum Teil auf ihrem irrationalen Glauben, daß sie in irgendeiner Weise »sonderbar« aussah und daß die Leute ihr nachstarren würden. Außerdem hatte sie das Gefühl, von ihrer herrischen Mutter unter Druck gesetzt zu werden. Renate gab zu, daß sie sich möglicherweise besser fühlen würde, wenn sie bestimmte Dinge unternehmen würde. Das würde jedoch bedeuten, daß sie ihrer Mutter nachgeben müßte, die ihr ständig sagte, sie solle aus ihrer Höhle herauskommen und etwas unternehmen. Je intensiver ihre Mutter sie drängte, um so erbitterter setzte Renate sich dagegen zur Wehr.

Man kann den Umgang mit Leuten, die an einem herumnörgeln, einem ständig ins Gewissen reden und einem sein Leben vorschreiben wollen, lernen. Stell dir vor, du seist die beschriebene Renate. Nachdem du über alles nachgedacht hast, kommst du zu der Überzeugung, daß es besser wäre, dich mehr um eine Reihe von Dingen zu kümmern. Du hast gerade diesen Entschluß gefaßt, als deine Mutter in dein Zimmer kommt und dich auffordert: »Steh jetzt endlich mal auf! Du bekommst ja überhaupt nichts vom Leben mit, wenn du hier herumliegst. Du mußt etwas tun! Warum unternimmst du nicht etwas, genauso wie die anderen Frauen in deinem Alter?« Obwohl du dich eben gerade entschlossen hattest, genau das zu tun, wirst du in diesem Moment einen gewaltigen Widerwillen dagegen entwickeln!

Die »Entwaffnungstechnik« ist eine geeignete Methode, dieses Problem für dich zu lösen (andere Anwendungen dieses verbalen Schachzuges werden im nächsten Kapitel beschrieben). Das Wesentliche bei der Entwaffnungstechnik besteht darin, deiner Mutter auf einer Weise beizupflichten, die ihr klarmacht, daß du aufgrund deiner eigenen Entscheidung mit ihr übereinstimmst und nicht, weil sie dich dazu gebracht hat. Du könntest also wie folgt antworten: »Ja, Mutter, ich habe gerade selbst darüber nachgedacht und bin zu dem Ergebnis gekommen, daß es für mich vorteilhaft wäre, wenn ich etwas unternähme. Aufgrund meiner eigenen Entscheidung bin ich entschlossen, es zu tun.« Nun kannst du die Dinge in Angriff nehmen, ohne dich dazu gedrängt zu fühlen. Wenn deine Antwort etwas schärfer ausfallen soll, kannst du auch sagen: »Ja, Mutter, ich habe mich in der Tat entschlossen aufzustehen, ungeachtet der Tatsache, daß du mich dazu aufgefordert hast.«

Erfolge sichtbar machen. Eine besonders wirksame Methode der Selbstanspornung ist die Auflistung der Vorteile einer einfallsreichen Tätigkeit, die du bisher aufgeschoben hast, weil sie zuviel Selbstdisziplin verlangte. Eine solche Liste wird deinen Blick für die positiven Ergebnisse dieser Tätigkeit schärfen. Es ist ausgesprochen menschlich zu tun, worauf man Lust hat. Mehr noch: Sich selbst zu einer Tätigkeit prügeln, wirkt bei weitem nicht so gut wie die Aussicht einer saftigen Belohnung.

Nehmen wir an, du willst mit dem Rauchen aufhören. Du führst dir die Lungenkrebsgefahr und all die anderen Auswirkungen des Rauchens ins Bewußtsein. Diese Verunsicherungstaktik macht dich so nervös, daß du gleich darauf wieder zur Zigarette greifst. Sie funktioniert so nicht! Hier ist eine Dreiphasen-Methode, die funktioniert!

In der ersten Phase sammelst du all die positiven Ergebnisse, die du erreichst, wenn du mit dem Rauchen aufhörst. Schreibe so viele auf, wie dir nur in den Sinn kommen. Zum Beispiel:

1. Bessere Gesundheit
2. Selbstachtung
3. Größere Selbstdisziplin. Mit meinem neuen Selbstvertrauen kann ich auch eine Reihe von anderen Dingen in Angriff nehmen, die ich bisher aufgeschoben habe.
4. Ich werde in der Lage sein, Sport zu treiben und Tanzen zu gehen und dabei ein gutes Körpergefühl entwickeln. Ich erlange genügend Widerstandskräfte und zusätzliche Energie.
5. Meine Lungen und mein Herz werden gestärkt. Mein Blutdruck wird sinken.
6. Ich werde einen frischen Atem bekommen.
7. Ich werde Geld einsparen.
8. Meine Lebenserwartung wird höher.
9. Ich werde nicht mehr die Luft um mich herum verpesten.
10. Ich kann den Leuten erzählen, daß ich das Rauchen aufgegeben habe.

Hast du diese Liste aufgestellt, kannst du zur nächsten Phase übergehen. Stell dir jeden Abend vor dem Einschlafen vor, du seist in deiner Lieblingslandschaft - du wanderst an einem frischen Herbsttag durch einen abgelegenen Gebirgswald oder liegst an einem stillen Strand, an den die kristallklaren Wellen des Ozeans schlagen, während die Sonne deine Haut wärmt. Egal welcher Phantasie du dich hingibst, versuche jedes einzelne angenehme Detail lebendig und sichtbar werden zu lassen, entspanne dabei deinen Körper, und überlasse dich deinen Vorstellungen. Erlaube jedem einzelnen Muskel einmal abzuschalten. Laß die Anspannung deiner Arme und Beine aus deinem Körper weichen. Du wirst feststellen, wie weich und locker sich deine Muskeln anfühlen. Du merkst, wie friedlich du dich fühlst. Nun bist du bereit für die dritte Phase.

Stell dir vor, du bist immer noch in dieser Traumlandschaft und hast jetzt das Rauchen aufgegeben. Gehe die Liste der positiven Ergebnisse noch einmal durch und wiederhole jeden einzelnen Punkt noch einmal auf folgende Weise: »Ich habe jetzt eine bessere Gesundheit, und das tut mir gut. Ich kann den Strand entlanglaufen, solange ich will. Mein Atem ist frisch, und ich habe ein gutes Gefühl zu mir selbst. Ich empfinde größere Selbstachtung. Weil ich jetzt größere Selbstdisziplin besitze, kann ich auch andere Herausforderungen annehmen, wenn ich dazu Lust habe. Ich habe eine ganze Menge Geld übrig« usw.

Diese Methode, mit Angewohnheiten umzugehen, indem man sich intensiv auf die positiven Ergebnisse konzentriert, funktioniert erstaunlich gut. Sie ist einfach zu handhaben und rechtfertigt den Aufwand unbedingt. Versuche sie anzuwenden, wenn du abnehmen willst oder wenn der Rasen gemäht werden muß, aber auch, um morgens rechtzeitig aus dem Bett zu kommen, regelmäßig Jogging zu betreiben und für viele andere Gewohnheiten, auf die du Einfluß nehmen möchtest.

»Ich kann das nicht«. Ein sehr häufiges selbstschädigendes Gedankenmuster, das bei depressiven und zaudernden Menschen auftritt, ist, auf jede mögliche einfallsreiche Tätigkeit mit einem »Ich kann das nicht« zu reagieren. Vielleicht beruht das auf deiner Angst, wegen deiner Untätigkeit angegriffen zu werden. Du versuchst, dein Gesicht zu wahren, indem du den Anschein erweckst, als wärst du außerstande oder nicht fähig genug, um die jeweilige Arbeit auszuführen. Das Problem dabei ist, daß du zwar auf diese Weise deine Trägheit verteidigen kannst, aber allmählich selbst daran glaubst. Sagst du immer wieder »Ich kann das nicht«, wirkt das wie ein hypnotischer Einfluß. Nach einer Weile bist du dann wirklich davon überzeugt, ein gelähmter Invalide zu sein, der nichts mehr unternehmen kann. Typisch sind dabei die folgenden Überlegungen: »Ich kann nicht kochen«, »Ich kann nicht arbeiten«, »Ich kann mich nicht konzentrieren«, »Ich kann nicht lesen«, »Ich kann nicht aus dem Bett aufstehen« und »Ich kann mein Zimmer nicht aufräumen«.

Diese Gedanken verletzen nicht nur dich selbst, sie trüben auch dein Verhältnis zu den Menschen, die du liebst, weil sie deine ewige Betonung, daß du dies oder jenes nicht »kannst«, allmählich als notorisches Gejammer ansehen. Sie können nicht verstehen, daß es für dich *tatsächlich unmöglich scheint*, etwas zu tun. Sie werden dich angreifen und sich auf enttäuschende Kraftproben mit dir einlassen.

Eine mögliche Hilfe ist die Überprüfung deiner negativen Vorhersagen durch sofortige Versuche. Nehmen wir zum Beispiel an, du hast dir eingeredet: »Ich bin so durcheinander, daß ich mich nicht genug konzentrieren kann, um etwas zu lesen.« Um diese Behauptung zu überprüfen, nimm dir eine gerade greifbare Tageszeitung, und lies dir einen Satz durch. Dann versuche einmal, ob du diesen Satz selbst zusammenfassen kannst. Du wirst daraufhin sagen: »Aber ich konnte noch nie einen ganzen Abschnitt lesen und verstehen.« Überprüfe auch diese Vorhersage durch einen Versuch. Lies einen Abschnitt und fasse ihn zusammen. Manche Depressionen konnten durch diese einleuchtende Methode gelindert werden.

»Ich kann nicht verlieren«: Vielleicht zögerst du noch festzustellen, ob deine Selbstzweifel eine Berechtigung haben oder nicht. Du könntest damit das Risiko eingehen, sie zu bestätigen. Schließt du jedes Risiko aus, kannst du wenigstens den geheimen Glauben aufrechterhalten, daß du im Grunde genommen doch eine großartige Person bist, die sich nur für eine Weile zurückgezogen hat. Hinter diesem Desinteresse und dieser Bindungslosigkeit verbirgt sich jedoch ein übermächtiges Gefühl der Minderwertigkeit und eine starke Angst zu versagen. Machst du dir klar, daß es im Grunde gar keine Verlierer gibt, kannst du mit dieser Angst umgehen lernen. Fertige eine Tabelle über all die negativen Folgen an, die es möglicherweise haben könnte, wenn du dich einer risikoreichen Tätigkeit stellst und scheiterst.

Decke dann die gedanklichen Verdrehungen auf, die deinen Ängsten zugrundeliegen und überlege dir, wie du heilsam mit der Situation umgehen kannst, auch wenn du eine Enttäuschung erlebt hast.

Riskante Unternehmungen, die du möglichst umgehen möchtest, können überall auftreten, z.B. im finanziellen, privaten oder schulischen Bereich. Halte dir immer vor Augen, daß sich daraus auch etwas Gutes ergeben kann, selbst wenn es so aussieht, als wäre die Sache schiefgegangen. Dasselbe passierte, als du Laufen gelernt hast. Du bist nicht einfach aus deinem Kinderwagen gesprungen und plötzlich graziös durch den Raum gewandelt. Du bist gestolpert, hingefallen, hast dich wieder aufgerappelt und es noch einmal versucht. Warum sollte man jetzt von dir verlangen, daß du alles kannst und weißt und keinerlei Fehler mehr machst? Du mußt lernen, dich auch dann noch zu mögen und zu achten, wenn du irgendwo gescheitert bist. Du kannst dir dadurch anregende neue Erfahrungen erschließen, und deine Ängste werden verschwinden. Ein Beispiel für eine solche Tabelle zeigt das Schaubild 5-10.

Spann den Karren nicht vor das Pferd!

Du weißt immer noch nicht genau, wo nun die Anregung eigentlich herkommt. Was kommt deiner Meinung nach zuerst – Anregung oder Handlung?

Schaubild 5-10. Das »Ich kann nicht verlieren«-System. Eine Hausfrau hat es dazu benutzt, um ihre Angst zu überwinden, sich für eine Halbtagsstelle zu bewerben.

Negative Folgen, wenn man bei einer Bewerbung abgelehnt wird	*Positive Gedanken und Bewältigungsstrategien*
1. Das bedeutet, daß ich niemals eine Stelle bekommen werde.	1. Übertriebene Verallgemeinerung. Das ist sehr unwahrscheinlich. Ich kann es überprüfen, indem ich mich für eine Reihe anderer Stellen bewerbe und mein Bestes tue, um zu sehen, was geschieht.
2. Mein Mann wird mich schief ansehen.	2. Falsche Vorhersage. Ich werde ihn fragen. Vielleicht hat er viel Verständnis für mich.
3. Was aber, wenn er kein Verständnis hat? Vielleicht sagt er, das wäre der Beweis, daß ich in die Küche gehöre und nicht das Zeug habe, eine Stelle zu bekommen.	3. Ich werde ihm klarmachen, daß ich mein Bestes tue und daß seine ablehnende Haltung keine Hilfe ist. Ich werde ihm sagen, daß ich zwar enttäuscht bin, aber auch stolz darauf, es versucht zu haben.
4. Aber wir stehen kurz vor der Pleite. Wir brauchen das Geld.	4. Wir haben bis jetzt gut gelebt und keine einzige Mahlzeit ausgelassen.
5. Bekomme ich keine Stelle, kann ich den Kindern keine anständigen Kleider für die Schule kaufen. Sie sehen völlig abgerissen aus.	5. Ich kann die Kleider auch später noch kaufen. Wir müssen jetzt lernen, mit dem auszukommen, was wir haben. Glücksgefühle beruhen nicht auf schöner Kleidung, sondern auf unserer eigenen Selbstachtung.
6. Viele meiner Freunde und Freundinnen haben eine Stelle. Sie werden glauben, daß ich mich im Geschäftsleben nicht durchsetzen kann.	6. Nicht alle sind fest angestellt, und auch meine Freundinnen, die eine Stelle haben, waren sicher schon irgendwann einmal arbeitslos. Bis jetzt hat noch keine von ihnen angedeutet, daß sie auf mich heruntersieht.

Wenn du meinst, es wäre der Impuls, hast du eine ausgezeichnete und sehr logische Wahl getroffen. Unglücklicherweise liegst du jedoch falsch. Nicht der Antrieb, sondern die Handlung ist ausschlaggebend! Du mußt die Pumpe in Gang bringen, allmählich entsteht dann ein Impuls, und das Wasser fließt von alleine.

Menschen, die immer wieder zögern, verwechseln Anregung und Handlung. Du wartest stumpfsinnig darauf, irgendwann in der Stimmung zu sein, etwas zu unternehmen. Solange du dich nicht danach fühlst, schiebst du es ganz automatisch auf.

Dein Irrtum besteht darin, daß du glaubst, erst müsse eine Anregung da sein, die dann zur Aktivierung und zum Erfolg führt. Normalerweise ist es genau andersherum: Erst muß einmal eine gewisse Tatkraft da sein, das Vergnügen stellt sich dann später ein.

Nehmen wir zum Beispiel dieses Buchkapitel. Die erste Fassung des Kapitels war oberflächlich, abgedroschen und schwerfällig. Es war lang und langweilig. Die Aufgabe, es zu überarbeiten, erschien mir am Anfang, als würde ich versuchen, mit bleiernen Badeschuhen schwimmen zu gehen. Als dann der Tag kam, für den ich mir die Überarbeitung vorgenommen hatte, mußte ich mich regelrecht dazu zwingen, mich hinzusetzen und anzufangen. Meine Freude an der Arbeit betrug vielleicht 1 Prozent, und mein Verlangen, sie liegenzulassen, lag bei 99 Prozent. Ich stand vor einer zentnerschweren Last! Als ich mich dann in den Stoff vertiefte, wurde ich mehr und mehr angeregt, und schließlich erschien die Aufgabe einfach. Das Schreiben wurde zum Vergnügen! Das Ganze läuft etwa wie folgt ab:

Erster Schritt: Handlung
↓
Zweiter Schritt: Anregung ←
↓
Dritter Schritt: Mehr Handlung

Wenn du ständig Dinge aufschiebst, bist du dir darüber sicher nicht bewußt. Du liegst im Bett und wartest darauf, daß dich ein Einfall packt. Wenn dir jemand vorschlägt, etwas zu unternehmen, jammerst du: »Ich bin nicht in der Stimmung dazu!« Wer aber hat dir gesagt, daß du dazu in der Stimmung sein mußt? Darauf zu warten kann sehr lange dauern.

Die folgende Tabelle gibt dir einen Überblick über die verschiedenen Aktivierungstechniken, wobei du dir jene heraussuchen kannst, die für dich am meisten Hilfe versprechen.

Tabelle 5-1. Übersicht über die Selbstaktivierungsmethoden

Zu verändernde Persönlichkeitsmerkmale	*Selbstaktivierungsmethoden*	*Zielsetzung der Methode*
1. Du fühlst dich durcheinander. Du hast nichts zu tun. An Wochenenden fühlst du dich einsam und gelangweilt.	1. Täglicher Aktivitätsplan	1. Plane für jede Stunde des Tages deine Tätigkeiten und bewerte das Ausmaß des Erreichten und des dabei empfundenen Vergnügens. Im Grunde wird nahezu jede Tätigkeit für dein Selbstgefühl besser sein, als im Bett zu liegen. Dein Minderwertigkeitsgefühl kann auf diese Weise abgebaut werden.
2. Du schiebst Dinge auf, weil dir die Arbeit zu schwierig und nicht lohnenswert erscheint.	2. Die Anti-Aufschub-Liste	2. Du überprüfst deine negativen Vorhersagen auf ihre Richtigkeit.
3. Du hast ein übersteigertes Verlangen zum Nichtstun.	3. Tägliches Verzeichnis untauglicher Gedanken	3. Du enthüllst die negativen Gedanken, die dich lähmen. Du stellst fest, daß die Anregung auf eine Handlung folgt und nicht umgekehrt.
4. Du hast das Gefühl, daß es sich nicht lohnt, etwas zu unternehmen, wenn du allein bist.	4. Die Vergnügungs-Vorhersage	4. Plane verschiedene Aktivitäten, die geeignet sind, dir persönliche Bereicherung und Zufriedenheit einzubringen, und mache eine Vorhersage darüber, wie befriedigend sie sein werden. Vergleiche die tatsächliche Befriedigung, die du allein oder zusammen mit anderen Leuten erfährst.
5. Du entschuldigst dich mit bestimmten Einwänden dafür, daß du dich vor Dingen drückst.	5. Entkräftung von Einwänden	5. Du kannst dein ewiges »aber« überwinden, indem du deine Einwände gegen bestimmte Aktivitäten mit realistischen Entkräftungen bekämpfst.
6. Du glaubst, daß alles, was du tust, keinen großen Wert hat.	6. Selbstbestätigungen	6. Schreibe deine selbstabwertenden Gedanken auf, und lege dagegen Widerspruch ein. Finde die verdrehten Gedankenmuster wie z.B. das »Alles-oder-Nichts-Denken« heraus. Liste auf, was du täglich erfolgreich erledigst.

7. Dein Denken über eine bestimmte Aufgabe ist selbstschädigend.	7. Aktivierungstechnik	7. Du ersetzt arbeitshemmende durch arbeitsfördernde Überlegungen.
8. Du fühlst dich durch den Umfang der zu erledigenden Arbeiten überwältigt.	8. Kleine Schritte für kleine Füße	8. Zerlege die Arbeit in ihre minimalen Bestandteile und erledige sie in kleinen Schritten.
9. Du fühlst dich schuldig, gehetzt und zu bestimmten Dingen verpflichtet.	9. Motivation ohne Zwang	9. Du beseitigst dein ständiges »ich sollte« und »ich muß«, indem du dir selbst deine Anweisungen gibst. Dazu schreibst du die Vor- und Nachteile der jeweiligen Tätigkeit auf, so daß du in Zukunft dein Handeln nach dem ausrichtest, was du tun *möchtest* und nicht, was du tun *mußt*.
10. Ein anderer Mensch will dich zum Handeln bewegen und dich herumdirigieren. Du fühlst dich unter Druck und bist darüber so aufgebracht, daß du dich erst recht weigerst, etwas zu tun.	10. Entwaffnungstechniken	10. Du stimmst den anderen bereitwillig zu, erinnerst sie aber gleichzeitig daran, daß du in der Lage bist, selbst zu denken und zu handeln.
11. Du hast Schwierigkeiten, bestimmte Gewohnheiten wie z.B. das Rauchen zu ändern bzw. aufzugeben.	11. Erfolge sichtbar machen	11. Fertige eine Liste über die positiven Folgen an, die daraus resultieren, daß du eine Gewohnheit änderst. Du machst diese Erfolge sichtbar, nachdem du dich einem Zustand tiefer Entspannung überläßt.
12. Du fühlst dich unfähig und minderwertig, indem du immer wieder behauptest »Ich kann das nicht«.	12. Überprüfe, was du kannst.	12. Führe Versuche durch, bei denen du deine negativen Vorhersagen überprüfen und widerlegen kannst.
13. Du hast Angst zu verlieren, also riskierst du nichts.	13. Das »Ich kann nicht verlieren«-System	13. Schreibe die negativen Folgen eines Scheiterns auf und entwickle eine Strategie, um damit fertigzuwerden.

KAPITEL 6

Wortgefechte: Lern dich zu wehren, wenn du mit Kritik überhäuft wirst

Du hast erfahren, daß die Ursache deines Minderwertigkeitsgefühls in deiner andauernden Selbstkritik liegt. Diese hat die Form eines verwirrenden Dialogs, in dessen Verlauf du dir immer wieder ins Gewissen redest und unrealistische Vorwürfe machst. Häufig wird diese Selbstkritik durch die mißbilligende Bemerkung eines anderen ausgelöst. Du hast große Angst vor Kritik, weil du niemals wirkungsvolle Techniken erlernt hast, um damit umzugehen. Ich möchte daher erklären, wie man die Kunst erlernt, mit Beschimpfungen und Meinungsverschiedenheiten umzugehen, ohne in die Defensive gedrängt zu werden und an Selbstwertgefühl zu verlieren.

Viele depressive Phasen werden durch Kritik von außen in Gang gesetzt. Sogar Psychiater, die gelegentlich aufgrund ihres Berufes an harte Kritik gewöhnt sein müßten, reagieren mitunter sehr empfindlich. Arthur, ein junger Assistenzarzt, wurde von einem Vorgesetzten kritisiert, allerdings in der Absicht, ihm zu helfen. Vorausgegangen war, daß ein Patient sich über mehrere, wie er meinte, verletzende Bemerkungen Arthurs während einer Therapiesitzung beschwert hatte. Der Assistenzarzt geriet daraufhin sofort in Panik und Depressionen, weil er dachte: »Jetzt ist die Wahrheit über meine Person bekanntgeworden. Sogar meine Patienten merken, was für ein wertloser, unsensibler Mensch ich bin. Sicherlich werden sie jetzt meine Assistentenstelle kündigen und mich aus der Klinik entlassen.«

Warum wirkt Kritik auf manche Leute derart verletzend, während andere die größten Anfeindungen mit Gelassenheit ertragen? In diesem Kapitel wirst du die »Geheimnisse« von Leuten kennenlernen, die ohne Angst mit Ablehnung und Mißbilligung umgehen können, und konkrete Hilfsmittel gezeigt bekommen, um deine besondere Anfälligkeit für Kritik beheben zu können. Wenn du die folgenden Abschnitte liest, behalte stets im Gedächtnis, daß es beträchtlicher praktischer Übungen bedarf, um deine Angst vor Kritik abzubauen. Andererseits sind diese Fähigkeiten erlernbar, und schließlich wird dich der positive Einfluß auf dein Selbstwertgefühl für die Mühen entschädigen.

Bevor ich dir zeige, wie du aus der selbstgebauten Falle herauskommst, in die du bei jeder an dir geäußerten Kritik gerätst, möchte ich deutlich machen, warum manche Leute für Kritik anfälliger sind als andere. Zunächsteinmal mußt du erkennen, daß es nicht etwa andere Leute und ihre kritischen Bemerkungen sind, die dich aufregen. Genauer gesagt: Es hat in deinem ganzen Leben keinen Moment gegeben, in dem dich die kritischen Worte eines anderen in Rage versetzt haben - nicht im geringsten Maße. Ganz egal wie bösartig, gefühllos und verletzend diese Bemerkungen sein mögen, sie haben nicht die Kraft, um dich durcheinander zu bringen oder auch nur die kleinste Unannehmlichkeit zu erzeugen.

Vielleicht meinst du jetzt, daß ich anfange, Unsinn zu reden oder zumindest die Realität völlig aus den Augen verloren zu haben. Davon kann jedoch keine Rede sein, und ich sage dir noch einmal klipp und klar: Es gibt nur eine Person in der Welt, die die Kraft hat, dich zu demütigen, und das bist du selbst!

Wenn dich jemand kritisiert, werden in deinem Kopf automatisch bestimmte Gedanken ausgelöst. Durch diese Gedanken entsteht deine gefühlsbedingte Reaktion, nicht durch das, was der andere gesagt hat. Die Gedanken, die dich aufregen, gehören durchweg zu derselben Art von Denkfehlern, wie sie in Kapitel 3 beschrieben sind: übertriebene Verallgemeinerung, Alles-oder-nichts-Denken, geistiger Filter, Etikettierung usw.

Laß uns zum Beispiel einen Blick auf Arthurs Gedanken werfen. Seine Panik resultierte aus seiner überzogenen Interpretation der geäußerten Kritik: »Diese Kritik zeigt, wie wertlos ich bin.« Welche Denkfehler macht er? Zunächst einmal zieht er voreilige Schlußfolgerungen, wenn er ohne jeden Grund annimmt, daß die kritische Äußerung des Patienten stichhaltig und erwägenswert ist. Das kann zwar der Fall sein, muß es aber nicht. Weiterhin bauscht er das, was er dem Patienten gesagt hat und was möglicherweise undiplomatisch war, über alle Maßen auf (Übertreibung) und unterstellt, daß er niemals irgendwelche Fehler in seinem Verhalten korrigieren könnte (falsche Vorhersage). Ohne realistische Anhaltspunkte sagt er voraus, daß er gekündigt und beruflich ruiniert sein würde, weil er sich immer wieder seine möglichen Fehler im Gespräch mit diesem *einen* Patienten vor Augen führt (übertriebene Verallgemeinerung). Er konzentrierte sich in seinem ganzen Denken ausschließlich auf diesen Fehler (geistiger Filter) und vergaß dabei all seine anderen therapeutischen Erfolge (Abwertung des Positiven). Schließlich identifizierte er sich mit seinem fehlerhaften Verhalten und schloß daraus, ein »wertloser und unsensibler Mensch« zu sein (Etikettierung).

Der erste Schritt, um mit deiner Angst vor Kritik fertig zu werden, hat etwas mit deinen psychischen Vorgängen zu tun: Versuche die negativen Gedanken zu bestimmen, die dir in den Sinn kommen, wenn du kritisiert wirst. Am sinnvollsten ist es, sie aufzuschreiben und dabei wiederum die Zweispalten-Technik zu benutzen, die bereits in den vorhergehenden Kapiteln beschrieben wurde. Das wird dich in die Lage versetzen, deine Gedanken zu analysieren und zu erkennen, an welchen Stellen dein Denken unlogisch und falsch ist. Am Ende schreibst du rationale Entgegnungen auf, die dir vernünftiger und weniger verletzend erscheinen. Einen Auszug aus Arthurs schriftlicher Hausaufgabe in der Zweispaltentechnik zeigt das Schaubild 6-1.

Schaubild 6-1. Ausschnitt aus Arthurs schriftlicher Hausaufgabe in der Zweispaltentechnik. Er wurde anfangs in Panik gestürzt, als ein Vorgesetzter eine kritische Anmerkung über seinen Umgang mit einem schwierigen Patienten machte. Nachdem er seine negativen Gedanken niedergeschrieben hatte, erkannte er, wie unrealistisch sie waren. Als Folge davon fühlte er sich bald wesentlich erleichtert.

Automatische Gedanken (SELBSTKRITIK)	*Rationale Entgegnungen* (SELBSTVERTEIDIGUNG)
1. Jetzt ist die Wahrheit über meine Person bekannt geworden. Sogar die Patienten merken, was für ein wertloser, unsensibler Mensch ich bin.	1. Bloß weil sich ein Patient beschwert, heißt das noch nicht, daß ich ein »wertloser, unsensibler Mensch« bin. Die Mehrzahl meiner Patienten hat mich gern. Wenn ich einen Fehler mache, enthüllt das nicht mein »wahres Ich«. Jedem Menschen unterlaufen immer wieder einmal bestimmte Fehler.
2. Sie werden bestimmt meine Assistentenstelle kündigen.	2. Das ist dummes Zeug und beruht auf mehreren unsinnigen Unterstellungen: a) alles, was ich tue, ist schlecht b) ich habe nicht die Fähigkeit, mich zu entwickeln Weil sowohl a) als auch b) absurd sind, ist es sehr unwahrscheinlich, daß meine Stellung in der Klinik bedroht sein sollte. Ich bin bei vielen Gelegenheiten gelobt worden.

Nachdem er die Situation realistisch überdacht hatte, hörte er auf, geistige und emotionale Energie in seine Katastrophenstimmungen zu verschwenden. Es gelang ihm, seine Kraft für schöpferische, zielorientierte Problemlösungen einzusetzen. Nachdem er genauestens festgestellt hatte, was an seinem Verhalten möglicherweise beleidigend oder verletzend gewesen war, konnte er seinen Umgang mit den Patienten so verändern, daß in Zukunft die Gefahr ähnlicher Fehler weitgehend eingeschränkt war. Er lernte aus diesem Vorfall etwas dazu, und seine ärztlichen Fähigkeiten wurden vervollkommnet. Damit stieg zugleich sein Selbstvertrauen, und es wurde ihm leichter, mit seiner Angst, unvollkommen zu sein, umzugehen.

Kurz und bündig gesagt: Wenn dich Leute kritisieren, kann das, was sie sagen, entweder richtig oder falsch sein. Wenn es falsch ist, besteht überhaupt kein Grund, dich darüber aufzuregen. Denk einmal darüber nach! Es sind schon häufig Patienten zu mir gekommen, die vor Ärger und Aufregung fast in Tränen aufgelöst waren, weil eine geliebte Person ihnen gegenüber eine kritische Bemerkung gemacht hatte, die im Grunde genommen völlig unüberlegt und unangemessen war. Eine solche Reaktion ist überhaupt nicht notwendig. Warum mußt du dich darüber ärgern, wenn jemand anderes den Fehler begeht, dich in unzulässiger Weise zu kritisieren? Es ist der Fehler des anderen, nicht etwa deiner! Warum regst du dich also auf? Hast du erwartet, daß andere Leute vollkommen sind?

Selbst wenn die Kritik gerechtfertigt ist, besteht für dich kein Grund, niedergeschlagen zu sein. Man kann von dir nicht erwarten, daß du vollkommen bist. Gesteh einfach deinen Fehler ein und versuche, ihn zu berichtigen. Das klingt sehr einfach (und ist es auch), aber es verlangt einige Anstrengung, um diese Einsicht wirklich zu beherzigen.

Es ist klar, daß du möglicherweise Angst vor Kritik hast. Du bist auf die Liebe und Zustimmung anderer Menschen angewiesen, um dich unersetzlich und glücklich zu fühlen. Das Problem dabei ist, daß du sehr viel Energie dafür opfern mußt, um andere Leute zufriedenzustellen, wobei dir nicht mehr viel Kraft bleibt, um selbst ein schöpferisches und aktives Leben zu führen. Paradoxerweise werden diese Bemühungen kaum honoriert, und viele Leute werden dich dessen ungeachtet für weniger interessant und anziehend halten als jene, die mehr Selbstbewußtsein besitzen.

Insoweit ist das, was ich eben ausgeführt habe, eine Zusammenfassung der kognitiven Techniken, die im letzten Kapitel vorgestellt wurden. Entscheidend dabei ist, daß es nur *deine* Gedanken sind, die dich durcheinanderbringen, und wenn du lernst, realistischer zu *denken*, wirst du dich weniger aufregen. Schreibe jetzt die negativen Gedanken auf, die dir gewöhnlich durch den Kopf gehen, wenn dich jemand kritisiert. Bestimme die gedanklichen Verzerrungen, und überlege dir objektivere, rationalere Entgegnungen. Das wird dir helfen, Ärger und Bedrohlichkeit abzubauen.

Ich möchte jetzt einige Gesprächstechniken vorstellen, die von beträchtlicher praktischer Bedeutung sind. Wie kannst du reagieren, wenn dich jemand angreift? Wie kannst du mit dieser schwierigen Situation fertig werden, um deine Selbstbeherrschung und dein Selbstvertrauen zu steigern?

Erster Schritt – Einfühlungsvermögen. Wenn dich jemand kritisiert oder beschimpft, kann sein (oder ihr) Motiv darin bestehen, dir zu helfen oder dich zu verletzen. Was an dir kritisiert wird, kann richtig oder falsch sein oder irgendwo dazwischen liegen. Aber es wäre unklug, sich sofort inhaltlich damit auseinanderzusetzen. Stattdessen ist es sinnvoller, der betreffenden Person eine Reihe von Fragen zu stellen, um ganz genau herauszufinden, was sie oder er wirklich meint. Vermeide den Eindruck, als wolltest du dich mit deinen Fragen verteidigen oder ein Urteil abgeben. Versuche nur, nach und nach immer genauere Informationen zu erlangen. Versuch die Welt mit den Augen deines Kritikers zu sehen. Wenn dein Gegenüber dich mit verschwommenen, beleidigenden Schimpfwörtern etikettiert, bitte ihn oder sie darum, genauer zu sein und ganz klar zu machen, was es ist, das seinen (oder ihren) Unwillen an deiner Person ausmacht. Dieses einleitende

Manöver kann ziemlich lange dauern, bis der unmittelbare Zorn verraucht ist, wird dir aber dabei helfen, eine Auseinandersetzung, die nur aus Angriff und Verteidigung besteht, in ein gemeinsames Gespräch zu verwandeln, in dem gegenseitiger Respekt vorherrscht.

Ich habe diese Verfahren schon oft in Therapiesitzungen illustriert, indem ich ein Rollenspiel über eine ausgedachte Situation mit einem Patienten entwarf, wobei ich die Person spielte, die kritisiert wurde. Rollenspiele sind eine sehr wichtige Hilfe, die ich hier vorstellen möchte. Bei dem folgenden Dialog mußt du dir vorstellen, du wärst ein aufgebrachter Kritiker meines Behandlungsstils. Wirf mir die gemeinsten und beleidigendsten Dinge an den Kopf, die dir nur einfallen. Was du sagst, kann richtig, falsch oder beides zusammen sein. Ich werde auf jeden Angriff mit meinem Einfühlungsvermögen antworten.

Du: *(in der Rolle des aufgebrachten Kritikers):* Dr. Burns, Sie sind ein beschissener Kerl!

Therapeut: Was ist an mir beschissen?

Du: Alles, was Sie sagen und tun. Sie sind unsensibel, egoistisch und unfähig.

Therapeut: Gehen wir der Reihe nach vor. Ich möchte, daß Sie ganz genau sind. Ganz offensichtlich habe ich etwas getan oder gesagt, das Sie aufgebracht hat. Was habe ich gesagt, das unsensibel klang? Was hat Sie dazu veranlaßt zu glauben, ich wäre egoistisch? In welcher Hinsicht bin ich unfähig?

Du: Als ich zuletzt anrief, um meinen Termin zu verschieben, waren Sie unkonzentriert und gereizt, als wären Sie in großer Eile und würden sich einen Scheißdreck aus meinen Problemen machen.

Therapeut: Ja, ich war am Telefon ziemlich unkonzentriert und gefühllos. Was habe ich noch getan, was Ihnen unangenehm aufgefallen ist?

Du: Ich habe immer das Gefühl, als würden Sie mich am Ende der Sitzung ziemlich schnell zum Aufbruch drängen. Das wirkt so, als ginge alles wie am Fließband, nur um das dicke Geld zu machen.

Therapeut: Sie haben also auch während der Sitzungen das Gefühl, daß ich zu unkonzentriert und flüchtig bin. Es kann sein, daß ich Ihnen so den Eindruck vermittelt habe, als wäre ich mehr an Ihrem Geld als an Ihrem Wohlbefinden interessiert. Was habe ich noch verkehrt gemacht? Fallen Ihnen noch andere Situationen ein, wo ich mich falsch verhalten habe oder Sie gekränkt habe?

Was ich hier tue, ist ganz einfach. Indem ich ganz bestimmte Fragen stelle, verringere ich die Möglichkeit, ganz und gar abgelehnt zu werden. Wir werden uns beide über die besonderen Probleme bewußt, die zwischen uns bestehen und sich ausräumen lassen. Außerdem gebe ich meinem Gegenüber die Chance, die Dinge in aller Ruhe so darzustellen, wie er (oder sie) sie sieht. Damit werden Mißstimmungen und Feindseligkeit ausgeräumt und stattdessen eine Atmosphäre geschaffen, in der man die Probleme lösen kann, anstatt sich gegenseitig die Schuld in die Schuhe zu schieben und endlos zu debattieren. Auch wenn du das Gefühl hast, daß die geäußerte Kritik völlig ungerecht ist, beherzige diese erste Regel und versuche dich in den anderen einzufühlen, indem du möglichst eingehende Fragen stellst. Wenn die jeweilige Person besonders gegen dich aufgebracht ist, wird sie dich vielleicht mit bestimmten Schimpfwörtern abstempeln und vielleicht auch Worte gebrauchen, die nicht gerade stubenrein sind. Bemühe dich trotzdem um genauere Informationen. Was steckt hinter diesen Worten? Warum nennt dich dein Gegenüber einen »Scheißkerl«? *Auf welche Weise* hast du diesen Menschen beleidigt? *Was* hast du getan? *Wann* hast du es getan? *Wie oft* hast du es getan? Was hat diese Person sonst noch an dir auszusetzen? Versuche herauszufinden, wie dein Handeln auf sie oder ihn wirkt. Versuche, die Welt mit den Augen deines Kritikers zu sehen. Dieser Ansatz wird erst einmal die Wogen des Zorns glätten und die Voraussetzung für eine verständnisvollere Auseinandersetzung sein.

Zweiter Schritt - Entwaffnung des Kritikers. Wenn jemand auf dich schießt, hast du drei Möglichkeiten: du kannst stehenbleiben und zurückschießen -das führt in der Regel zum erbitterten Krieg und zur gegenseitigen Zerstörung; du kannst weglaufen oder versuchen, den Kugeln auszuweichen - das führt oft zu einem Gefühl der Erniedrigung und einem Verlust des Selbstwertgefühls; oder du bleibst stehen und versuchst, deinen Gegner durch geschicktes Vorgehen zu entwaffnen. Die dritte Methode ist die bei weitem befriedigendste. Wenn du der anderen Person den Wind aus den Segeln nimmst, bist du schließlich der Gewinner, aber auch dein Gegner wird sich oft genug als Gewinner fühlen.

Wie läßt sich das erreichen? Ganz egal, ob dein Kritiker Recht hat oder nicht, bemühe dich zunächst einmal darum, eine Ebene der Übereinstimmung zu finden. Ich will das zuerst an einer ganz leichten Situation veranschaulichen. Nehmen wir an, der Kritiker hat im Grunde recht. Im letzten Beispiel hast du mich beschuldigt, bei vielen Gelegenheiten zu unkonzentriert und gleichgültig zu erscheinen. Ich könnte jetzt fortfahren und sagen: »Sie haben völlig recht. Ich war in Eile, als Sie angerufen haben, und es stimmt, daß ich mich sehr unpersönlich angehört habe. Das haben mir auch schon andere Leute gesagt. Ich möchte aber betonen, daß ich keineswegs die Absicht hatte, Sie zu verletzen. Es stimmt auch, daß wir mitunter ziemlich durch die Sitzungen gehetzt sind. Im Grunde können die Sitzungen so lang sein, wie Sie es wünschen, wir müssen das nur rechtzeitig festlegen, damit ich meinen Terminplan einhalten kann. Vielleicht finden Sie es besser, wenn wir die Sitzungen jeweils um fünfzehn oder zwanzig Minuten verlängern, dann könnten wir sehen, ob sich das positiv auswirkt.«

Nehmen wir nun an, daß die Person, die dich angreift, eine Kritik äußert, von der du überzeugt bist, daß sie ungerecht und nicht stichhaltig ist. Was ist, wenn es völlig unsinnig wäre, dich danach zu richten und dein Verhalten entsprechend zu ändern? Warum sollst du jemandem beipflichten, dessen

Äußerungen deiner Meinung nach barer Unsinn sind? Auch das ist einfach: Du kannst dich *im Prinzip* mit der Kritik einverstanden erklären, oder du kannst zumindest ein *Körnchen Wahrheit* in der Kritik finden, oder du kannst zugeben, daß es ja davon abhängt, wie er oder sie die Situation wahrnimmt.

Ich kann das am besten verdeutlichen, indem ich das Rollenspiel fortsetze. Du greifst mich an, sagst aber diesmal Dinge, die grundsätzlich falsch sind. Den Spielregeln entsprechend muß ich 1. einen Weg finden, um mit *allem*, was du sagst, in gewisser Weise übereinzustimmen, 2. Spott oder Abwehrverhalten vermeiden und 3. immer die Wahrheit sagen. Deine Angriffe können so grotesk und unbarmherzig sein, wie du nur willst, ich garantiere dir jedoch, daß ich mich an die Regeln halte!

Du: *(weiterhin in der Rolle des aufgebrachten Kritikers):* Dr. Burns, Sie sind ein Scheißkerl!

Therapeut: Das Gefühl habe ich auch manchmal. Ich mache oft ziemlich dumme Fehler.

Du: Diese ganze kognitive Therapie ist zu nichts nutze.

Therapeut: Es muß sicherlich noch viel daran verbessert werden.

Du: Außerdem sind Sie dumm.

Therapeut: Es gibt sicher viele Leute, die schlauer sind als ich. Bestimmt bin ich nicht gerade der klügste Mensch auf der Welt.

Du: Sie haben keine richtige Anteilnahme für ihre Patienten. Ihr ganzes Auftreten ist oberflächlich und besteht nur aus faulen Tricks.

Therapeut: Ich bin nicht immer so freundlich und offen, wie ich eigentlich sein möchte. Einige meiner Methoden mögen vielleicht auf den ersten Blick als faule Tricks erscheinen.

Du: Sie sind kein richtiger Psychotherapeut. Dieses Buch ist absoluter Mist. Sie sind weder vertrauenswürdig noch fähig genug, um meinen Fall zu behandeln.

Therapeut: Es tut mir außerordentlich leid, daß Sie mich für unfähig halten. Das muß Sie ziemlich beunruhigen. Sie finden es schwer, Vertrauen zu mir zu haben und sind ziemlich skeptisch, ob wir beide wirkungsvoll zusammenarbeiten können. Sie haben völlig recht, es ist unmöglich, erfolgreich zusammmenzuarbeiten, wenn man nicht das Gefühl gegenseitiger Achtung hat.

Zu diesem Zeitpunkt (vielleicht auch schon eher!) wird der aufgebrachte Kritiker in aller Regel Dampf ablassen. Weil ich mich nicht zur Wehr setze, sondern stattdessen eine Möglichkeit der Übereinstimmung suche, hat die jeweilige Person schnell ihre Munition verschossen und wurde so mit Erfolg ihrer Waffen beraubt. Auf diese Weise läßt sich ein Sieg erzielen, indem man der Schlacht aus dem Weg geht. Während der Kritiker sich allmählich beruhigt, kommt er (oder sie) in eine Stimmung, die eine bessere Kommunikation ermöglicht. Nachdem ich diese beiden ersten Schritte vorgeführt habe, schlage ich den Patienten in meiner Praxis gewöhnlich vor, jetzt die Rollen zu tauschen, damit auch er (oder sie) die Gelegenheit hat, sich mit dieser Methode vertraut zu machen. Das werden wir jetzt auch tun. Ich werde dich kritisieren und angreifen und du wirst die Einfühlungs- und Entwaffnungstechniken anwenden, ganz egal, ob meine Äußerungen zutreffend oder unsinnig sind. Damit der folgende Dialog eine wirklich hilfreiche Übung wird, kannst du die Antworten, vor denen das »Du« steht, abdecken und eigene Antworten finden. Daraufhin kannst du dann feststellen, wie nahe sie bei den Antworten liegen, die ich bereits aufgeschrieben habe.

Denk daran, Fragen zu stellen, wobei du die Einfühlungsmethode benutzt, und versuche, sinnvolle Möglichkeiten zu finden, um mir beizupflichten, wobei du die Entwaffnungsmethode anwendest.

Therapeut (in der Rolle des aufgebrachten Kritikers): Sie sind überhaupt nicht hier, um wirklich Besserung zu finden. Sie wollen nur bemitleidet werden.

Du: (in der Rolle des Angegriffenen): Wie kommen Sie zu dem Eindruck, daß ich nur bemitleidet werden möchte?

Therapeut: Sie tun nichts, um sich zwischen den einzelnen Sitzungen selbst zu helfen. Alles was sie wollen, ist, sich hier hinzusetzen und zu jammern.

Du: Es stimmt, daß ich die schriftliche Hausaufgabe, die Sie angeregt haben, nicht gemacht habe. Meinen Sie, ich sollte mich während der Sitzungen nicht beklagen?

Therapeut: Sie können tun, was Sie wollen. Geben Sie nur zu, daß es Ihnen im Grunde genommen scheißegal ist.

Du: Sie meinen, ich will gar nicht, daß es mir besser geht, oder was?

Therapeut: Sie sind zu nichts nutze. Sie sind nur ein Stück Dreck.

Du: Genau das Gefühl habe ich schon seit Jahren! Können Sie mir irgendeinen Rat geben, wie ich zu einem anderen Selbstgefühl kommen könnte?

Therapeut: Ich gebe es auf, Sie haben gewonnen.

Du: Das stimmt. Ich habe gewonnen.

Am besten ist es, wenn du diese Übung mit einem Freund durchführst. Rollenspiele können dir dabei helfen, die notwendigen Techniken zu erwerben, die du brauchst, wenn du tatsächlich in eine solche Situation gerätst. Wenn dir niemand einfällt, mit dem du gerne ein solches Rollenspiel üben würdest, wäre die beste Alternative dazu, selbst Dialoge, ähnlich den hier skizzierten, zu erfinden und aufzuschreiben, wobei dir ebenfalls ein feindlicher Kritiker gegenübersteht.

Antworte auf die jeweilige mißbilligende Äußerung mit den entsprechenden Antworten, wobei du die Einfühlungs- und Entwaffnungstechniken benutzt. Am Anfang wird es etwas schwierig sein, aber allmählich bekommst du immer mehr Übung darin. Sobald du den Kern der Sache verstanden hast, ist es relativ einfach.

Du wirst feststellen, daß bei dir eine tiefgehende und nahezu unwiderstehliche Neigung besteht, dich zu verteidigen, wenn du zu Unrecht angegriffen wirst. Das ist ein *schwerwiegender* Fehler! Wenn du dieser Neigung freien Lauf läßt, wirst du bemerken, daß die Attacken deines Gegners nur um so *stärker* werden! Paradoxerweise lieferst du dem anderen immer wieder neue Munition, je mehr du dich verteidigst. Nehmen wir zum Beispiel wieder an, du wärst der Kritiker und ich verteidige mich diesmal gegenüber deinen absurden Anschuldigungen. Du wirst sehen, wie schnell unser Gespräch sich zum heftigen Streit zuspitzt.

Du: (wiederum in der Rolle des Kritikers): Dr. Burns, Sie kümmern sich nicht genug um Ihre Patienten!

Therapeut: Das ist nicht wahr und äußerst ungerecht. Sie wissen ja nicht, über was Sie reden! Alle meine Patienten haben hohe Achtung vor der harten Arbeit, die ich verrichte.

Du: Na schön, hier ist ein Patient, der das nicht tut! Auf Wiedersehen. (Du verläßt den Raum und hast dich entschlossen, die Therapie bei mir abzubrechen. Meine Abwehrhaltung führt zu einer totalen Niederlage.)

Wenn ich demgegenüber mit Einfühlungsvermögen antworte und deine feindselige Haltung entschärfe, wirst du eher das Gefühl haben, daß ich dir zuhöre und dich respektiere. Als Folge davon geht deine Kampfeslust zurück, und du wirst ruhiger. Das ebnet den Weg zum dritten Schritt: Rückkopplung und Meinungsaustausch.

Am Anfang wirst du noch überzeugt sein, daß du in jeder tatsächlichen Situation, in der du kritisiert wirst, von deinen Emotionen überwältigt und wieder in deine alten Verhaltensmuster hineingerissen wirst. Du wirst dich herumstreiten, beleidigt sein, dich heftig verteidigen usw. Das ist nur verständlich. Man kann nicht erwarten, daß du diese Methoden über Nacht erlernst, und du mußt auch nicht aus jeder Auseinandersetzung als Sieger hervorgehen. Wichtig ist nur, daß du deine Fehler im nachhinein analysierst. Du kannst dir rückblickend überlegen, wie du auch anders mit der Situation hättest umgehen können. Sehr hilfreich wäre es, mit einem Freund oder einer Freundin die schwierige Situation später noch einmal in Form eines Rollenspiels nachzuspielen. Dadurch kannst du eine ganze Vielfalt möglicher Entgegnungen erproben, bis du schließlich einen Ansatz gefunden hast, mit dem du zufrieden bist.

Dritter Schritt – Feedback und Meinungsaustausch.* Nachdem du deinem Kritiker mit Hilfe der geschilderten Einfühlungs- und Entwaffnungstechniken den größten Wind aus den Segeln genommen hast, bist du in der Lage, auch deinen Standpunkt und deine Gefühle taktvoll aber bestimmt klarzumachen und wirklich Meinungsverschiedenheiten zu diskutieren.

* Rückkoppelung oder Rückbeeinflussung

Nehmen wir an, die Kritik ist schlicht und einfach falsch. Wie kannst du das klarmachen, ohne den anderen zu verletzen? Ganz einfach: du vertrittst ganz klar deinen Standpunkt, allerdings mit der kleinen Einschränkung, daß du *möglicherweise* im Unrecht sein könntest. Sorge dafür, daß die Auseinandersetzung sich auf Fakten bezieht und nicht auf persönliche Eigenschaften. Vermeide es, deinen Gegner durch verletzende Begriffe zu etikettieren. Behalte immer in Erinnerung, daß ihn sein Fehler noch lange nicht dumm, wertlos oder minderwertig macht.

Zum Beispiel beschwerte sich unlängst eine Patientin, daß ich ihr eine Rechnung über eine Therapiesitzung geschickt hatte, die sie bereits bezahlt hatte. Sie warf mir in beleidigendem Ton vor, daß ich meine Buchführung nicht richtig im Griff hätte. Ich wußte, daß sie im Unrecht war und antwortete: »Meine Unterlagen können in der Tat falsch sein. Ich erinnere mich dunkel daran, daß sie an jenem Tag ihr Scheckheft vergessen hatten. Ich hoffe, Sie lassen die Möglichkeit zu, daß sowohl mir als auch Ihnen gelegentlich Irrtümer unterlaufen können. Dann können wir gelassener miteinander umgehen. Warum sehen Sie nicht einmal nach, ob von ihrem Konto ein Scheck abgebucht wurde? Auf diese Weise können wir herausfinden, was passiert ist, und die Sache klären.«

Diese Entgegnung erlaubte es ihr, ihr Gesicht zu wahren und verhinderte eine Auseinandersetzung, bei der ihre Selbstachtung auf dem Spiel gestanden hätte. Obwohl sich herausstellte, daß sie Unrecht hatte, zeigte sie sich später sehr erleichtert, daß ich zugegeben hatte, auch gelegentlich Fehler zu machen.

Das gab ihr ein besseres Gefühl mir gegenüber. Sie hatte lange Zeit geglaubt, daß ich ihr mit denselben perfektionistischen Erwartungen gegenüberstünde, die sie sich selbst auferlegte.

Mitunter bezieht sich die Meinungsverschiedenheit nicht auf Tatsachen, sondern auf Fragen des Geschmacks. Auch hier empfiehlt es sich, seinen Standpunkt möglichst diplomatisch zu vertreten. Ich habe zum Beispiel festgestellt, daß – ganz egal wie ich angezogen bin – einige Patienten positiv und andere negativ auf meine Kleidung reagieren. Ich trage oft Anzug und Krawatte oder auch ein Jackett mit Krawatte. Nehmen wir an, ein Patient kritisiert mich, weil meine Kleidung zu förmlich ist, was ihn gegen mich aufbringt, weil ich so als ein Teil des »Establishments« erscheine. Nachdem ich andere Informationen über all das gesammelt habe, was dem Patienten außerdem an mir mißfällt, kann ich wie folgt antworten: »Ich bin ganz ihrer Meinung, daß Anzüge ein bißchen förmlich aussehen. Sie würden mich sicher mehr mögen, wenn ich lockerer angezogen wäre. Ich hoffe, Sie verstehen aber, daß ich mich für diese Kleidung entschieden habe. Ich habe festgestellt, daß ein guter Anzug oder ein Sportjackett von den meisten Leuten, mit denen ich zusammenarbeite, akzeptiert wird. Ich würde mir wünschen, daß unsere Gespräche dadurch nicht beeinträchtigt werden.«

Bei vielen Gelegenheiten kann die an dir geübte Kritik jedoch auch völlig berechtigt sein. In einer solchen Situation wird die Achtung, die dein Kritiker vor dir empfindet, sich jedoch sprunghaft erhöhen, wenn du der Kritik bereitwillig beipflichtest und der jeweiligen Person für die hilfreichen Worte dankst und dich dafür entschuldigst, falls du irgendein Unheil angerichtet haben solltest. Das klingt ganz nach hausbackenem Menschenverstand, kann jedoch erstaunliche Wirkungen bringen.

Du sagst jetzt vielleicht: »Habe ich denn nicht das *Recht* dazu, mich zu verteidigen, wenn mich jemand kritisiert? Warum soll ich mich immer in den anderen einfühlen? Schließlich kann es ja auch sein, daß er (oder sie) sich tölpelhaft benommen hat, nicht etwa ich. Ist es nicht ganz menschlich, sich zu ärgern und auch einmal zu explodieren? Warum soll ich immer alle Konflikte glätten und besänftigen?«

Auch daran ist etwas Wahres. Natürlich hast du das Recht, dich nachdrücklich gegen Kritik zu verteidigen und dich über bestimmte Leute zu ärgern, wenn du Lust dazu hast. Du hast auch absolut recht, daß oft genug nicht du, sondern dein Kritiker die Dinge falsch sieht. Es ist ebenfalls wahr, daß es immer noch besser ist, seine Wut abzulassen, als sich traurig zu verkriechen. Schließlich tut es mitunter auch sehr gut, auf einen anderen wütend zu sein.

Viele Psychotherapeuten würden in diesem Punkt mit dir übereinstimmen. Freud zum Beispiel sagte, daß Depressionen eine verinnerlichte Form der Wut seien. Anders gesagt: Er war der Überzeugung, daß depressive Menschen ihren Zorn gegen sich selbst wenden. Aufbauend auf dieser Erkenntnis drängen viele Therapeuten ihre Patienten dazu, ihren Aggressionen anderen Menschen gegenüber häufiger freien Lauf zu lassen. Sie würden vielleicht sogar sagen, daß einige der von mir in diesem Abschnitt beschriebenen Methoden zur Unterdrückung dieser Gefühle führen.

Das ist eine falsche Herangehensweise. Entscheidend ist nicht, ob du deine Gefühle ausdrückst oder nicht, sondern die Art und Weise, *wie* du es tust. Wenn deine Botschaft lediglich lautet: »Ich bin ärgerlich, weil du mich kritisiert hast, du bist ein mieser Kerl«, verdirbst du nur dein Verhältnis zu der anderen Person. Wenn du dich gegenüber negativen Äußerungen auf rachsüchtige Weise verteidigst, verminderst du damit nur die Aussichten auf ein sinnvolleres Zusammenwirken bei künftigen Gelegenheiten. Obwohl du in dem Moment, in dem du all deine Wut abládst, ein gutes Gefühl hast, zerstörst du dir jedoch auf lange Sicht die Brücken zu anderen. Du hast die Situation vorzeitig und überflüssig auf die Spitze getrieben und dich damit auch selbst der Möglichkeit beraubt, etwas aus dem zu lernen, was der andere aufzeigen wollte. Was noch schlimmer ist: möglicherweise verfällst du in eine depressive Phase und strafst dich damit auf unmäßige Weise für deinen Gefühlsausbruch.

Zusammenfassung. Die vielfältigen kognitiven und verbalen Möglichkeiten, mit Kritik umzugehen, sind im folgenden Diagramm zusammengefaßt (vgl. Schaubild 6-2). Grundsätzlich gilt, daß es drei verschiedene Wege gibt, auf Beleidigungen zu reagieren: Du nimmst dir die Kritik zu Herzen und bist traurig, du siehst die Schuld beim anderen und reagierst wütend oder du ver-

Schaubild 6-2. Drei Wege, mit Kritik umzugehen. Je nachdem, wie du über die Situation denkst, wirst du dich entweder traurig, wütend oder selbstsicher fühlen. Dein Verhalten und die aus der Situation erwachsenden Folgen werden auch zum großen Teil durch deine Einstellung geprägt.

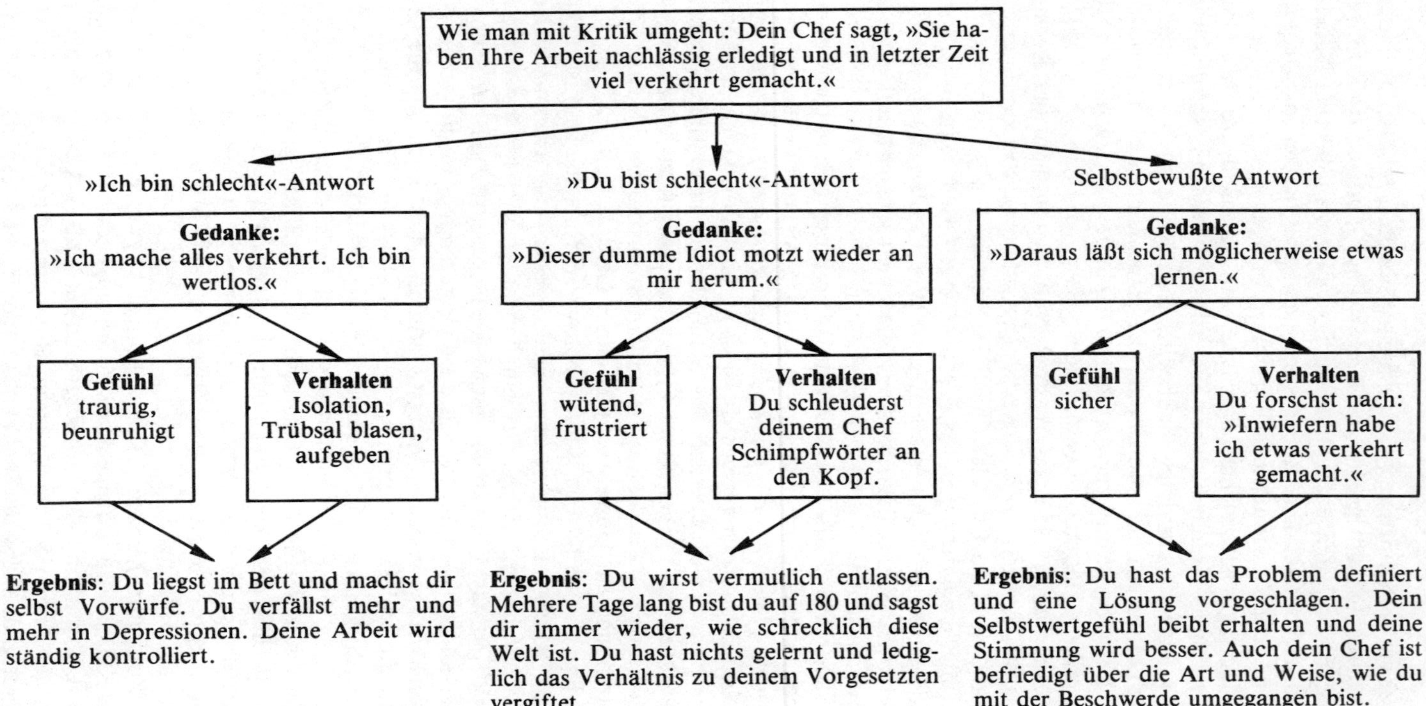

suchst, etwas daraus zu lernen, was für beide Seiten gut sein kann. Für welche Möglichkeit du dich auch entscheidest – es wird immer eine tiefgreifende Erfahrung sein, bei der dein Denken, deine Gefühle und dein Verhalten eine Rolle spielen und schließlich sogar dein körperliches Befinden.

Viele Leute, die zu Depressionen neigen, nehmen sich die Kritik automatisch zu Herzen, weil sie glauben, daß sie berechtigt ist. Ohne die Sache systematisch zu überprüfen, gelangen sie zu der Schlußfolgerung, daß sie im Unrecht sind und einen Fehler gemacht haben. Sie übertreiben dann die Bedeutung der geäußerten Kritik durch eine Reihe von Denkfehlern.

Wenn es dir so geht, wirst du den Vorfall sofort verallgemeinern und den falschen Schluß daraus ziehen, daß dein ganzes Leben aus nichts anderem als einer endlosen Folge von Fehlern besteht. Oder du stempelst dich zum totalen Trottel ab. Du richtest die perfektionistische Erwartung an dich, weitgehend fehlerlos sein zu müssen. Daraus folgt die Übertreibung, daß dein (angeblicher) Fehler ein Beweis für deine Nutzlosigkeit ist. Durch das Ergebnis dieser Denkfehler wirst du depressiv und verlierst an Selbstwertgefühl. Deine Entgegnungen werden wirkungslos und passiv ausfallen. Du wirst Konflikten möglichst aus dem Weg gehen und dich auf dich selbst zurückziehen.

Aber möglicherweise reagierst du auch wütend und aufgebracht. Du weist die Horrorvorstellung, »unvollkommen zu sein«, zurück, indem du deinen Gegner zum Ungeheuer machst. Du wirst dich hartnäckig weigern, irgendeinen Fehler einzugestehen, denn gemessen an deinen überaus genauen Maßstäben wäre das gleichbedeutend mit dem Eingeständnis, ein mieser kleiner Niemand zu sein. So schleuderst du alle Anschuldigungen nach dem Motto zurück: Angriff ist die beste Verteidigung.

Die dritte Möglichkeit ist, daß du entweder genügend Selbstwertgefühl hast oder zumindest so tust, als würdest du es besitzen. Du gehst dabei von der Annahme aus, daß du in jedem Fall ein wertvoller Mensch bist und keinerlei Veranlassung besteht, perfekt zu sein. Wenn du kritisiert wirst, muß dein erster Impuls eine Überprüfung des Gesagten sein. Enthält die Kritik ein Körnchen Wahrheit? Was hast du getan, das Anlaß zu Vorwürfen geben könnte? Hast du tatsächlich etwas verkehrt gemacht?

Nachdem du das Problem durch eine Reihe von vorurteilslosen Fragen definiert hast, kannst du eine Lösung vorschlagen. Wenn ein Kompromiß angezeigt ist, kannst du die gegenseitigen Argumente abwägen. Wenn du ganz deutlich im Unrecht bist, kannst du es zugeben. Wenn dagegen dein Gegner im Unrecht war, kannst du dies auf taktvolle Weise klarmachen. Aber ganz egal, ob dein Verhalten jetzt richtig oder falsch war, weißt du doch, daß du grundsätzlich im Recht bist, weil du letztendlich begriffen hast, daß bei der Auseinandersetzung dein persönlicher Wert nie in Frage gestellt wurde.

KAPITEL 7

Du bist wütend?
Wie hoch ist dein Reizbarkeitsquotient?

Intelligenz hat wenig, vielleicht auch gar nichts damit zu tun, ob ein Mensch die Fähigkeit hat, sich glücklich zu fühlen. Was wichtiger ist, ist der Reizbarkeitsquotient, der sich nach dem Ausmaß von Wut und Verärgerung richtet, das du im täglichen Leben erfährst. Wenn du einen außergewöhnlich hohen Reizbarkeitsquotienten hast, ist das für dich ein großer Nachteil. Du neigst zu überzogenen Reaktionen auf Enttäuschungen und Mißgeschick, indem du trübsinnige Gefühle nährst, die dir das Leben zur Hölle machen. Hier ist eine Methode, um deinen Reizbarkeitsquotienten zu messen. Lies dir die folgende Tabelle durch. Sie beschreibt fünfundzwanzig alltägliche Situationen, die dich möglicherweise aufregen können. In dem freien Feld hinter jeder Situationsbeschreibung kannst du den geschätzten Grad deiner Verärgerung eintragen, wobei du folgende Bewertungsskala verwendest:

0 – Du fühlst dich nur ganz wenig oder auch gar nicht verstimmt.
1 – Du fühlst dich etwas nervös.
2 – Du fühlst dich ziemlich gereizt.
3 – Du fühlst dich ziemlich ärgerlich.
4 – Du fühlst dich sehr ärgerlich.

Hier ist ein Beispiel dafür, wie man mit diesem Test verfährt:

> Du fährst mit dem Auto zum Flughafen, um einen Freund abzuholen. An einer Bahnschranke mußt du warten, bis ein langer Güterzug vorbeigefahren ist. ___2___

Die Person, die diese Frage beantwortete, schätzte ihre Reaktion mit 2 ein, weil sie ziemlich gereizt war. Dieses Gefühl würde jedoch in dem Moment vorübergehen, wenn der Zug vorbei wäre. Wenn du aufschreibst, wie du gewöhnlicherweise auf jede der jetzt beschriebenen Provokationen reagieren würdest, versuche eine möglichst allgemeine Einschätzung zu treffen, auch wenn hier viele wichtige Details fehlen (z.B. wie dein Tagesverlauf gewesen war, welche Personen mit der Situation zu tun hatten usw.).

DIE REIZBARKEITSSKALA*

1. Du packst ein eben gekauftes Haushaltsgerät aus, steckst es in die Steckdose und mußt feststellen, daß es nicht funktioniert. __3__
2. Ein Handwerker präsentiert dir eine weit überzogene Rechnung für eine Reparatur in deiner Wohnung. __3__
3. Ausgerechnet deine Arbeit wird kontrolliert, während deine Kollegen nicht überprüft werden. __3__
4. Dein Auto bleibt im Schnee oder Matsch stecken. __2__
5. Du sprichst zu jemandem und erhältst keine Antwort. __3__
6. Jemand gibt ziemlich an. __2__
7. Du bemühst dich, vier Tassen Kaffee in einer Cafeteria zu deinem Tisch zu tragen. Jemand stößt dich an und der Kaffee wird verschüttet. __3__
8. Du hast deinen Mantel aufgehängt, und ein anderer reißt ihn zufällig herunter und hebt ihn nicht wieder auf. __3__
9. Kaum daß du einen Laden betreten hast, wirst du auf aufdringliche Weise von einem Verkäufer verfolgt. __2__
10. Du hast dich mit jemandem verabredet. Der (oder die) andere läßt dich jedoch im letzten Moment im Stich. __4__
11. Man macht sich über dich lustig. __4__
12. An einer Verkehrsampel geht dir der Motor aus. Der Fahrer hinter dir drückt permanent auf die Hupe. __3__
13. Du kommst einmal nur mit viel Mühe in eine Parklücke. __2__
14. Jemand macht einen Fehler und legt ihn dir zur Last. __4__
15. Du versuchst, dich zu konzentrieren, aber im Zimmer nebenan stampft jemand lautstark über den Fußboden. __2__
16. Du hast jemandem ein wichtiges Buch oder Werkzeug geliehen und erhältst es nicht zurück. __3__
17. Du hast einen schweren Tag hinter dir. Die Person, mit der du zusammenlebst, beschwert sich darüber, daß du etwas vergessen hast, was du eigentlich tun wolltest. __3__
18. Du versuchst, eine wichtige Angelegenheit mit deinem Ehegatten oder Partner zu besprechen, ohne daß er (sie) dir die Chance gibt, deine Gefühle klarzumachen. __3__
19. Du befindest dich in einer Diskussion mit Leuten, die sehr lautstark über Dinge reden, von denen sie nur recht wenig verstehen. __3__
20. Jemand steckt seine Nase in deine Angelegenheiten. __3__
21. Du mußt sehr schnell zu einem bestimmten Ziel gelangen, aber das Au-

* Diese Skala wurde von Dr. Raymond W. Novaco im Rahmen eines sozialökologischen Programms an der Universität von Kalifornien entwickelt. Ein Teil davon ist hier mit freundlicher Genehmigung verwendet. Die gesamte Skala besteht aus 80 Situationen.

to vor dir fährt mit 30 Std/km auf einer Straße, auf der 70 Std/km zugelassen sind, und du kannst nicht überholen. ___3___

22. Du trittst auf der Straße in Hundedreck. ___3___
23. Eine Gruppe von Leuten macht Witze über dich, als du an ihnen vorbeigehst. ___3___
24. Weil du in Eile bist, zerreißt du dir eine gute Hose an einer scharfen Kante. ___4___
25. Mit deinen letzten 20 Pf versuchst du, ein Gespräch von einer öffentlichen Telefonzelle zu führen. Das Geld fällt aber durch, ohne daß eine Verbindung zustande kam. ___3___

Nachdem du die Reizbarkeitsskala ausgefüllt hast, kannst du deinen Reizbarkeitsquotienten feststellen. Addiere deine Gesamtpunktzahl und prüfe nach, ob du keine Spalte ausgelassen hast. Die niedrigste Gesamtpunktzahl wäre Null. Das würde bedeuten, daß du entweder lügst oder ein Heiliger bist. Die höchste Gesamtpunktzahl wäre Hundert, und das würde heißen, daß du fast ständig kurz davor bist, in die Luft zu gehen.

Mit der folgenden Übersicht kannst du nun dein Gesamtergebnis interpretieren:

0- 45: Das Ausmaß an Wut und Verärgerung ist bei dir außerordentlich gering. Nur ein Bruchteil der Bevölkerung wird derart niedrige Ergebnisse in diesem Test erzielen. Du gehörst zu diesen Glücklichen.

46- 55: Du bist grundsätzlich friedfertiger als der Durchschnittsbürger.

56- 75: Du reagierst auf die Anfeindungen des Lebens mit einem durchschnittlichen Ausmaß an Verärgerung.

76- 85: Du reagierst häufig sehr wütend auf die vielen Anfeindungen, die das Leben für dich bereithält. Du hast eine auffällig höhere Reizbarkeit als der Durchschnittsbürger.

86-100: Du bist ein ausgesprochener Wüterich und reagierst häufig mit Wutanfällen, die nicht so schnell aufhören. Du behältst deine negativen Gefühle mit Sicherheit noch lange nach dem auslösenden Ereignis. Unter deinen Bekannten hast du möglicherweise den Ruf, ein Hitzkopf oder Choleriker zu sein. Vor lauter Anspannung wirst du häufig Kopfschmerzen und einen hohen Blutdruck haben. Oft gerät dein Zorn derart aus den Fugen, daß dich deine impulsiven Entladungen in große Schwierigkeiten bringen. Nur ein Bruchteil der Bevölkerung reagiert derart intensiv wie du.

Jetzt weißt du in etwa, wie hoch deine Reizbarkeit ist, und wir können uns überlegen, was sich dagegen tun läßt. Von altersher haben Psychotherapeuten (und die breite Öffentlichkeit) zwei Verfahren entworfen, um mit Verärgerung umzugehen: a) der Ärger wird verinnerlicht oder b) nach außen gekehrt. Die erste Lösung wird als die »krankhafte« angesehen – du verinnerlichst deine Aggressionen und saugst allen Groll wie ein Schwamm auf.

Schließlich zerfrißt er dich jedoch, was zu Schuldgefühlen und Depressionen führt. Die traditionellen Psychoanalytiker wie Sigmund Freud glaubten, daß verinnerlichte Aggressionen die Ursache von Depressionen seien. Dafür gibt es jedoch keinerlei überzeugende Beweise. Die zweite Lösung wird als »gesund« angesehen - du drückst deine Verärgerung aus, und nachdem du dir ein Ventil für deine Gefühle geschaffen hast, geht es dir angeblich besser. Das Problem dieser übereinfachen Methode ist, daß sie nicht sonderlich gut funktioniert. Wenn du umherläufst und all deinen Ärger in die Welt hinausposaunst, werden dich die Leute bald ablehnen. Gleichzeitig lernst du dabei bestimmt nicht, wie man mit Leuten umgeht, *ohne* in Wut zu geraten.

Die kognitive Methode zeigt noch eine dritte Möglichkeit: Hör damit auf, Wutgefühle zu erzeugen. In diesem Fall mußt du dich nicht entscheiden, ob du sie für dich behalten sollst oder sie nach außen kehrst. Sie existieren gar nicht.

Im folgenden Abschnitt möchte ich dir helfen, das Pro und Kontra des Auslebens von Wutgefühlen in verschiedenen Situationen zu bewerten. So kannst du entscheiden, wann Verärgerung in deinem Interesse ist und wann nicht. Wenn du darüber die freie Wahl hast, gewinnst du eine Kontrolle über deine Gefühle. Deine Reizbarkeit wird nach und nach abnehmen, ebenso wie die ewigen Enttäuschungen, die dein Leben trüben, ohne daß dazu ein vernünftiger Grund besteht.

Wer bringt dich in Rage?
»Die Leute!
Ach, laß mich doch in Ruhe!
Ich bin mit ihnen fertig!
Ich brauche eine Erholung von all den Leuten!«

Die Frau, die diese Gedanken um 2 Uhr nachts aufschrieb, konnte nicht einschlafen. Sie regte sich furchtbar über die Gedankenlosigkeit der Nachbarn in dem Hochhaus auf, die einen wahnsinnigen Lärm machten und ihre Hunde jaulen ließen. Genauso wie diese Frau bist wahrscheinlich auch du davon überzeugt, daß das törichte, egoistische Verhalten anderer Leute die Schuld daran trägt, daß du verärgert bist.

Es ist ganz natürlich zu glauben, daß einen äußere Ereignisse in Aufregung versetzen. Wenn du auf bestimmte Leute wütend bist, machst du sie automatisch zur Ursache all deiner schlechten Gefühle. Du denkst: »Sie belästigen mich! Sie trampeln auf meinen Nerven herum!« Wenn du so denkst, machst du dir in Wirklichkeit selbst etwas vor, denn tatsächlich können dich andere Leute gar nicht ärgerlich machen.

Du hast richtig gehört. Es kann passieren, daß im Kino in der Reihe vor dir Leute sitzen, die zwei Kopf größer sind als du und dir die Sicht versperren. Du kannst von einem Betrüger über's Ohr gehauen werden, der dir für teures Geld eine gefälschte Münze verkauft. Ein angeblicher »Freund« kann dich aus einem profitablen Geschäft hinauswerfen. Dein Freund oder deine Freundin können ständig zu spät zu einer Verabredung kommen, obwohl sie genau wissen, wie wichtig Pünktlichkeit für dich ist. Ganz egal, wie unverschämt und gemein dir andere Menschen auch erscheinen mögen, *sie* sind es nicht, waren es nicht und werden es nie sein, die dich in Rage bringen. Die bittere Wahrheit ist, daß du selbst ganz allein für deine Verärgerung verantwortlich bist.

Klingt das in deinen Ohren ketzerisch oder unsinnig? Wenn du glaubst, daß ich hier ganz offensichtlich Dinge auf den Kopf stelle, hast du vielleicht das Verlangen, dieses Buch in den Altpapier-Container zu werfen oder widerwillig in eine Ecke zu feuern. Auch wenn das so ist, wage ich es trotzdem, dich zum Weiterlesen aufzufordern. Zorn und Verärgerung werden, wie alle anderen Gefühle auch, durch deine Gedanken hervorgerufen. Diesen Zusammenhang zeigt das Schaubild 7-1.

Schaubild 7-1. Es sind nicht die negativen Ereignisse selbst, sondern deine diesbezüglichen Gedanken und Einsichten, die deine gefühlsbedingte Reaktion bewirken.

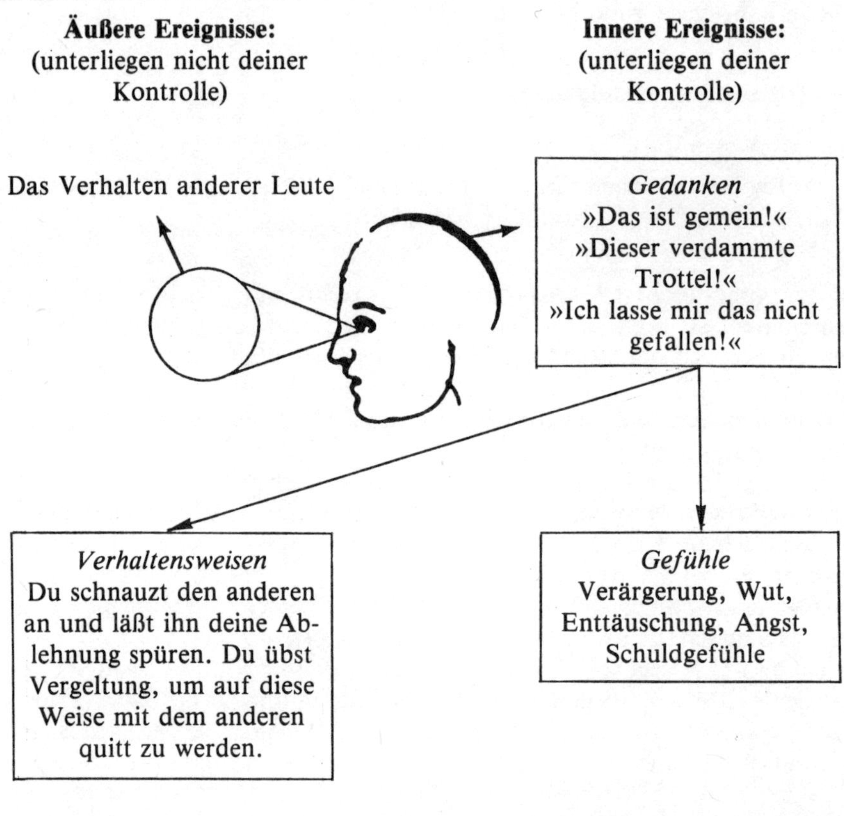

Wie du siehst, mußt du dir, bevor du über irgendetwas gereizt bist, bewußt werden, was geschieht, und zu einer Erklärung der Vorkommnisse gelangen. Deine Gefühle folgen aus der Bedeutung, die du dem Ereignis zumißt, nicht aus dem Ereignis selbst. Nehmen wir zum Beispiel an, du hast deinen zweijährigen Sohn nach einem ausgesprochen hektischen Tag zur Nachtruhe gebettet. Du schließt die Tür und setzt dich vor den Fernseher, um dich zu entspannen. Zwanzig Minuten später geht plötzlich die Kinderzimmertür auf, und er kommt gackernd hereinspaziert. Du kannst darauf in vielfältiger Weise reagieren, das hängt ganz davon ab, welche Bedeutung du dem Vorfall gibst. Wenn du gereizt bist, liegt dem offenbar folgender Gedanke zugrunde: »Verflucht nochmal. Er muß dich immer stören. Warum kann er nicht im Bett liegen und schlafen wie andere Kinder auch? Er läßt mir nicht eine Minute Ruhe.« Andererseits könntest du auch froh sein, ihn aus seinem Zimmer wandern zu sehen, weil du denkst: »Phantastisch! Jetzt ist er das erste Mal ganz allein aus seinem Kinderbett herausgekommen. Er wird von Tag zu Tag selbständiger!« Das Ereignis ist in beiden Fällen dasselbe. Deine gefühlsbedingte Reaktion wird hingegen völlig von der Art und Weise bestimmt, wie du die Situation deutest.

Ich möchte wetten, daß ich weiß, was du jetzt denkst: »Das Beispiel mit dem kleinen Jungen ist nicht übertragbar. Wenn ich mich ärgere, ist dem eine wirkliche Herausforderung vorausgegangen. Es gibt eine ganze Fülle von Gemeinheit und Grausamkeit auf der Welt. Es gibt kaum eine Möglichkeit, wie ich all die miesen Sachen, die jeden Tag passieren, verarbeiten soll, ohne mich aufzuregen. Willst du mich in einen gefühllosen Golem verwandeln? Nein danke!«

Sicherlich stimmt es, daß sich viele wirklich schlimme Ereignisse jeden Tag wiederholen. Dennoch werden deine diesbezüglichen Empfindungen einzig und allein durch die Deutung erzeugt, die du den Ereignissen gibst. Untersuche sie sehr sorgfältig, denn Verärgerung kann durchaus zwei Seiten haben. Die Folgen eines Wutanfalls können dir am Ende selbst schädlich sein. Selbst wenn man dir ganz offensichtlich Unrecht zugefügt hat, muß es nicht unbedingt zu deinem Vorteil sein, wenn du darüber aufgebracht bist. Schmerz und allgemeines Unbehagen, die du dir dabei selbst zufügst, können letztendlich weitaus größer sein als das Ausmaß der ursprünglich erfahrenen Verletzung oder Beleidigung. Die Geschäftsführerin eines Restaurants formulierte es so: »Selbstverständlich habe ich das *Recht*, aus der Haut zu fahren. Einmal mußte ich feststellen, daß die Köche vergessen hatten, neue Schinken zu bestellen, obwohl ich sie zuvor ausdrücklich daran erinnert hatte. Ich geriet so in Wut, daß ich einen Kessel mit heißer Suppe durch die Küche feuerte. Ein paar Minuten später wußte ich, daß ich mich unmöglich verhalten hatte, aber ich wollte es nicht zugeben. Ich mußte daher die nächsten zwei Tage all meine Energie aufwenden, um mir selbst weiszumachen, daß ich ein Recht darauf habe, mich angesichts von zwanzig Angestellten zur keifenden Ziege zu machen. Die Aufregung hat sich ganz bestimmt nicht gelohnt.«

In vielen Fällen entsteht deine Verärgerung aufgrund schwieriger gedanklicher Verzerrungen. Genauso wie bei Depressionen sind auch hier viele deiner Einsichten verdreht, einseitig und einfach falsch. Wenn du diese verzerrten Gedanken durch andere ersetzt, die realistischer und hilfreicher sind, wirst du weitaus weniger gereizt sein und größere Selbstkontrolle gewinnen. Welche Formen der gedanklichen Verzerrungen treten am häufigsten auf, wenn du verärgert und aufgebracht bist?

Am schlimmsten ist dabei die *Etikettierung* anderer Leute. Wenn du einen Menschen, auf den du wütend bist, einen »Trottel«, »Blödian« oder »Dummkopf« nennst, nimmst du ihn offensichtlich völlig negativ wahr. Diese besonders extreme Form der Übertreibung ist eine unzulässige Verallgemeinerung und Verteufelung des anderen. Natürlich kann es vorkommen, daß jemand dein Vertrauen mißbraucht hat, und du hast recht, wenn du dieses Verhalten mißbilligst. Wenn du jemandem jedoch ein Etikett verabreichst, weckst du damit den Eindruck, als wäre er oder sie von Grund auf schlecht. Dein Ärger bezieht sich nicht mehr nur auf das, was die Person *getan* hat, sondern auf das, was sie angeblich *»ist«*.

Wenn du so mit Leuten umgehst, bemerkst du vor dem inneren Auge alles, was dir an der jeweiligen Person mißfällt (geistiger Filter) und ignorierst dabei alle positiven Eigenschaften des anderen (Abwertung des Positiven). Auf diese Weise schaffst du dir eine künstliche Angriffsfläche für deinen Ärger. Tatsächlich stellt jedoch jeder Mensch eine bunte Mischung von positiven, negativen und wertfreien Eigenschaften dar.

Die Etikettierung ist ein verzerrter Denkprozeß, der dir das Gefühl übermäßiger Empörung und moralischer Überlegenheit gibt. Ein solches Selbstbild aufzubauen, ist völlig unangemessen, wobei du lediglich deinem Bedürfnis nachgibst, den anderen schlecht zu machen. Dein Vergeltungsdrang verschärft jedoch den Konflikt um so mehr und weckt auch in deinem Gegenüber ähnliche Rachegefühle. Die Etikettierung deines Gegners wirkt zwangsläufig als »self-fulfilling prophecy«. Du schaffst zwischen dir und dem anderen einen kaum noch zu überbrückenden Widerspruch und persönliche Feindschaft.

Was steckt in Wirklichkeit hinter diesen Wortgefechten? Häufig meinst du, dein Selbstwertgefühl verteidigen zu müssen. Möglicherweise wirkt die andere Person auf dich bedrohlich. Vielleicht hat sie dich beschimpft oder kritisiert. Eventuell scheint sie dich nicht zu mögen oder stimmt einfach nicht mit deinen Vorstellungen überein.

Als Folge davon glaubst du, mit dem anderen in einem Zweikampf zu stehen. Das Problem ist, daß der andere, ganz egal wie felsenfest du daran glaubst, eben doch nicht völlig wertlos ist. Außerdem kannst du deine Selbstachtung nicht dadurch steigern, daß du einen anderen erniedrigst, auch wenn es dir im ersten Moment gut tut. Schließlich kann deine Selbstachtung lediglich durch deine eigenen negativ-verzerrten Gedanken beeinträchtigt werden, nicht durch die Äußerungen oder das Verhalten eines anderen (vgl. Kapitel 4). In der ganzen Welt gibt es nur einen Menschen, der die Macht hat, deine Selbstachtung zu bedrohen - das bist du selbst. Dein Selbstwertgefühl sinkt nur, wenn du dich selbst mies machst. Eine wirkliche Lösung kann nur darin bestehen, daß du mit deinen absurden inneren Erörterungen aufräumst.

Ein anderes, ebenso verdrehtes Merkmal verdrießlich stimmender Gedanken ist das *Gedankenlesen* - du erfindest mögliche Motive, die das Handeln der anderen Person zu deiner Zufriedenheit erklären können. Diese Hypothesen sind in aller Regel willkürlich und fehlerhaft, weil sie kaum in der Lage sind, die wirklichen Gedanken und Motive des anderen zu beschreiben. Aufgrund deiner Empörung versuchst du gar nicht erst, deine schnell gefaßten Einschätzungen zu überprüfen.

Landläufige Erklärungen für das anstößige Verhalten des anderen können wie folgt lauten: »Er hat eine schlechte Veranlagung«, »Sie ist hinterhältig«, »Er ist und bleibt eben, wie er ist«, »Sie ist einfach zu dumm«, »Das sind eben mißratene Kinder« und so fort.

Das Problem bei diesen sogenannten Erklärungen ist, daß sie im Grunde nur zusätzliche Etikettierungen sind, die keinerlei verläßliche Informationen liefern. In Wirklichkeit führen sie in eine völlig falsche Richtung.

Hier ist ein Beispiel dafür: Susanne lief es heiß und kalt über den Rücken, als ihr Mann ihr mitteilte, daß er lieber das »Aktuelle Sportstudio« im Fernsehen sehen wollte, als mit ihr ins Kino zu gehen. Sie fühlte sich zurückgewiesen, weil sie sich sagte: »Er liebt mich nicht mehr! Er muß immer seine eigenen Bedürfnisse durchsetzen! Das ist gemein!« Diese Interpretation kann jedoch keinerlei Gültigkeit beanspruchen. Tatsächlich wird Susanne von ihrem Mann geliebt, er setzt auch keineswegs immer nur seine Bedürfnisse durch und verhält sich nicht absichtlich »gemein«. Es war nur so, daß an diesem Samstag ein wichtiges Fußballspiel zwischen Bayern München und dem Hamburger SV stattgefunden hatte, das er noch einmal in Ausschnitten sehen wollte. Er hatte einfach keine Lust, sich anzuziehen und ins Kino zu gehen. Dadurch, daß Susanne ihrem Mann auf unlogische Weise bestimmte Dinge unterstellt, schafft sie sich noch ein zusätzliches Problem. Zuvor hätte sie lediglich auf seine Gesellschaft im Kino verzichten müssen, jetzt muß sie sich auch noch mit der selbst inszenierten Vorstellung auseinandersetzen, daß er sie nicht mehr liebt.

Die dritte Form der Verzerrung, die zur Verärgerung führt, ist die *Übertreibung.* Wenn du die Bedeutung eines negativen Vorfalls aufbauschst, wird die Intensität und Dauer deiner gefühlsbedingten Reaktionen unverhältnismäßig sein. Wenn du beispielsweise am späten Abend auf den Bus wartest und eine wichtige Verabredung hast, sagst du dir vielleicht: »Ich halte das nicht aus!« Ist das nicht schon eine leichte Übertreibung? Du hältst es ja gerade aus, warum behauptest du also das Gegenteil? Es ist unangenehm genug, auf den Bus zu warten, warum sollte man sich dann noch zusätzlich schlechte Laune und Selbstmitleid aufhalsen? Was bringt es dir ein, wenn du dich darüber aufregst?

Unangemessene Anforderungen an dich selbst und andere (»ich sollte« oder »ich sollte nicht«) repräsentieren die vierte Form der ärgerlich stimmenden Verdrehungen. Wenn du merkst, daß dir das Verhalten bestimmter Leute nicht paßt, machst du dir weis, daß sie sich nicht so verhalten »sollten«, wie sie es tun, oder daß sie etwas tun »sollten«, was sie tatsächlich versäumt haben. Stell' dir zum Beispiel vor, du kommst in ein Hotel, und an der Rezeption hat man deine Reservierung vergessen, und es gibt jetzt keine freien Zimmer mehr. Du schäumst vor Wut: »So etwas *sollte* nicht passieren! Diese blöden Angestellten!«

Ist deine Verärgerung Folge des tatsächlichen Mißgeschicks? Nein. Aufgrund dieses Mißgeschicks kann lediglich ein Gefühl der Enttäuschung und Unbequemlichkeit entstehen. Bevor du in Wut gerätst, bist du unweigerlich zu der Interpretation gelangt, daß du ein *Recht* darauf hast, in dieser Situation das zu bekommen, was du willst. Folgerichtig siehst du deine vergessene Zimmerreservierung als persönliche Ungerechtigkeit an. Erst diese Einsicht führt zu deiner Verärgerung.

Was ist daran falsch? Wenn du sagst, daß den Angestellten eigentlich kein Fehler unterlaufen *sollte*, erzeugst du in dir unnötige Enttäuschungen. Du hast Pech, daß deine Reservierung verlorengegangen ist, aber es ist mehr als unwahrscheinlich, daß dich jemand bewußt ungerecht behandelt hat oder die Angestellten besonders dumm sind. Ihnen ist ein Fehler unterlaufen. Wenn du darauf bestehst, daß andere perfekt zu sein haben, machst du dich nur *selbst* unglücklich und kommst damit zu nichts. Das Wesentliche ist: Dadurch, daß du wütend bist, wird sicher nicht plötzlich auf magische Weise ein freies Zimmer erscheinen. Die Unannehmlichkeit, ein anderes Hotel zu suchen, ist auf jeden Fall weitaus geringer, als Stunden und Tage darüber zu brüten, daß die Reservierung verlorengegangen ist.

Diese unlogischen Anforderungen an dich selbst und andere beruhen auf deiner Annahme, grundsätzlich das *Recht* auf unmittelbare Erfolge zu haben. Bei Gelegenheiten, bei denen du nicht sofort bekommst, was du willst, gerätst du in Wut oder Panik, du glaubst, du würdest sterben oder für immer jeglicher Freude beraubt sein, wenn du das Erstrebte nicht erhältst (wobei das Erstrebte Liebe, Zuneigung, Ansehen, Hochachtung, Pünktlichkeit, Perfektion, Freundlichkeit usw. sein kann). Dieses Beharren auf unmittelbare Erfüllung deiner Wünsche ist die Grundlage für selbstschädigende Verärgerung.

Menschen, die für Ärger besonders empfänglich sind, formulieren ihre Wünsche mit moralisierenden Wendungen wie z.B.: »Wenn ich nett zu jemandem bin, *sollte* er sich darüber freuen.«

Andere Menschen verfügen über einen freien Willen und denken und verhalten sich mitunter anders, als du es dir wünschst. Dein Beharren, daß sie deinen Bedürfnissen und Wünschen zu entsprechen haben, bringt dich diesem Ziel nicht näher. Viel öfter passiert das Gegenteil. Deine Versuche, Leute zu etwas zu zwingen oder sie zu manipulieren, indem du wütende Anforderungen stellst, wird dich eher von ihnen entfremden. Es bewirkt bei ihnen eher einen Widerwillen, als deinen Bedürfnissen entgegenzukommen. Andere Menschen wollen eben genausowenig wie du selbst bevormundet oder kontrolliert werden. Deine Verärgerung wird eher das Maß an Möglichkeiten, das Problem schöpferisch zu lösen, einschränken.

Die Einbildung, unredlich und ungerecht behandelt worden zu sein, ist die bedeutendste Ursache der meisten, wenn nicht aller Fälle von Verärgerung. Tatsächlich läßt sich Verärgerung als Gefühlszustand definieren, der unmittelbar mit deiner Überzeugung übereinstimmt, ungerecht behandelt worden zu sein. Wir kommen nun zu einer Wahrheit, die du entweder als bittere Pille schlucken oder als Offenbarung ansehen kannst. So etwas wie ein universelles Konzept von Redlichkeit und Gerechtigkeit gibt es nicht. Gerechtigkeit unterliegt einer nicht zu leugnenden Relativität, ähnlich wie Einstein die Relativität von Zeit und Raum nachgewiesen hat. Einstein ging davon aus – und das wurde seither durch Versuche immer wieder bestätigt –, daß es keine »absolute Zeit« gibt, die für das gesamte Universum Gültigkeit hat. Zeit kann langsamer und schneller ablaufen, je nach dem relativen Bezugspunkt des Betrachters. Genausowenig existiert eine »absolute Gerechtigkeit«.

Was »gerecht« ist, hängt vom Standpunkt des Betrachters ab. Was für einen »gerecht« sein kann, mag dem anderen höchst »ungerecht« erscheinen. Auch soziale Regeln und moralische Verpflichtungen, die innerhalb einer bestimmten Kulturform gelten, können in einem anderen kulturellen Rahmen völlig anders wahrgenommen werden. Du kannst dagegen protestieren und darauf bestehen, daß deine persönlichen moralischen Maßstäbe universelle Geltung haben, aber es ist einfach nicht so!

Hier ist der Beweis: Wenn ein Löwe ein Schaf auffrißt, ist das ungerecht? Vom Standpunkt des Schafes ganz bestimmt, es wurde auf brutale Weise ermordet, ohne einen Anlaß gegeben zu haben. Vom Standpunkt des Löwen geht die Sache durchaus in Ordnung. Er hat Hunger, und Schafe sind so etwas wie sein täglich Brot, auf das er ein Recht zu haben glaubt. Wer von ihnen hat »recht«? Es gibt keine letzte und allgemeingültige Antwort auf diese Frage, weil es keine »absolute Gerechtigkeit« gibt, die die Lösung vorschreibt. Im Grunde genommen ist Gerechtigkeit eine von Fall zu Fall unterschiedliche Interpretation von Umständen, eine Verallgemeinerung, ein selbstgeschaffenes Konzept. Was ist zum Beispiel, wenn du Hackfleisch ißt? Ist das »ungerecht«? Für dich sicher nicht. Vom Standpunk der Kuh aus jedoch schon! Wer also ist im »Recht«? Es gibt keine gültige, »zuverlässige« Antwort.

Ungeachtet der Tatsache, daß es keine »absolute Gerechtigkeit« gibt, sind persönliche und soziale Regeln wichtig und nützlich. Ich bin kein Wegbereiter einer völligen Gesetzeslosigkeit. Ich sage nur, daß moralische Aussagen und Urteile über Gerechtigkeit Abmachungen sind, nicht aber objektive Fakten. Moralsysteme wie z.B. die Zehn Gebote sind in ihrem inneren Wesen eine Zusammenstellung von Regeln, die sich bestimmte Gruppen gegeben haben, um ihnen treu zu bleiben. Eine Grundlage solcher Systeme ist das aufgeklärte Eigeninteresse jedes Mitglieds einer Gruppe. Wenn du dich nicht so verhältst, daß die Gefühle und Interessen der anderen respektiert werden, wirst du letztendlich nicht glücklich sein können, weil sie früher oder später Vergeltung üben werden. Sie merken, daß du sie übervorteilst.

Weltanschauungen, die eine Definition von »Gerechtigkeit« versuchen, unterscheiden sich in ihrer allgemeinen Verbindlichkeit, in der Anzahl der Menschen, die sie akzeptieren. Bestimmte Verhaltensregeln können auf den einen sinnvoll und nützlich, auf den anderen jedoch unsinnig und launisch wirken. Ein Beispiel ist eine meiner Patientinnen, die sich bestimmt fünfzigmal am Tag die Hände wäscht, um auf diese Weise »alles richtig zu machen« und damit Schuld- und Angstgefühlen aus dem Weg zu gehen.

Wenn eine Regel nahezu allgemein anerkannt wird, wird sie Teil der allgemeinen Moral und möglicherweise auch der Gesetzgebung. Das gilt z.B. für die Ächtung von Gewalttaten. Dennoch: Auch eine Überzahl allgemeiner Zustimmung kann derlei Weltanschauungen keine »absolute und ewige« Geltung für jedermann unter allen nur denkbaren Umständen verleihen. Jeden Tag entsteht irgendeine Verärgerung, wenn man persönliche Bedürfnisse mit allgemeinen moralischen Regeln verwechselt. Wenn du auf jemanden wütend bist und ihn (oder sie) beschuldigst, sich »unredlich« zu verhalten, kann es oft genug vorkommen, daß dein Gegenüber sich gemäß seiner (oder ihrer) eigenen Maßstäbe durchaus angemessen verhält. Deine Annahme, daß dieses Verhalten »unredlich« sei, schließt gleichzeitig mit ein, daß deine Betrachtungsweise allgemein anerkannt wird. Wenn das der Fall wäre, müßten sich alle genauso verhalten. Aber es ist nicht so. Jeder denkt verschieden über bestimmte Dinge. Wenn du den anderen beschuldigst, »unredlich« zu handeln, verschärfst du die gegenseitigen Widersprüche. Dein Gegenüber wird sich beleidigt fühlen und seinerseits zum Gegenangriff übergehen. Dann werdet ihr beide in eine fruchtlose Auseinandersetzung darüber geraten, wer von euch »im Recht« ist. Der ganze Streit beruht auf der Einbildung, daß es eine »absolute Wahrheit« gibt.

Aufgrund der Relativität von Wahrheit und Gerechtigkeit beinhaltet deine Verärgerung einen logischen Trugschluß. Obwohl du felsenfest davon überzeugt bist, daß der andere sich »ungerecht« verhält, mußt du erkennen, daß er sich allenfalls »ungerecht« gegenüber deinem Wertsystem verhält. Er handelt jedoch nach seinen eigenen Wertmaßstäben, so daß ihm oft genug das von dir bemängelte Verhalten als angemessen und vernünftig erscheinen wird. Von seinem Standpunkt aus – und das ist die einzige Grundlage seines Handelns – ist das, was er tut, richtig. Möchtest du, daß die Leute sich ehrlich verhalten? Dann mußt du es unterstützen, daß er sich so verhält, wie er es tut, auch wenn du es selbst mißbilligst. Er verhält sich innerhalb seiner Wertmaßstäbe richtig. Du kannst dich bemühen, ihn zu überzeugen, seine Einstellung zu ändern und schließlich auch seine Maßstäbe und sein Handeln anders zu gestalten. In der Zwischenzeit kannst du deinerseits dafür sorgen, daß du unter seinem Verhalten nicht zu leiden hast. Wenn du dir jedoch sagst »Er verhält sich ungerecht«, hälst du dich nur selbst zum Narren und jagst einem Trugbild nach.

Soll das heißen, daß jeglicher Ärger unangemessen ist und daß Vorstellungen von »Gerechtigkeit« und »Moralität« aufgrund ihrer Relativität überflüssig sind? Einige bekannte Autoren verbreiten diese Meinung. So schreibt z.B. Dr. Wyne Dyer:

> »Wir sind daran gewöhnt, nach Gerechtigkeit zu suchen, und wenn wir sie nicht finden, neigen wir zu Verärgerung, Angst und Enttäuschung. Tatsächlich wäre es genauso müßig, den Quell ewiger Jugend oder ähnliche Mythen zu suchen. Es gibt keine Gerechtigkeit. Es hat sie nie gegeben und wird sie nie geben. Die Welt ist einfach nicht danach beschaffen. Drosseln fressen nun einmal gerne Würmer. Das ist zwar nicht gerecht gegenüber den Würmern, aber es ist nun einmal so ... Man muß sich nur die Natur anschauen, um zu erkennen, daß es auf der Welt keinerlei Gerechtigkeit gibt. Tornados, Erdbeben, Flutkatastrophen und Dürreperioden sind alle höchst ungerecht gegenüber den Menschen.«*

Diese Position umschreibt genau das andere Extrem und ist ein Beispiel für starres Alles-oder-nichts-Denken. Es klingt so ähnlich, als würde man die Leute auffordern, all ihre Uhren und Wecker fortzuschmeißen, weil Einstein nachgewiesen hat, daß eine »absolute Zeit« nicht existiert. Die Begriffe von Zeit und Gerechtigkeit sind von sozialer Bedeutung und Nützlichkeit, auch wenn sie genau betrachtet als solche nicht bestehen. Aufbauend auf seiner Behauptung, daß Gerechtigkeit eine Illusion sei, scheint Dr. Dyer nahezulegen, daß Verärgerung und Wut unnütz sind:

> »Möglicherweise siehst du Ärger als einen Bestandteil deines Lebens an, erkennst jedoch nicht, daß er im Grunde zu nichts nutze ist. (...) Du kannst auch gut ohne Ärger auskommen, und er hilft dir nicht dabei, ein glücklicher, ausgefüllter Mensch zu sein. (...) Die Ironie von Verärgerung ist, daß sie niemals dabei hilft, andere Leute zu ändern ...«**

Auch diese Argumente repräsentieren offensichtlich eine gedankliche Verzerrung. Zu sagen, daß Ärger zu *nichts* nutze ist, ist wiederum Ausdruck eines Alles-oder-nichts-Denkens, und die Behauptung, daß er *niemals* zu etwas hilft, ist eine übertriebene Verallgemeinerung. In einigen Situationen kann Ärger durchaus angebracht und produktiv sein. Die entscheidende Frage kann also nicht sein »Soll ich mich ärgern oder nicht?«, sondern »Wo ziehe ich die Grenze?«

* Dyer, Wayne W.: Your Erroneous Zones. New York, 1977, S. 173
** Ebenda, S. 218-222

Die folgenden zwei Richtlinien können dir dabei helfen zu unterscheiden, wann Ärger produktiv ist und wann nicht. Sie helfen dir dabei, das Gelernte anzuwenden und eine sinnvolle persönliche Einstellung zum Ärger zu entwickeln:

1. Richtet sich mein Ärger gegen eine Person, die mich *bewußt*, *absichtlich* und *unnötig* verletzt hat?
2. Ist mein Ärger von Nutzen? Hilft er mir dabei, ein angestrebtes Ziel zu erreichen, oder gerät er mir nur selbst zum Schaden?

Ein Beispiel: Du spielst Fußball, und ein Mitglied der gegnerischen Mannschaft rammt dir mit Absicht den Ellenbogen in den Magen, um dich zu verletzen und zur Aufgabe zu zwingen. Wenn es dir gelingt, deinen Ärger produktiv zu steuern, wirst du dich jetzt noch mehr einsetzen und möglicherweise mit deiner Mannschaft das Spiel gewinnen. Insoweit ist dein Ärger *angebracht*.* Wenn das Spiel vorbei ist, kannst du deinen Ärger vergessen. Jetzt wäre er *unangebracht*.

Nehmen wir an, dein drei Jahre alter Sohn rennt, ohne zu gucken, auf die Straße und gerät beinahe unter ein Auto. Zwar hatte er durchaus nicht die *Absicht*, Unheil anzurichten. Dennoch kann es in diesem Fall angebracht sein, wenn du deinem Ärger mit entsprechenden Worten Ausdruck verleihst. Der emotionale Unterton in deiner Stimme wirkt alarmierend und macht die Bedeutung des Vorfalls klar, was dir nicht gelingen würde, wenn du auf völlig ruhige und objektive Weise reagieren würdest. In beiden Fällen hast du selbst *entschieden*, ärgerlich zu sein, und du hattest den Umfang und die Betonung deiner Gefühle unter Kontrolle.

Die *der Situation angepaßten* und *positiven* Auswirkungen unterscheiden hier deinen Ärger von Feindseligkeit, die impulsiv und unkontrolliert bleibt und in Aggressionen mündet. Nehmen wir an, du regst dich über sinnlose Gewaltakte auf, von denen du in der Zeitung liest. Sie sind ganz offensichtlich furchtbar. Dennoch muß deine Erregung nicht unbedingt angebracht sein, besonders wenn du, wie es meistens der Fall ist, kaum etwas dagegen unternehmen kannst. Wenn du dich hingegen dazu entschließt, dich in irgendeiner Weise gegen Gewalttaten zu engagieren, kann deine Wut wiederum durchaus angebracht sein.

Indem wir diese beiden Kriterien stets im Auge behalten, möchte ich jetzt eine Reihe von Methoden darstellen. Sie helfen dir, deinen Ärger in solchen Situationen zu reduzieren, in denen er nicht in deinem Interesse sein kann.

Verschaff dir Klarheit über deine Bedürfnisse. Verärgerung ist ein Gefühlszustand, der mitunter nur schwerlich verändert werden kann. Wenn du

* »angebracht« heißt in diesem Fall nützlich und dir selbst förderlich; »unangebracht« heißt unnütz und selbstzerstörerisch.

auf jemanden wütend bist, verhältst du dich wie ein Wilder, und es kann viel Mühe kosten, dich davon abzubringen, den anderen in der Luft zu zerreißen. Du hast überhaupt keine Lust, diese Gefühle abzulegen, weil dein Vergeltungsbedürfnis übermächtig ist.

Weil Ärger jedoch dadurch entsteht, bestimmte Dinge als ungerecht wahrzunehmen, handelt es sich hierbei um ein *moralisches Gefühl.* Du wirst dich sehr dagegen wehren, die Empfindung aufzugeben, im Recht zu sein. Mit geradezu religiösem Eifer verteidigst und rechtfertigst du deinen Zorn. Dies zu überwinden, verlangt große Willenskraft. Warum sollst du dich also damit befassen?

Der erste Schritt: Fertige eine zweispaltige Tabelle über die Vor- und Nachteile an, wenn du dich ärgerst und rachsüchtig verhältst. Berücksichtige dabei sowohl die kurzfristigen als auch die langfristigen Folgen deiner Verärgerung. Dann werte die Tabelle aus und stelle fest, was größer ist: die Kosten oder der Nutzen. Das hilft dir bei der Entscheidung, ob dein stiller Groll wirklich in deinem eigenen Interesse ist. Weil die meisten von uns in aller Regel für sich das Beste wollen, kann diese Erkenntnis den Weg zu einer friedlicheren und nützlicheren Einstellung gegenüber dem anderen ebnen.

Das funktioniert z.B. so: Frieda ist eine einunddreißigjährige Frau mit zwei Töchtern aus erster Ehe. Hans, ihr Ehemann, ist ein vielbeschäftigter Anwalt mit einer Tochter aus erster Ehe. Weil Hans nur wenig Zeit hat, fühlt sich Frieda oft vernachlässigt und verbittert. Sie sagte mir, sie hätte das Gefühl, daß er bei der Heirat ein mieses Spiel mit ihr getrieben hätte. Er schenkt ihr nicht genug Zeit und Aufmerksamkeit. Sie registrierte die Vor- und Nachteile ihrer Gereiztheit in einer Tabelle (vgl. Schaubild 7-2).

Außerdem verfaßte sie eine Liste der positiven Ergebnisse, die sich einstellen würden, wenn sie ihren Ärger überwinden könnte:

1. Die Leute würden mich mehr mögen. Ich hätte intensivere Kontakte.
2. Ich könnte mein Verhalten besser vorherbestimmen.
3. Ich könnte meine Gefühle besser beherrschen.
4. Ich wäre entspannter.
5. Ich hätte ein besseres Gefühl zu mir selbst.
6. Ich würde als positiver, vorurteilsloser, praktisch veranlagter Mensch angesehen.
7. Ich würde mich eher wie ein Erwachsener benehmen und nicht wie ein Kind, das glaubt, immer alles bekommen zu müssen, was es haben will.
8. Ich hätte einen größeren Einfluß auf andere. Mit selbstsicher und ruhig vorgebrachten Argumenten kann ich mehr erreichen als durch Wutanfälle und Forderungen.
9. Meine Kinder, mein Mann und meine Eltern hätten größere Achtung vor mir.

Als Ergebnis dieser Einschätzung konnte Frieda feststellen, daß die Kosten ihrer Verärgerung bei weitem den Nutzen übersteigen.

Schaubild 7-2. Wutgefühle: Eine Kosten-Nutzen-Analyse

Vorteile meiner Wutgefühle	*Nachteile meiner Wutgefühle*
1. Es ist ein gutes Gefühl.	1. Ich verderbe mir dadurch die Beziehung zu Hans noch mehr.
2. Hans wird merken, wie sehr ich sein Verhalten mißbillige.	2. Er wird mich noch mehr ablehnen.
3. Ich habe ein *Recht* darauf, in die Luft zu gehen, wenn ich dazu Lust habe.	3. Nachdem mein Zorn verraucht ist, werde ich mich schuldig und alleingelassen fühlen.
4. Er wird merken, daß ich kein Jammerlappen bin.	4. Er wird sicherlich zurückschlagen und selber wütend werden, weil er es auch nicht leiden kann, zurückgesetzt zu werden.
5. Ich werde ihm zeigen, daß ich mich nicht übervorteilen lasse.	5. Meine Wutgefühle hindern uns beide daran, das Problem anzugehen, das ganz am Anfang zu meiner Verärgerung führte. Wir werden dadurch von der Behandlung der eigentlichen Streitfragen abgelenkt.
6. Auch wenn ich nicht erreichen kann, was ich eigentlich möchte, kann ich zumindest das Rachegefühl auskosten. Ich kann ihn in Bedrängnis bringen und ihn genauso verletzen, wie er mich. Daraufhin wird er sich bessern.	6. Eben noch fühle ich mich gut, dann schon wieder miserabel. Meine Reizbarkeit führt dazu, daß weder Hans noch andere Leute, die ich kenne, wissen, woran sie sind. Ich werde als launisch, gestört, ungenießbar und unreif abgestempelt. Sie halten mich für ein kindisches Biest.
	7. Ich erziehe meine Kinder möglicherweise zu Neurotikern. Wenn sie größer werden, werden sie mir meine Wutanfälle verübeln und Abstand von mir nehmen, anstatt mir zu helfen.
	8. Hans wird mich vielleicht verlassen, wenn er die Nase von meinen Sticheleien und Wutanfällen voll hat.
	9. Die schlechte Stimmung, die ich heraufbeschwöre, macht mich unglücklich. Das Leben wird zu einer furchtbaren Bürde, und mir fehlen ganz die Freude und mein Einfallsreichtum, die ich früher so gepriesen habe.

Entscheidend ist, daß du als allerersten Schritt diese Art der Untersuchung durchführst. Stell dir die Frage, ob sich die verdrießlich stimmende Situation nicht möglicherweise eher ändern ließe, wenn du versuchen würdest, dich ihr zu stellen und damit fertig zu werden, als dich darüber zu ärgern. Wenn das so ist, hast du eine ausreichende Begründung, um die Dinge zu ändern. Du wirst ganz bestimmt eine größere innere Ruhe und Selbstachtung gewinnen, und du wirst mit alltäglichen Situationen effektiver umgehen können. Die Wahl liegt ganz bei dir.

Wie man Hitzköpfe abkühlt. Wenn du dich entschieden hast, dich weniger zu ärgern, gibt es dazu eine unschätzbare Methode: Du schreibst die verschiedenen »wütenden« Gedanken auf, die dir durch den Kopf gehen. Dann ersetzt du sie durch weniger aufbrausende und besonnenere Gedanken (vgl. Schaubild 7-3).

Hör zu, was dir diese »wütenden Gedanken« einflüstern wollen, und merke dir all die gegensätzlichen Gedanken, die dir unkontrolliert durch den Kopf gehen. Halte diesen privaten Dialog schriftlich fest, ohne auszuwählen. Ich bin sicher, du wirst alle möglichen voreingenommenen Begriffe und Rachephantasien registrieren. Ersetze sie dann durch »besonnene Gedanken«, die sachlicher sind und dich weniger aufhetzen. Auf diese Weise wirst du deine Gefühle unter Kontrolle bringen können. Frieda benutzte diese Technik, um mit den Enttäuschungen fertig zu werden, die sie empfand, wenn ihre Stieftochter Susanne ihren Vater ausnutzte und um den Finger wickelte. Frieda wies ihn darauf hin, daß er bestimmter mit Susanne umgehen müsse und sich nicht immer breitschlagen lassen dürfe. Aber zumeist reagierte er auf diese Vorschläge sehr negativ. Hans hatte das Gefühl, daß Frieda nur an ihm herumnörgelte und ihrerseits Forderungen an ihn stellte. Das veranlaßte ihn umgekehrt dazu, noch weniger Zeit mit ihr verbringen zu wollen, und es entstand allmählich ein Teufelskreis.

Frieda schrieb ihre »wütenden Gedanken« auf, die ihre Eifersuchts- und Schuldgefühle bewirkten (vgl. Schaubild 7-3), und ersetzte sie durch »besonnene Gedanken«, woraufhin sie eine gewisse Erleichterung empfang. Dieses Vorgehen wirkte quasi als Gegenmittel zu ihrem Verlangen, Hans zu kontrollieren. Obwohl sie immer noch das Gefühl hatte, daß es ein Fehler war, sich derart von Susanne beeinflussen zu lassen, entschied sie sich dafür, ihm ein »Recht« auf »Fehler« zu geben. Als Folge davon drängte sie ihn weniger zu dem von ihr gewünschten Handeln, und er fühlte sich weniger unter Druck gesetzt. Ihre Beziehung verbesserte sich in einem Klima gegenseitiger Achtung und freier Entscheidungen. Die Bearbeitung ihrer »wütenden Gedanken« war natürlich nicht das einzige Moment, das schließlich zur Wiederbelebung ihrer Partnerschaft führte, aber es war ein notwendiger und wertvoller erster Schritt, ohne den beide unweigerlich in eine Sackgasse geraten wären.

Du kannst auch eine weitaus ausführlichere Technik, nämlich das »Tagesprotokoll negativer Gedanken« (vgl. Schaubild 7-4) anwenden, um mit deinen Wutgefühlen fertig zu werden. Du kannst die aufreizende Situation be-

Schaubild 7-3. Frieda schrieb ihre wütenden Gedanken auf, die ihr durch den Kopf gingen, als ihr Mann den selbstsüchtigen Manövern seiner Tochter aus erster Ehe nachgab. Als sie diese Überlegungen bei klarem Kopf durch »besonnene Gedanken« ersetzte, gingen ihre Eifersucht und ihre Verbitterung zurück.

Wütende Gedanken	*Besonnene Gedanken*
1. Wie kann er es wagen, mir nicht zuzuhören!	1. Ganz einfach. Er ist nicht verpflichtet, alles so zu tun, wie ich es möchte. Vielleicht hat er auch zugehört, hat sich aber nicht getraut, darauf zu reagieren, weil ich so stürmisch aufgetreten bin.
2. Susanne lügt! Sie erzählt, sie würde arbeiten, aber sie tut es nicht. Dann erwartet sie, daß Hans ihr behilflich ist.	2. Sie neigt dazu zu lügen, faul zu sein und andere auszunutzen, wenn in der Schule bestimmte Leistungen von ihr verlangt werden. Sie haßt die Arbeit. Das ist ihr Problem.
3. Hans hat sowieso nicht viel Freizeit. Wenn er die wenige Freizeit auch noch mit ihr verbringt, muß ich allein sein und mich allein um meine Kinder kümmern.	3. Na und? Ich bin gerne allein. Ich bin durchaus in der Lage, meine Kinder allein zu versorgen. Ich bin alles andere als hilflos. Vielleicht hat er mehr Lust, mit mir zusammen zu sein, wenn ich nicht so oft wütend bin.
4. Susanne stiehlt mir die wenige Zeit, die ich mit ihm verbringen könnte.	4. Das ist wahr. Aber ich bin groß genug, um mich alleine zu beschäftigen. Außerdem würde es mich nicht so aufregen, wenn er meinen Kindern bei den Schulaufgaben helfen würde.
5. Hans ist zu naiv. Er merkt nicht, wie er von Susanne ausgenutzt wird.	5. Er ist groß genug. Wenn er ihr helfen möchte, kann er es tun. Ich sollte mich da heraushalten. Das ist nicht meine Sache.
6. Ich kann das nicht länger aushalten.	6. Ich kann es sehr wohl. So etwas geht vorüber. Ich habe schon schlimmere Dinge ertragen.
7. Ich bin ein kindisches Biest. Ich habe mir meine Schuldgefühle selbst zuzuschreiben.	7. Ich habe das Recht, mich ab und zu kindisch zu verhalten. Ich bin nicht perfekt, und es zwingt mich niemand dazu, es zu sein. Es besteht keinerlei Notwendigkeit, Schuldgefühle zu haben. Das hilft mir nicht weiter.

schreiben und deine Verärgerung vor und nach der Übung einschätzen. Das Schaubild 7-4 zeigt, wie eine junge Frau ihre Enttäuschungen in den Griff bekam, nachdem sie am Telefon von einem möglichen Arbeitgeber kurz und knapp abgefertigt wurde. Sie berichtete, daß das Festhalten der »wütenden Gedanken« und deren Hinterfragung ihr dabei halfen, eine Gefühlsexplosion im Keim zu ersticken. Dadurch umging sie die Verdrießlichkeit und schlechte Laune, die ihr ansonsten den ganzen Tag verdorben hätten. Sie erzählte mir: »Bevor ich die Übung durchführte, glaubte ich, mein Gegner sei der Mann am Telefon. Schließlich erkannte ich jedoch, daß ich mich selbst noch zehnmal schlechter behandelte als er. Nachdem ich mir darüber klargeworden war, fiel es mir relativ leicht, besonnene Gedanken zu entwickeln, und ich war selbst überrascht, wie schnell sich meine Stimmung verbesserte.«

Imaginationstechniken. Die negativen »wütenden Gedanken«, die dir durch den Kopf gehen, wenn du aufgebracht bist, sind wie das Drehbuch eines eigenen privaten Films, den du auf eine imaginäre Bildfläche projizierst. Hast du die Bilder auf dieser Leinwand jemals genau betrachtet? Die Vorstellungen, Tagträume und Phantasien, in denen Rache und Gewalt eine große Rolle spielen, können außerordentlich schillernd sein!

Du bist dir dieser geistigen Bilder vielleicht nicht bewußt, wenn du nicht ausdrücklich danach Ausschau hältst. Ich will das an einem Beispiel verdeutlichen. Versuche dir jetzt in diesem Moment einen roten Apfel in einem braunen Korb vorzustellen. Du kannst das mit offenen oder geschlossenen Augen tun, ganz wie du willst. Kannst du den Apfel jetzt sehen? Das ist es, was ich meine. Die meisten von uns haben jeden Tag derlei visuelle Vorstellungen. Sie sind ein Teil unseres normalen Bewußtseins, eine bildliche Illustration unserer Gedanken. Erinnere dich jetzt einmal an das Bild eines bereits zurückliegenden Ereignisses, das in deinen Gedanken noch lebendig ist-z.B. eine schulische Prüfung, der erste Kuß (kannst du dich daran noch erinnern?), eine lange Wanderung usw. Kannst du es erkennen?

Diese Bilder können dich sehr stark berühren, und ihr Einfluß kann dich in positive oder negative Erregung versetzen, genauso wie erotische Träume oder Alpträume. Ein positives Bild kann eine intensive aufmunternde Wirkung haben. Während du dich z.B. aufmachst, um den Jahrmarkt zu besuchen, geht dir das Bild von deiner ersten Fahrt mit der Achterbahn durch den Kopf, und vielleicht spürst du wie damals dasselbe seltsame Gefühl in der Magengegend. In derlei Tagträumereien werden künftige oder vergangene Freuden sinnlich erfahrbar. Ebenso bestimmen aber auch negative Bilder das Ausmaß deiner gefühlsbetonten Erregung. Versuche einmal, dir Leute bildlich vorzustellen, auf die du irgendwann einmal wütend gewesen bist. Welche Vorstellungen gehen dir durch den Kopf? Stellst du dir vor, wie du ihnen einen Faustschlag versetzt oder sie teerst und federst?

Diese Tagträume lassen deine Wutgefühle lebendig bleiben, auch wenn die erlittene Beleidigung oder Verletzung längst vorbei ist. Die Verärgerung nagt vielleicht noch Stunden, Tage, Monate und mitunter Jahre später an

Schaubild 7-4. Tagesprotokoll negativer Gedanken

Provozierende Situation	*Gefühle*	*Wütende Gedanken (automatische)*	*Besonnene Gedanken (rationale Entgegnungen)*	*Ergebnis*
Ich rief auf eine Stellenanzeige an, in der eine Schreibkraft für medizinische Texte auf Teilzeitbasis gesucht wurde. In der Anzeige hieß es, daß gewisse »Erfahrungen auf dem Gebiet« erwartet würden. Am Anfang wollte mir der Personalchef noch nicht einmal sagen, um welche Firma es sich handelte. Schließlich lehnte er mich für die Stelle ab, weil er meinte, ich ich hätte nicht genügend Erfahrung.	Verärgerung Haß Enttäuschung 98 %	1. Dieser Idiot! Was zum Teufel glaubt er, wer er ist? Ich habe mehr als genug Erfahrung!	1. Warum rege ich mich so auf? Mir hat schon der Klang seiner Stimme mißfallen. Er hat mir keine Gelegenheit gegeben, etwas über meine Erfahrung mitzuteilen. Ich weiß, daß ich diese Kenntnisse habe. Also ist es nicht mein Fehler, daß ich die Stelle nicht bekommen habe, sondern seiner. Außerdem bleibt die Frage, ob ich wirklich mit einem solchen Menschen zusammenarbeiten möchte.	Verärgerung Haß Enttäuschung 15 %
		2. Das war die meistversprechende Anzeige in der Zeitung, und ich habe es vermasselt.	2. Ich verliere den Sinn für die Proportionen. Es gibt eine Reihe von anderen Stellen, die ich bekommen kann.	
		3. Meine Eltern werden mich in der Luft zerreißen.	3. Natürlich werden sie das nicht. Immerhin habe ich mich ja bemüht.	
		4. Ich muß weinen.	4. Ist das nicht eigentlich lächerlich? Warum soll mich jemand zum Weinen bringen? Die Sache ist es wirklich nicht wert. Ich weiß, was ich wert bin, und nur das allein zählt.	

dir herum, obwohl der auslösende Vorfall weit zurückliegt. Deine Phantasien halten den Schmerz am Leben. Immer wenn du dir vorstellst, was zu diesem Zeitpunkt geschehen ist, gibst du deiner Erregung neue Nahrung. Du bist wie eine Kuh, die ihr vergiftetes Futter wiederkäut.

Wodurch entsteht diese Verärgerung? Du schaffst sie dir selbst, indem du diese Bilder an deinem geistigen Auge vorbeiziehen läßt. Nach allem, was du weißt, lebt die Person, auf die du immer noch wütend bist, jetzt am Ende der Welt oder ist vielleicht gar nicht mehr am Leben. Sie kommt nur schwerlich als Übeltäter in Frage. Du bist allein der Produzent und Regisseur dieses Films, und, was noch schlimmer ist, du bist zugleich sein einziges Publikum. Wer muß all den wutentflammten Bildern zusehen und sich erneut darüber aufregen, wer anderes, als du selbst? Zum wiederholten Male mußt du ergrimmt die Zähne zusammenbeißen und spüren, wie sich deine Glieder verspannen. Dabei fließt ein Adrenalinstoß in deine Blutbahn, während sich gleichzeitig dein Blutdruck erhöht. Zusammengefaßt: Du bringst dich selbst in Rage. Soll das immer so weitergehen?

Falls nicht, wirst du etwas unternehmen wollen, um diese verdrießlich stimmenden Bilder zu reduzieren. Eine Möglichkeit dazu bietet ihre Umwandlung in Vorstellungen, die dich weniger durcheinanderbringen. Ein hilfreiches Werkzeug ist dabei ein gewisses Maß an Humor. Anstatt dir vorzustellen, wie du einer verhaßten Person die Gurgel zudrückst, kannst du dir beispielsweise einbilden, wie derjenige in Unterhosen durch ein dicht bevölkertes Kaufhaus läuft. Stell dir alle Details möglichst anschaulich vor: den Fettwanst, die behaarten Beine, die aufkreischenden Kunden usw. Was geschieht jetzt mit deiner Wut? Verwandelt sie sich nicht unversehens in ein breites Lächeln?

Eine zweite Methode ist die Unterbrechung der Gedanken. Wenn du bemerkst, wie dir ärgerliche Bilder durch den Kopf gehen, mach dir klar, daß du das Recht hast, den Projektor abzustellen. Denk an etwas anderes. Verwickle jemand anderen in ein Gespräch. Lies ein gutes Buch. Backe einen Kuchen. Lauf einmal um den Block. Sie werden von Mal zu Mal weniger werden, wenn du dich nicht mehr über sie aufregst. Anstatt dich auf sie einzulassen, kannst du an ein Ereignis in der nahen Zukunft denken, das dich vielleicht erheitern wird, oder du kannst dich auch irgendwelchen erotischen Phantasien hingeben. Bleiben die entnervenden Erinnerungen trotzdem penetrant bestehen, hilft vielleicht körperliche Anstrengung, wie z.B. ausdauerndes Jogging, Holzhacken oder Schwimmen. Der zusätzliche Vorteil dabei ist, daß du deine aufgestaute Energie sinnvoll einsetzt.

Überdenke die Regeln. Möglicherweise fügst du dir sinnlosen Schmerz zu, weil du dir unrealistische Regeln des persönlichen Zusammenlebens auferlegt hast. Der Schlüssel zu Friedas Verärgerung z.B. ist ihre Überzeugung, daß sie das Recht auf Hans' Zuneigung habe, gemäß der selbstgesetzten Regel: »Wenn ich eine gute und treue Ehefrau bin, habe ich einen Anspruch darauf, geliebt zu werden.«

Als Ergebnis dieser naiv klingenden Grundannahme erlebte Frieda in ihrer Ehe ein permanentes Gefühl der Bedrohung. Immer wenn Hans ihr nicht die gewünschte Liebe und Aufmerksamkeit schenkte, sah sie darin eine Bestätigung ihrer Unzulänglichkeit. Sie mußte dann einen permanenten Kampf um Aufmerksamkeit und Zuneigung führen, um ihre Selbstachtung zu verteidigen. Bei jedem engen Zusammensein mit ihm hatte sie das Gefühl, langsam einen vereisten Hang hinunterzugleiten. Kein Wunder aber auch, daß sie vor Zorn nicht mehr wußte, was sie tun sollte, wenn sie bei ihm Gleichgültigkeit zu spüren glaubte – erkannte er nicht, daß ihr Leben auf dem Spiel stand?

Zusätzlich zu den Unannehmlichkeiten, die ihr aus ihrer »Liebesregel« erwuchsen, stellte sich heraus, daß sie auf lange Sicht nicht funktionieren konnte. Eine Zeitlang erhielt sie die Aufmerksamkeit, nach der sie verlangte. Immerhin konnte sie Hans mit ihren Gefühlsausbrüchen einschüchtern, ihn durch eisige Ablehnung bestrafen und seine Schuldgefühle wecken.

Der Preis, den sie dafür zu zahlen hat, ist jedoch hoch: Die Liebe, die sie dafür bekommt, ist nicht mehr spontan und freiwillig. Er wird das Gefühl haben, eingesperrt und kontrolliert zu sein und allmählich immer mehr Haßgefühle aufstauen, die irgendwann ausbrechen. Sobald er sich nicht mehr erpressen läßt, wird sein Bedürfnis nach Freiheit übermächtig werden, und es wird sich in gewisser Weise Luft machen. Es gibt ganz erstaunliche Dinge, die als Liebe ausgegeben werden, jedoch ausgesprochen zerstörerische Wirkung zeigen! Wenn deine persönlichen Beziehungen durch derlei immer wiederkehrende Spannungen und Abhängigkeiten gekennzeichnet sind, dürfte es besser sein, wenn du die Regeln sorgfältig überdenkst und dir möglicherweise neue gibst.

Mit einer realistischeren Einstellung kannst du deinen Enttäuschungen ein Ende bereiten. Das ist in jedem Fall wesentlich einfacher, als die Umwelt verändern zu wollen. Frieda entschied sich, ihre »Liebesregel« auf folgende Weise zu verändern: »Wenn ich mich Hans gegenüber positiv verhalte, wird er die meiste Zeit auch mir gegenüber liebevoll reagieren. Selbst wenn er es nicht tut, kann ich meine Selbstachtung bewahren und sinnvolle Dinge unternehmen.« Diese Formulierung ihrer Erwartungen war realistischer und lieferte ihre Stimmungen und ihre Selbstachtung nicht der Gnade ihres Ehemannes aus.

Die Regeln, die dich in zwischenmenschliche Schwierigkeiten bringen, erscheinen zumeist nicht sonderlich bösartig. Im Gegenteil, sie wirken ausgesprochen moralisch und menschlich. Vor kurzem sprach ich mit einer Frau namens Margret, die der Überzeugung war, daß »jeder Partner einer Ehe sich in gleichem Umfang um den anderen kümmern sollte.« Diese Regel wandte sie auf alle menschlichen Beziehungen an: »Wenn ich Leuten etwas Gutes tue, *sollen* sie sich auf gleiche Weise erkenntlich zeigen.« Was ist daran falsch? Es klingt doch mit Sicherheit sehr »vernünftig« und »anständig«. Dennoch: Es ist eine nicht zu leugnende Tatsache, daß menschliche Beziehungen, und daher auch Ehen, nur äußerst selten von sich aus gleichmäßig und wechselseitig sind. Wechselseitigkeit ist ein vorübergehendes und zwangsläufig Schwankungen unterworfenes Ideal, das sich allenfalls durch ständige Bemühungen anstreben läßt. Das bedeutet aber auch gegenseitige Übereinstimmung, Kommunikation, Kompromißfähigkeit und Reife. Es verlangt Auseinandersetzung und viel harte Arbeit an der Beziehung.

Margrets Problem war, daß sie dies nicht erkannte. Sie lebte in einer Märchenwelt, in der Wechselseitigkeit und Ausgewogenheit als angenommene Realität existierten. Sie tat ständig Gutes, sowohl für ihren Mann als auch für andere und erwartete dann, daß man sich dafür erkenntlich zeigte. Zwangsläufig mußte ein derart einseitiges Abkommen scheitern, weil die anderen Menschen sich gewöhnlich nicht bewußt waren, daß sie dafür eine Rückzahlung erwartete.

Eine lokale Wohlfahrtsorganisation suchte per Anzeige eine(n) stellvertretende(n) Leiter(in). Margret war an dieser Position stark interessiert und sandte ihre Bewerbungsunterlagen ein. Sie verbrachte viel Zeit mit freiwilliger, unbezahlter Arbeit für den Wohlfahrtsverband und hoffte, daß die Verantwortlichen sie daher vorziehen würden. In Wirklichkeit reagierten die anderen Angestellten jedoch keineswegs so freundlich, wie sie erwartet hatte. Vielleicht hatten sie das Gefühl, daß Margret sie durch ihre Zuvorkommenheit und ihren Arbeitseifer in die Ecke drängen wollte. Als der Leiter des Verbandes schließlich einen anderen Bewerber einstellte, fiel sie aus allen Wolken und fühlte sich verbittert und enttäuscht, weil ihre Wechselseitigkeitsregel verletzt worden war.

In unseren Gesprächen entschloß sie sich, die Regel zu revidieren und ein wechselseitiges Geben und Nehmen nicht als etwas von vorneherein Feststehendes anzusehen, sondern als ein Ziel, das man anstreben kann, ohne dabei jedoch sein eigenes Interesse zu vergessen. Zugleich verzichtete sie auch auf ihre Forderungen, daß andere ihre Bedürfnisse an ihren Augen ablesen und umgehend auf ihre Wünsche reagieren müßten. Paradoxerweise erhielt sie jetzt *mehr* zurück, obwohl sie *weniger* erwartete.

Wenn du bestimmte Wunschregeln (»es sollte so sein« oder »es sollte anders sein«) hast, die immer wieder Enttäuschungen und Zurücksetzungen ausgelöst haben, ist es sinnvoll, sie in realistischen Maßstäben umzuschreiben. Eine Reihe von Beispielen dafür zeigt das Schaubild 7-5. Du wirst feststellen, daß bereits die Auswechselung eines einzigen Wortes ein nützlicher Ansatz sein kann (Leute »können« für etwas dankbar sein, anstelle von »sie sollten dankbar sein«).

Sei auf wütende Reaktionen gefaßt. Nachdem Friedas Wut allmählich verraucht war, wurde die Beziehung zu Hans enger und liebevoller. Hans' Tochter Susanne reagierte auf diese verstärkte Intimität jedoch äußerst ungehalten und eifersüchtig. Sie begann zu lügen, borgte sich Geld, ohne es zurückzugeben, durchstöberte Friedas Zimmer und entwendete persönliche Gegenstände, ließ überall Unordnung zurück usw. All diese Verhaltensweisen brachten Frieda in Rage und sie sagte sich: »Susanne sollte sich nicht so

Schaubild 7-5. Verbesserung von »Wunschregeln«

Selbstschädigende Wunschregel	*Verbesserte Fassung*
1. Wenn ich Leuten etwas Gutes tue, sollten sie dankbar sein.	1. Es wäre schön, wenn die Leute immer dankbar wären, aber das ist nicht realistisch. Sie werden oft genug undankbar sein und sich nur gelegentlich erkenntlich zeigen.
2. Fremde Leute sollten sich mir gegenüber höflich und zuvorkommend benehmen.	2. In aller Regel werden mich fremde Leute höflich und zuvorkommend behandeln, wenn ich nicht gerade besonders gereizt bin. Gelegentlich wird sich irgendein Griesgram widerwärtig verhalten. Aber warum soll ich mich darüber aufregen? Das Leben ist zu kurz, um sich ausgiebig mit vereinzelten negativen Erlebnissen zu beschäftigen.
3. Wenn ich mich sehr um etwas bemühe, sollte ich es auch bekommen.	3. Das ist lächerlich. Ich habe keinerlei Garantie, daß ich jederzeit in jeder Hinsicht erfolgreich bin. Ich bin nicht vollkommen und muß es auch nicht sein.
4. Behandelt mich jemand ungerecht, sollte ich ruhig meine Wut zeigen. Schließlich habe ich das Recht, wütend zu werden, zumal es zeigt, daß ich eben menschliche Gefühle habe.	4. Alle Menschen haben das Recht, wütend zu werden, ganz egal, ob sie ungerecht behandelt wurden oder nicht. Die richtige Fragestellung lautet aber, ob es zu meinem Vorteil ist, wenn ich in Wut gerate. Möchte ich mich unbedingt ärgern? Was sind die Kosten und was ist der Nutzen?
5. Leute sollten mich nicht auf eine Weise behandeln, wie ich sie nie behandeln würde.	5. Blödsinn. Die anderen sind nicht meinen Regeln unterworfen, also kann ich nicht erwarten, daß sie danach handeln. Sicher werden mich die Leute oft genauso gut behandeln, wie umgekehrt. Das muß aber nicht *immer* der Fall sein.

widerlich betragen. Sie ist verrückt! Ihr Verhalten ist gemein!« Friedas Enttäuschung entstand aufgrund zweier Elemente:

1. Susannes herausforderndes Verhalten
2. Friedas Erwartung, daß sie sich reifer und vernünftiger verhalten sollte.

Weil die Vorkommnisse nahelegten, daß sich Susanne nicht ohne weiteres ändern würde, hatte Frieda nur eine Alternative: Sie mußte sich von ihrer unrealistischen Erwartung lossagen, daß Susanne sich auf erwachsene Weise benehmen sollte. Sie kam zu folgenden Überlegungen:

Warum Susanne sich ruhig herausfordernd verhalten sollte

Es liegt in Susannes Wesen, sich herausfordernd zu verhalten, weil sie der Meinung ist, daß sie ein Recht auf Liebe und Zuwendung hat. Sie glaubt, daß das Erringen von Liebe und Aufmerksamkeit eine Sache auf Leben und Tod ist. Sie meint, unbedingt im Mittelpunkt stehen zu müssen, um zu überleben. Deshalb wird sie jeden Mangel an Zuneigung als ungerecht und als Bedrohung ihres Selbstwertgefühls ansehen.

Da sie spürt, daß sie Einfluß nehmen muß, um Aufmerksamkeit zu erregen, wird sie sich zwangsläufig besonders raffiniert verhalten.

Ich kann also sicher sein, daß sie sich vorläufig weiterhin so verhält. Es ist unwahrscheinlich, daß sie sich schon in naher Zukunft ändert. Ich muß davon ausgehen, daß sie dieses Verhalten noch eine ganze Weile beibehalten wird. Deshalb gibt es für mich keinen Grund, enttäuscht oder überrascht zu sein. Sie benimmt sich von ihrem Standpunkt aus richtig.

Außerdem möchte ich, daß sich alle Menschen - auch Susanne - so verhalten können, wie sie es für richtig halten. Susanne glaubt, sie hätte ein Recht auf größere Zuwendung. Weil ihr herausforderndes Verhalten auf diesem Gefühl beruht, kann ich mir nur immer wieder sagen, daß das, was sie tut, von ihrem Standpunkt aus berechtigt ist.

Schließlich möchte ich meine Stimmungen selbst kontrollieren und sie nicht von anderen, wie z.B. Susanne, abhängig machen. Habe ich wirklich das Bedürfnis, mich über ihr Betragen aufzuregen? Nein. Also kann ich anfangen, meine Reaktionen ihr gegenüber zu verändern:

1. Ich kann verstehen, daß sie bestimmte Dinge entwendet, weil sie es offensichtlich tun *muß*.
2. Ich kann über ihre Machenschaften nur lachen, weil sie eben kindisch sind.
3. Ich kann mich entscheiden, mich nicht über sie zu ärgern bzw. nur dann, wenn ich damit ein bestimmtes Ziel erreichen will.
4. Spüre ich, daß mein Selbstwertgefühl aufgrund ihres Verhaltens zurückgeht, kann ich mich fragen, ob ich wirklich möchte, daß ein Kind solche Macht über mich hat.

Welche Wirkung läßt sich von einer solchen Aufzeichnung erhoffen? Susannes Provokationen sind offensichtlich bewußt bösartig. Sie greift ihre Stiefmutter absichtlich an, weil sie sich zurückgesetzt und hilflos fühlt. Regt Frieda sich auf, gibt sie ihr damit unbewußt, was sie möchte! Ändert sie hingegen ihre Erwartungen, kann sie die möglichen Enttäuschungen entscheidend vermindern.

Verringerung der Anweisungen an dich und andere. Viele Gedanken, die dich in Wut bringen, beinhalten moralische Anweisungen. Deshalb kann es eine große Hilfe sein, Methoden zu beherrschen, um das ständige »ich sollte« und »ich sollte nicht« zu verringern. Eine Möglichkeit dazu ist die Aufli-

Schaubild 7-6.

Gründe, warum er sich bei seiner Arbeit mehr Mühe geben sollte	*Gegengründe*
1. Weil ich ihn hervorragend bezahlt habe.	1. Er bekommt denselben Lohn, ganz egal, ob er sich besondere Mühe gibt oder nicht.
2. Weil es sich einfach gehört, daß man seine Arbeit ordentlich macht.	2. Er hatte sicher das Gefühl, seine Arbeit angemessen erledigt zu haben. Und die Wandverkleidung, die er gemacht hat, sieht tatsächlich recht ordentlich aus.
3. Weil er dafür zu sorgen hat, daß die Arbeit richtig gemacht wird.	3. Warum sollte er?
4. Weil ich das auch tun würde, wenn ich Handwerker wäre.	4. Aber er ist nicht ich - er muß sich nicht nach meinen Maßstäben richten.
5. Weil er sich mehr um die Ergebnisse seiner Arbeit kümmern sollte.	5. Es besteht kein Grund für ihn, sich mehr darum zu kümmern. Einige Handwerker identifizieren sich sehr stark mit ihrer Arbeit, für andere ist es dagegen einfach ein »Job«.
6. Warum muß ausgerechnet ich einen Handwerker bekommen, der Pfuscharbeit macht?	6. Nicht alle Handwerker, die an meinem Haus mitgearbeitet haben, haben Mist gebaut. Ich kann nicht erwarten, hundertprozentige Spitzenkräfte zu bekommen. Das wäre ganz unrealistisch.

stung all der Gründe, bei denen du glaubst, daß jemand sich nicht so verhalten »sollte«, wie er es getan hat. Dadurch kannst du sie dann infragestellen und erkennen, warum sie unrealistisch sind und dir keinen guten Dienst erweisen (vgl. Schaubild 7-6).

Beispiel: Du hast ein neues Haus bezogen und mußt feststellen, daß die Handwerker schlechte Arbeit geleistet haben. Die Türrahmen in der Küche sind verzogen, und die Türen schließen nicht richtig. Du bist aufgebracht, weil du das als »ungerecht« ansiehst. Immerhin hast du ziemlich viel dafür bezahlt und meinst, ein Recht darauf zu haben, daß ein Handwerker seine Arbeit entsprechend gut erledigt. Du schäumst vor Wut und denkst: »Diese Faulpelze sollten sich bei ihrer Arbeit wirklich mehr Mühe geben. Was soll aus der Welt werden, wenn alles so vermurkst wird?« Du listest die folgenden Gründe und Gegenargumente auf:

Es stimmt nicht, daß du ein Recht hast, alles zu bekommen, bloß weil du es willst. Du mußt dich auf etwas einigen. Ruf den Handwerker an, trage deine Beschwerde vor, und bestehe darauf, daß der Schaden behoben wird. Aber verdopple deine Sorgen nicht noch zusätzlich durch Wutanfälle und Verärgerung. Sicherlich wollte der Handwerker dich nicht bewußt verletzen. Dein Ärger wird die Situation nur verschärfen und ihn in die Verteidigung drängen.

Verhandlungsstrategien. Vielleicht stehen dir jetzt die Haare zu Berge, weil du denkst: »Nun gut! Das ist ja eine schöne Geschichte! Dieser Dr. Burns versucht, mir weiszumachen, daß ich mein Glück finden kann, wenn ich nur fleißig glaube, daß faule, unfähige Handwerker miese Arbeit machen *sollten*. Es liegt schließlich in ihrem Wesen, behauptet der gute Mann. Was für ein durchsichtiger, schwachsinniger Blödsinn! Ich bin nicht bereit, mich ausnehmen und meiner menschlichen Würde berauben zu lassen, damit ich dafür eine lausige zweitklassige Arbeit bekomme, für die ich überdies Unsummen von Geld bezahlt habe!«

Reg dich bitte wieder ab! Keiner hat von dir verlangt, daß du dir von dem Handwerker das Fell über die Ohren ziehen lassen sollst. Wenn du wirkungsvoll Einfluß ausüben willst, anstatt wütend vor dich hin zu brüten und deinen inneren Aufruhr zu pflegen, ist es immer noch am besten, wenn du ruhig, bestimmt und selbstsicher auftrittst. Moralistisches »er sollte« wird dich hingegen nur noch mehr aufbringen und ihn zur Gegenwehr veranlassen. Schließlich: Auch Streiten ist eine Form der Vertraulichkeit. Möchtest du mit diesem Handwerker wirklich derart vertraulich umgehen? Würdest du es nicht eher vorziehen zu bekommen, was du eigentlich willst?

Wenn du aufhörst, wütend zu sein, kannst du dich auf geeignetere Bemühungen konzentrieren, die dich ans Ziel bringen. Die folgenden Verhandlungstechniken können in einer solchen Situation helfen:

1. Statt ihn zu beschimpfen, ist es sinnvoller, ihm Lob für das auszusprechen, was er gut gemacht hat. Wenn du *irgendetwas* Gutes an ihm oder seiner Arbeit entdecken kannst, wirkt dein Kompliment durchaus ehrlich.

Dann kannst du sehr taktvoll das Problem mit den Türrahmen erwähnen und ihm klarmachen, daß er wohl noch einmal kommen muß, um die Sache in Ordnung zu bringen.

2. Entwaffne ihn, wenn er sich rechtfertigen will, indem du einen Weg findest, ihm beizupflichten, ganz egal wie absurd seine Argumente sein mögen.

3. Mach ihm deinen Standpunkt ruhig und bestimmt klar.

Wiederhole diese drei Techniken in wechselnder Reihenfolge so lange, bis er letztlich aufgibt oder ein akzeptabler Kompromiß erreicht wurde. Nur als allerletztes Mittel kannst du ihm ein Ultimatum stellen oder Drohungen gebrauchen; mach dir dann aber klar, daß es dir damit ernst ist.

Als allgemeines Prinzip muß gelten, daß du mit der Kritik an der geleisteten Arbeit vorsichtig bist. Vermeide auf jeden Fall, ihn mit Schimpfwörtern zu belegen oder ihm zu unterstellen, daß er miserabel, hinterhältig und boshaft sei. Entschließt du dich, ihm deine negativen Empfindungen zu verdeutlichen, mache es möglichst objektiv ohne Übertreibungen und Abwertungen.

Zum Beispiel: »Ich ärgere mich über minderwertige Arbeit, wenn ich das Gefühl habe, daß Sie durchaus in der Lage sind, eine gute, fachmännische Arbeit zu leisten.« ist weitaus besser als »Sie Vollidiot! Ihre Arbeit ist eine Zumutung!«

In dem folgenden Dialog möchte ich diese Techniken noch einmal verdeutlichen:

Du: Ich bin mit einem großen Teil der Arbeit durchaus zufrieden und freue mich darüber. Besonders die Wandverkleidung ist hervorragend gelungen. Ich bin nur ein wenig über die Küchentüren beunruhigt. (Kompliment)

Handwerker: Wo liegt das Problem?

Du: Die Rahmen sind etwas verzogen, und die Türen schließen nicht richtig.

Handwerker: Das liegt an den Rahmen. Sie sind Massenware und nicht immer genau genug gemacht.

Du: Das stimmt. Sie sind sicher nicht so gut, wie die teureren Modelle. (Entwaffnungstechnik) Dennoch kann man sie so nicht belassen. Ich würde mich freuen, wenn Sie noch einmal nachsehen könnten, um die Sache in Ordnung zu bringen. (Klarstellung, Taktgefühl)

Handwerker: Da müssen Sie mit dem Hersteller sprechen. Ich kann da nicht viel ausrichten.

Du: Ich verstehe Ihre Schwierigkeiten. (Entwaffnungstechnik) Aber Sie sind nun einmal dafür verantwortlich, daß die Türen zu unserer Zufriedenheit fertiggestellt werden. Tatsache ist aber, daß die Türen minderwertig aussehen und nicht richtig abschließen. Ich weiß, daß das zusätzliche Arbeit für Sie bedeutet. Ich stehe aber auf dem Standpunkt, daß sich die Arbeit nicht als vollendet ansehen läßt und auch die Rechnung nicht beglichen werden kann, solange Sie die Sache nicht in Ordnung gebracht haben. (Ultimatum) Immerhin sehe ich ja an Ihrer anderen Arbeit, daß Sie die Fähigkeit haben, das Problem zu lösen, auch wenn es weitere Zeit verlangt. Wir wären dann in jeder Hinsicht mit Ihrer Arbeit zufrieden und könnten Sie weiterempfehlen. (Kompliment)

Versuche es einmal bei Streitigkeiten mit diesen Verhandlungstechniken. Ich meine, sie wirken wesentlich besser, als vor Wut in die Luft zu gehen. Vor allem wirst du dich besser fühlen, weil du dich in aller Regel am Ende durchsetzt.

Entwickle dein Einfühlungsvermögen. Einfühlung ist das beste Mittel gegen Verärgerung. Mit Einfühlung meine ich nicht die Fähigkeit, genauso zu fühlen wie ein anderer. Das ist Mitgefühl. Mitgefühl wird als sehr wichtig, aber meiner Meinung nach als etwas *zu* wichtig angesehen. Mit Einfühlung meine ich kein sanftes, verständnisvolles Verhalten. Das wäre Unterstützung. Auch die Unterstützung eines anderen wird sehr hoch bewertet und zum Teil überschätzt.

Was ist Einfühlung? Einfühlung bedeutet, genauer die Gedanken und Erwartungen anderer Menschen zu begreifen, so daß sie sagen würden: »Ja, das ist *genau* das, was ich meine!«

Wenn du diese Kunstfertigkeit besitzt, wirst du ohne Verärgerung verstehen und akzeptieren können, warum andere sich so und nicht anders verhalten, auch wenn ihr Verhalten vielleicht nicht auf deine Billigung stößt. Denk daran, daß es immer deine eigenen Gedanken sind, die deine Verärgerung bewirken und nicht das Verhalten eines anderen. Das Überraschende ist, daß du in dem Moment, in dem du begreifst, warum der andere sich so verhält, deine verdrießlich stimmenden Gedanken der Lüge überführst.

Wenn es anscheinend so einfach ist, Verärgerung durch Einfühlung zu ersetzen, warum sind dann so viele Leute jeden Tag so furchtbar wütend aufeinander? Das liegt daran, daß man sich Einfühlungsvermögen erst erwerben muß. Menschen sind innerhalb ihrer eigenen Wahrnehmungen gefangen und reagieren automatisch auf das Tun anderer Leute. Sich in einen anderen hineinzuversetzen, verlangt harte Arbeit, und die meisten Leute wissen nicht, wie man dahin gelangen kann. Weißt du es? Du kannst es auf den nächsten Seiten lernen. Beginnen wir wiederum mit einem Beispiel. Ein Geschäftsmann kam kürzlich hilfesuchend zu mir, nachdem er häufig Phasen mit Wutanfällen und aggressivem Fehlverhalten durchgemacht hatte. Taten seine Familienangehörigen oder Angestellten nicht das, was er wollte, neigte er zu Tobsuchtsanfällen. In der Regel gelang es ihm, sie einzuschüchtern, und er freute sich, sie zu beherrschen und herabzusetzen. Allmählich spürte er aber, daß seine Gefühlsausbrüche für ihn selbst zum Problem wurden, weil ihm der Ruf eines unbeherrschten Wüterichs voranging.

Er beschrieb ein festliches Abendessen, bei dem der Kellner vergaß, sein Weinglas aufzufüllen. Er spürte, wie es in ihm zu kochen begann, weil er dachte: »Der Kellner meint wohl, ich wäre unbedeutend. Wer zum Teufel glaubt er, daß er ist? Ich würde diesem Mistkerl am liebsten den Hals umdrehen!«

Ich benutzte die Einfühlungstechnik, um ihm zu zeigen, wie unlogisch und unrealistisch seine ärgerlichen Gedanken waren. Ich schlug ihm ein Rollenspiel vor. Er sollte den Kellner spielen, während ich die Rolle eines Freundes spielte. Ich bat ihn, meine Fragen so wahrheitsgemäß wie möglich zu beantworten. Der Dialog sah so aus:

Therapeut: (als Freund des Kellners) Ich habe bemerkt, daß du das Weinglas von diesem Geschäftsmann nicht aufgefüllt hast.

Patient: (als Kellner) Ach ja, ich sehe, daß ich sein Glas nicht aufgefüllt habe.

Therapeut: Warum hast du es nicht getan? Glaubst du, er wäre zu unbedeutend?

Patient: (nach einer Pause) Mmmh, nein, so war es nicht. Ich weiß ja kaum etwas über ihn.

Therapeut: Aber du hast nicht einfach angenommen, daß er unbedeutend wäre und dich infolgedessen geweigert, ihm mehr Wein nachzuschenken?

Patient: (lachend) Nein, daran liegt es nicht, daß ich ihm keinen Wein nachgeschenkt habe.

Therapeut: Warum hast du es dann nicht getan?

Patient: (nach einer Denkpause) Ich habe vor mich hingeträumt und an meine Verabredung heute Abend gedacht. Außerdem habe ich auch das hübsche Mädchen am anderen Tisch angeschaut. Ich wurde von ihrem eng geschnittenen Kleid so abgelenkt, daß ich sein Weinglas völlig übersehen habe.

Dieses Rollenspiel verschaffte dem Patienten große Erleichterung. Indem er sich in die Rolle des Kellners versetzte, war er in der Lage, die Haltlosigkeit seiner Interpretation zu begreifen. Seine gedankliche Verdrehung bestand darin, daß er zu voreiligen Schlußfolgerungen (Gedankenlesen) neigte. Er kam automatisch zu dem Schluß, daß der Kellner sich *ungerecht* verhielt, was ihm das Gefühl gab, er müsse sich irgendwie rächen, um seinen Stolz aufrechtzuerhalten. Nachdem er ein gewisses Einfühlungsvermögen erworben hatte, konnte er erkennen, daß seine selbstgerechte Empörung einzig und allein durch seine eigenen verdrehten Gedanken erzeugt wurde und nicht durch das Verhalten des Kellners. Personen, die zu Wutanfällen neigen, können sich das nur schwer eingestehen, weil sie andere gern zur Verantwortung ziehen und Vergeltung üben. Wie sieht es bei dir aus? Erscheint dir die Vorstellung, daß viele deiner verdrießlichen Gedanken keinerlei Gültigkeit haben, abwegig und unakzeptabel?

Die Einfühlungstechnik kann auch dann sinnvoll sein, wenn die andere Person dich ganz offensichtlich und mit Absicht durch ihr Verhalten zu verletzen scheint. Eine achtundzwanzigjährige Frau, Gerda, kam in meine Behandlung, als sie sich von ihrem Ehemann Helmut trennte. Fünf Jahre zuvor hatte Gerda entdeckt, daß Helmut ein Verhältnis mit Anne, einer attraktiven Sekretärin, hatte, die in demselben Gebäude arbeitete. Diese Enthüllung war für Gerda ein harter Schlag, was die Sache aber noch schlimmer machte, war Helmuts Zögern, die Affäre abzubrechen, und so dauerte dieser Zustand schließlich acht Monate. Die Erniedrigung und der Zorn, die Gerda in dieser Zeit erfuhr, waren entscheidende Faktoren, ihn letztlich zu verlassen. Ihre Gedanken verliefen nach folgendem Muster:

1. Er hatte kein Recht, sich so zu verhalten.
2. Er hatte nur sich selbst im Kopf.
3. Es war ungerecht.
4. Er war ein mieser, verdorbener Mensch.
5. Ich muß irgendwo versagt haben.

Im Verlauf einer Therapiesitzung bat ich Gerda, einmal Helmuts Rolle zu spielen. Ich nahm sie ins Kreuzverhör, um herauszufinden, ob sie sich über sein Verhältnis zu Anne ganz klar war. Später erzählte sie, daß sie im Verlauf des Rollenspiels immer mehr erkennen konnte, wie sich Helmuts Verhalten zusammensetzte. In diesem Moment verschwand ihre Wut völlig. Am Ende der Sitzung beschrieb sie die Veränderung ihrer jahrelangen Wut:

»Auch als die Affäre zwischen Helmut und Anne wahrscheinlich vorbei war, bestand er darauf, sie weiterhin zu sehen und war immer noch häufig mit ihr zusammen. Das war für mich sehr schmerzhaft. Es gab mir das Gefühl, daß Helmut mich nicht respektierte und sich selbst als wesentlich wichtiger ansah als mich. Ich glaubte, daß er mich nicht in eine solche Lage bringen würde, wenn er mich wirklich lieben würde. Wie konnte er weiterhin mit Anne zusammensein, wo er doch wußte, wie verzweifelt ich darüber war? Ich war wirklich wütend auf Helmut und völlig am Boden zerstört. Nachdem ich es mit den Einfühlungstechniken versuchte und dabei seine Rolle spielte, sah ich erstmals einen Zusammenhang. Da ich mich in ihn hineinversetzte, konnte ich differenzierter erkennen, was ihn bewegte. Ich sah sein Problem, einerseits Gerda, seine Frau, zu lieben und andererseits eine Beziehung zu seiner Freundin Anne zu haben. Allmählich dämmerte mir, daß Helmut in einem System von Gedanken und Gefühlen gefangen war, bei dem er nichts gewinnen konnte. Er liebte mich, wurde aber zugleich auch hoffnungslos von Anne angezogen. Selbst wenn er wollte, konnte er nicht darauf verzichten, sie zu sehen. Er fühlte sich schuldig und konnte doch nicht damit aufhören. Er hatte das Gefühl, auf jeden Fall zu verlieren, ganz gleich, ob er Anne oder mich verlassen würde. Er war unfähig und abgeneigt, sich mit einem der beiden Verluste abzufinden. Es war *seine Unentschlossenheit und nicht meine Unzulänglichkeit*, die ihn veranlaßte, die Entscheidung immer wieder hinauszuzögern.

Diese Erfahrung war für mich sehr eindrucksvoll. Zum ersten Mal sah ich, was wirklich geschehen war. Ich wußte nun, daß Helmut mich nicht vorsätzlich verletzen wollte, sondern unfähig war, sich anders zu verhalten. Es war für mich ein erfreuliches Gefühl, dies zu erkennen und zu verstehen.

Beim nächsten Treffen mit Helmut erzählte ich ihm davon. Danach ging es uns beiden besser. Die Erfahrungen mit der Einfühlungstechnik gaben mir außerdem ganz allgemein ein gutes Gefühl.«

Der Schlüssel zu Gerdas Verärgerung war ihre Angst vor dem Verlust ihrer Selbstachtung. Obwohl sich Helmut tatsächlich ausgesprochen negativ verhalten hatte, wurden ihre Schmerz- und Wutgefühle durch die *Bedeutung* ausgelöst, die sie der Situation gab. Sie ging davon aus, daß sie als »gute Ehefrau« das Recht auf eine »gute Ehe« hätte. Die folgende Logik brachte sie in gefühlsmäßige Schwierigkeiten.

Grundannahme: Wenn ich eine gute und zuverlässige Ehefrau bin, muß mein Mann mich zwangsläufig lieben und mir treu sein.

Beobachtung: Mein Mann verhält sich nicht liebevoll und ist mir untreu.

Folgerung: Entweder bin ich keine gute und zuverlässige Ehefrau, oder Helmut ist ein mieser, unmoralischer Mensch, weil er meine »Regeln« verletzt hat.

Obwohl Gerdas Wut nur ein schwacher und zum Scheitern verurteilter Versuch war, noch zu retten, was zu retten sei, blieb er doch die einzige Alternative zum schmerzhaften Verlust der Selbstachtung. Problematisch an ihrer Sichtweise war nur, daß sie a) nicht wirklich davon überzeugt war, daß er zu nichts taugte, daß sie ihn b) gar nicht wirklich verlieren wollte, weil sie ihn ja liebte, und daß ihr c) die chronische Gereiztheit selbst schadete.

Die Grundannahme, daß er sie lieben würde, solange sie nur tüchtig und »gut« wäre, war ein Märchen, das sie noch nie vorher in Frage gestellt hatte. Mit Hilfe der Einfühlungsmethode gelang es ihr, die riesigen Ansprüche dieser Grundannahme abzubauen. Sein Fehlverhalten war Folge *seines* verdrehten Denkens, nicht *ihrer* Unzulänglichkeit. Folglich war *er selbst* für den Schlamassel verantwortlich, in dem er steckte. Diese plötzliche Einsicht traf sie wie ein Blitz. Kaum daß sie die Welt mit *seinen* Augen sah, veränderte sich ihre Verärgerung. Sie erkannte, daß sie weder für das Verhalten ihres Mannes noch für das Verhalten anderer Leute verantwortlich war. Zugleich aber bemerkte sie einen rapiden Anstieg ihrer eigenen Selbstachtung. In der nächsten Sitzung wollte ich ihre neuen Einsichten einem Härtetest unterziehen. Ich konfrontierte sie mit genau jenen negativen Gedanken, die sie anfänglich so aufgebracht hatten, um festzustellen, ob sie darauf wirkungsvoll entgegnen konnte:

Therapeut: Helmut hätte schon weitaus früher damit aufhören können, seine Freundin zu treffen. Er hat Sie damit zum Narren gehalten.

Gerda: Nein, er konnte nicht damit aufhören, weil er in der Falle saß. Er fühlte sich von ihr angezogen.

Therapeut: Dann hätte er mit ihr verschwinden und sich von Ihnen trennen sollen, anstatt Sie weiter zu quälen. Das wäre immerhin noch das Beste gewesen, was er hätte tun können.

Gerda: Er hatte das Gefühl, daß er sich nicht von mir trennen konnte, einerseits weil er mich noch gern hatte und zum anderen, weil er sich mir und den Kindern zugehörig fühlte.

Therapeut: Aber es war ungerecht, Sie solange in der Luft hängen zu lassen.

Gerda: Er wollte nicht absichtlich ungerecht sein. Es ist einfach so gekommen.

Therapeut: Es ist einfach so gekommen! Was für ein Blödsinn! Tatsache ist doch, daß er gar nicht erst eine solche Situation hätte heraufbeschwören sollen.

Gerda: Aber das ist nun einmal geschehen. Anne bedeutete für ihn Anregung und Abwechslung. Zu jener Zeit fühlte er sich vom Alltag angeödet und gelangweilt. Eines Tages wollte er ihr nicht widerstehen, und plötzlich hatte die Beziehung mit ihr begonnen.

Therapeut: Gut, aber Sie sind persönlich weniger wert, weil er Sie ja betrogen hat.

Gerda: Das hat nichts damit zu tun, weniger wert zu sein. Ich muß nicht immer alles erreichen, was ich will, um meinen persönlichen Wert zu haben.

Therapeut: Aber er hätte doch nie woanders nach Abwechslung gesucht, wenn Sie seine Bedürfnisse ebensogut befriedigt hätten. Sie sind offenbar nicht anziehend und begehrenswert genug. Das ist der Grund, warum ihr Mann ein Verhältnis hatte.

Gerda: Tatsache ist, daß er sich letzten Endes für mich und nicht für Anne entschieden hat. Das heißt aber wohl nicht, daß ich Anne überlegen bin. Genausowenig weist die Tatsache, daß er sich seinen Problemen immer wieder entzogen hat, darauf hin, daß ich nicht anziehend und begehrenswert bin.

Ich konnte feststellen, daß Gerda auf meine harten Angriffe ruhig reagierte. Sie hatte diese schmerzhafteste Phase ihres Lebens bewältigt. Der Schlüssel zu ihrer Befreiung aus dem Gefängnis von Feindseligkeiten, Selbstverachtung und Verzweiflung lag in ihrem Einfühlungsvermögen.

Alles zusammen: gedankliche Generalprobe. Wenn du dich über etwas aufregst, kann es sein, daß die Dinge so schnell auf dich einwirken, daß du keine Zeit mehr findest, um dich ruhig hinzusetzen, die Situation objektiv einzuschätzen und die unterschiedlichen Techniken anzuwenden, die in diesem Kapitel beschrieben wurden. Das ist ein typisches Merkmal von Wut und Verärgerung. Im Gegensatz zu Depressionen, die langwierig und chronisch sind, brechen Wutgefühle plötzlich aus und halten auch nicht so lange vor. In dem Moment, wo dir bewußt wird, daß du dich über etwas aufregst, hast du vielleicht schon die Kontrolle über dich verloren. Die »gedankliche Generalprobe« hilft dir, dieses Problem zu lösen und dabei all die Werkzeuge einzusetzen, deren Gebrauch du bisher gelernt hast. Diese Technik soll dir helfen, deinen Ärger schon vorzeitig in den Griff zu kriegen, ohne dann tatsächlich eine solche Situation zu erleben. Sollte etwas Ähnliches wirklich passieren, bist du gewappnet.

Fang damit an, eine »Veränderungs-Hierarchie« aufzustellen, wobei du Situationen berücksichtigst, die dich am häufigsten in Wut bringen. Stufe deine Verärgerung von +1 (geringstmögliche Aufregung) bis +10 (größtmögliche Raserei) ein (vgl. Schaubild 7-7).

Wähle solche provozierenden Situationen aus, die du tatsächlich erfolgreicher lösen willst, weil dich bloßer Ärger nicht weiterbringt. Beginne auf der Liste mit dem Vorkommnis, das dich noch am wenigsten aufregt, und stell dir die entsprechende Situation möglichst lebhaft vor. Versuche dann, deine wütenden Gedanken in Worte zu fassen, und schreibe sie auf. In dem Beispiel, das das Schaubild 7-7 zeigt, fühlst du dich verärgert, weil du dir sagst: »Diese langweiligen Kellner sind so faul, daß es stinkt. Warum können sich diese faulen Kerle nicht bewegen? Was glauben sie eigentlich, wer sie sind? Muß ich erst halb verhungert sein, bevor sie die Güte haben, mir mein Essen und etwas zu trinken zu bringen?« Stell dir dann vor, wie du

Schaubild 7-7. Die Verärgerungshierarchie

+ 1	Ich sitze seit 15 Minuten in einem Restaurant, und es läßt sich kein Kellner sehen.
+ 2	Ich rufe einen Freund an, der sich aber nicht meldet.
+ 3	Einer meiner Kunden sagt in letzter Minute ohne Begründung einen Termin ab.
+ 4	Ein Kunde erscheint nicht zu einer Verabredung, ohne zuvor abzusagen.
+ 5	Jemand kritisiert mich auf unflätige Weise.
+ 6	Eine Gruppe von Jugendlichen läßt sich mit provozierenden Gesten in der Reihe vor mir in einem Kino nieder.
+ 7	Ich lese in der Zeitung über sinnlose Verbrechen, wie z.B. einen Raub.
+ 8	Ein Kunde weigert sich, die Rechnung für Waren zu zahlen, die ich bereits geliefert habe. Er ist unbekannt verzogen, so daß ich das Geld nicht einziehen lassen kann.
+ 9	Mehrere Monate lang reißen Unbekannte regelmäßig in der Nacht meinen Briefkasten herunter. Mir gelingt es nicht, ihnen das Handwerk zu legen.
+10	Ich sehe im Fernsehen, daß jemand – möglicherweise eine Gruppe von Jugendlichen – in den Zoo eingebrochen ist und mehrere kleine Vögel und Tiere zu Tode gequält und verstümmelt hat.

endlich die Geduld verlierst, den Kellner anschreist, aus dem Restaurant herausstürmst und die Tür hinter dir zuknallst. Registriere jetzt, wie hoch das Ausmaß deiner Erregung ist (von 0 bis 100 Prozent).

Dann geh noch einmal durch dieselbe geistige Landschaft, entwickle jedoch jetzt sinnvollere »besonnenere« Gedanken, und stell dir dann vor, wie entspannt und wohl du dich daraufhin fühlst. Male dir aus, wie du einfühlsam, selbstsicher und wirkungsvoll mit der Situation umgehst. Beispielsweise kannst du dir sagen: »Offenbar haben mich die Kellner nicht bemerkt. Vielleicht sind sie auch zu beschäftigt und haben übersehen, daß ich mein Essen noch nicht bekommen habe. Es besteht kein Grund, in die Luft zu gehen.«

Stell dir dann vor, wie du den Oberkellner rufst und die Situation darstellst, wobei du die folgenden Prinzipien beachtest: Mach dem Oberkellner auf ruhige Weise klar, wie lange du bereits auf dein Essen wartest. Erklärt er dir, daß die Ober zu beschäftigt sind, pflichte ihm bei und entwaffne ihn damit. Lobe ihren Eifer und wiederhole zugleich in freundlicher, aber bestimmter Weise deine Bitte um schnellere Bedienung. Male dir letztendlich aus, wie ein Kellner geschickt wird, der sich für die Verzögerung entschuldigt und sich nun auf erstklassige Weise deinen Wünschen widmet.

Betrachte dieses revidierte Szenenbild jeden Abend, bis du es beherrscht und dir vorstellen kannst, eine ähnliche Situation ruhig und wirkungsvoll in den Griff zu bekommen. Diese gedankliche Generalprobe ermöglicht dir, gegebenenfalls auf eine wirkliche Situation selbstsicher und locker zu reagieren.

Du wirst wahrscheinlich einen Einwand gegen diese Vorgehensweise haben: Vielleicht bist du der Meinung, es wäre müßig und unrealistisch, sich ein derart positives Erlebnis in einem Restaurant auszumalen. In Wirklichkeit gibt es keine Garantie dafür, daß sich das Personal tatsächlich so zuvorkommend verhalten wird und dir alle Wünsche erfüllt. Die Antwort auf diesen Einwand ist einfach. Du hast auch keine Garantie, daß sich die Kellner ungefällig verhalten. Fest steht nur, daß wahrscheinlich deine erwartete Reaktion auch eintritt, weil deine Verärgerung oft als »self-fulfilling-prophecy« wirkt. Wenn du hingegen von vorneherein einen positiv verlaufenden Abend erwartest und den Dingen mit Gelassenheit entgegensiehst, wirst du dich vermutlich besser fühlen.

Du kannst dich selbstverständlich auch auf ein negatives Erlebnis vorbereiten, indem du ebenfalls die Methode der gedanklichen Generalprobe anwendest. Stell dir vor, wie du den Kellner rufst und er darauf schnodderig und überheblich reagiert und du nur mit Mühe dein Essen bekommst. Nimm nun deine wütenden Gedanken auf, ersetze sie durch besonnenere Gedanken und entwickle eine neue Lösungsstrategie.

Auf diese Weise kannst du lernen, ruhiger und wirkungsvoller zu denken, zu fühlen und zu handeln. Dadurch kannst du der Mehrzahl der provozierenden Situationen, in die du geraten kannst, ihre Schärfe nehmen.

In der einen Situation mag Einfühlungsvermögen angebracht sein, in einer anderen hingegen eine selbstsichere Gesprächstechnik, während in einer dritten Situation nur die Veränderung deiner Erwartungen erfolgversprechend ist. Entscheidend ist, daß du die Fortschritte in deinem Ärger-Reduzierungs-Programm nicht in Alles-oder-nichts-Maßstäben mißt, weil gefühlsmäßige Veränderungen ihre Zeit brauchen, insbesondere wenn es sich um Wutgefühle handelt. Reagierst du gewöhnlich auf eine provozierende Situation mit 99prozentiger Wut und stellst bei der nächsten Gelegenheit fest, daß es nur ca. 70 Prozent sind, kannst du das bereits als erfolgreichen ersten Schritt ansehen. Jetzt mußt du am Ball bleiben und weiter die gedankliche Generalprobe einsetzen, um das Ausmaß deiner Verärgerung noch zu reduzieren.

Denk auch daran, daß der Rat von Freunden und Bekannten wertvoll sein kann. Vielleicht können sie besser erkennen, wo deine wunden Punkte sind. Frage sie danach, wie sie sich in einer bestimmten Situation verhalten würden, die dich zu Hilflosigkeit und Wut veranlaßt. Was würden sie darüber denken? Was würden sie an deiner Stelle tun? Du kannst schnell eine ganze Menge lernen, wenn du bereit bist, Fragen zu stellen.

Zehn Dinge, die du über Ärger wissen solltest

1. Nicht, was um dich herum geschieht, macht dich ärgerlich. Deine »wütenden« Gedanken verursachen deinen Ärger. Auch wenn ein wirklich negatives Ereignis eintritt, bestimmt einzig und allein die Bedeutung, die du selbst ihm verleihst, deine gefühlsbedingte Reaktion.

Du bist selbst für deinen Ärger verantwortlich. Dadurch bekommst du Gelegenheit, Selbstkontrolle zu gewinnen und dich frei zu entscheiden, wie du dich fühlen möchtest. Ansonsten würdest du deinen Gefühlen völlig hilflos ausgeliefert sein.

2. In den meisten Fällen wird dir dein Ärger nicht helfen. Du bist in deiner Feindseligkeit festgefroren und wirst zunehmend unbeweglicher. Wesentlich besser fühlst du dich hingegen, wenn du die Betonung auf eine aktive Suche nach angemessenen Lösungen legst. Überleg dir, was du tun kannst, um mit den Schwierigkeiten fertig zu werden. Diese aktive Einstellung kann bis zu einem bestimmten Ausmaß deine Hilflosigkeit und Enttäuschung beseitigen.

Ist einmal gar keine Lösung möglich, weil die zugrundeliegende Herausforderung völlig außerhalb deines Einflußbereichs liegt, machst du dich mit deiner Verbitterung nur unglücklich. Am besten ist es, sich umgehend davon freizumachen. Es ist sehr schwierig und vielleicht sogar unmöglich, gleichzeitig Freude und Ärger zu empfinden. Wenn du glaubst, daß deine Wutgefühle ganz besonders angemessen sind, denk zur Abwechslung einmal an einen der glücklichsten Momente deines Lebens. Frage dich nun, wieviele Minuten dieser Zeit des Friedens und Glücks du freiwillig für das Gefühl der Enttäuschung und Gereiztheit eintauschen möchtest.

3. Die Gedanken, die deine Verärgerung hervorbringen, enthalten mei-

stens bestimmte Verdrehungen. Indem du diese Verdrehungen zurechtbiegst, kannst du deine Verärgerung reduzieren.

4. Deine Verärgerung wird durch deine Überzeugung verursacht, daß sich jemand dir gegenüber ungerecht verhält oder dir ein bestimmtes Ereignis ungerecht erscheint. Sie wächst mit der wahrgenommenen Boshaftigkeit und der vermuteten Vorsätzlichkeit der Tat.

5. Kannst du die Welt mit den Augen anderer Leute sehen, wirst du zu deinem Erstaunen bemerken, daß ihre Handlungsweise von ihrem Standpunkt aus gar nicht ungerecht ist. Die Ungerechtigkeit, die du in diesen Fällen wahrgenommen hast, erweist sich als Trugbild, das nur in deinem Kopf existiert. Du mußt bereit sein, die unrealistische Annahme aufzugeben, daß deine Vorstellungen von Wahrheit, Gerechtigkeit und Redlichkeit von allen Menschen geteilt werden. So wird ein großer Teil deiner Enttäuschung und Verbitterung verschwinden.

6. Die anderen Leute werden gewöhnlich nicht das Gefühl haben, daß sie deine »Strafmaßnahmen« verdienen. Infolgedessen können dir deine Vergeltungsschläge kaum helfen, irgendwelche positiven Ziele zu erreichen. Deine Wut wird die Lage eher noch verschlimmern und die Fronten verschärfen und wirkt so als »self-fulfilling-prophecy«. Kurzfristige Erfolge werden durch die langwierige Verbitterung der Leute, die du verärgert hast, wieder zunichte gemacht. Niemand möchte gern kontrolliert oder zu etwas gezwungen werden.

7. Häufig ist deine Verärgerung eine Selbstverteidigungsmaßnahme, um deine Selbstachtung nicht zu verlieren, z.B. wenn Leute dich kritisieren, deine Meinung nicht teilen oder sich nicht so verhalten, wie du es möchtest. Eine solche Verärgerung ist *in jedem Fall* unangemessen. Einzig und allein deine negativ-verzerrten Gedanken führen zu einem Verlust deiner Selbstachtung.

8. Enttäuschungen sind das Ergebnis unrealistischer Erwartungen. Sicherlich hast du das Recht, die Realität beeinflussen zu wollen, um sie so mit deinen Erwartungen in Einklang zu bringen, aber du wirst dabei kaum Erfolg haben. Insbesondere dann nicht, wenn deine Erwartungen ein Ausdruck von Idealvorstellungen sind. Die einfachste Lösung wäre es, deine Erwartungen zu *ändern*. Unrealistische Erwartungen, die zur Enttäuschung führen, können z.B. so aussehen:

a) Wenn ich etwas möchte (Liebe, Glück, eine Beförderung usw.), verdiene ich auch, es zu bekommen.
b) Wenn ich mich um etwas sehr bemühe, *sollte* ich auch Erfolg haben.
c) Die anderen Leute *sollten* versuchen, sich an meinen Maßstäben zu messen und an meine Vorstellungen von »Redlichkeit« glauben.
d) Ich *sollte* in der Lage sein, alle Probleme schnell und leicht zu lösen.
e) Wenn ich eine gute Ehefrau bin, ist mein Mann *verpflichtet*, mich zu lieben (und natürlich entsprechend umgekehrt).
f) Die Leute *sollten* so denken und handeln, wie ich es tue.

g) Wenn ich zu jemandem freundlich bin, *sollte* er (oder sie) sich erkenntlich zeigen.

9. Natürlich hindert dich keiner, wütend und ärgerlich zu sein. Die entscheidende Frage ist jedoch, ob es zu deinem Vorteil ist. Welchen Nutzen hast du oder die anderen davon, wenn du in Rage gerätst?

10. Du mußt nicht unbedingt Wutgefühle zeigen, um menschlich zu sein. Es stimmt einfach nicht, daß du dich ansonsten leblos fühlen würdest. Im Gegenteil: Wenn du dich von deiner sauertöpfischen Gereiztheit freimachst, wirst du mehr Lebensfreude, Frieden und Einfallsreichtum in dir spüren. Mit einem befreiten und aufgeklärten Bewußtsein nimmst du die Dinge neu wahr.

KAPITEL 8

Mit Schuldgefühlen fertig werden

Kein Buch über Depressionen wäre vollständig ohne ein Kapitel über Schuldgefühle. Welche Funktion haben Schuldgefühle? Schriftsteller, Geistliche, Psychologen und Philosophen haben schier endlos über dieser Frage gebrütet.

Was ist die Grundlage von Schuld? Hat sie sich aus der »Erbsünde« entwickelt? Entsteht sie aufgrund frühkindlicher Erfahrungen, wie Freud es ausgeführt hat? Ist Schuld ein realistischer und hilfreicher Bestandteil des menschlichen Lebens? Handelt es sich um ein »nutzloses Gefühl«, dessen Beseitigung für die Menschheit nur von Vorteil wäre?

Nachdem die »Höhere Mathematik« entwickelt worden war, konnten damit zusammengesetzte Probleme von Bewegung und Beschleunigung wesentlich besser gelöst werden als mit den früheren Methoden. In ähnlicher Weise liefert die kognitive Therapie neue Hilfswerkzeuge, mit denen bestimmte schwierige philosophische und psychologische Fragestellungen wesentlich leichter angegangen werden können.

Was läßt sich nun aus dem kognitiven Ansatz ziehen? Du spürst Schuldgefühle, wenn dir die folgenden Gedanken durch den Kopf gehen:

1. Ich habe etwas getan, was ich nicht hätte tun sollen (oder ich habe versäumt, etwas zu tun, was ich tun sollte). Meine Handlungsweise bleibt hinter meinen moralischen Maßstäben zurück und gerät zu meinen Vorstellungen von Gerechtigkeit und Redlichkeit in Widerspruch.
2. Dieses »schlechte Verhalten« zeigt, daß ich ein schlechter Mensch bin (oder daß ich eine böse Ader, einen miesen Charakter oder eine schwarze Seele habe).

Diese Vorstellungen von »Schlechtigkeit« stehen bei Schuldgefühlen im Mittelpunkt. Wären sie nicht vorhanden, würde dein möglicherweise verletzendes Verhalten vielleicht zu heftigen Gewissensbissen, nicht aber zu Schuldgefühlen führen. Gewissensbisse sind Ausdruck des *unverzerrten* Bewußtseins. Du hast dich einem anderen oder dir selbst gegenüber absichtlich und unnötig auf eine verletzende Weise verhalten, die zu deinen persönlichen ethischen Maßstäben in Widerspruch steht. Gewissensbisse unterscheiden sich insofern von Schuldgefühlen, als hierbei nicht zugleich angenommen wird, daß dein Verhalten der Beweis für eine angeborene Schlechtigkeit, Bosheit oder Verderbtheit ist. Anders ausgedrückt: Gewissensbisse beziehen sich auf ein Verhalten, während Schuldgefühle das gesamte »Ich« mit einbeziehen.

Verspürst du zusätzlich zu deinen Schuldgefühlen noch Niedergeschlagenheit, Scham oder Angst, gehst du offensichtlich von den folgenden Vermutungen aus:

1. Aufgrund meines »schlechten Verhaltens« bin ich minderwertig oder wertlos (diese Interpretation führt zu Depressionen).
2. Wenn andere herausfinden, was ich angerichtet habe, werden sie von oben auf mich herunterblicken (dieses Denken führt zu Schamgefühlen).
3. Mir droht Vergeltung oder Bestrafung (diese Gedanken rufen Angst hervor).

Der einfachste Weg, um festzustellen, ob die Gefühle, die durch derartige Gedanken heraufbeschworen werden, nützlich oder zerstörerisch sind, besteht darin, sie auf gedankliche Verzerrungen zu überprüfen (siehe Kapitel 3). Spielen Denkfehler eine Rolle, können deine Schuld-, Angst- und Schamgefühle weder stichhaltig noch realistisch sein. Ich habe den Verdacht, daß du bald feststellen wirst, daß eine ganze Reihe deiner negativen Gefühle tatsächlich auf derartigen Denkfehlern beruhen.

Die erste mögliche Verdrehung, die bei Schuldgefühlen auftreten kann, ist deine Annahme, etwas falsch gemacht zu haben. Das kann der Fall sein, muß es aber nicht. Ist das Verhalten, das du bei dir verurteilst, tatsächlich so fürchterlich, falsch oder unmoralisch? Oder *übertreibst* du die Dinge so, daß sie jede Verhältnismäßigkeit verlieren? Unlängst brachte mir eine medizinisch-technische Assistentin einen Umschlag, in dem nur ein Blatt Papier steckte. Darauf hatte sie, wie sie sagte, etwas so Schreckliches über sich selbst aufgeschrieben, daß sie sich nicht wagte, es laut zu sagen. Als sie mir zitternd den Briefumschlag aushändigte, bat sie mich, es auf keinen Fall laut vorzulesen oder sie auszulachen. Die Botschaft auf dem Blatt Papier lautete: »Ich bohre in der Nase und esse die Popel auf!«

Besorgnis und Schrecken in ihrem Gesicht standen in einem so wahnwitzigen Widerspruch zur Unerheblichkeit dessen, was sie geschrieben hatte, daß ich alle Zurückhaltung vergaß und in Lachen ausbrach. Glücklicherweise mußte sie jetzt selbst lachen und fühlte sich danach sehr erleichtert.

Behaupte ich damit, daß du dich im Grunde *niemals* schlecht verhältst? Nein. Diese Position wäre extrem und unrealistisch. Ich behaupte nur, daß deine Qualen und Selbstvorwürfe bei der Wahrnehmung deiner Fehler auf unrealistische Weise übersteigert sind.

Eine zweite entscheidende gedankliche Verdrehung, die zu Schuldgefühlen führt, entsteht, wenn du dich selbst aufgrund deines Verhaltens zum »schlechten Menschen« *abstempelst*. Du warst vielleicht in miese, ärgerliche und andere verletzende Sachen verwickelt, aber es ist alles andere als sinnvoll, dich deshalb als »schlechten« oder »verdorbenen« Menschen anzusehen. All deine Energie wird für endloses Wiederkäuen des Vorfalls und ständige Selbstvorwürfe vergeudet, anstatt sie einfallsreich zur Lösung des Problems einzusetzen.

Eine andere gängige schulderzeugende Verdrehung ist das »*Persönlichnehmen*«. Du erklärst dich ohne ausreichende Veranlassung für ein Ereignis verantwortlich, das du nicht verursacht hast. Stell dir vor, du äußerst eine nützliche Kritik an einem Freund, und er reagiert verletzt und beleidigt. Du gibst dir selbst die Schuld für seine gefühlsbetonte Erregung und schließt daraus, daß deine Äußerungen falsch waren. Tatsächlich sind es jedoch seine negativen Gedanken, die ihn durcheinanderbringen, nicht etwa deine Bemerkungen. Mehr noch, seine Gedanken sind aller Wahrscheinlichkeit nach verdreht. Vielleicht denkt er aufgrund deiner Kritik, daß er zu nichts taugt und du ihn ablehnst. Hast du ihm diesen unlogischen Gedanken in den Kopf gesetzt? Offensichtlich nicht. Er selbst war es, also kannst du dich nicht für seine Reaktion verantwortlich erklären.

Weil unsere Therapietheorie nachweist, daß Gefühle einzig und allein durch die jeweiligen Gedanken hervorgebracht werden, könntest du zu der trübsinnigen Überzeugung gelangen, daß du im Grunde niemanden verletzen kannst, ganz egal, was du auch tust. Somit besitzt du die Berechtigung, *alles* zu tun, was du willst. Warum also nicht deine Familie im Stich lassen, den Partner nach Herzenslust betrügen, Geschäftspartner über's Ohr hauen usw.? Wenn sie sich darüber aufregen, ist es schließlich ihr Problem, es sind ja im Grunde nur ihre Gedanken... oder etwa nicht?

Ganz und gar nicht! Entscheidend ist dabei, ob eine gedankliche Verzerrung im Spiel ist oder nicht. In dem Maße, wie die gefühlsbetonte Verwirrung eines Menschen auf verdrehten Gedanken beruht, kann man sagen, daß er selbst für sein Leiden verantwortlich ist. Fühlst du dich für die Qualen dieses Menschen verantwortlich, ist dies ein Denkfehler: Du nimmst äußere Dinge persönlich. Wird dagegen das Leiden eines Menschen durch stichhaltige, unverzerrte Gedanken ausgelöst, ist es real und hat vielleicht eine erkennbare äußere Ursache. Du kannst mir zum Beispiel in den Magen schlagen, woraufhin ich denken würde: »Ich bin geschlagen worden. Es tut verdammt weh. Du bist wohl verrückt!«

In diesem Fall hast *du* die Verantwortung für meine Schmerzen. Deine Wahrnehmung, daß du mir Schaden zugefügt hast, ist in keiner Weise verzerrt oder verdreht. Sowohl deine Gewissensbisse als auch mein Unbehagen sind stichhaltig und real.

Unpassende Selbstanforderungen pflastern die einmal beschrittene Straße in Richtung Schuldgefühle. Irrationale Wunschaussagen beinhalten, daß von dir erwartet wird, vollkommen, allwissend und allmächtig zu sein. Vollkommenheitsanforderungen enthalten Lebensregeln, die dich unweigerlich in die Niederlage führen. Sie schaffen überhöhte Erwartungen und Leistungsanforderungen. Die Konsequenz dieser Regeln ist, daß du dich oft wie ein Versager fühlen wirst. Es ist einfach unrealistisch, einen Zustand unaufhörlicher Wonne und Glückseligkeit erreichen zu wollen. Eine solche Regel ist nur selbstschädigend und verantwortungslos.

Forderst du von dir, allwissend zu sein, gehst du davon aus, daß du das gesamte Wissen des Universums in deiner Person vereinigst und mit absoluter Sicherheit die Zukunft vorhersagen kannst. Du denkst zum Beispiel: »Ich hätte diese Woche nicht baden gehen sollen, weil ich mich dabei erkälten konnte. Was für ein Dummkopf bin ich doch! Jetzt bin ich so krank, daß ich die ganze nächste Woche im Bett liegen muß.« Dich auf diese Weise ins Gebet zu nehmen, ist reichlich unrealistisch. Du konntest mit Sicherheit gar nicht wissen, daß dich das Baden schließlich krank machen würde. Du hättest dich sicherlich anders verhalten, wenn du es gewußt *hättest*. Du hast eine durchaus menschliche Entscheidung getroffen, und letztlich stellte sich heraus, daß sie vielleicht falsch gewesen ist.

Aussagen, die um das »Sollen« und »Müssen« zentriert sind, beruhen auf der Annahme, daß du jedes nur erdenkbare Ziel erreichen kannst. Du verschlägst z.B. einen Tennisball und jammerst: »Ich hätte diesen Ball nicht verschlagen *dürfen*!« Warum darfst du das nicht? Bist du so ein erstklassiger Tennisspieler, daß du nicht einmal einen Ball verschlagen kannst?

All diese Selbstanforderungen erzeugen bei dir überflüssige und unangemessene Schuldgefühle, weil sie keinen vernünftigen moralischen Maßstäben entsprechen.

Neben gedanklichen Verdrehungen gibt es noch eine Reihe anderer Kriterien, anhand derer du abnormale Schuldgefühle von möglicherweise durchaus angebrachten Gewissensbissen und einem gesunden Gefühl des Bedauerns unterscheiden kannst. Kriterien dafür sind z.B. die Intensität, die Dauer und die Konsequenzen deiner negativen Gefühle. Daran können wir z.B. die lähmenden Schuldgefühle jener zweiundfünzigjährigen verheirateten Frau namens Janette messen, die Lehrerin an einer Volksschule war. Janette litt seit mehreren Jahren unter schweren Depressionen. Als sie fünfzehn Jahre alt war, hatte sie zwei Ladendiebstähle begangen, und sie litt immer noch bei der Erinnerung daran. Obwohl sie seitdem ein überaus ehrenhaftes Leben geführt hatte, konnte sie diese beiden schockierenden Erlebnisse nicht vergessen. Immer wieder wurde sie von Gedanken geplagt, die ihr ihre Schuld ins Gedächtnis riefen: »Ich bin eine Diebin. Ich bin eine Lügnerin. Ich tauge zu nichts. Ich bin eine Betrügerin.« Diese Schuldgefühle waren so qualvoll, daß sie versuchte, sich selbst zu töten.

Janettes Schuldgefühle waren unangebracht, nicht nur wegen ihrer offensichtlichen gedanklichen Verdrehungen, sondern auch aufgrund der *Intensität*, der *Dauer* und der *Konsequenzen* ihrer Gefühle und Selbstvorwürfe. Was sie empfand, ließ sich nicht mehr als gesundes Gefühl des Bedauerns angesichts der Ladendiebstähle ansehen, sondern als unverantwortliche Herabsetzung ihrer Selbstachtung. Damit wurde sie blind für ihr gegenwärtiges Leben und verlor gänzlich das Gefühl für die Verhältnismäßigkeit ihres Vergehens.

Die Konsequenzen, die sie aus ihren Schuldgefühlen zog, waren paradox: Ihre Überzeugung, ein schlechter Mensch zu sein, veranlaßte sie zu einem Selbstmordversuch, einer zerstörerischen und sinnlosen Tat.

Der Schuld-Zyklus

Auch wenn deine Schuldgefühle abwegig sind und auf gedanklichen Verdrehungen beruhen, bist du in dem Moment, in dem du anfängst, dich schuldig zu fühlen, von einer fixen Idee gefangen, die die Schuldgefühle um so stichhaltiger erscheinen läßt. Derartige Trugbilder können sehr einleuchtend und überzeugend wirken. Du argumentierst wie folgt:

1. Ich fühle mich schuldig und bin es wert, verurteilt zu werden. Das bedeutet, daß ich schlecht gewesen bin.
2. Wenn ich schlecht bin, verdiene ich es auch zu leiden.

Deine Schuldgefühle überzeugen dich von deiner Schlechtigkeit und führen zu weiteren Schuldgefühlen. Diese Verbindung kettet deine Gedanken und Gefühle unweigerlich aneinander. Schließlich bist du in einem endlosen Kreislauf gefangen, den ich den »Schuld-Zyklus« nenne. Gefühlsbedingtes Argumentieren gibt diesem Kreislauf ständig neue Nahrung. Als Folge deiner Schuldgefühle nimmst du automatisch an, daß du irgendein Unheil angerichtet haben *mußt* und es infolgedessen verdienst, daß es dir schlecht geht. Du argumentierst: »Ich *fühle* mich schlecht, also *bin* ich schlecht!« Das ist abwegig. Dein Selbstekel ist nicht schon der Beweis dafür, daß du irgendetwas falsch gemacht hast. Dein Schuldgefühl ist lediglich ein Ausdruck der Tatsache, daß du *glaubst*, dich schlecht verhalten zu haben. Das kann der Fall sein, ist es aber oft genug gar nicht. Zum Beispiel werden Kinder häufig von ihren Eltern bestraft, nicht etwa, weil sie tatsächlich etwas falsch gemacht haben, sondern weil die Eltern müde und gereizt sind. (»Ein Schlag zu viel hat noch keinem geschadet.«) In diesem Fall mag das Kind vielleicht mit der Zeit ein Schuldgefühl entwickeln, was aber keinen Hinweis auf ein tatsächliches Fehlverhalten ist.

Deine selbstzüchtigenden Verhaltensmuster verschärfen den Schuld-Zyklus. Deine schulderregenden Gedanken führen zu unproduktiven Handlungsweisen, die wiederum den Glauben an deine Schlechtigkeit verstärken. Eine zu Schuldgefühlen neigende Medizinstudentin versuchte sich z.B. auf ihr medizinisches Examen vorzubereiten. Sie hatte Schwierigkeiten bei den Prüfungsvorbereitungen und fühlte sich schuldig, daß sie nicht genug arbeitete. So vergeudete sie ihre Zeit damit, den ganzen Abend lang Fernsehen zu schauen, während ihr folgende Gedanken durch den Kopf rasten: »Eigentlich *sollte* ich nicht fernsehen. Ich *sollte* mich auf die Prüfung vorbereiten. Ich bin faul, ich verdiene es eigentlich nicht, Ärztin zu werden.« Diese Gedanken trieben ihre Schuldgefühle auf den Höhepunkt. Daraus schloß sie: »Diese Schuldgefühle beweisen, daß ich ein fauler, nichtsnutziger Mensch bin.« Ihre selbstquälerischen Gedanken und ihre Schuldgefühle schaukelten sich gegenseitig hoch. Wie viele Menschen, die zu Schuldgefühlen neigen, glaubte sie, daß sie sich schließlich zum Handeln bringen könnte, wenn sie sich nur lange genug selbst bestrafte. Unglücklicherweise traf das genaue

Gegenteil zu. Ihre Schuldgefühle saugten lediglich alle ihre Energien auf und verstärkten ihre Überzeugung, faul und minderwertig zu sein. Die einzigen Aktionen, die der Selbstekel hervorbrachte, waren ihre ausgiebigen allabendlichen Ausflüge zum Kühlschrank, um sich über Eiskrem oder andere süße Sachen herzumachen.

Der Teufelskreis, in dem sie sich selbst gefangen hielt, ist im Schaubild 8-1 dargestellt. Ihre negativen Gedanken, Gefühle und Verhaltensweisen wirkten alle zusammen, um die selbstzerstörerische Illusion zu erzeugen, daß sie »schlecht«, »faul« und »zügellos« war.

Schaubild 8-1. Eine Medizinstudentin litt aufgrund von selbstkritischen Gedanken derart unter Schuldgefühlen, daß sie Schwierigkeiten hatte, sich auf ihr Examen vorzubereiten. Ihr ständiges Aufschieben und Zaudern verstärkte noch ihre Überzeugung, schlecht zu sein und Strafe zu verdienen. Um so mehr wurde sie blockiert, ihr Problem zu lösen.

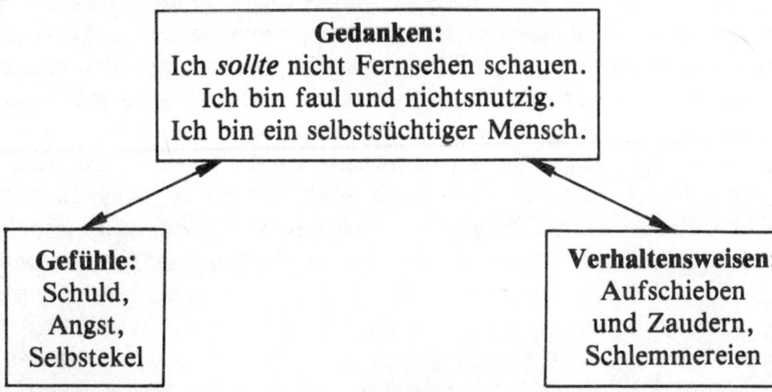

Die Unverantwortlichkeit von Schuldgefühlen. Wenn du tatsächlich etwas getan hast, das anderen Schaden zugefügt hat, und du das im nachhinein mißbilligst, muß das heißen, daß es dir nur recht geschieht, wenn es dir schlecht geht? Hast du das Gefühl, die Antwort auf diese Frage muß »ja« lauten, frage dich weiter, wie lange es dir schlecht gehen soll. Einen Tag? Ein Jahr? Dein ganzes Leben lang? Welche Strafe möchtest du dir selbst auferlegen? Bist du bereit, mit deinem selbstquälerischen Verhalten aufzuhören, wenn deine Strafe abgelaufen ist? Das wäre zumindest eine halbwegs *verantwortungsvolle* Methode, weil sie zeitlich befristet ist. Welchen Sinn hat es aber überhaupt, sich mit Schuldgefühlen selbst zu mißhandeln? Wenn du einen Fehler gemacht und dich verletzend verhalten hast, werden Schuldgefühle mit Sicherheit nicht dafür sorgen, daß dein Fehlverhalten sich von allein in Wohlgefallen auflöst. Sie werden auch nicht deinen Lernprozeß beschleunigen, um ähnliche Fehler in der Zukunft zu vermeiden. Andere Leute werden dich nicht mehr lieben und respektieren, weil du dich schuldig fühlst und dich fortgesetzt selbst bestrafst. Deine Schuldgefühle werden dich kaum zu einer produktiven Lebensweise bringen. Was bringen sie dir also überhaupt ein?

Viele Leute fragen sich: »Wie könnte ich mich moralisch angemessen verhalten und meine Triebe kontrollieren, wenn es keine Schuldgefühle gäbe?« Das klingt sehr nach Bewährungshelfermethoden, um den Straffälligen zum richtigen Leben zu bewegen. Offensichtlich siehst du dich selbst als derart triebhaft und zügellos an, daß du dich ständig selbst geißeln mußt, um dich halbwegs im Zaum zu halten. Wenn du durch dein Verhalten tatsächlich andere Menschen unnötig verletzt hast, mag dein schlechtes Gewissen zum Bewußtwerden deiner Fehler beigetragen haben. Mit Sicherheit hat es aber noch *niemandem* geholfen, sich selbst als »schlechten Menschen« wahrzunehmen. Eher noch führt gerade erst die Überzeugung, »schlecht« zu sein, zu einem »schlechten« Verhalten.

Veränderungen und Lernprozesse treten dann ein, wenn du a) erkennst, daß dir ein Fehler unterlaufen ist und du b) eine Strategie zur Berichtigung der Fehler entwickelst. Gehst du selbstbewußt und entspannt an eine Sache heran, wird sie dir wesentlich leichter vorkommen, während Schuldgefühle eher blockierend wirken.

Gelegentlich kritisieren mich Patienten wegen irgendeiner zu scharf ausgefallenen Bemerkung, durch die sie sich angegriffen fühlen. Diese Kritik weckt bei mir nur dann Schuldgefühle, wenn ein Körnchen Wahrheit darin enthalten ist. In dem Maße, wie ich mich schuldig fühle und mich als »schlecht« ansehe, neige ich zu defensiven Reaktionen. Ich habe das Verlangen, meinen Fehler entweder zu leugnen, zu rechtfertigen oder mit einem Gegenangriff zu antworten. Das Gefühl, ein »schlechter Mensch« zu sein, ist abscheulich. Dadurch fällt es mir umso schwerer, meinen Fehler zuzugeben und zu korrigeren. Mache ich mir hingegen keine Selbstvorwürfe und halte meine Selbstachtung aufrecht, ist es wesentlich einfacher, den Fehler zuzugeben. Dann kann ich das Problem viel eher lösen und daraus lernen. Je weniger Schuldgefühle ich habe, desto wirkungsvoller ist mein Handeln.

Hast du etwas angestellt, kann man nur einen Prozeß aus Erkenntnis, Lernen und Veränderung von dir verlangen. Schuldgefühle können dir dabei nicht behilflich sein. Anstatt die Erkenntnis deiner Fehler zu erleichtern, bringen dich Schuldgefühle eher dazu, die Sache zu vertuschen. Am liebsten möchtest du vor jeder Kritik die Ohren verschließen. Du hältst es nicht aus, in Mißkredit gekommen zu sein. Du hast dabei ein abscheuliches Gefühl. Dadurch lähmen dich Schuldgefühle eher, als daß sie dich zu produktivem Handeln bewegen.

Ich höre schon dein Gegenargument: »Wie kann ich wissen, ob ich etwas falsch gemacht habe, wenn ich mich nicht schuldig fühle? Würde ich mir nicht aus unkontrollierter Selbstsucht eine Fülle von blindwütigen Handlungen gestatten, wenn meine Schuldgefühle mich nicht daran hindern würden?« Es ist vieles möglich, hier habe ich aber meine Zweifel. Du kannst deine Schuldgefühle durch eine weitaus aufgeklärtere moralische Instanz ersetzen - Einfühlungsvermögen. Einfühlung ist die Fähigkeit, sich die guten und schlechten Folgen seines Verhaltens zu veranschaulichen. Einfühlung ist die Kunst, sich einen Begriff von dem zu machen, was man sich selbst und anderen antut, und gegebenenfalls auf angemessene Weise Reue und Bedauern zu empfinden, ohne sich selbst als von Grund auf schlecht und verworfen abzustempeln. Einfühlungsvermögen schafft das geistige und gefühlsmäßige Klima, in dem du dein Verhalten auf moralische und ich-stärkende Weise steuern kannst, ohne strafende Schuldgefühle im Hintergrund. Orientierst du dich daran, kannst du jetzt leicht entscheiden, ob deine Empfindungen Ausdruck von normalen, durchaus »gesunden« Gewissensbissen sind, oder ob dahinter selbstschädigende, verdrehte Schuldgefühle stehen. Stell dir folgende Fragen:

1. Habe ich bewußt und absichtlich etwas »Schlechtes«, »Ungerechtes« oder unnötig Verletzendes getan, das ich nicht hätte tun sollen? Richte ich irrationale Erwartungen an mich selbst, vollkommen, allwissend und allmächtig zu sein?
2. Stemple ich mich aufgrund dieser Verhaltensweise zum *schlechten* oder *verdorbenen* Menschen ab? Zeigen sich in meinem Denken noch andere gedankliche Verdrehungen wie z.B. Übertreibung, übertriebene Verallgemeinerung usw.?
3. Empfinde ich realistische Reue oder Gewissensbisse als Folge einer einfühlsamen Wahrnehmung der negativen Auswirkungen meines Handelns? Steht die Intensität und Dauer meiner gefühlsbedingten Reaktion in angemessenem Verhältnis zu dem, was ich wirklich angerichtet habe?
4. Bin ich bereit, aus meinem Fehler zu lernen und eine Veränderungsstrategie zu entwickeln, oder brüte ich nur unproduktiv vor mich hin oder lege mir sogar in zerstörerischer Weise Strafen auf?

Wir wollen uns nun noch einmal einige Methoden vor Augen führen, die dir helfen werden, unangemessene Schuldgefühle los zu werden und deine Selbstachtung zu erhöhen.

1. *Tägliches Verzeichnis untauglicher Gedanken.* Du hast diese Methode bereits in früheren Kapiteln kennengelernt, um geringe Selbstachtung und Minderwertigkeitsgefühle zu überwinden. Sie kann dir dabei helfen, eine ganze Reihe unerwünschter Gefühle zu verändern, darunter auch Schuldgefühle. Beschreibe das auslösende Ereignis, das zu deinen Schuldgefühlen führte, in der Spalte, die mit »Situation« überschrieben ist. (Beispiele: »Ich habe einen Kollegen angeschnauzt.« oder »Anstatt 5 Mark für das Rote Kreuz zu spenden, habe ich den Spendenaufruf in den Papierkorb geworfen.« usw.)

Versuche zu identifizieren, was dieser tyrannische Lautsprecher in deinem Kopf dir einflüstert, und bestimme die Anschuldigungen, die zu deinen Schuldgefühlen geführt haben. Bestimme schließlich auch die gedanklichen Verzerrungen, und ersetze sie durch objektivere Gedanken. Als Folge davon wird sich bald eine gewisse Erleichterung einstellen. Ein Beispiel dafür zeigt das Schaubild 8-2.

Schaubild 8-2.

Situation	*Gefühle*	*Schuld hervorrufende Gedanken*	*Gedankliche Verzerrungen*	*Rationale Entgegnungen*	*Ergebnis*
Meine Mutter war sehr müde. Weil wir den Fahrplan nicht richtig verstanden haben, sitzen wir jetzt in einem Zug ohne Speisewagen und ohne jeglichen Komfort.	Extreme Schuldgefühle, Verärgerung, Selbstmitleid, Enttäuschung	1. Es stimmt, Mutter ist mit mir durch ganz München gelaufen, und jetzt bekommt sie noch nicht einmal eine Tasse Kaffee, weil ich den Fahrplan nicht richtig verstanden habe. Ich hätte genauer auf das Speisewagensymbol achten sollen.	1. Persönlich nehmen, Geistiger Filter, Wunschaussage	1. Es tut mir leid für Mutter, aber die Fahrtzeit beträgt nur anderthalb Stunden. Ich dachte, ich hätte richtig geschaut. Aber ich glaube, wir machen alle einmal Fehler.	Starke Erleichterung
		2. Jetzt fühle ich mich abscheulich, ich bin furchtbar selbstsüchtig.	2. Gefühlsbedingte Beweisführung	2. Ich rege mich noch mehr auf als Mutter. Was geschehen ist, ist geschehen. Warum soll man sich über verschüttete Milch aufregen?	
		3. Warum muß ich immer alles verderben?	3. Übertriebene Verallgemeinerung, Persönlich nehmen	3. Ich verderbe nicht grundsätzlich alles.	
		4. Sie hat so viel für mich getan, und ich bin eine Niete.	4. Etikettierung, Alles-oder-nichts-Denken	4. Ein einziger Vorfall macht mich nicht zu einer Niete.	

Sigrun, eine feinfühlige junge Frau, entschloß sich, nach München zu gehen, um dort die Schauspielschule zu besuchen. Nachdem sie zusammen mit ihrer Mutter einen ganzen Tag lang ergebnislos nach einer Wohnung gesucht hatte, fuhren sie wieder zurück. Im Zug stellten sie fest, daß kein Speisewagen vorhanden war. Sigruns Mutter beklagte sich ausgiebig darüber, daß es nichts zu essen und zu trinken gab, woraufhin Sigrun merkte, wie sie mehr und mehr mit Schuldgefühlen und Selbstvorwürfen erfüllt wurde. Als sie später diese schuldschürenden Gedanken identifizierte und mit rationalen Entgegnungen konterte, fühlte sie sich außerordentlich erleichtert. Sie erzählte mir, daß sie auf diese Weise den Gefühlsausbruch vermied, den sie normalerweise in einer derart frustrierenden Situation erlebt hätte. (vgl. Schaubild 8-2)

2. *Beseitigung von Selbstanforderungen.* Hier sind ein paar Methoden, um all die unangemessenen Selbstanforderungen, mit denen du dich herumschlägst, zu reduzieren. Als erstes kannst du dich fragen: »Wer sagt, daß ich irgendetwas *sollte*? Wo steht denn geschrieben, daß ich etwas *muß*?« Auf diese Weise wird dir bewußt, daß du dir unnötig selbstkritisch gegenüberstehst. Schließlich gibst du dir deine eigenen Regeln, und wenn du feststellst, daß eine Regel unnütz oder überflüssig ist, kannst du sie ändern oder abschaffen. Nehmen wir an, du verlangst von dir, daß du deinen Partner jederzeit glücklich machen kannst. Merkst du aufgrund von Erfahrung, daß diese Regel weder realistisch noch hilfreich ist, kannst du sie wie folgt verändern: »Ich kann meinen Partner mitunter glücklich machen, aber sicherlich nicht jederzeit. Schließlich ist Glück auch von ihm (oder ihr) selbst abhängig. Ich bin genauso wenig vollkommen wie er oder sie. Infolgedessen kann ich nicht davon ausgehen, daß alles, was ich tue, in jedem Fall anerkannt wird.«

Bei der Entscheidung über die Nützlichkeit einer bestimmten Regel kann es hilfreich sein, wenn du dich fragst: »Welche Vor- und Nachteile bringt mir die Beherzigung dieser Regel ein?« – »Was bringt es mir ein, wenn ich glaube, ich *sollte* meinen Partner *jederzeit* glücklich machen, und was ist der Preis für diesen Glauben?« Kosten und Nutzen kannst du in einer Tabelle gegenüberstellen, wie sie im Schaubild 8-3 aufgeführt ist.

Eine andere einfache, aber wirkungsvolle Methode, um dich von Selbstanforderungen zu befreien, ist die Ersetzung der Worte »ich sollte« oder »ich muß« durch andere Worte. Sätze wie »Es wäre schön, wenn ...« oder »Ich würde gerne ...« klingen realistischer und wirken nicht so zwanghaft. Anstatt zu sagen »Ich *sollte* in der Lage sein, meinen Partner glücklich zu machen« könnte es heißen: »Es wäre schön, wenn ich meinen Partner in diesem Moment glücklich machen könnte, sie (oder er) scheint etwas durcheinander zu sein. Ich kann sie (ihn) fragen, worüber sie (er) sich aufregt. Vielleicht gibt es eine Möglichkeit für mich, ihr (ihm) zu helfen.« Du kannst anstelle von »Ich hätte diesen üppigen Eisbecher nicht essen *sollen*!« auch sagen: »Es wäre wohl besser gewesen, wenn ich auf den Eisbecher verzichtet hätte, aber das ist halb so schlimm.«

Schaubild 8-3. Überprüfung einer eigenen Regel durch Aufstellung ihrer Vor- und Nachteile: »Ich sollte meinen Partner jederzeit glücklich machen.«

Vorteile	*Nachteile*
1. Wenn sie glücklich ist, habe ich das Gefühl, das getan zu haben, was von mir verlangt wird.	1. Wenn sie unglücklich ist, fühle ich mich schuldig und mache mich selbst dafür verantwortlich.
2. Ich bemühe mich sehr, ein guter Ehemann zu sein.	2. Sie kann mich mit Hilfe meiner Schuldgefühle lenken. Immer, wenn sie irgendetwas durchsetzen will, kann sie so tun, als wäre sie unglücklich. Ich werde dann ein derart mieses Gefühl haben, daß ich unweigerlich nachgeben muß.
	3. Wenn sie einen Großteil der Zeit unglücklich ist, werde ich mich als Versager fühlen. Weil ihre Verstimmung aber oft überhaupt nichts mit meiner Person zu tun hat, wäre das eine sinnlose Energieverschwendung.
	4. Am Ende werde ich verbittert darüber sein, daß ich ihr so viel Macht über meine Stimmungen eingeräumt habe.

Eine weitere Methode besteht darin, daß du dir klarmachst, daß eine Selbstanforderung nicht mit der Realität übereinstimmt. Du sagst z.B.: »Ich hätte dieses oder jenes nicht tun *sollen*!« Dabei gehst du davon aus, daß es eine *Tatsache* ist, daß du es *nicht hättest tun sollen*. Außerdem nimmst du an, daß es dir helfen wird, dein Tun auf diese Weise zu bemängeln. Die »Realitätsmethode« enthüllt überraschenderweise, daß in aller Regel das Gegenteil der Fall ist: a) Du *solltest* tatsächlich tun, was du getan hast, und b) es ist für dich verletzend, wenn du behauptest, du *hättest es nicht tun sollen*.

Ist das unglaubhaft? Ich möchte es an einem Beispiel demonstrieren. Nehmen wir an, du wolltest eine Diät machen und hast einen Becher Eiskrem gegessen. Deshalb denkst du: »Ich hätte den Eisbecher nicht essen *sollen*!« In unserem Gespräch möchte ich, daß du darauf bestehst, daß es *wirklich wahr* sei, daß du den Eisbecher nicht hättest essen *sollen*. Ich werde daraufhin die gedanklichen Verdrehungen in deinen Argumenten enthüllen.

Ich: Du willst also eine Diät machen und hast einen Eisbecher gegessen. Ich bin der Meinung, daß das richtig war.

Du: Aber nein! Das ist unmöglich! Ich hätte ihn eben nicht essen *sollen*, weil ich eine Diät mache. Du siehst doch, daß ich versuche abzunehmen.

Ich: Meiner Meinung nach *solltest* du den Eisbecher essen.

Du: Bist du nicht ganz dicht? Ich *hätte es nicht tun sollen*, weil ich abnehmen möchte. Das versuche ich dir die ganze Zeit klarzumachen. Wie kann ich abnehmen, wenn ich Eis esse?

Ich: Aber tatsächlich hast du es doch getan.

Du: Ja, eben. Das ist ja das Problem. Ich *hätte es nicht tun sollen*. Verstehst du jetzt, was ich meine?

Ich: Warum hast du es denn getan? Aus welchem Grund hast du den Eisbecher gegessen?

Du: Na ja, ich war etwas durcheinander und nervös, und im Grunde genommen bin ich verfressen.

Ich: Nun gut, du warst durcheinander und nervös. Ißt du immer, wenn du durcheinander und nervös bist?

Du: Ja, das stimmt. Ich konnte mich noch nie richtig beherrschen.

Ich: War es dann nicht ganz natürlich, daß du in der letzten Woche, als du wiederum ziemlich nervös warst, so gehandelt hast?

Du: Ja.

Ich: Wäre es dann nicht einleuchtend, daraus zu schließen, daß du es tun *solltest*, eben weil du seit langem gewohnt bist, dich so zu verhalten?

Du: Ich habe das Gefühl, du willst mir weismachen, daß ich ruhig weiterhin Eisbecher verschlingen *sollte*, bis ich schließlich fett bin.

Ich: Ich möchte dich nicht dazu bringen, dich unmäßig zu verhalten, und ich empfehle dir auch nicht, die Angewohnheit aufrechtzuerhalten, immer dann zu essen, wenn du durcheinander bist. Was ich sagen will, ist, daß du aus einem Problem gleich zwei machst. Ein Problem ist, daß du tatsächlich deine Diät verletzt hast. Wenn du abnehmen willst, ist das nicht der richtige Weg. Das zweite Problem ist, daß du dir selbst Vorwürfe machst, weil du es getan hast. Du bereitest dir also ohne Grund zusätzliche Kopfschmerzen.

Du: Du meinst also, daß ich aufgrund meiner Angewohnheit zu essen, wenn ich nervös bin, weiterhin so verfahren werde, bis ich Methoden gelernt habe, diese Angewohnheit abzulegen?.

Ich: Du hast das besser ausgedrückt, als ich es könnte.

Du: Aus diesem Grund *sollte* ich den Eisbecher ruhig essen, weil ich bislang diese Angewohnheit noch nicht aufgeben konnte. Solange ich diese Angewohnheit habe, *werde* und *soll* ich mich überfressen, wenn ich nervös bin.

Allmählich begreife ich, was du meinst. Ich fühle mich auch bereits besser, aber da ist noch eine Sache: Wie kann ich mit dieser Angewohnheit fertig werden? Wie kann ich mein Verhalten so ändern, daß ich mit solchen Situationen fertig werde?

Ich: Du kannst dich mit Zuckerbrot oder Peitsche anstacheln. Wenn du dir den ganzen Tag sagst: »Ich *sollte* das tun« oder »Ich *sollte* jenes nicht tun«, bleibst du in einer zwanghaften Einstellung dem Leben gegenüber stecken. Möchtest du hingegen die Dinge in Bewegung bringen, würde ich vorschlagen, daß du dich lieber belohnst als bestrafst. Du wirst sehen, daß das viel wirkungsvoller ist.

Eine weitere Technik bezieht sich auf die Tatsache, daß du dir selbst nicht über den Weg traust. Du glaubst, daß du dich ohne Selbstanforderungen zügellos verhalten würdest. Um diese Annahme zu überprüfen, kannst du dich fragen, ob es in deinem Leben jemals eine Zeit gab, in der du dich außerordentlich glücklich, ausgefüllt, einfallsreich und selbstsicher gefühlt hast. Denk darüber einen Moment nach, bevor du weiterliest, und führe dir das Bild dieser Zeit möglichst anschaulich vor Augen. Frage dich jetzt: »Habe ich mich in dieser Phase meines Lebens mit Selbstanforderungen gequält?« Ich glaube, du wirst mit nein antworten. Nun sage mir, ob du in dieser Zeit all die blindwütigen furchtbaren Dinge getan hast, die du jetzt befürchtest. Du wirst erkennen, daß du dich in dieser Zeit durchaus unter Kontrolle hattest, ohne dich mit bestimmten Selbstanforderungen zu bedrängen. Das ist der Beweis, daß du auch ohne all dieses »Müssen« und »Sollen« ein ideenreiches und glückliches Leben führen kannst.

Du kannst diese Hypothese in den nächsten Wochen mit einem Experiment überprüfen. Versuche, deine Selbstanforderungen mit Hilfe der verschiedenen genannten Techniken zu reduzieren, und beobachte, was mit deiner Stimmung und deiner Selbstkontrolle passiert. Ich nehme an, du wirst überaus zufrieden sein.

Eine andere Methode, auf die du hier zurückgreifen kannst, ist die Dauerredner-Technik, die bereits im Kapitel 4 vorgestellt wurde. Plane dreimal am Tag jeweils zwei Minuten ein, in denen du all deine Selbstanforderungen und Selbstvorwürfe laut vorträgst: »Ich hätte rechtzeitig zum Markt gehen *sollen*, um einzukaufen«, »Ich hätte bei der Party nicht in der Nase bohren *sollen*«, »Ich bin ein Dummkopf« usw. Laß einfach mal all die schlimmsten Selbstvorwürfe raus, die dir nur einfallen. Besonders hilfreich kann es sein, wenn du sie zusätzlich aufschreibst oder auf ein Tonband sprichst. Lies sie dann später laut vor, oder hör dir das Tonband noch einmal an. Beschränkst du deine Selbstvorwürfe und Selbstanforderungen auf diese täglichen Termine, können sie dich nicht bei anderen Gelegenheiten durcheinanderbringen.

Eine weitere Technik, Selbstanforderungen zu verändern, besteht darin, sich über die Grenzen seines Wissens klarzuwerden. Als ich noch ein Kind war, hörte ich oft, wie die Leute sagten: »Lerne deine Grenzen kennen, und du wirst glücklicher sein!« Aber keiner bemühte sich je darum, mir zu erklären, was das bedeuten sollte und wie man es in die Praxis umsetzte. Außerdem hörte es sich so an, als würden sie sagen: »Du mußt lernen, was für eine miese kleine Null du bist« und als wäre jedem sein fester Platz in der Gesellschaft zugewiesen.

Tatsächlich kann man jedoch auch andere Schlüsse daraus ziehen. Nehmen wir an, du blickst auf deine Vergangenheit zurück und bedauerst die vielen Fehler, die du gemacht hast. Beim Lesen der Wirtschaftsseite der Zeitung sagst du dir beispielsweise: »Ich hätte diese blöden Aktien nicht kaufen sollen. Jetzt sind sie schon wieder um zwei Mark heruntergegangen.« Um diese Fußangeln zu umgehen, könntest du dich fragen: »Wußte ich damals, als ich die Aktien kaufte, daß sie demnächst an Wert verlieren würden?« Wahrscheinlich wirst du mit nein antworten. Nun frage dich: »Wenn ich gewußt hätte, daß sie an Wert verlieren, hätte ich sie dann gekauft?« Wieder wirst du mit nein antworten. Was du also wirklich sagen willst, ist, daß du dich bei einer anderen Kenntnis der Umstände entsprechend anders verhalten hättest. Hättest du aber mit absoluter Sicherheit die Zukunft vorhersagen können? Kannst du mit absoluter Sicherheit in die Zukunft blicken? Natürlich nicht. Du hast nur zwei Möglichkeiten: Entweder du akzeptierst, daß du ein menschliches Wesen mit einem relativ begrenzten Wissenshorizont bist und infolgedessen gelegentlich Fehler machst, oder du kannst dich selbst dafür hassen.

Ein weiterer wirkungsvoller Weg, um Selbstanforderungen zu überwinden, ist die Frage »*Warum sollte ich*?«. Daraufhin kannst du die Beweisführung überprüfen und die dahinterstehende falsche Logik enthüllen. Auf diese Weise lassen sich viele Selbstanforderungen als gänzlich absurd entlarven. Nehmen wir an, du hast irgendjemanden eingestellt, um eine Arbeit für dich zu erledigen. Vielleicht handelt es sich darum, den Rasen zu mähen oder das Wohnzimmer zu tapezieren oder etwas anderes. Als er seine Rechnung präsentiert, fällst du aus allen Wolken, weil sie dir weitaus höher als erwartet erscheint. Er beschwätzt dich aber so lange, bis du nachgibst. Du hast das Gefühl, übervorteilt worden zu sein, und du machst dir Vorwürfe, nicht energischer aufgetreten zu sein. Wir wollen jetzt wiederum ein Rollenspiel unternehmen, wobei du so tust, als wärst du der arme Schlucker, der zu viel bezahlt hat.

Du: Ich hätte diesem Typen gestern sagen *sollen*, daß die Rechnung zu hoch ist.

Ich: Du hättest auf einer geringeren Rechnung bestehen sollen?

Du: Ja. Ich hätte energischer auftreten sollen!

Ich: *Warum hättest du das tun sollen*? Sicherlich wäre es zu deinem Vorteil gewesen. Du kannst dich bemühen, dein Auftreten so zu verbessern, daß du in Zukunft in ähnlichen Situationen energischer bist. Aber die Frage ist: Warum hättest du gestern wirkungsvoller auftreten *sollen*?

Du: Einfach weil ich mich ständig von anderen Leuten übervorteilen lasse.

Ich: Gut, laß uns mal über deine Begründung nachdenken. »Weil ich mich ständig von anderen Leuten übervorteilen lasse, hätte ich gestern energischer auftreten sollen.« Was wäre die rationale Entgegnung darauf?

Ist da irgendetwas an dem, was du gesagt hast, das ein wenig unlogisch erscheint? Ist da nicht etwas faul an deiner Beweisführung?

Du: Mmmm ... laß mich nachdenken. Ja, zum einen stimmt es nicht ganz, daß ich mich *ständig* von anderen Leuten übervorteilen lasse. Das wäre eine übertriebene Verallgemeinerung. Mitunter setze ich mich auch durch. Ich kann sogar ziemlich fordernd auftreten. Außerdem - wenn es wirklich so wäre, daß ich mich *ständig* in bestimmten Situationen übervorteilen ließe, so würde daraus folgen, daß ich mich eben genauso verhalten *sollte*, weil es meine Angewohnheit ist. Bevor ich nicht über andere Umgangsformen mit Leuten verfüge, werde ich dieses Problem auch weiterhin haben.

Ich: Bravo! Ich hätte das nicht besser formulieren können. Ich merke, du hast verstanden, was ich dir über Selbstanforderungen gesagt habe. Gibt es noch irgendwelche anderen Argumente, warum du dich hättest anders verhalten sollen?

Du: Mal sehen. Wie wäre es damit: Ich hätte energischer auftreten sollen, weil ich dann nicht mehr als notwendig hätte zahlen müssen.

Ich: Gut. Was ist die rationale Entgegnung darauf? Was ist an diesem Argument unlogisch?

Du: Weil ich ein Mensch bin, werde ich nicht in jedem Fall alles richtig machen.

Ich: Genau. Die folgende Ableitung kann dir dabei helfen. Die Grundannahme ist: Alle Menschen machen Fehler, wie z.B. gelegentlich überhöhte Preise zu zahlen. Stimmst du mir insoweit zu?

Du: Ja.

Ich: Und was bist du?

Du: Ein Mensch.

Ich: Und was folgt daraus?

Du: Ich sollte Fehler machen.

Ich: Genau.

Jetzt sollte aber wirklich Schluß mit diesen Techniken sein. Hoppla! Jetzt fange ich schon selbst damit an. Also anders ausgedrückt: Es wäre schön, wenn du mit diesen Techniken etwas anfangen könntest. Ich bin der Meinung, daß du dich besser fühlen wirst, wenn du die Tyrannei der Selbstanforderungen gebrochen hast. Du wirst dich nicht mehr selbst heruntermachen. Anstatt dich in Schuldgefühlen selbst zu verzehren, kannst du deine Energien nutzen, um notwendige Veränderungen anzugehen und deine Selbstkontrolle und deinen Einfallsreichtum zu steigern.

3. *Lerne deinen Standpunkt zu vertreten.* Wenn du anfällig für Schuldgefühle bist, verfügst du über ein großes Handicap: Andere können diese Schuldgefühle ausnutzen, um dich zu lenken. Fühlst du dich verpflichtet, es möglichst jedem recht zu machen, können deine Verwandten und Freunde dich in vieler Hinsicht unter Druck setzen, was nicht unbedingt in deinem eigenen Interesse sein muß.

Um ein einfaches Beispiel anzuführen: Wieviele Einladungen hast du halbherzig befolgt, um nicht die Gefühle eines anderen zu verletzen? In diesem Fall ist der Preis, den du dafür zu zahlen hast, nicht allzu hoch. Du verdirbst dir nur möglicherweise einen Abend. Du wirst keine Schuldgefühle haben und kannst dich sogar der Vorstellung hingeben, daß du ein ausgesprochen netter Mensch bist. Schlägst du die Einladung aus, würde der enttäuschte Gastgeber vielleicht so reagieren: »Aber wir haben doch mit dir gerechnet. Willst du deine alten Freunde etwa im Stich lassen? Auf, gib dir einen Ruck!« Was würdest du dann sagen? Wie würdest du dich fühlen?

Schlimmer wird es, wenn deine Neigung, es anderen rechtzumachen, dich in einem Netz von Schuldgefühlen gefangenhält, die dich zur Verzweiflung bringen. Die Ironie dabei ist, daß der Versuch eines anderen, dich mit Hilfe deiner Schuldgefühle zu lenken, oft genug nicht nur für dich, sondern auch für den anderen zerstörerisch endet. Obwohl deine durch Schuldgefühle ausgelösten Handlungen oft auf einem starken Idealismus beruhen, bewirkt dein zwanghaftes Nachgeben und Einlenken oft genug das genaue Gegenteil.

Margret, 27 Jahre alt und glücklich verheiratet, hatte einen Bruder, eine Spielernatur, der sie auf vielfältige Weise ausnutzte. Er lieh sich Geld aus, wann immer er knapp bei Kasse war, und vergaß, es zurückzuzahlen. Wenn er zu Besuch kam (mitunter mehrere Monate lang), ging er davon aus, daß er das Recht hätte, jeden Tag mit der Familie zu Abend zu essen, sich volllaufen zu lassen und das Auto seiner Schwester zu benutzen. Sie fand für ihr ständiges Nachgeben folgende Begründung: »Wenn ich ihn um einen Gefallen bitten würde oder seine Hilfe bräuchte, würde er dasselbe für mich tun. Schließlich sollten sich Bruder und Schwester gegenseitig unter die Arme greifen. Außerdem, wenn ich versuchen würde, mich zu weigern, würde er vor Wut in die Luft gehen, und ich würde verlieren. Dann hätte ich das Gefühl, etwas falsch gemacht zu haben.«

Gleichzeitig sah sie jedoch die negativen Folgen ihres ewigen Nachgebens:

1. Sie unterstützte seinen schmarotzerhaften, egoistischen Lebensstil und seine Spielneigung.
2. Sie fühlte sich übervorteilt und wie in einer Falle gefangen.
3. Die Grundlage ihrer Beziehung war nicht gegenseitige Achtung, sondern Erpressung: Sie mußte permanent auf seine Forderungen eingehen, um nicht seine Wutanfälle und ihre eigenen Schuldgefühle herauszufordern.

Wir übten ein Rollenspiel ein, bei dem Margret lernen sollte, nein zu sagen und ihren Standpunkt auf ruhige, aber bestimmte Weise zu vertreten. Ich spielte Margrets Rolle, während sie sich in die Rolle ihres Bruders versetzte:

Bruder: (von Margret gespielt) Brauchst du heute Abend dein Auto?
Margret: (von mir gespielt) Ich weiß es noch nicht.

Bruder: Hast du etwas dagegen, wenn ich es mir nachher ausleihe?

Margret: Eigentlich möchte ich es nicht.

Bruder: Warum nicht? Du brauchst es doch nicht. Es steht nur vor der Tür herum.

Margret: Meinst du, ich wäre verpflichtet, dir meinen Wagen zu leihen?

Bruder: Naja, ich würde dasselbe für dich tun, wenn ich ein Auto hätte und du es bräuchtest.

Margret: Es freut mich, daß du so denkst. Obwohl ich noch nicht weiß, ob ich den Wagen brauche, möchte ich doch gern, daß er mir zur Verfügung steht, falls ich mir später noch überlege, irgendwo hin zu fahren.

Bruder: Aber du weißt doch noch gar nicht, ob du ihn brauchst! Sind wir nicht so erzogen worden, daß wir uns gegenseitig unterstützen?

Margret: Ja, das stimmt. Meinst du, das bedeutet, daß ich immer ja sagen muß, wenn du etwas von mir willst? Wir unterstützen uns ja auch gegenseitig. Du hast die ganze Zeit meinen Wagen benutzt, von jetzt an wäre es mir jedoch lieb, wenn du dich auf eigene Füße stellst und selbst für deine Beweglichkeit sorgst.

Bruder: Ich brauche den Wagen ja nur für eine Stunde oder so. Wenn du ihn brauchst, bringe ich ihn sofort zurück. Ich habe einen wichtigen Termin, und es ist nur einen Kilometer weit weg, du mußt also keine Angst haben, daß ich deinen Wagen ruiniere.

Margret: Das klingt ja so, als wäre es wirklich wichtig für dich. Vielleicht kannst du auch auf andere Weise hinkommen. Kannst du nicht einfach zu Fuß gehen?

Bruder: Das ist ja wohl ein dickes Ding! Wenn du mir so kommst, brauchst du mich nie mehr um einen Gefallen zu bitten!

Margret: Das klingt, als wärst du ziemlich wütend, bloß weil ich nicht tue, was du willst! Meinst du, ich müßte ständig ja sagen?

Bruder: Du und deine Philosophie! Steck sie dir sonstwo hin! Ich höre diesem Schwachsinn nicht länger zu! (Will aufgebracht hinauslaufen.)

Margret: Dann laß uns das Gespräch abbrechen. Vielleicht hast du in ein paar Tagen größere Lust, darüber zu reden. Ich bin der Meinung, wir müßten einmal über diese Dinge miteinander sprechen.

Nach diesem Dialog tauschten wir die Rollen, so daß Margret sich darin üben konnte, energischer aufzutreten. Ich spielte die Rolle ihres Bruders so hartnäckig ich konnte, und sie lernte dabei, mit mir umzugehen. Diese Übung stärkte ihren Mut. Ihr wurde klar, wie hilfreich es war, einige Leitsätze im Kopf zu behalten, wenn sie den Forderungen ihres Bruders widerstehen wollte:

1. Sie konnte ihn daran erinnern, daß es ihr Recht war, nicht auf alle seine Forderungen mit ja zu antworten.

2. Sie konnte ein Körnchen Wahrheit in seinen Argumenten entdecken (Entwaffnungstechnik), um ihm so den Wind aus den Segeln zu nehmen. Zugleich vertrat sie ihren Standpunkt, daß Liebe nicht gleichbedeutend ist mit ständigem Nachgeben.

3. Sie konnte so ruhig wie möglich eine feste, entschiedene und kompromißlose Position einnehmen.

4. Sie mußte sich nicht darauf einlassen, ihn als schwachen, bedauernswerten kleinen Jungen anzusehen, der noch nicht auf eigenen Füßen stehen kann.

5. Sie mußte auf seine Verärgerung nicht zwangsläufig selbst ärgerlich werden.

6. Sie mußte riskieren, daß er sich möglicherweise zurückziehen und ihr einen Strich durch die Rechnung machen würde, indem er sich weigerte, mit ihr zu reden oder ihren Standpunkt in Erwägung zu ziehen. Wenn er so reagierte, mußte sie ihn laufen lassen. Sie konnte ihn aber wissen lassen, daß sie sich später gerne mit ihm über verschiedene Dinge auseinandersetzen würde.

Als Margret ihm so gegenübertrat, stellte sie fest, daß er gar nicht so hartnäckig reagierte, wie sie angenommen hatte. In Wirklichkeit wirkte er geradezu erleichtert und verhielt sich wesentlich reifer und erwachsener, nachdem sie die Beziehung zu ihm deutlicher abgegrenzt hatte.

Wenn du dich entscheidest, diese Technik anzuwenden, mußt du fest entschlossen sein, deinen Standpunkt hartnäckig zu vertreten. Dein Gegenüber wird möglicherweise versuchen, dir weiszumachen, daß er (sie) ins Unglück gestürzt wird, wenn du seinen (ihren) Wünschen nicht entsprichst. Bedenke, daß du auf lange Sicht weitaus größeres Unglück anrichtest, wenn du ständig deine eigenen Interessen verleugnest.

Den Schlüssel zum Erfolg liefern rechtzeitige Trockenübungen. Vielleicht findest du einen Freund oder Bekannten, der bereit ist, ein paar Rollenspiele mit dir durchzuführen. Findest du niemanden dafür oder traust dich nicht zu fragen, schreibe einfach selbst einen erdachten Dialog auf, ähnlich dem zuvor geführten. Mit der Zeit wirst du die nötige Übung haben, um auch in tatsächlichen Situationen umgänglich, aber deutlich nein sagen zu können.

4. *Wie man Quälgeister austreibt.* In Situationen, in denen dir jemand (in der Regel eine geliebte Person) durch permanentes Jammern, Lästern und Wehklagen das Gefühl gibt, hilflos und schuldbeladen zu sein, kannst du Folgendes versuchen.

Gewöhnlich verläuft so etwas nach diesem Muster: Die jeweilige Person beschwert sich bei dir über etwas oder jemanden. Du hast das aufrichtige Bedürfnis zu helfen und machst einen entsprechenden Vorschlag. Deine Bemühungen werden jedoch im Keim erstickt, und der Quälgeist fährt fort, zu jammern und dich zu plagen. Du fühlst dich unter Druck und unfähig, den Erwartungen entgegenzukommen, bemühst dich noch mehr und machst neue Vorschläge zur Lösung. Du erhältst dieselbe Antwort. Immer, wenn du versuchst, dich dem Gespräch zu entziehen, gibt dir dein Gegenüber das Gefühl, daß du ihn oder sie zurückweist und allein läßt. Mehr und mehr wirst du mit Schuldgefühlen überschwemmt.

Inge lebte mit ihrer Mutter zusammen, während sie sich auf eine Abschlußprüfung vorbereitete. Sie liebte ihre Mutter, wurde aber durch deren ständige Nörgeleien über ihre Scheidung und die geringe finanzielle Unterstützung so gereizt, daß sie in meine Behandlung kam. Ich machte sie mit der Methode »Austreibung von Quälgeistern« vertraut, die wie folgt aussieht:

Ganz egal, was ihre Mutter sagte, Inge mußte einen Weg finden, ihr beizupflichten (Entwaffnungstechnik) und, anstatt dann einen Rat zu geben, ihr ein Kompliment auszusprechen. Am Anfang schien ihr dieses Vorgehen sehr seltsam und grotesk zu sein, weil es sich radikal von ihren bisherigen Bemühungen unterschied. In dem folgenden Dialog spielt Inge die Rolle ihrer Mutter, während ich ihre eigene Rolle spiele, um so diese Technik zu demonstrieren:

Mutter: (von Inge gespielt) Weißt du eigentlich, was bei der Scheidung ans Licht gekommen ist? Dein Vater hat alle seine geschäftlichen Anteile verkauft, und ich wußte die ganze Zeit nichts davon!

Inge: (von mir gespielt) Das ist ja allerhand. Du wußtest bis zur Scheidung überhaupt nichts davon. Du hättest wirklich etwas anderes verdient.

Mutter: Ich weiß nicht, was wir ohne Geld machen können. Wie soll ich deine beiden Brüder durch die Schule bringen?

Inge: Das ist wirklich ein Problem. Wir sind ziemlich knapp bei Kasse.

Mutter: Das paßt so richtig zu deinem Vater, so etwas anzustellen. Er hat sie nicht mehr alle.

Inge: Er konnte noch nie mit Geld umgehen. Du konntest das schon immer viel besser.

Mutter: Er ist mies! Wir stehen kurz vor der Pleite. Was passiert, wenn ich krank werde? Wir enden noch alle in der Gosse!

Inge: Da hast du recht. Das ist wahrlich keine erfreuliche Aussicht. Ich bin ganz und gar deiner Meinung.

Inge berichtete, daß sie beim Spielen der »Mutterrolle« merkte, daß es ihr überhaupt keinen Spaß machte, sich ständig zu beklagen, weil ich ihr immer nur beipflichtete. Wir tauschten die Rollen, so daß sie sich in dieser Technik üben konnte.

Tatsächlich hält aber dein Bedürfnis zu helfen diese Form der Beziehung aufrecht. Pflichtest du dem pessimistischen Gejammer bei, verlieren Nörgler jedoch paradoxerweise den Wunsch weiterzumachen. Dieses rätselhafte Ergebnis verdient eine Erklärung. Wenn Leute jammern, klagen und sich beschweren, sind sie in der Regel sehr gereizt, unsicher und von bestimmten Dingen überwältigt. Versuchst du, ihnen zu helfen, klingt das in ihren Ohren wie Kritik. Sie schließen daraus, daß sie selbst ihre Probleme offensichtlich nicht richtig im Griff haben. Pflichtest du ihnen hingegen bei und machst Komplimente, spüren sie eine gewisse Rückendeckung, die zu Entspannung und Beruhigung führt.

5. *Wie man Nervensägen abstellt.* Eine nützliche Variante dieser Methode wurde von einem meiner Schüler entwickelt, der an meinen Therapiesitzungen teilnahm. Er kümmerte sich um eine zweiundfünfzigjährige Bildhauerin namens Helga, der man nachsagte, daß sie ein »weites Herz« habe. Ihre Freunde schwatzten ihr permanent die Ohren mit ihren persönlichen Problemen voll. Aufgrund ihres *übersteigerten* Einfühlungsvermögens nahm sie daran großen Anteil. Weil sie aber nicht wußte, wie ihren Freunden zu helfen war, fühlte sie sich unfähig und verbittert, bis sie diese Methode kennenlernte. Sie sollte einen Weg finden, ihrem Gegenüber beizupflichten und ihn (oder sie) dann abzulenken, indem sie irgendetwas Positives in der vorgebrachten Beschwerde fand und dazu einen Kommentar abgab. Hier sind einige Beispiele:

Nervensäge: Um Gottes willen, was kann ich nur mit meiner Tochter machen?! Ich hab' ja solche Angst, daß sie in falsche Kreise gerät!

Antwort: Es stimmt, sie ist jetzt in einem dummen Alter. Macht deine Tochter immer noch diese wundervollen Plastiken? Ich habe gehört, sie hat zuletzt einen Preis bekommen.

Nervensäge: Der Chef gibt mir keine Gehaltserhöhung! Stell dir vor, meine letzte Gehaltserhöhung liegt sage und schreibe zwei Jahre zurück! Ich bin seit zwanzig Jahren in diesem Laden und hab' wirklich etwas Besseres verdient!

Antwort: Du bist bestimmt mit am längsten hier und hast enorme Dinge geleistet. Wie war das eigentlich, als du vor zwanzig Jahren hier angefangen hast? Ich möchte wetten, da sah noch manches ganz anders aus, was?

Nervensäge: Mein Mann hat kaum Zeit für mich. Er ist kaum noch zu Hause. Jeden Abend geht er mit diesen Idioten zum Kegeln!

Antwort: Warst du nicht zuletzt auch zum Kegeln? Irgendjemand hat mir erzählt, daß du eine wahnsinnige Punktzahl erreicht hast.

6. *Sieh die Dinge im richtigen Blickwinkel.* Eine der üblichen gedanklichen Verzerrungen, die zu Schuldgefühlen führen, ist das Persönlich nehmen, jene fehlgeleitete Annahme, daß du für die Gefühle und Verhaltensweisen anderer Leute verantwortlich bist, ebenso wie für alle möglichen äußeren Ereignisse. Ein offensichtliches Beispiel wäre z.B. dein Schuldgefühl, wenn es an dem Tag, an dem du mit Bekannten im Garten grillen wolltest, unaufhörlich regnet. In diesem Fall kannst du wahrscheinlich noch mit deiner absurden Reaktion fertig werden, ohne dich übermäßig anzustrengen, weil es einfach nicht in deiner Macht steht, das Wetter zu beeinflussen.

Schwieriger wird es jedoch, mit Schuldgefühlen umzugehen, wenn jemand tiefgreifende Schmerzen oder Unannehmlichkeiten erfährt und behauptet, daß dies eine Folge der Auseinandersetzung mit dir sei. In derartigen Fällen ist es sinnvoll, dir Gewißheit darüber zu verschaffen, in welchem Umfang du tatsächlich dafür verantwortlich bist. Wo endet deine Verantwortlichkeit, und wo ist der (die) andere für sich selbst verantwortlich? Der Fachausdruck dafür ist »Fehlzuschreibung«, und es geht dabei darum, die Dinge im richtigen Blickwinkel zu sehen. Hier ist wiederum ein Beispiel: Hans war ein leicht depressiver Student, dessen Zwillingsbruder Toni so stark depressiv war, daß er die Schule aufgeben mußte und daraufhin zurückgezogen bei seinen Eltern lebte. Hans hatte wegen des depressiven Zustands seines Bruders Schuldgefühle. Er erzählte mir, daß er schon immer mehr gearbeitet hatte und öfter ausgegangen war als sein Bruder und als Folge davon in der Schule bessere Noten bekam und mehr Freunde hatte als Toni. Hans argumentierte, daß der soziale und schulische Erfolg, an dem er sich erfreuen konnte, seinen Bruder dazu veranlaßte, sich minderwertig und alleingelassen zu fühlen. Als Folge davon glaubte er, selbst die Ursache von Tonis Depressionen zu sein. Er stellte die Hypothese auf, daß er Toni nur dadurch helfen könne, indem er sich selbst depressiv fühlte und hoffte, daß Toni daraufhin seine Depressionen und Minderwertigkeitsgefühle verlieren würde. Während der Ferien in seiner Heimatstadt nahm er nicht an den üblichen Aktivitäten teil, schmälerte seinen akademischen Erfolg und betonte, wie schlecht er sich angeblich fühlte. Hans versuchte, seinem Bruder auf überdeutliche Weise klarzumachen, daß er so ziemlich am Ende war. Er fand seinen Plan so wichtig, daß er zunächst zögerte, die Techniken anzuwenden, die ich ihm zur Stimmungskontrolle vorschlug. Er leistete sogar ausgesprochenen Widerstand gegen eine Besserung seines Befindens, weil er glaubte, daß dadurch seine Schuldgefühle gegenüber Toni nur noch größer werden würden. Er hatte Angst, daß seine eigene Genesung für Toni verhängnisvolle Folgen hätte.

Wie es sehr häufig der Fall ist, wenn man bestimmte Dinge persönlich nimmt, so enthielt auch Hans' Annahme, daß er für die Depression seines Bruders verantwortlich sei, genug Halbwahrheiten, um in gewisser Weise zu überzeugen. Schließlich hatte sein Bruder tatsächlich seit seiner frühen Kindheit Minderwertigkeitskomplexe und neigte ohne Zweifel zu einer gewissen Eifersucht und Verbitterung angesichts von Hans' schulischen und privaten Erfolgen. Die entscheidende Frage blieb jedoch: Folgt daraus, daß Hans die Depressionen seines Bruders *verursachte*, und konnte er die Situation dadurch verändern, daß er sich selbst ins Unglück stürzte?

Um ihm dabei zu helfen, seine Rolle objektiver einzuschätzen, schlug ich Hans die Anwendung der Drei-Spalten-Technik vor (vgl. Schaubild 8-4). Als Ergebnis der Übung konnte er sehen, daß seine Schuldgefühle selbstzerstörerisch und unlogisch waren. Er stellte fest, daß Tonis Depressionen und Minderwertigkeitsgefühle letztendlich mit Tonis verzerrtem Denken zusammenhingen und nicht durch seine (Hans') Erfolge ausgelöst wurden. Dies zu verändern, indem er sich selbst unglücklich machte, war genauso unlogisch, als hätte er versucht, ein Feuer dadurch zu löschen, daß er Benzin hineinschüttete. Als Hans sich darüber klar wurde, gingen seine Schuldgefühle und Depressionen sehr schnell zurück, und er fand zu einer schöpferischen Lebensweise zurück.

Schaubild 8-4.

Automatische Gedanken	*Gedankliche Verzerrung*	*Rationale Entgegnung*
1. Ich bin selbst ein Grund für Tonis Depressionen. Seit unserer frühen Kindheit habe ich immer härter gearbeitet und war entsprechend erfolgreicher.	1. Voreilige Schlußfolgerungen (Gedankenlesen) Dinge persönlich nehmen	1. Ich selbst bin nicht der Grund für Tonis Depressionen. Es sind Tonis unlogische Gedanken und Überzeugungen, die seine Depressionen bewirken. Die einzige Verantwortlichkeit, die ich übernehmen kann, ist, daß ich ein Teil der Umwelt bin, die Toni auf überaus negativ-verzerrte Weise interpretiert.
2. Ich habe das Gefühl, es würde Toni nur aufregen, wenn ich ihm erzählte, wieviel Spaß ich beim Studium habe, während er allein zu Hause sitzt und nichts tut.	2. Voreilige Schlußfolgerungen (Falsche Vorhersage)	2. Vielleicht muntert es Toni auf und gibt ihm etwas Hoffnung, wenn er weiß, daß es mir besser geht und daß ich Spaß habe. Es macht ihn wahrscheinlich nur noch depressiver, wenn ich mich genauso elend verhalte wie er, weil ihm damit jegliche Hoffnung genommen wird, daß es auch eine andere Lebensweise gibt.
3. Wenn Toni die ganze Zeit apathisch rumhängt, so bin ich dafür verantwortlich, daß sich daran etwas ändert.	3. Persönlich nehmen	3. Ich kann ihn dazu ermutigen, daß er bestimmte Dinge unternimmt, aber ich kann ihn nicht dazu zwingen. Letztendlich ist er für sich selbst verantwortlich.
4. Ich werde etwas für ihn tun, indem ich nichts mehr für mich tue. Es wird ihm helfen, wenn er sieht, daß ich depressiv bin.	4. Voreilige Schlußfolgerung (Gedankenlesen)	4. Mein Verhalten ist völlig unabhängig von seinem. Es gibt keinen Grund für die Annahme, daß meine Depressionen für ihn hilfreich sein könnten. Er hat sogar mir gegenüber betont, daß er mich nicht niedergeschlagen sehen möchte. Wenn er sieht, daß es mir besser geht, wird ihm das möglicherweise selbst Mut machen. Vielleicht bin ich für ihn eine Art Modell, indem ich ihm vorführe, daß ich glücklich sein kann.

Teil III

Scheinbar »realistische« Depressionen

KAPITEL 9

Der Unterschied zwischen Traurigkeit und Depressionen

»Dr. Burns, Sie behaupten anscheinend, daß ein verzerrtes Denken die einzige Ursache von Depressionen ist. Was soll ich aber tun, wenn meine Probleme reale Ursachen haben?«

Diese Frage wird mir bei Vorträgen und Workshops über Kognitive Therapie immer wieder gestellt. Viele Patienten stellen sie am Beginn der Behandlung und erwähnen eine Reihe von »realistischen« Problemen, von denen sie annehmen, daß sie ebenso »realistische« Depressionen hervorrufen. Am häufigsten sind dabei die folgenden Problemfälle:

- geschäftlicher Bankrott oder Armut;
- hohes Alter (manche Leute sehen aber auch Kindheit, Jugend und die sogenannte »Lebensmitte« als unvermeidliche Krisenphasen an);
- Körperbehinderungen;
- schwere Krankheiten;
- der tragische Verlust eines geliebten Menschen.

Ich bin sicher, daß du selbst diese Liste um weitere Problemfälle erweitern kannst. Dennoch: Nicht einer von den erwähnten Fällen kann zu einer »realistischen Depression« führen. In Wirklichkeit gibt es so etwas überhaupt nicht. Die entscheidende Frage ist, wo man die Grenze zwischen erwünschten und unerwünschten negativen Gefühlen zieht. Was ist der Unterschied zwischen einer durchaus »gesunden« Traurigkeit und Depressionen?

Die Unterscheidung ist einfach. Traurigkeit ist ein normaler Gefühlszustand, der durch realistische Wahrnehmungen hervorgerufen wird, die sich auf negative Ereignisse (darunter auch Verluste und Enttäuschungen) beziehen, ohne sie zu verzerren. Eine Depression ist dagegen eine Krankheit, die *immer* auf Gedanken beruht, die in irgendeiner Weise verzerrt sind. Wenn zum Beispiel ein Mensch stirbt, den du geliebt hast, wirst du wahrscheinlich denken: »Ich habe diesen Menschen verloren, und mir wird seine Liebe und Freundschaft sehr fehlen.« Die Gefühle, die durch einen solchen Gedanken ausgelöst werden, sind warmherzig, realistisch und wünschenswert. Deine Gefühle sind ein Teil deiner Menschlichkeit und verstärken dein Verständnis für den Sinn des Lebens. So betrachtet, gewinnst du etwas an deinem Verlust.

Im Gegensatz dazu könntest du aber auch denken: »Ich werde nie wieder glücklich sein, weil er (sie) gestorben ist. Es ist furchtbar ungerecht!« Diese Gedanken wecken in dir Gefühle von Selbstmitleid und Hoffnungslosigkeit. Weil diese Gefühle auf verzerrten Gedanken beruhen, fügen sie dir Schaden zu.

Nach dem Verlust eines Menschen oder dem Scheitern deiner Bestrebungen, ein wichtiges persönliches Ziel zu erreichen, kommt es entweder zu Traurigkeit oder zu Depressionen. Traurigkeit äußert sich in jedem Fall auf unverzerrte Weise. Es handelt sich hierbei um einen zeitlich begrenzten Gefühlszustand. Deine Selbstachtung wird dadurch nicht angegriffen.

Depressionen sind festgefahrene Gefühle, die permanent vorhanden sind oder ständig wiederkehren. Sie führen immer zu einem Verlust an Selbstachtung. Tritt eine Depression offensichtlich als Folge von Streßsituationen auf, wie z.B. gesundheitlichen Beschwerden, dem Tod eines geliebten Menschen, beruflichen Problemen usw., spricht man hierbei mitunter von einer »reaktiven Depression«.

Mein Standpunkt sieht so aus: Wenn ein wirklich negatives Ereignis eintritt, werden deine diesbezüglichen Gefühle ausschließlich durch deine Gedanken und Wahrnehmungsweisen erzeugt. Deine Gefühle entstehen aufgrund der Bedeutung, die du den Ereignissen zuschreibst. Ein erheblicher Teil deines Leidens ist Folge von Verzerrungen in deinem Denken. Sobald du diese Verzerrungen beseitigt hast, wirst du feststellen, daß es weitaus weniger schmerzhaft ist, mit dem »wirklichen Problem« fertig zu werden.

Wir werden sehen, wie das funktioniert. Ein offensichtlich realistisches Problem ist eine schwere Krankheit, wie z.B. Krebs. Unglücklicherweise sind die Familienangehörigen und Freunde der betroffenen Person davon überzeugt, daß es ganz normal ist, wenn der Patient unter Depressionen leidet. Sie forschen gar nicht mehr nach den Ursachen der depressiven Stimmungen, die oft genug durchaus beseitigt werden können. Menschen, die sterben müssen, haben oft eine große Fähigkeit, mit bestimmten Dingen fertig zu werden und wehren sich dagegen, unglücklich zu sein. In aller Regel sind sie bereit, alles zu tun, um sich selbst zu helfen. Mit Hilfe dieser Einstellung gelingt es ihnen oft, unveränderliche und »reale« Probleme zu bewältigen und darin Möglichkeiten zur persönlichen Bereicherung zu entdecken. Die Einstellung, daß »realistische« Depressionen notwendig sind, erscheint mir als zerstörerisch, menschenfeindlich und demoralisierend. Ich möchte ein paar spezifische Fälle vorstellen, und du kannst dir selbst ein Urteil bilden.

Tödliche Krankheit. Naomi war Mitte vierzig, als sie durch einen ärztlichen Befund erfuhr, daß sich bei einer Röntgenuntersuchung ein Fleck in ihrem Brustkorb gezeigt hatte. Sie war der festen Überzeugung, daß Arztbesuche lediglich Unheil heraufbeschwören, also zögerte sie mehrere Monate damit, diesen Befund überprüfen zu lassen. Als sie es endlich tat, wurden ihre schlimmsten Befürchtungen erhärtet. Eine Gewebeprobe wies das Bestehen bösartiger Wucherungen nach, und eine darauf folgende Lungenoperation zeigte, daß sich bereits Metastasen gebildet hatten.

Diese Nachricht traf Naomi und ihre Familie wie ein Blitz. Die Monate vergingen, und sie verlor angesichts ihres geschwächten Zustands mehr und mehr jegliche Hoffnung. Es waren nicht so sehr ihre körperlichen Beschwerden und die Belastung durch die Chemotherapie, sondern die Tatsache, daß sie zu schwach war, um all die täglichen Aktivitäten durchzuführen, die ihr Selbstgefühl und Selbstbewußtsein bestimmt hatten. Sie konnte nicht mehr länger die Hausarbeit verrichten (ihr Mann mußte die meisten Arbeiten übernehmen), und sie mußte zwei Teilzeitjobs aufgeben, darunter eine ehrenamtliche Tätigkeit in einer Blindenschule.

Du wirst sagen: »Naomis Probleme sind *real*. Ihr Unglück hat nichts mit verdrehten Gedanken zu tun. Es ist Folge der Situation.« Waren ihre Depressionen wirklich unvermeidlich? Ich fragte Naomi, warum sie der Verzicht auf ihre Aktivitäten derart mitnahm. Ich verdeutlichte ihr das Konzept der »automatischen Gedanken«, und sie schrieb die folgenden negativen Überzeugungen auf:

1. Ich tue nichts für die Gesellschaft,
2. Ich kann mich in meiner persönlichen Umgebung nicht verwirklichen,
3. Ich bin nicht in der Lage, an irgendwelchen Freizeitaktivitäten teilzunehmen,
4. Ich bin nur eine Belastung für meinen Mann.

Die Gefühle, die mit diesen Gedanken zusammenhingen, waren Ärger, Traurigkeit, Enttäuschung und Schuldgefühle. Diese Gedanken unterschieden sich kaum von denen körperlich gesunder Patienten, die ich Tag für Tag in meiner Praxis habe. Naomis Depressionen wurden nicht von ihren bösartigen Geschwüren ausgelöst, sondern von ihrer bösartigen *Einstellung*, die sie dazu veranlaßte, ihr Selbstwertgefühl an dem zu messen, was sie für sich und andere tat. Weil sie immer ihren persönlichen Wert an ihren Leistungen gemessen hatte, bedeutete die Krebserkrankung für sie, daß sie zu nichts mehr nutze war und daß sie sich aufgeben wollte.

Das gab mir die Möglichkeit einzugreifen. Ich schlug ihr vor, in einer graphischen Darstellung ihren persönlichen »Wert« vom Zeitpunkt ihrer Geburt bis zum Zeitpunkt ihres Todes zu registrieren. (vgl. Schaubild 9-1)

Sie sah ihren Wert als eine Konstante und schätzte ihn auf einer erdachten Skala von 0 bis 100 Prozent mit 85 Prozent ein. Ich bat sie außerdem, innerhalb derselben Zeitspanne ihre Leistungsfähigkeit auf einer ähnlichen Skala einzuschätzen. Sie zeichnete eine Kurve, die auf geringe Leistungsfähigkeit in ihrer Kindheit verwies, im Alter von 30 Jahren ihr Maximum erreichte und sich im späteren Leben wieder in Richtung Null bewegte. So weit, so gut. Allmählich wurden ihr zwei Dinge klar. Erstens hatte ihre Leistungsfähigkeit zwar infolge ihrer Krankheit abgenommen, dennoch tat sie immer noch in vielen kleinen, aber nichtsdestoweniger wichtigen und wertvollen Bereichen etwas für sich und ihre Familie. Nur ein extremes Alles-oder-nichts-Denken konnte sie dazu veranlassen zu glauben, daß ihre Beiträge

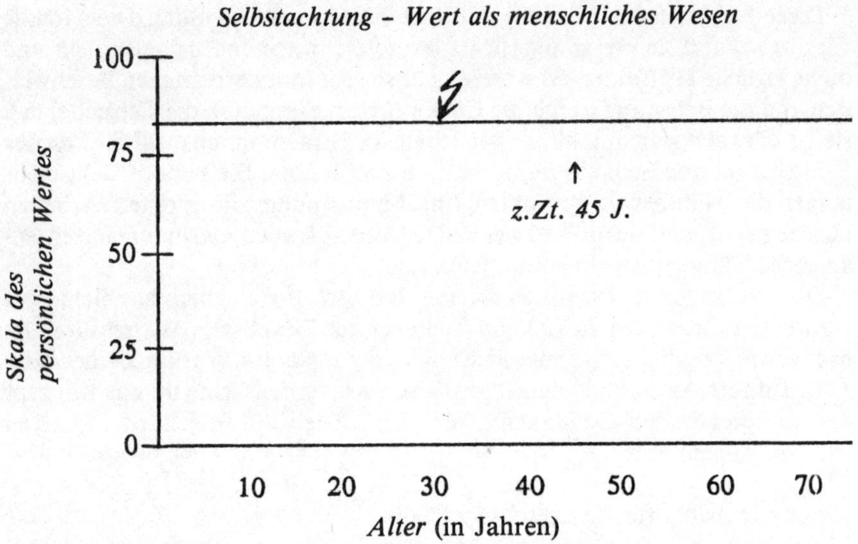

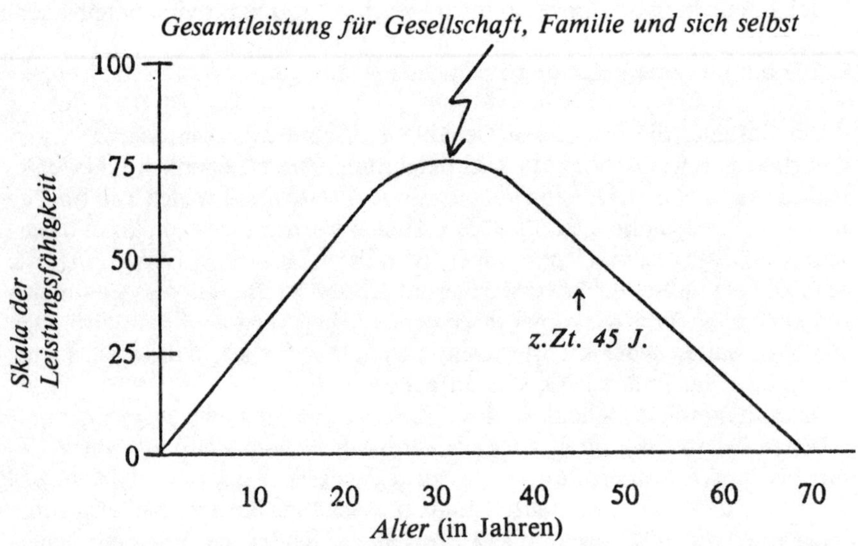

Schaubild 9-1. Naomis Wert- und Leistungsfähigkeitsskala. In dem oberen Schaubild verzeichnete Naomi ihren persönlichen Wert vom Zeitpunkt ihrer Geburt bis zum Zeitpunkt ihres Todes. Sie schätzte ihn auf 85 % ein. In dem unteren Schaubild schätzte sie ihre Leistungsfähigkeit im Verlauf ihres Lebens ein. Ihre Leistungsfähigkeit begann demnach sehr niedrig in ihrer Kindheit, erreichte ihr Maximum mit etwa 30 Jahren und würde schließlich bis zum Zeitpunkt ihres Todes auf Null heruntersinken. Diese graphische Darstellung ermöglichte ihr zu begreifen, daß »Wert« und »Leistung« unabhängig voneinander sind und in keiner Beziehung zueinander stehen.

nichtig wären. Zweitens - und das war ungleich wichtiger - erkannte sie, daß ihr persönlicher Wert konstant und fest geblieben war, er war etwas *Gegebenes*, unabhängig von ihren Leistungen. Das bedeutete, daß sie ihren menschlichen Wert nicht mühsam verdienen mußte und daß sie in ihrem geschwächten Zustand genau soviel wert war wie zuvor.

Diese Erkenntnis half ihr, ihre Depressionen zu überwinden. Für mich war es eine große Freude, Zeuge dieses kleinen Wunders zu sein. Zwar wurde dadurch der Tumor nicht beseitigt, aber zumindest ihre Selbstachtung wiederhergestellt, und das war entscheidend für ihren Gefühlszustand.

Naomi war für mich nicht allein Patientin, sondern ein Mensch, mit dem ich im Winter 1976 bei einem Aufenthalt in meiner Heimat Kalifornien in intensivem Gesprächskontakt stand. Später erhielt ich einen Brief von ihr, den ich hier wiedergeben möchte:

David,
ein reichlich verspäteter, aber wirklich wichtiger Nachsatz zu meinem letzten Brief. Die einfachen kleinen Graphiken mit Leistungsfähigkeit im Gegensatz zu Selbstwert oder Selbstachtung oder wie immer man es nennen will: Sie waren mir eine ungeheure Stütze, ein Wissen, was ich freizügig an andere weitergebe! Ich bin fast zu einem Psychologen geworden, ohne dazu meinen Doktor machen zu müssen. Diese Methode hilft in unzähligen Situationen, die die Leute ärgern und durcheinanderbringen. Ich habe sie schon oft bei ein paar Freundinnen versucht. Stephanie wird z.B. von einer rotznäsigen Sekretärin, die halb so alt ist wie sie, wie ein Möbelstück behandelt, Sue muß sich ständig über ihre 14jährigen Kinder aufregen, Becky ist gerade von ihrem Mann verlassen worden, Ilga Brown wird von dem 17jährigen Sohn ihres Freundes wie ein Eindringling behandelt usw. usf. Zu ihnen allen sage ich immer wieder: »Gut und schön, aber euer persönlicher Wert ist **konstant**, und ganz egal, mit wieviel Dreck euch die Welt beschmeißt, er bleibt davon unberührt.«

Natürlich merke ich auch oft, daß bei dieser Methode extrem vereinfacht wird und daß sie nicht als Schmerzmittel für alle Probleme dienen kann, aber dennoch: Sie ist ungeheuer hilfreich und nützlich! Noch einmal: Herzlichen Dank!

Liebe Grüße
Naomi

Sechs Monate später starb sie, unter Schmerzen, aber menschenwürdig.

Körperbehinderungen. Körperliche Beeinträchtigungen repräsentieren eine zweite Kategorie von Problemen, die gemeinhin als »realistisch« angesehen werden. Die betroffenen Personen - oder ihre Verwandten - gehen automatisch davon aus, daß die Einschränkungen, die man aufgrund hohen Alters oder durch körperliche Mängel, wie z.B. Amputationen oder Erblindung, hinnehmen muß, notwendigerweise auch dazu führen, daß man weniger glücklich sein kann als zuvor. Die Freunde neigen dazu, Verständnis und Sympathie zu bezeugen, weil sie meinen, das wäre eine menschliche und »realistische« Antwort. Dennoch kann gerade das Umgekehrte der Fall sein. Die Gefühlsbeschwerden können möglicherweise eher durch ein behindertes Denken als durch einen behinderten Körper ausgelöst werden. In einer solchen Situation kann Mitgefühl die kaum zu wünschende Wirkung haben, daß das Selbstmitleid des Betroffenen nur noch verstärkt und die Annahme genährt wird, daß körperbehinderte Menschen grundsätzlich dazu verdammt sind, weniger Freude und Befriedigung am Leben zu haben als andere. Lernen dagegen sowohl der Betroffene als auch seine Familienangehörigen, die gedanklichen Verdrehungen zu korrigieren, kann sich durchaus ein ausgefülltes Gefühlsleben entwickeln.

Ein Beispiel: Franziska, 35 Jahre alt, Mutter zweier Kinder, war zum erstenmal niedergeschlagen, als sich herausstellte, daß das rechte Bein ihres Mannes nach einer Rückgratverletzung gelähmt bleiben würde. Sie versuchte jahrelang, damit fertig zu werden. Als sie zu mir kam, befand sie sich in einer schweren Depression und glaubte, daß ihre Probleme unlösbar seien.

Unter Tränen beschrieb sie die Enttäuschungen, die sie erlebte, als sie versuchte, mit der wachsenden Bewegungslosigkeit ihres Mannes fertig zu werden:

»Immer wenn ich andere Paare sehe, die Dinge unternehmen, die wir nicht mehr machen können, steigen mir die Tränen in die Augen. Ich sehe Paare, die spazierengehen, baden, gemeinsam Fahrrad fahren, und es tut mir furchtbar weh. Johannes und ich können so etwas nie mehr tun. Für sie ist es selbstverständlich, genauso wie früher für uns. Jetzt wäre es etwas so Wunderbares, wenn wir das noch einmal erleben könnten, aber wir wissen gut genug, daß es unmöglich ist.«

Anfänglich hatte ich auch das Gefühl, daß Franziskas Problem realistisch wäre. Schließlich war ihnen eine Unzahl von Dingen verwehrt, die die meisten von uns tun können. Dasselbe ließe sich auch von alten Menschen sagen und auch von all denen, die blind oder taub sind oder die mit Prothesen auskommen müssen.

Denkst du darüber nach, wirst du feststellen, daß wir *alle* mit bestimmten *Einschränkungen* leben müssen. Vielleicht sollten wir alle unglücklich sein? Als ich darüber rätselte, fiel mir plötzlich Franziskas gedankliche Verzerrung auf. Weißt du, was ich meine? Vielleicht schaust du mal auf S. 46 in Tabelle 3-1 nach und versuchst, ob du es herausfindest.... Richtig, die Verzerrung, die zu Franziskas grundloser Verzweiflung führte, ist der Geistige Filter. Franziska suchte sich ausgerechnet jene Aktivitäten heraus, die nicht mehr für sie infrage kamen, und konzentrierte sich ausgiebig darauf. Die zahlreichen Dinge, die sie und Johannes hingegen zusammen unternehmen konnten oder könnten, ließ sie völlig außer acht. Kein Wunder, daß sie das Leben leer und sinnlos empfand.

Die Lösung war überraschenderweise ziemlich einfach. Ich schlug Franziska Folgendes vor: »Nehmen wir an, Sie schreiben zu Hause zwischen den einzelnen Sitzungen all die Dinge auf, die Sie mit Johannes unternehmen können. Statt sich auf die Dinge zu konzentrieren, die Sie nicht mehr gemeinsam machen können, überlegen Sie sich Dinge, die im Bereich des Möglichen liegen. Was wären denn z.B. Dinge, die Sie gemeinsam mit Johannes unternehmen *können*?

Franziska: Nun, wir sind immer noch gern zusammen. Wir gehen gemeinsam zum Essen aus, wir wohnen zusammen...

Therapeut: Gut. Was noch?

Franziska: Wir fahren durch die Gegend, wir spielen Karten. Manchmal gehen wir ins Kino oder ins Theater. Er bringt mir das Autofahren bei...

Therapeut: Sehen Sie! In weniger als dreißig Sekunden haben Sie bereits sechs Dinge aufgezählt, die Sie zusammen machen können. Nehmen wir an, ich würde Ihnen bis zur nächsten Sitzung Zeit geben, um diese Liste zu vervollständigen. Was glauben Sie, wieviele Einträge noch dazu kämen?

Franziska: Eine ganze Menge. Ich könnte mir Dinge überlegen, an die wir noch nie gedacht haben, vielleicht auch ganz ungewöhnliche Sachen wie z.B. Drachenfliegen.

Therapeut: Vielleicht kommen Ihnen sogar noch abenteuerlichere Einfälle. Sie können tatsächlich eine ganze Reihe von Dingen zusammen unternehmen, von denen Sie annehmen, daß sie unmöglich sind. Sie haben mir z.B. erzählt, Sie können nicht zum Strand gehen. Sie haben erwähnt, wie gerne Sie schwimmen würden. Können Sie nicht einfach an einen etwas abgelegeneren Strand gehen, wo Sie sich nicht vor den Blicken der anderen Leute zu fürchten brauchen? Wenn ich am Strand liegen würde und würde Sie und Johannes dort sehen, glauben Sie, ich würde ihn wegen seiner Körperbehinderung schief ansehen? Ich war zuletzt mit meiner Frau und ihren Verwandten an einem See in Kalifornien. Als wir umherschwammen, kamen wir plötzlich zu einer kleinen Bucht, wo ein FKK-Strand war. Es waren ziemlich viele junge Leute ohne Kleider am Strand. Mir fiel auf, daß einem jungen Mann vom Knie abwärts das rechte Bein fehlte. Trotzdem hatte er zusammen mit den anderen viel Spaß. Ich bin also durchaus nicht davon überzeugt, daß jemand nicht mehr zum Strand gehen kann, weil ihm ein Arm oder Bein amputiert werden mußte oder weil er in irgendeiner Form behindert ist.

Einige Leute werden vielleicht die Vorstellung weit von sich weisen, daß ein derart »schwieriges und reales« Problem verändert werden kann oder daß eine derart schwer zu behandelnde Depression, wie die am Beispiel von Franziska geschilderte, aufgrund solch einfacher Überlegungen gebessert werden kann. Um diese Stimmungsverbesserung zu stabilisieren muß sie allerdings kontinuierlich an ihren Denkmustern arbeiten.

Entlassung. Viele Leute empfinden den Verlust des Arbeitsplatzes und eine mögliche Einschränkung ihres Lebensunterhalts als vernichtend. Das liegt an der in westlichen Kulturen weit verbreiteten Annahme, daß der individuelle Wert eines Menschen und seine Fähigkeit, glücklich zu sein, unweigerlich mit beruflichem Erfolg zusammenhängen. Innerhalb dieses Wertsystems erscheint es ganz offensichtlich und realistisch, wenn man davon ausgeht, daß finanzielle Verluste, berufliches Scheitern oder eine erzwungene Geschäftsaufgabe unweigerlich mit Depressionen verknüpft sein müssen. Wenn du dieser Überzeugung bist, dürfte das Beispiel von Harald für dich interessant sein.

Harald, 45 Jahre alt, verheiratet, Vater dreier Kinder, betrieb siebzehn Jahre lang gemeinsam mit seinem Schwiegervater ein erfolgreiches Unternehmen. Drei Jahre vor seiner Überweisung in meine Behandlung gab es zwischen Harald und seinem Schwiegervater Auseinandersetzungen über die Betriebsführung der Firma. Voller Verärgerung gab Harald seine Anteile an dem Unternehmen auf und schlug sich in den folgenden drei Jahren mit diversen Arbeiten herum, ohne darin eine echte Befriedigung zu finden. Anscheinend stellte sich nirgendwo so recht der Erfolg ein, und er begann allmählich, sich als Versager zu fühlen. Seine Frau arbeitete jetzt ganztags, um ihren Lebensstandard sichern zu können, was jedoch Harald als eine gewisse Erniedrigung betrachtete. Er hatte sich zuvor in der Rolle des Ernährers sehr wohl gefühlt. Im Laufe der Jahre verschlechterte sich seine finanzielle Situation zusehens, er verlor seine Selbstachtung und spürte immer stärker werdende Depressionen.

Als ich Harald das erste Mal traf, hatte er gerade drei Monate lang versucht, als Vertreter für einen Immobilienmakler zu arbeiten. Es war ihm gelungen, mehrere Häuser zu vermieten, aber ihm war noch kein Verkauf geglückt. Da er auf Provisionsbasis arbeitete, war sein Einkommen in dieser Zeit ziemlich gering. Er wurde von Depressionen geplagt und neigte dazu, alles hinauszuschieben. Mitunter blieb er tagelang zuhause im Bett und dachte bei sich: »Was bringt es schon, aufzustehen. Ich bin sowieso ein Versager. Es hat gar keinen Sinn, zur Arbeit zu gehen. Es bereitet mir immer noch weniger Kummer, gleich im Bett liegen zu bleiben.«

Harald willigte ein, daß ein paar Assistenten, die an unserem Schulungsprogramm an der Universität teilnahmen, eine unserer Therapiesitzungen durch eine Glasscheibe beobachten konnten. In dieser Sitzung beschrieb mir Harald ein Gespräch, das er im Umkleideraum seines Sportvereins führte. Ein wohlhabender Bekannter hatte ihm sein Interesse am Kauf eines bestimmten Anwesens bekundet. Man könnte meinen, daß er vor Freude in die Luft sprang, zumal die Provision, die er bei einem Vertragsabschluß erhalten würde, sich nicht nur auf sein Bankkonto, sondern auch auf seine Position im Geschäft und vor allem auf sein Selbstvertrauen außerordentlich positiv auswirken würde. Anstatt möglichst schnell zu einem Vertragsabschluß zu kommen, zauderte Harald mehrere Wochen lang und das vor allem wegen folgender Überlegung: »Es ist ungeheuer schwierig, Gewerbegelände zu verkaufen. Ich habe so etwas noch nie gemacht. Vielleicht steigt er dann noch in letzter Sekunde wieder aus. Dann würde es so aussehen, als würde ich nichts vom Geschäft verstehen. Ich würde als totaler Versager dastehen.«

Später besprach ich den Verlauf der Sitzung zusammen mit den Assistenten. Ich wollte wissen, was sie über Haralds pessimistische, selbstschädigende Haltung dachten. Sie meinten übereinstimmend, daß Harald offenbar tatsächlich Verkaufstalent hatte und dessen ungeachtet sehr hart mit sich umging. Ich verwandte diese Beobachtungen als Argument in der nächsten Therapiesitzung. Harald mußte zugeben, daß er sich selbst gegenüber weitaus kritischer war, als er es jemals einem anderen gegenüber sein würde. Ging zum Beispiel einem seiner Kollegen ein Verkaufsprojekt durch die Lappen, würde er einfach nur sagen: »Davon geht die Welt nicht unter. Versuch es weiter!« Passiert das gleiche ihm selbst, würde er daraus schließen, ein Versager zu sein. Harald mußte zugeben, daß er einen doppelten Maßstab anlegte – tolerant und anerkennend gegenüber anderen, jedoch streng, kritisch und strafend sich selbst gegenüber. Möglicherweise hast du eine ähnliche Neigung. Anfänglich verteidigte Harald diesen doppelten Maßstab mit dem Argument, daß er für ihn selbst hilfreich sei:

Harald: Zunächst einmal ist die Verantwortlichkeit und das Interesse, daß ich für einen anderen empfinde, nicht identisch mit der Verantwortlichkeit, die ich für mich selbst habe.

Therapeut: Ja, erzählen Sie mir noch mehr.

Harald: Wenn sie keinen Erfolg haben, so hat das nichts mit meinem Leben zu tun und erzeugt auch keine Mißstimmung in meiner eigenen Familie. Der einzige Grund, warum ich mich dafür interessiere, ist, daß es schön wäre, wenn jedermann erfolgreich wäre, aber ...

Therapeut: Sie interessieren sich für andere, weil Sie es schön finden, wenn andere erfolgreich sind?

Harald: Ja. Ich sagte ja ...

Therapeut: Der Maßstab, an dem Sie andere messen, sieht so aus, daß er ihnen helfen könnte, erfolgreich zu sein?

Harald: Richtig!

Therapeut: Ist der Maßstab, an dem Sie sich selber messen, so beschaffen, daß er Ihnen helfen könnte, Erfolg zu haben? Wie fühlen Sie sich, wenn Sie sich sagen: »Wenn mir ein Verkaufsgespräch mißlingt, ist das der Beweis, daß ich ein Versager bin«?

Harald: Entmutigt.

Therapeut: Hilft Ihnen das?

Harald: Nun, es hat keine besonders positiven Ergebnisse gebracht, also ist es offenbar nicht sehr hilfreich.

Therapeut: Ist es realistisch zu sagen »Ein mißlungenes Verkaufsgespräch zeigt, daß ich ein Versager bin«?

Harald: Nicht besonders.

Therapeut: Warum wenden Sie dann auf sich diesen Alles-oder-nichts-Maßstab an? Warum messen Sie andere Leute, die Ihnen gar nicht soviel bedeuten, mit derart hilfreichen und realistischen Maßstäben, während Sie sich selbst mit selbstschädigenden und verletzenden Maßstäben messen?

Allmählich begriff Harald, daß es ihn nicht weiterbrachte, mit diesen doppelten Maßstäben zu leben. Er beurteilte sich mit derart strengen Regeln, die er niemals einem anderen auferlegen würde. Anfänglich verteidigte er diese Neigung - wie es viele besonders anspruchsvolle Perfektionisten tun - mit der Behauptung, daß es ihm in irgendeiner Weise helfen würde, mit sich selbst strenger umzugehen als mit anderen Leuten. Dann erkannte er jedoch sehr rasch, daß seine persönlichen Maßstäbe in Wirklichkeit unrealistisch und selbstschädigend waren. Wann immer er nämlich versuchte, ein Objekt zu verkaufen, und dabei keinen Erfolg hatte, würde er es als mittlere

Tabelle 9-1.
Haralds Hausaufgabe: das Festhalten und Überprüfen seiner selbstkritischen Gedanken. Die rationalen Entgegnungen schrieb er während der Therapiesitzung auf (vgl. Text).

Negative Gedanken (SELBSTKRITIK)	*Rationale Entgegnungen* (SELBSTVERTEIDIGUNG)
1. Ich bin faul.	1. Ich habe in meinem Leben die meiste Zeit hart gearbeitet.
2. Mir macht es Spaß, krank zu sein.	2. Es macht überhaupt keinen Spaß.
3. Ich bin unfähig. Ich bin ein Versager.	3. Ich hatte durchaus gewisse Erfolge. Wir haben ein schönes Zuhause. Wir haben drei Kinder großgezogen, die im Leben gut zurechtkommen. Die Leute bewundern und respektieren mich. Ich habe mich im lokalpolitischen Bereich engagiert.
4. Dieses ewige Herumliegen und Nichtstun ist Ausdruck meines wirklichen Ich's.	4. Ich erlebe die Symptome einer Krankheit. Das hat nichts mit meinem »wirklichen Ich« zu tun.
5. Ich hätte mehr erreichen können.	5. Ich habe immerhin schon mehr erreicht als die meisten anderen Leute. Es ist einfach sinnlos, zu sagen, »Ich könnte mehr erreicht haben«, weil das nahezu jeder von sich sagen kann.

Katastrophe ansehen. Seine Angewohnheit, entweder alles oder nichts zu erwarten, war der Schlüssel zu den Ängsten, die ihn lähmten und daran hinderten, es zumindest zu versuchen. Als Folge davon verbrachte er die meiste Zeit im Bett und grübelte vor sich hin. Harald fragte mich nach Richtlinien, die ihm dabei helfen könnten, seine perfektionistischen Maßstäbe zu überwinden, um so zu einem objektiven Reservoir an Maßstäben zu gelangen, mit denen er alle Menschen und zugleich auch sich selbst beurteilen könnte. Ich schlug als ersten Schritt vor, Harald solle seine automatischen Gedanken aufschreiben und mit rationalen Entgegnungen konfrontieren.

Blieb er zum Beispiel den ganzen Tag zuhause und schob seine Arbeit immer wieder auf, würde er vielleicht denken: »Wenn ich nicht gleich am frühen Morgen zur Arbeit gehe und den ganzen Tag am Ball bleibe, bringt es gar nichts, überhaupt anzufangen. Dann kann ich genausogut im Bett liegen bleiben.« Diese Überlegungen könnte er dann durch eine rationale Entgegnung ersetzen: »Das ist extremes Alles-oder-nichts-Denken und grober Unfug! Auch wenn ich nur den halben Tag zur Arbeit gehe, kann das ein wichtiger erster Schritt sein, und es geht mir dann vielleicht schon besser.«

Harald war bereit, bis zur nächsten Therapiesitzung eine Reihe von automatischen Gedanken aufzuschreiben, die ihm immer dann durch den Kopf gingen, wenn er sich wertlos und auf sich selbst zurückgeworfen fühlte (vgl. Schaubild 9-1). Zwei Tage später erhielt er ein Schreiben von seinem Arbeitgeber, in dem ihm die Kündigung ausgesprochen wurde. Als er zur nächsten Sitzung kam, war er felsenfest davon überzeugt, daß seine selbstkritischen Gedanken absolut stichhaltig und realistisch gewesen waren. Er konnte nicht eine einzige rationale Entgegnung finden. In dem Schreiben hieß es, daß sein Fernbleiben von der Arbeit es notwendig machte, ihn zu entlassen. Während der Sitzung sprachen wir darüber, wie er lernen könne, auf die innere kritische Stimme zu antworten.

Therapeut: Lassen Sie uns mal sehen, ob wir nicht ein paar Antworten auf Ihre selbstkritischen Gedanken finden können. Fallen Ihnen nicht irgendwelche Entgegnungen ein, wenn Sie an das denken, was wir in der letzten Sitzung besprochen hatten? Sie haben z.B. gesagt: »Ich bin unfähig.« Könnte das nicht in gewisser Weise ein Ausdruck Ihres Alles-oder-nichts-Denkens und Ihrer perfektionistischen Maßstäbe sein?

Die Antwort dürfte Ihnen leichter fallen, wenn wir einen Rollentausch vornehmen. Mitunter ist es einfacher, über einen anderen objektiv zu sprechen. Nehmen wir an, ich komme zu Ihnen und erzähle Ihnen, daß ich beim Vater meiner Frau angestellt bin. Vor drei Jahren hatten wir eine harte Auseinandersetzung. Ich hatte das Gefühl, übervorteilt zu werden. Ich kündigte. Seitdem geht es mir nicht sonderlich gut, und ich habe es mehr schlecht als recht mit verschiedenen Tätigkeiten versucht. Nun bin ich auch noch eine Arbeit losgeworden, die einzig und allein auf Erfolgsbasis bezahlt wurde, was mich in doppelter Hinsicht trifft. Zum einen bekomme ich nichts bezahlt, zum anderen hält mein Arbeitgeber mich offenbar für völlig unbrauchbar, sonst hätte er mich ja nicht gefeuert. Ich bin zu dem Schluß gekommen, daß ich völlig unfähig bin – unfähig als menschliches Wesen. Was würden Sie darauf sagen?

Harald: Nun, ich ... wenn wir davon ausgehen, daß Sie jetzt tatsächlich an diesem Punkt angelangt sind, haben Sie doch in den ersten vierzig Jahren Ihres Lebens ganz offensichtlich irgendetwas getan.

Therapeut: Ja, schreiben Sie das unter den rationalen Entgegnungen auf. Listen Sie all die guten, gelungenen Sachen auf, die Sie in den vergangenen vierzig Jahren Ihres Lebens getan haben. Sie haben Geld verdient. Sie haben Kinder großgezogen, die inzwischen selbst erfolgreich sind usw.

Harald: Gut. Ich kann aufschreiben, daß ich ein paar Erfolge hatte. Wir haben ein schönes Zuhause. Wir haben drei Kinder großgezogen, die im Leben gut zurechtkommen. Die Leute bewundern und respektieren mich, und ich habe mich im lokalpolitischen Bereich engagiert.

Therapeut: Ja, das sind also die Dinge, die Ihnen gelungen sind. Wie vereinbaren Sie das mit Ihrer Überzeugung, unfähig zu sein?

Harald: Ich hätte mehr erreichen können.

Therapeut: Großartig! Ich war mir fast sicher, daß Ihnen ein Mittel einfallen würde, um all Ihre guten Erfahrungen zu disqualifizieren. Schreiben Sie das einmal als weiteren negativen Gedanken auf: »Ich hätte mehr erreichen können«, wunderschön!

Harald: Ich habe es als fünften Punkt aufgeschrieben.

Therapeut: Gut, was ist nun die Entgegnung darauf?

(lange Pause)

Therapeut: Was ist die Entgegnung? Wo liegt die Verzerrung in diesem Gedanken?

Harald: Sie sind ein hinterlistiger Gauner!

Therapeut: Wie lautet die Entgegnung?

Harald: Immerhin habe ich mehr erreicht als manche andere Leute.

Therapeut: Wie sehr sind Sie davon überzeugt?

Harald: Davon bin ich hundertprozentig überzeugt.

Therapeut: Großartig! Schreiben Sie das in die zweite Spalte. Kommen wir noch einmal zurück auf diesen Satz: »Ich hätte mehr erreichen können. Nehmen wir an, Sie wären sehr reich und würden irgendwo in aller Abgeschiedenheit mit Ihren Millionen und Milliarden sitzen. Was könnten Sie sich sagen, um sich unglücklich zu machen?

Harald: Ich weiß nicht.

Therapeut: Lesen Sie, was Sie auf das Papier geschrieben haben.

Harald: Ach ja: »Ich hätte mehr erreichen können.«

Therapeut: So etwas läßt sich immer sagen. Verstehen Sie, was ich meine?

Harald: Ja.

Therapeut: Das ist der Grund, warum so viele Leute, die Ruhm und Geld und Anerkennung in Hülle und Fülle genießen, dennoch unglücklich sind. Es hängt an den perfektionistischen Maßstäben. Sie können tun, was sie wollen, ganz egal wie viel sie geleistet haben, sie können immer noch sagen: »Ich hätte mehr erreichen können.« Das ist eine sehr willkürliche Methode, um sich selbst zu quälen und zu strafen. Stimmen Sie mir insoweit zu?

Harald: Ja, doch. Das sehe ich ein. Um glücklich zu sein, reicht ein Element nicht aus. Wenn Geld allein ausreichen würde, müßte jeder Millionär glücklich sein. Aber es gibt noch andere Dinge als Geld, die mitentscheidend sind, ob man sich glücklich und zufrieden fühlt. Bei mir ist es nicht das finanzielle Erfolgsstreben, was mich lähmt. Ich hatte noch nie ein besonderes Bestreben, unbedingt viel Geld zu verdienen.

Therapeut: Was war Ihr Bestreben? Hatten Sie das Bestreben, sich um Ihre Familie zu kümmern?

Harald: Das war ungeheuer wichtig für mich. Ich habe mich auch selbst um die Erziehung der Kinder gekümmert.

Therapeut: Wie haben Sie Ihre Kinder erzogen?

Harald: Nun ja, ich habe mit ihnen gearbeitet, sie in bestimmten Dingen unterwiesen, mit ihnen gespielt ...

Therapeut: Und was ist aus ihnen geworden?

Harald: Ich glaube, sie sind sehr glücklich und erfolgreich.

Therapeut: Vorhin haben Sie aufgeschrieben: »Ich bin unfähig. Ich bin ein Versager.« Wie können Sie das mit der Tatsache in Einklang bringen, daß Ihr wichtigstes Ziel war, Ihre Kinder zu glücklichen Menschen zu erziehen, was Ihnen offenbar gelungen ist?

Harald: Ich glaube, das habe ich nicht berücksichtigt.

Therapeut: Warum können Sie sich dann als Versager bezeichnen?

Harald: Ich habe als Ernährer der Familie nicht richtig funktioniert. Ich habe jahrelang nicht genug Geld verdient.

Therapeut: Ist es realistisch, sich deshalb einen »Versager« zu nennen? Da ist ein Mann, der seit drei Jahren unter Depressionen leidet und Schwierigkeiten hat, zur Arbeit zu gehen. Ist es realistisch, ihn einen »Versager« zu nennen? Leute mit Depressionen sind Versager?

Harald: Wenn ich mehr über die Ursachen von Depressionen wüßte, könnte ich besser darüber urteilen.

Therapeut: Wir kennen bisher noch nicht die tiefsten Ursachen, die zu einer bestimmten Zeit Depressionen bewirken. Aber wir können davon ausgehen, daß als unmittelbare Ursache von Depressionen die verletzenden Überlegungen anzusehen sind, mit denen Sie sich selbst quälen. Wir wissen nicht, warum das bei einigen Leuten häufiger der Fall ist als bei anderen. Die biochemischen und genetischen

Einflüsse sind noch nicht genügend untersucht worden. Ohne Zweifel hat auch Ihre eigene Kindheit etwas damit zu tun, darüber können wir in einer anderen Sitzung sprechen, wenn Sie möchten.

Harald: Wenn es bis jetzt noch keine endgültige Erklärung der Ursachen von Depressionen gibt, können wir dann nicht davon ausgehen, daß der Fehler irgendwo in der Depression selbst begründet ist? Wir wissen nicht, woher sie kommen. Es muß doch irgendetwas mit mir nicht stimmen, was mich dazu gebracht hat. Ich muß irgendwo an mir selbst gescheitert sein, was mich schließlich depressiv gemacht hat.

Therapeut: Welche Beweise haben Sie dafür?

Harald: Ich habe keine. Es ist nur eine Möglichkeit.

Therapeut: Gut. Aber es ist die Frage, ob man sich aufgrund einer bloßen Vermutung derart quälen sollte. Möglich ist *alles*. Aber es gibt keinen *Beweis* dafür. Wenn Patienten ihre Depressionen überwunden haben, sind sie genauso produktiv wie zuvor. Wären sie wirklich angeborene Versager, müßten sie auch Versager bleiben, wenn sie mit ihren Depressionen fertig geworden sind. Ich hatte hier in der Praxis schon Universitätsdozenten und Unternehmensleiter. Sie saßen da und starrten die Wand an, aber das war ein Ausdruck ihrer Depressionen. Nachdem sie sie überwunden hatten, hielten sie wieder Vorlesungen und leiteten ihre Firmen wie zuvor. Kann man also sagen, daß ihre Depressionen damit zusammenhängen, daß sie Versager sind? Mir scheint es, als wäre es gerade andersherum: Das Versagen ist eine Folge der Depressionen.

Harald: Ich weiß darauf keine Antwort.

Therapeut: Es ist *willkürlich* zu sagen, daß Sie ein Versager sind. Sie leiden unter Depressionen, und Menschen mit Depressionen sind nicht so aktiv, wie sie es ohne Depressionen wären.

Harald: Also bin ich bei meinen Depressionen erfolgreich.

Therapeut: Ganz genau. Aber das bedeutet auch, daß Sie allmählich wieder ein besseres Lebensgefühl bekommen. Ich hoffe, daß unser jetziges Gespräch dazu beiträgt. Nehmen wir an, Sie hätten in den letzten Jahren sechs Monate lang eine Lungenentzündung gehabt. Sie hätten auch nicht viel Geld verdient, und Sie hätten sagen können: »Das ist der Beweis, daß ich ein Versager bin.« Wäre das realistisch?

Harald: Ich glaube nicht, daß ich so etwas behaupten würde. Ich würde sicher nicht absichtlich eine Lungenentzündung bekommen.

Therapeut: Können Sie dieselbe Logik auch auf Ihre Depressionen beziehen?

Harald: Ja, das stimmt. Ich habe meine Depressionen ganz bestimmt nicht absichtlich herbeigeführt.

Therapeut: Haben Sie *bewußt* irgendetwas unternommen, um depressiv zu werden?

Harald: Nicht daß ich wüßte.

Therapeut: Wenn wir wüßten, was genau eine Depression verursacht, könnten wir die Gründe identifizieren. Solange wir es nicht wissen, ist es wohl reichlich unvernünftig, wenn man Ihnen die Verantwortung für eigene Depressionen aufhalsen wollte. Was wir wissen, ist, daß depressive Menschen dazu neigen, sich selbst negativ zu betrachten. Ihr Fühlen und Handeln befindet sich in Übereinstimmung mit dieser negativen Welt- und Selbstsicht. Sie erzeugen diese Gefühle nicht absichtlich und entscheiden sich auch nicht ausdrücklich dafür, untüchtig und apathisch zu sein. Haben sie diese negative Sehweise abgelegt, und betrachten sie die Dinge wieder ohne Depressionen, werden sie wiederum genauso produktiv wie zuvor sein, vielleicht sogar noch mehr als zuvor. Verstehen Sie, was ich meine?

Harald: Ja, ich denke schon.

Für Harald war es eine große Erleichterung zu erkennen, daß es ungeachtet seiner finanziellen Einbußen in den letzten Jahren unsinnig wäre, wenn er sich zum »Versager« abstempelte. Dieses negative Selbstbild und sein Lähmungsgefühl waren Ergebnis seines ausgeprägten Alles-oder-nichts-Denkens. Sein Minderwertigkeitsgefühl beruhte auf seiner Neigung, sich überwiegend mit den negativen Aspekten seines Lebens zu beschäftigen (Geistiger Filter) und dabei die vielen Bereiche zu übersehen, in denen er Erfolge zu verzeichnen hatte (Abwertung des Positiven). Er erkannte, daß er sich nur unnötig belastete, wenn er sagte: »Ich hätte mehr erreichen können«, und gelangte schließlich zu der Einsicht, daß finanzielle Werte sich grundsätzlich von menschlichen Werten unterscheiden. Schließlich wurde ihm auch klar, daß seine Symptome - Lethargie und ständiges Aufschieben von Tätigkeiten - einfach nur Ausdrucksformen einer zeitlich befristeten Störung waren und nicht etwa Anzeichen seines »wahren Ich's«. Letztlich schien es ihm völlig absurd, daß er angenommen hatte, seine Depressionen seien die Strafe für irgendwelche persönlichen Unzulänglichkeiten, was genauso unmöglich ist, wie z.B. bei der Erkrankung an einer Lungenentzündung.

In den folgenden Wochen setzte er seine Bemühungen um Selbsthilfe fort, wobei er weiterhin die Zweispaltentechnik anwandte. Während er immer mehr Übung darin bekam, den verunsichernden Gedanken zu widersprechen, gelang es ihm, die Verzerrungen in seiner überstrengen Selbsteinschätzung zu reduzieren, was wiederum seine Stimmung positiv beeinflußte. Er stieg ganz aus dem Maklergeschäft aus und eröffnete einen Taschenbuchladen. Ungeachtet erheblicher persönlicher Anstrengungen gelang es ihm nicht, genug Gewinne zu erwirtschaften, um das Geschäft auf Dauer aufrechtzuerhalten. Obwohl sich kein sonderlicher äußerer Erfolg einstellte, schaffte Harald es dennoch, seine Depressionen weitgehend im Zaum zu halten und seine Selbstachtung zu bewahren. An dem Tag, an dem er sich entschloß, seinen Buchladen aufzugeben, war er finanziell immer noch in den roten Zahlen, was aber wichtiger war: Seine Selbstachtung hatte nicht gelitten. Er schrieb den folgenden kurzen Text, den er sich jeden Morgen anschaute, während er sich nach einem neuen Job umsah:

Warum bin ich nicht wertlos?

Solange ich etwas dazu beitrage, daß es mir und anderen gut geht, bin ich nicht wertlos.

Solange das, was ich tue, positive Wirkungen haben kann, bin ich nicht wertlos.

Solange es nur für irgendjemanden wichtig ist, daß ich am Leben bin, bin ich nicht wertlos (und dieser jemand kann nötigenfalls auch ich selber sein).

Solange es irgendetwas bedeutet, Liebe, Verständnis, Kameradschaft, Unterstützung, Freundlichkeit und Trost zu zeigen, bin ich nicht wertlos.

Solange ich meine Meinung und meine Auffassungsgabe respektieren kann, bin ich nicht wertlos. Respektieren mich andere Menschen ebenfalls, ist das um so besser.

Solange ich über Selbstachtung und Würde verfüge, bin ich nicht wertlos.

Solange es für andere wichtig ist, daß ich hier arbeite und lebe, bin ich nicht wertlos.

Traurig sein, ohne zu leiden. Was bleibt, ist die Frage nach dem Charakter einer »gesunden Traurigkeit«, die nicht von irgendwelchen Verdrehungen bestimmt wird. Oder anders ausgedrückt: Bedeutet Traurigkeit notwendigerweise auch Leiden?

Ich behaupte nicht, auf diese Frage eine definitive Antwort geben zu können, aber ich möchte ein Erlebnis mitteilen, das ich während meines Medizinstudiums hatte, als ich an einer Universitätsklinik ein Praktikum absolvierte. Ich kümmerte mich um einen älteren Mann, dem gerade ein Tumor aus der Niere entfernt worden war. Die Ärzte gingen davon aus, daß er in nächster Zeit aus dem Krankenhaus entlassen werden könnte; dann verschlechterte sich jedoch seine Leberfunktion, und es stellte sich heraus, daß sich dort bereits Metastasen gebildet hatten. Es bestand keine Hoffnung, ihn heilen zu können, und sein Zustand verschlechterte sich von Tag zu Tag mehr. Seine Leber funktionierte immer weniger, und er wurde gleichzeitig immer schwächer und fiel gelegentlich in einen Zustand der Bewußtlosigkeit. Seine Frau, die über seinen Zustand Bescheid wußte, saß Tag und Nacht an seinem Bett. Wenn sie müde wurde, sank sie neben ihm auf dem Bett zusammen, aber sie ging nicht von seiner Seite. Mitunter streichelte sie ihn und sagte: »Du bist mein Mann. Ich liebe dich.« Weil sein Zustand sehr kritisch wurde, kamen nach und nach viele Verwandte von ihm ins Krankenhaus - Kinder, Enkel und Urenkel. Am Abend bat mich der dienstführende Assistenzarzt, bei dem Patienten zu bleiben. Als ich das Zimmer betrat, sah ich, daß er allmählich in ein Koma verfiel. Es waren etwa acht bis zehn Angehörige im Zimmer, einige ziemlich alt, andere sehr jung. Obwohl sie ungefähr ahnten, daß es schlimm um ihn stand, waren sie noch nicht informiert worden, daß er bereits im Sterben lag. Einer seiner Söhne spürte, daß es mit seinem Vater zu Ende ging, und fragte mich, ob man nicht den Katheter entfernen könne, der seine Blase entleerte. Ich wußte, daß die Entfernung des Katheters seiner Familie zeigen würde, daß er im Sterben lag und ging hinaus, um die Krankenschwester zu fragen, ob man das tun könne. Die Schwestern waren einverstanden, weil er tatsächlich sterben würde. Ich entfernte daraufhin den Katheter, während die Familie dabei zusah. Sie erkannten, daß ein bestimmtes Hilfsmittel entfernt worden war, und der Sohn sagte: »Ich danke Ihnen. Ich weiß, daß der Katheter ihm unangenehm war, und er wird dafür dankbar sein.« Dann drehte er sich zu mir, als suchte er nach einer Bestätigung dieses Zeichens und fragte: »Herr Doktor, wie geht es ihm? Was können wir erwarten?«

Ich fühlte plötzlich eine tiefe Trauer. Ich hatte diesen freundlichen, höflichen Mann sehr liebgewonnen, weil er mich an meinen eigenen Großvater erinnerte. Ich spürte, wie mir die Tränen durchs Gesicht liefen. Ich mußte entscheiden, ob ich dort stehenbleiben und die Leute meine Tränen sehen lassen konnte oder ob ich hinausgehen sollte, um meine Gefühle zu verbergen. Ich entschloß mich, zu bleiben und sagte ihnen: »Er ist ein wunderbarer Mensch. Er kann Sie immer noch hören, obwohl er fast im Koma ist. Sie können ihm ganz nahe sein und sich heute Nacht von ihm verabschieden.« Ich ging hinaus und weinte. Auch die Familienangehörigen weinten, als sie auf seinem Bett saßen, zu ihm sprachen und ihm »Auf Wiedersehen« sagten. In der folgenden Stunde verfiel er ins Koma, er verlor das Bewußtsein und starb.

Obwohl sein Tod sowohl für seine Familie als auch für mich außerordentlich traurig war, begleitete diese Erfahrung eine Zärtlichkeit und Intensität, die ich nie vergessen werde. Das Gefühl des Verlustes und die Tränen erinnerten uns daran, daß wir lieben können und daß wir für andere etwas empfinden. Dadurch wurde die Trauer zu einer erhebenden Erfahrung, die gänzlich frei von Schmerz und Leiden blieb. Ich hatte seitdem schon mehrmals ähnliche Erlebnisse, die mich zu Tränen brachten. Für mich bedeutet Trauer eine Form der Vertiefung, eine Erfahrung von höchster Intensität und Bedeutung.

Der genannte Vorfall war geprägt durch ein Gefühl von Aufrichtigkeit, Intimität und Abschiednehmen. Er war auf keine Weise bedrohlich oder schrecklich, sondern eher friedlich und warm und bereicherte mein Empfinden um eine wichtige Erfahrung.

Teil IV

Vorbeugende Maßnahmen
und
Wachstum der Persönlichkeit

1. 0 P
2. 0 P
3. 1 P
4. 1 P
5. 1 P

0 P
1 P
1
0
1
1
0
1
2
1
1
1
0
0
0
0

13

2. [X] A Sie hängt ihre Tasche an den Einkaufswagen.
[ ] B Sie gibt ihre Tasche an der Information ab.

3. [X] A Sie kauft eine Packung Tomaten.
[ ] B Sie kauft zwei Packungen Tomaten.

4. [ ] A Frisches Rinderfleisch gibt es an der Fleischtheke.
[X] B Mutter kauft tiefgefrorenes Rinderfleisch.

5. [ ] A Mutter kauft eine Flasche Milch und eine Tüte Saft.
[X] B Mutter kauft eine Tüte Milch und eine Flasche Saft.

6. [ ] A Mutti hat das Portemonnaie zu Hause vergessen.
[X] B Mutti hat genug Geld mit und zahlt an der Kasse.

7. [X] A Sie packt die Ware in ihre Tasche.
[ ] B Sie läßt sich eine Plastiktüte geben.

Klappe jetzt das Blatt auf und sieh nach, ob du es richtig gemacht hast!

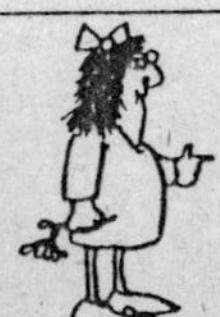

Schreibe auf, wie das ist, wenn du mit deiner Mutter einkaufen gehst!

LESETRAINING 1

Name:

Lies den Text aufmerksam! Du darfst auch mehrmals lesen.

Blatt

Im Supermarkt

Mutti kauft heute im Supermarkt ein. Zuerst nimmt sie einen Einkaufswagen und hängt ihre Tasche an. Am Gemüsestand nimmt sie eine Packung Tomaten. Aus der Tiefkühltruhe legt sie einen Rinderbraten in den Einkaufswagen. Eine Tüte Milch und eine Flasche Saft kommen hinzu.
An der Kasse bezahlt sie und packt alles in ihre Tasche.

Knicke das Blatt an der Sternchenlinie nach hinten.
Bei jeder Nummer steht eine richtige und eine falsche Aussage. Kreuze die richtige an. Gut nachdenken!
Zwischendurch im Text nachgucken ist nicht erlaubt!

****

erzier

4 [A] Mutti kauft gern ein

KAPITEL 10

Die Ursache allen Übels

Sind deine Depressionen verschwunden, ist die Versuchung groß, sich darüber zu freuen und es dann dabei zu belassen. Ganz sicher hast du ein Recht auf ersteres. Viele Patienten sagen, daß sie sich am Ende der Therapie so gut fühlen wie noch nie in ihrem Leben. Mitunter ist es geradezu so: Je hoffnungsloser und schwieriger eine Depression am Anfang schien, desto größer und erquickender ist später das Gefühl von Glück und Selbstachtung, wenn alles vorbei ist. Wenn sich dein Befinden nach und nach bessert, verlierst du auch deine pessimistischen Denkschablonen. Vielleicht erscheint es dir dann sogar gänzlich absurd, daß du jemals derart unrealistischen Gedanken zum Opfer gefallen bist. Da der Wandel deiner Ansichten sehr lebhaft und tiefgreifend sein kann, bist du möglicherweise davon überzeugt, daß die Schwermutszustände für immer und alle Zeiten verschwunden sein müssen. Aber es bleiben oft ein paar unsichtbare Reste deiner Gefühlsbeschwerden zurück. Werden sie nicht verarbeitet und beseitigt, bleibst du auch in Zukunft für Depressionen anfällig.

Es ist ein ziemlicher Unterschied, ob man sich nur *besser fühlt* oder ob es einem wirklich *besser geht*. Sich besser zu fühlen heißt, daß die schmerzhaften Symptome zeitweise verschwunden sind. Soll es einem dagegen wirklich *besser gehen*, sind eine Reihe von Voraussetzungen nötig:

1. Verständnis der Hintergründe. *Warum* bist du depressiv geworden?
2. Du mußt wissen, *warum* und *wie* sich dein Zustand gebessert hat. Das bedeutet auch, daß du jene Selbsthilfetechniken beherrscht, die speziell bei dir wirksam waren, so daß du sie immer wieder anwenden kannst, wenn du ihre Hilfe benötigst.
3. Entwicklung von Selbstvertrauen und Selbstachtung. Selbstvertrauen beruht auf dem Wissen, daß du alle Möglichkeiten hast, um in deinen persönlichen Beziehungen und in deinem Beruf genügend Erfolg zu haben. Selbstachtung ist die Fähigkeit, ein gutes Gefühl gegenüber sich selbst und möglichst viel Lebensfreude zu erfahren, ganz egal ob man nun in jeder Lebenssituation Erfolg hat oder nicht.
4. Lokalisierung der tieferen Ursachen von Depressionen.

Die Teile I, II und III dieses Buches sollten dir helfen, die ersten beiden Ziele zu erreichen. Die nächsten Kapitel sollen dich auch zum dritten und vierten Ziel führen. Auch wenn deine negativ-verzerrten Gedanken nach einer depressiven Phase grundlegend reduziert oder beseitigt worden sind, gibt es noch eine Reihe »stillschweigender Annahmen«, die irgendwo in deinem Gehirn schlummern. Diese Annahmen erklären zu einem großen Teil, *warum* du depressiv geworden bist, und können dir bei der Vorhersage helfen, *wann* du möglicherweise erneut für eine Depression anfällig sein könntest. Aus diesem Grund läßt sich hier der Schlüssel finden, um möglichen Rückfällen wirkungsvoll vorzubeugen.

Was ist eine stillschweigende Annahme? Es ist ein Art von Gleichung, mit deren Hilfe du deinen persönlichen Wert definierst. Sie repräsentiert deine Wertmaßstäbe, deine persönliche Philosophie, all die Dinge, auf denen du deine Selbstachtung aufbaust.

Beispiele:

1. »Wenn mich jemand kritisiert, fühle ich mich unglücklich, weil das automatisch bedeutet, daß irgendetwas mit mir nicht stimmt.«
2. »Um ein wahrhaft erfülltes menschliches Wesen zu sein, muß ich geliebt werden. Lebe ich allein, bin ich zwangsläufig unglücklich und vereinsamt.«
3. »Mein Wert als Mensch hängt davon ab, was ich erreicht habe.«
4. »Wenn meine Leistungen (Gefühle, Handlungsweisen) nicht perfekt sind, habe ich versagt.«

Wie du sehen wirst, können derlei unlogische Annahmen sehr selbstzerstörerisch wirken. Sie erzeugen eine Verletzlichkeit, die dich für unangenehme Stimmungsschwankungen wie geschaffen machen. In ihnen hast du deine psychologische Achillesferse.

In den nächsten Kapiteln wirst du lernen, deine eigenen stillschweigenden Annahmen zu identifizieren und einzuschätzen. Du wirst entdecken, daß die Grundlage deiner Stimmungsschwankungen deine Abhängigkeit von Zustimmung, Liebe, Leistung und Vollkommenheit ist. Während du dein selbstschädigendes Glaubensregister offenlegst und in Frage stellst, schaffst du dir zugleich die Basis für eine stichhaltige und ich-stärkende persönliche Philosophie. Du bist dann auf dem richtigen Weg zu einer freieren und erfreulicheren Gefühlswelt.

In diesem Kapitel wirst du zwei unterschiedliche Wege kennenlernen, um stillschweigende Annahmen zu identifizieren. Als erstes möchte ich eine Methode vorstellen, die sogenannte »Vertikale Pfeiltechnik«. Die vertikale Pfeiltechnik ist eine Abwandlung der Zwei-Spalten-Technik, die bereits in Kapitel 4 eingeführt wurde, wobei du gelernt hast, deine entnervenden automatischen Gedanken in der linken Spalte einzutragen und sie in der rechten Spalte durch objektivere, rationale Entgegnungen zu ersetzen. Mit Hilfe dieser Methode kannst du die Verzerrungen in deinen Denkmustern entschlüsseln. Ein Beispiel dafür zeigt noch einmal das Schaubild 10-1. Es stammt von Arthur, einem therapeutischen Assistenten, der durcheinandergeriet, als ein Vorgesetzter ihm gegenüber eine konstruktiv gemeinte Kritik äußerte. Indem er seine entnervenden Gedanken in Frage stellte, gelang es Arthur, seine Schuld- und Angstgefühle zu reduzieren. Er wollte jedoch weiterhin wissen, auf welche Weise und warum er zu einer derart unlogischen Interpretation des Vorfalls gelangt war. Vielleicht hast du dich auch schon einmal gefragt, ob da ein angeborenes Muster in deinen negativen Gedanken vorherrscht.

Schaubild 10-1.

Automatische Gedanken		*Rationale Entgegnungen*
1. Dr. B. hat gesagt, daß der Patient meine Bemerkungen verletzend fand. Er ist sicher überzeugt, daß ich ein miserabler Therapeut bin.	➤	1. Gedankenlesen; Geistiger Filter; Etikettierung. Nur weil mir Dr. B. einen Fehler nachgewiesen hat, heißt das nicht, daß er mich für einen miserablen Therapeuten hält. Ich muß ihn fragen, um herauszufinden, was er tatsächlich über mich denkt. Jedenfalls hat er mich bei vielen anderen Gelegenheiten gelobt und gesagt, daß ich überaus talentiert wäre.

Um diese Frage zu beantworten, benutzte Arthur die vertikale Pfeiltechnik. Zunächst zeichnete er einen kurzen abwärtslaufenden Pfeil direkt unter seine automatischen Gedanken (vgl. Schaubild 10-2). Dieser abwärtslaufende Pfeil ist eine Art stenographisches Zeichen, das Arthur dazu veranlassen sollte, sich zu fragen: »Wenn dieser automatische Gedanke tatsächlich der Wahrheit entspricht – was würde das für mich bedeuten? Warum würde er mich derart durcheinanderbringen?« Dann schrieb er den nächsten automatischen Gedanken auf, der ihm unmittelbar darauf in den Sinn kam. Wie du sehen kannst, schrieb er: »Wenn Dr. B. der Überzeugung ist, daß ich ein miserabler Therapeut bin, dann heißt das, daß ich wirklich ein miserabler Therapeut bin, denn schließlich ist Dr. B. ein Experte auf diesem Gebiet.« Als nächstes zeichnete Arthur einen zweiten abwärtsdeutenden Pfeil unter seinen Gedanken und wiederholte dasselbe noch einmal, um auf diese Weise einen neuen automatischen Gedanken hervorzurufen. Immer wenn er einen neuen automatischen Gedanken aufgeschrieben hatte, zeichnete er einen vertikalen Pfeil darunter und fragte sich gleichzeitig: »Wenn das wirklich so ist, warum bringt er mich so durcheinander?« Als er dies immer wieder aufs Neue getan hatte, erhielt er eine ganze Kette von automatischen Gedanken, die schließlich zu den stillschweigenden Grundannahmen führte, die seine Probleme in Gang setzten.

Schaubild 10-2. Enthüllung der stillschweigenden Grundannahmen, die deine automatischen Gedanken auslösen, mit Hilfe der vertikalen Pfeil-Technik. Der abwärtsgerichtete Pfeil ist eine Art stenographisches Zeichen für die folgenden Fragen: »Wenn dieser Gedanke wahr wäre, warum bringt er mich so durcheinander? Was bedeutet das für mich?« Die Frage, die jeder abwärtsdeutende Pfeil versinnbildlicht, erscheint in Anführungszeichen rechts daneben. So könnten die Fragen aussehen, die du dir selbst stellen kannst, nachdem du den automatischen Gedanken notiert hast. Im Verlauf dieses Prozesses entsteht eine Kette automatischer Gedanken, die zur Aufdeckung der tieferen Wurzeln des Problems führt.

Automatische Gedanken	*Rationale Entgegnungen*
1. Dr. B. meint bestimmt, ich wäre ein miserabler Therapeut. ➤	
▼ »Wenn er tatsächlich so denkt - warum würde mich das so aufregen?«	
2. Das würde bedeuten, daß ich tatsächlich ein miserabler Therapeut bin, denn schließlich ist er ein Experte. ➤	
▼ »Nehmen wir an, ich wäre tatsächlich ein miserabler Therapeut, was würde das für mich bedeuten?«	
3. Das würde bedeuten, daß ich ein völliger Versager bin. Es würde heißen, daß ich nichts tauge. ➤	
▼ »Nehmen wir an, ich würde wirklich nichts taugen. Warum ist das ein Problem? Was würde das für mich bedeuten?«	
4. Die Geschichte würde wie ein Lauffeuer herumgehen, und jeder würde erfahren, was für ein mieser Mensch ich bin. Niemand würde mich mehr respektieren. Ich würde aus der Klinik entlassen werden und müßte in einer anderen Stadt nach einer Stelle suchen. ➤	

»Und was würde das für mich bedeuten?«

5. Das würde heißen, daß ich wertlos bin. Ich wäre so unglücklich, daß ich am liebsten sterben würde.

Du hast sicher bemerkt, daß die vertikale Pfeil-Technik das genaue Gegenteil der zuvor bei der Aufnahme deiner automatischen Gedanken angewandten Strategie ist. Normalerweise reagierst du mit einer rationalen Entgegnung, die dir zeigt, warum der automatische Gedanke verzerrt und untauglich ist (vgl. Schaubild 10-1). Das hilft dir unmittelbar dabei, deine Denkschablonen zu verändern, dein Leben objektiver zu betrachten und dich somit besser zu fühlen. Bei der vertikalen Pfeil-Technik tust du hingegen so, als wäre der verzerrte automatische Gedanke absolut stichhaltig und suchst nach dem Körnchen Wahrheit, was möglicherweise darin enthalten ist. Das hilft dir dabei, bis zum Kern des Problems vorzudringen.

Betrachte jetzt einmal Arthurs Kette automatischer Gedanken im Schaubild 10-2 und frage dich, was hierbei die stillschweigenden Grundannahmen sind, die ihn für Angstzustände, Schuldgefühle und Depressionen anfällig machen. Es gibt eine ganze Reihe:

1. Wenn mich jemand kritisiert, hat das seine Richtigkeit.
2. Mein persönlicher Wert hängt von meinen Leistungen ab.
3. Wenn ich nur einen Fehler mache, ist gleich alles ruiniert. Wenn ich nicht jederzeit und in jeder Hinsicht Erfolg habe, bin ich null und nichtig.
4. Andere Leute würden meine Unvollkommenheit nicht dulden. Ich muß vollkommen sein, damit die anderen mich mögen und respektieren. Wenn ich unangenehm auffalle, stoße ich auf erbitterte Ablehnung und werde bestraft.
5. Diese Ablehnung bedeutet, daß ich ein schlechter, wertloser Mensch bin.

Nachdem du deine eigene Gedankenkette aufgestellt und darin deine stillschweigenden Grundannahmen enthüllt hast, ist es wichtig, daß du nun wie gewohnt zusätzlich die gedanklichen Verzerrungen bestimmst und mit rationalen Entgegnungen konterst (vgl. Schaubild 10-3). Das Gute an der vertikalen Pfeil-Technik ist ihr logischer Aufbau: Im Laufe eines wohlüberlegten Frageprozesses spürst du deine eigenen selbstzerstörerischen Überzeugungen auf. Indem du dir immer wieder die Frage stellst, was es für dich bedeuten würde, wenn der negative Gedanke wirklich wahr wäre, erhälst du Aufschluß über die tiefsten Ursprünge deiner Probleme. Du brauchst dich dabei weder durch die subjektive Meinung irgendeines Therapeuten noch durch theoretische Vorschriften beeinflussen zu lassen, sondern kannst systematisch auf die Wurzeln deiner Probleme zusteuern.

Schaubild 10-3. Nachdem er nach und nach mit Hilfe der vertikalen Pfeil-Technik eine Kette seiner automatischen Gedanken hervorgelockt hatte, bestimmte Arthur die darin enthaltenen kognitiven Verzerrungen und konterte mit objektiven Entgegnungen.

Automatische Gedanken	*Rationale Entgegnungen*
1. Dr. B. meint bestimmt, ich wäre ein miserabler Therapeut. ▼ »Wenn er tatsächlich so denkt - warum würde mich das so aufregen?«	1. Bloß weil Dr. B. mir einen Fehler nachgewiesen hat, heißt das nicht, daß ich ein »miserabler Therapeut« bin. Ich werde ihn fragen, um herauszufinden, was er wirklich über mich denkt. Immerhin hat er mich bei vielen Gelegenheiten gelobt und geäußert, daß ich sehr talentiert wäre.
2. Das würde bedeuten, daß ich tatsächlich ein miserabler Therapeut bin, denn schließlich ist er ein Experte. ▼ »Nehmen wir an, ich wäre tatsächlich ein miserabler Therapeut. Was würde das für mich bedeuten?«	2. Als Experte kann er nur die Stärken und Schwächen, die ich als Therapeut habe, aufzeigen. Würde mich jemand als »miserabel« etikettieren, wäre das ein globales, zerstörerisches und auch nutzloses Urteil. Ich hatte mit den meisten Patienten viel Erfolg, so daß es einfach nicht sein kann, daß ich »miserabel« bin, ganz egal, wer so etwas behaupten würde.
3. Das würde bedeuten, daß ich ein völliger Versager bin. Es würde heißen, daß ich nichts tauge. ▼ »Nehmen wir an, ich würde wirklich nichts taugen. Warum ist das ein Problem? Was würde das für mich bedeuten?«	3. Eine übertriebene Verallgemeinerung. Selbst wenn ich als Therapeut relativ unerfahren und wirkungslos vorgehen würde, wäre das kein Beweis dafür, daß ich ein »völliger Versager« bin oder »nichts tauge«. Ich habe viele andere Interessen, Stärken und Fähigkeiten, die nichts mit meinem Beruf zu tun haben.
4. Die Geschichte würde wie ein Lauffeuer herumgehen, und jeder würde erfahren, was für ein mieser Mensch ich bin. Niemand würde mich mehr respektieren.	4. Das ist absurd. Wenn ich einen Fehler mache, kann ich ihn korrigieren. »Die Geschichte« würde nicht wie ein Lauffeuer herumgehen, bloß weil ich einen

Ich würde aus der Klinik entlassen werden und müßte in einer anderen Stadt nach einer Stelle suchen.

▼ »Und was würde das für mich bedeuten?«

5. Das würde heißen, daß ich wertlos bin. Ich wäre so unglücklich, daß ich am liebsten sterben würde.

Fehler gemacht habe. Sollen sie etwa einen Artikel in die Zeitung setzen mit der Schlagzeile: ➤ »BEKANNTER PSYCHOTHERAPEUT MACHT EINEN FEHLER!!!«?

5. Auch wenn alle Menschen auf der Welt mich ablehnen oder kritisieren, macht mich das nicht ➤ wertlos, eben *weil ich nicht wertlos bin*. Ich bin nicht wertlos, also muß ich einen bestimmten Wert haben. Warum muß ich mich also unglücklich fühlen?

Eine Vorsichtsmaßregel ist vor der Anwendung der vertikalen Pfeil-Technik angebracht. Es kommt zu einem Kurzschluß in dem angestrebten Prozeß, wenn du Gedanken aufschreibst, die bereits eine Beschreibung deiner gefühlsmäßigen Reaktionen enthalten. Schreibe *nur* die negativen Gedanken auf, die deine gefühlsmäßigen Reaktionen *verursachen*. Hier ist ein Beispiel dafür, wie man es *nicht* machen sollte:

Erster automatischer Gedanke: Mein Freund hat mich am Wochenende nicht angerufen, obwohl er es versprochen hatte.

▼ »Warum regt mich das so auf? Was bedeutet das für mich?«

Zweiter automatischer Gedanke: Ach, es ist so furchtbar und schrecklich, weil ich es einfach nicht aushalte!

Das bringt überhaupt nichts. Wir *wissen* bereits, daß du dich furchtbar und schrecklich fühlst. Die Frage ist aber, welche *Gedanken* dir durch den Kopf stürmten, die deine schlechte Stimmung *verursachten*. Was hat es für dich bedeutet, daß dich dein Freund (oder deine Freundin) am Wochenende nicht angerufen hat?

So wäre es dagegen richtig:

1. Mein Freund hat mich am Wochenende nicht angerufen, obwohl er es versprochen hatte.

   ▼ »Warum regt mich das so auf? Was bedeutet das für mich?«

2. Es bedeutet, daß er mich vernachlässigt. Es bedeutet, daß er mich nicht wirklich liebt.

   ▼ »Nehmen wir an, das wäre wahr. Was würde es für mich bedeuten?«

3. Es würde heißen, daß irgendetwas an mir nicht stimmt. Andernfalls wür-

de er mir mehr Aufmerksamkeit entgegenbringen.

▼ »Nehmen wir an, das wäre wahr. Was würde es für mich bedeuten?«

4. Es würde bedeuten, daß ich abgelehnt worden bin.

▼ »Wenn ich tatsächlich abgelehnt worden bin, was dann! Was würde das bedeuten?«

5. Es würde bedeuten, daß mich keiner mag und daß ich immer wieder abgelehnt werde.

▼ »Und wenn es so wäre, warum würde mich das so aufregen?«

6. Es würde heißen, daß ich zu guter Letzt ganz allein und unglücklich bin.

Indem du nicht deinen Gefühlen sondern ihrer Bedeutung nachgehst, kommst du deinen stillschweigenden Grundannahmen auf die Spur: 1. Wenn ich nicht geliebt werde, bin ich nichts wert, und: 2. Wenn ich allein bin, bin ich zwangsläufig unglücklich.

Ich will damit nicht sagen, daß deine Gefühle unwichtig sind. Es geht lediglich darum, eine grundlegende Lösung deiner Probleme zu liefern: eine zwingende gefühlsmäßige Wandlung.

Skala verfehlter Einstellungen. Es ist von unschätzbarer Bedeutung, die stillschweigenden Grundannahmen, die deine Stimmungsschwankungen bedingen, aufzudecken. Eine zweite, etwas einfachere Methode dazu, wurde von einer Kollegin unserer Gruppe, Dr. Arlene Weissman entwickelt. Sie hat eine Liste mit hundert selbstschädigenden Einstellungen zusammengestellt, die gewöhnlich bei Personen auftreten, die zu Gefühlsbeschwerden neigen. In ihrer Forschungsarbeit kam sie zu dem Ergebnis, daß in den Phasen zwischen einzelnen Depressionszuständen zwar die negativen automatischen Gedanken erheblich reduziert werden, jedoch ein selbstschädigendes System von Überzeugungen konstant vorhanden bleibt, und zwar sowohl während einer akuten Depression als auch in einem Zustand vorübergehender Besserung. Ihre Erkenntnisse liefern einen Beleg für die Annahme, daß stillschweigende Grundannahmen eine besondere Anfälligkeit für Gefühlsverwirrungen bewirken, die der Patient permanent mit sich herumträgt.

Da eine vollständige Darstellung der Skala verfehlter Einstellungen den Rahmen dieses Buches sprengen würde, habe ich eine Reihe der am häufigsten auftretenden Einstellungen herausgesucht und einige weitere hinzugefügt. Du füllst den Fragebogen aus, indem du ankreuzt, in welchem Ausmaß du der jeweiligen Einstellung zustimmst oder zu ihr in Widerspruch stehst.

Bist du damit fertig, kannst du mit Hilfe eines Auswertungsschlüssels dein Gesamtergebnis bestimmen und einen Umriß deines persönlichen Wertesystems gewinnen. Daran lassen sich dann deine psychischen Stärken und deine Verletzlichkeit ablesen.

Die Beantwortung des Tests ist ziemlich einfach. Kreuze nach jeder der fünfunddreißig aufgeführten Einstellungen diejenige Spalte an, die schätzungsweise dem entspricht, was du die *meiste* Zeit denkst.

Kreuze bei jeder Einstellung nur eine Antwort an. Jeder Mensch ist verschieden, deshalb gibt es hier keine ausgesprochene »Ja«- oder »Nein«-Antwort. Um zu entscheiden, inwiefern die angeführten Einstellungen deiner eigenen Denkweise entsprechen, mußt du dir vergegenwärtigen, wie du *die meiste Zeit* über die angesprochenen Dinge denkst.

BEISPIEL:

	Starke Zustimmung	Leichte Zustimmung	Neutral	Leichter Widerspruch	Starker Widerspruch
35. Leute, die über die typischen Erfolgskriterien verfügen (Attraktivität, sozialer Status, Ruhm, Reichtum) sind zwangsläufig glücklicher als diejenigen, die dergleichen nicht besitzen.		√			

Die Person, die bei diesem Beispiel den Fragebogen ausgefüllt hat, hat die Spalte angekreuzt, die »leichte Zustimmung« andeutet. Das heißt, daß die aufgeführte Aussage in etwa für ihre Einstellung typisch ist.

Skala verfehlter Einstellungen (DAS: Dysfunctional Attitude Scale)*

	Starke Zustimmung	Leichte Zustimmung	Neutral	Leichter Widerspruch	Starker Widerspruch
1. Es liegt auf der Hand, daß Kritik die kritisierte Person aufregt.					
2. Es ist am besten, wenn ich meine eigenen Interessen aufgebe, wenn ich dadurch andere Leute zufriedenstellen kann.					

* Copyright 1978, Arlene Weissman (engl. Fassung)
Martin Hautzinger, Berlin 1979 (dtsch. Fassung)

	Starke Zustimmung	Leichte Zustimmung	Neutral	Leichter Widerspruch	Starker Widerspruch
3. Ich brauche die Zustimmung anderer Leute, um glücklich zu sein.					
4. Wenn jemand, der mir wichtig ist, etwas von mir erwartet, sollte ich es tun.					
5. Mein persönlicher Wert hängt in hohem Maße davon ab, was andere von mir denken.					
6. Ich kann nicht glücklich sein ohne die Liebe eines anderen.					
7. Wenn andere Leute mich nicht mögen, bin ich zwangsläufig weniger glücklich.					
8. Wenn Leute, die mir etwas bedeuten, mich zurückweisen, bedeutet das, daß irgendetwas mit mir nicht stimmt.					
9. Wenn ein Mensch, den ich liebe, mich nicht liebt, heißt das, daß mich niemand gern hat.					
10. Wenn man von anderen isoliert lebt, führt das zwangsläufig ins Unglück.					

	Starke Zustimmung	Leichte Zustimmung	Neutral	Leichter Widerspruch	Starker Widerspruch
11. Wenn ich ein wertvoller Mensch sein möchte, muß ich wenigstens in einem wichtigen Bereich herausragende Qualitäten besitzen.					
12. Ich muß ein nützliches, produktives und kreatives Mitglied der menschlichen Gemeinschaft sein, ansonsten hat das Leben keinen Sinn.					
13. Leute, die gute Ideen haben, sind von größerem Wert als andere.					
14. Wenn ich nicht genauso gut wie andere Leute bin, heißt das, daß ich minderwertig bin.					
15. Wenn ich bei meiner Arbeit versage, bedeutet das, daß ich persönlich ein Versager bin.					
16. Wenn man etwas nicht hervorragend kann, braucht man es überhaupt nicht anzufangen.					
17. Es ist für einen Menschen sehr peinlich, wenn er seine Schwächen zur Schau stellen muß.					

	Starke Zustimmung	Leichte Zustimmung	Neutral	Leichter Widerspruch	Starker Widerspruch
18. Man sollte versuchen, in allem, was man tut, der Beste zu sein.					
19. Ich muß mich aufregen, wenn ich einen Fehler mache.					
20. Wenn ich nicht an mich selbst die höchsten Maßstäbe anlege, bin ich höchstwahrscheinlich zweitrangig.					
21. Wenn ich der festen Überzeugung bin, bestimmte Dinge verdient zu haben, habe ich Grund zu der Annahme, sie auch zu bekommen.					
22. Es ist einfach notwendig, daß man enttäuscht ist, wenn einem Hindernisse in den Weg zu einem angestrebten Ziel gelegt werden.					
23. Wenn ich die Wünsche anderer Menschen vor meine eigenen stelle, sollten sie mich auch unterstützen, wenn ich einmal etwas von ihnen brauche.					
24. Wenn ich ein guter Ehegatte bin, muß mein Mann (oder meine Frau) mich zwangsläufig auch lieben.					

	Starke Zustimmung	Leichte Zustimmung	Neutral	Leichter Widerspruch	Starker Widerspruch
25. Wenn ich mich anderen Menschen gegenüber freundlich und zuvorkommend zeige, kann ich davon ausgehen, daß sie mich hochachten und mich genauso freundlich behandeln, wie ich es getan habe.					
26. Ich sollte mich dafür verantwortlich fühlen, wie sich andere Leute verhalten, wenn sie in meiner Nähe sind.					
27. Wenn ich am Verhalten eines anderen Kritik übe und er daraufhin ärgerlich oder depressiv wird, bedeutet das, daß ich ihn durcheinandergebracht habe.					
28. Um ein guter, wertvoller und moralischer Mensch zu sein, muß ich versuchen, jedem zu helfen, der Hilfe benötigt.					
29. Wenn ein Kind gefühlsbedingte Schwierigkeiten oder Verhaltens»störungen« hat, zeigt das, daß die Eltern auf einem wichtigen Gebiet versagt haben.					
30. Ich sollte in der Lage sein, alle Leute zufriedenzustellen.					

	Starke Zustimmung	Leichte Zustimmung	Neutral	Leichter Widerspruch	Starker Widerspruch
31. Ich kann nicht erwarten, daß ich Kontrolle über meine Gefühle habe, wenn etwas Schlimmes geschieht.					
32. Es hat keinen Sinn, entnervende Gefühle verändern zu wollen, weil sie ein notwendiger und unvermeidbarer Bestandteil des täglichen Lebens sind.					
33. Meine Stimmungen werden in erster Linie durch Faktoren verursacht, die außerhalb meiner Kontrolle liegen, z.B. die Vergangenheit, chemische Vorgänge im Körper, Hormonzyklen, Biorhythmen, Zufall oder Schicksal.					
34. Mein Glück hängt ganz wesentlich von den Ereignissen ab, die mir widerfahren.					
35. Leute, die über die typischen Erfolgskriterien verfügen (Attraktivität, sozialer Status, Ruhm, Reichtum) sind zwangsläufig glücklicher als diejenigen, die dergleichen nicht besitzen.					

Deine Antworten auf die 35 aufgeführten Einstellungen lassen sich nach folgendem Auswertungsschlüssel bemessen:

Starke Zustimmung	*Leichte Zustimmung*	*Neutral*	*Leichter Widerspruch*	*Starker Widerspruch*
—2	—1	0	+1	+2

Zähle nun dein Ergebnis für die ersten fünf Einstellungen zusammen. Hier wird deine Neigung untersucht, deinen eigenen Wert an der Meinung von anderen und an dem Ausmaß von Kritik und Zustimmung, die du erfährst, zu messen.

Nehmen wir an, deine Ergebnisse bei diesen fünf Eintragungen wären +2, +1, -1, +2, 0. Dann wäre dein Gesamtergebnis für diese fünf Fragen +4.

Auf ähnliche Weise kannst du dein Ergebnis für die folgenden Einträge feststellen, wobei du wiederum jeweils Fünfergruppen zusammenfaßt. Das folgende Beispiel soll das veranschaulichen:

BEISPIEL FÜR DIE PUNKTZAHL:

Wertsystem	Einstellungen	Einzelne Punktzahlen	Gesamtpunktzahl
I. Anerkennung	1 bis 5	+2, +1, —1, +2, 0	+4
II. Liebe	6 bis 10	—2, —1, —2, —2, 0	7
III. Leistungen	11 bis 15	+1, +1, 0, 0, —2	0
IV. Vollkommenheit	16 bis 20	+2, +2, +1, +1, +1	+7
V. Anspruch	21 bis 25	+1, +1, —1, +1, 0	+2
VI. Allmacht	26 bis 30	—2, —1, 0, —1, +1	—3
VII. Unabhängigkeit	31 bis 35	—2, —2, —1, —2, —2	—9

NOTIERE HIER DEIN TATSÄCHLICHES ERGEBNIS:

Wertsystem	Einstellungen	Einzelne Punktzahlen	Gesamt-punktzahl
I. Anerkennung	1 bis 5		
II. Liebe	6 bis 10		
III. Leistungen	11 bis 15		
IV. Vollkommen-heit	16 bis 20		
V. Anspruch	21 bis 25		
VI. Allmacht	26 bis 30		
VII. Unabhängig-keit	31 bis 35		

Jeder Fünferblock auf der Skala bezieht sich auf eins von sieben Wertsystemen. Dein Gesamtergebnis für jeden Block kann sich von +10 bis —10 erstrecken. Um einen Umriß deiner persönlichen Einstellungen zu erhalten, markierst du deine jeweilige Gesamtpunktzahl auf jeder der folgenden sieben Variablen:

BEISPIEL:

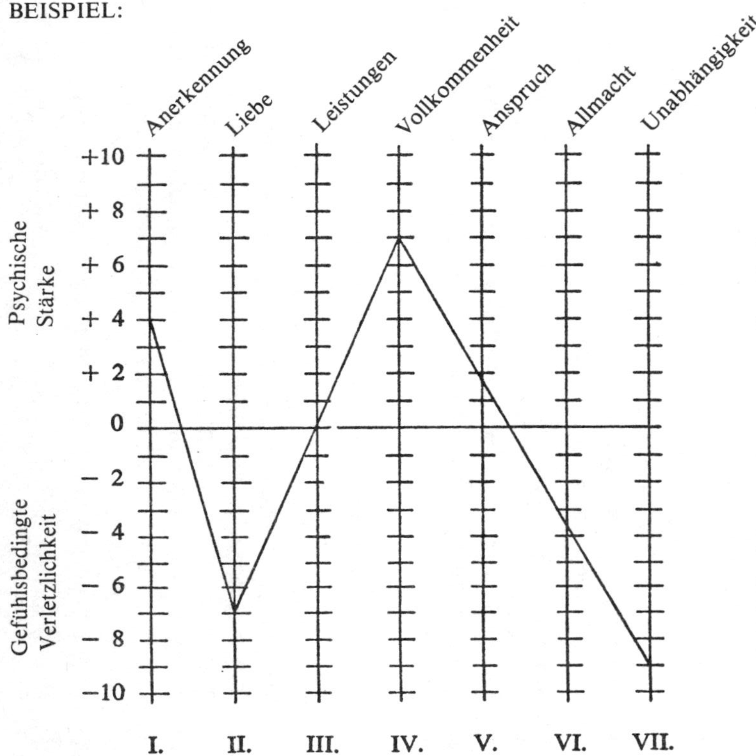
Anerkennung
Liebe
Leistungen
Vollkommenheit
Anspruch
Allmacht
Unabhängigkeit
Psychische Stärke
Gefühlsbedingte Verletzlichkeit
+10
+ 8
+ 6
+ 4
+ 2
0
− 2
− 4
− 6
− 8
−10
I.
II.
III.
IV.
V.
VI.
VII.

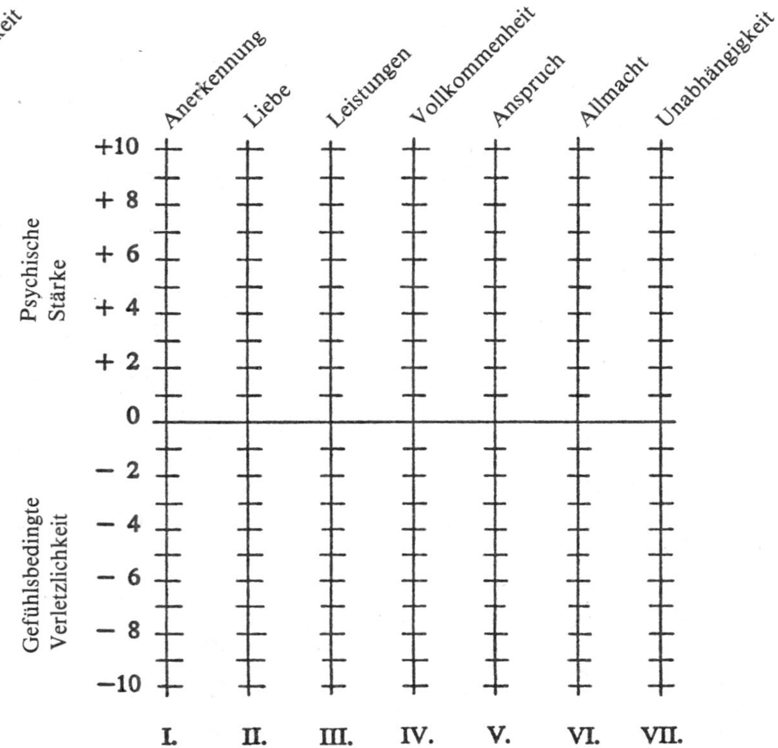
Anerkennung
Liebe
Leistungen
Vollkommenheit
Anspruch
Allmacht
Unabhängigkeit
Psychische Stärke
Gefühlsbedingte Verletzlichkeit
+10
+ 8
+ 6
+ 4
+ 2
0
− 2
− 4
− 6
− 8
−10
I.
II.
III.
IV.
V.
VI.
VII.

Wie du siehst, repräsentiert eine positive Punktzahl ein Gebiet, in dem du psychisch *stark* bist. Eine negative Punktzahl repräsentiert hingegen ein Gebiet, in dem du gefühlsbedingt *verletzlich* bist.

Die Person im angeführten Beispiel hat ihre Stärken in den Gebieten Anerkennung, Vollkommenheit und Anspruch. Ihre Verletzlichkeit liegt in den Bereichen Liebe, Allmacht und Unabhängigkeit. Die Bedeutung dieser Wertsysteme wird noch näher beschrieben. Zuerst einmal empfiehlt es sich, daß du das Profil deiner persönlichen Einstellungen erstellst:

Interpretation der Einstellungs-Skala

I. Anerkennung. Die ersten fünf Aussagen des Tests untersuchen deine Neigung, deine Selbstachtung davon abhängig zu machen, was andere Leute von dir denken und wie sie dir gegenüber reagieren. Eine positive Punktzahl zwischen null und zehn zeigt, daß du unabhängig bist und über ein erfreuliches Selbstwertgefühl verfügst, auch wenn du mit Kritik und Ablehnung konfrontiert wirst. Eine negative Punktzahl zwischen null und minus zehn zeigt, daß du mehr oder weniger von anderen abhängig bist. Du bewertest dich mit den Augen anderer Leute. Wenn dich jemand angreift oder verletzt, neigst du automatisch dazu, dich schief anzusehen.

Weil dein gefühlsbedingtes Wohlbefinden ungemein sensibel darauf reagiert, was andere Leute deiner Meinung nach von dir denken, kannst du sehr einfach manipuliert werden. Du bist besonders anfällig für Angstzustände und Depressionen, sobald dich irgendjemand kritisiert oder über dich verärgert ist.

II. Liebe. Die zweiten fünf Aussagen bewerten deine Neigung, deinen Selbstwert danach zu bestimmen, ob du geliebt wirst oder nicht. Eine Punktzahl im positiven Bereich weist darauf hin, daß du Liebe als erstrebenswert ansiehst, aber zusätzlich eine große Zahl anderer Interessen hast, die dir Befriedigung und Erfüllung bringen. Deshalb ist Liebe für dich keine unerläßliche Voraussetzung für dein Glück und deine Selbstachtung. Deine Bekannten werden dich wahrscheinlich gerade deshalb mögen, weil du eine wohltuende Selbstsicherheit ausstrahlst und ein breit gefächertes Interessenspektrum hast.

Eine negative Punktzahl zeigt, daß für dich Liebe etwas Ähnliches wie eine Droge ist. Liebe ist für dich etwas unbedingt Notwendiges, ohne das du nicht leben und erst recht nicht glücklich sein könntest. Je mehr sich deine Punktzahl an minus zehn annähert, um so mehr bist du davon abhängig. Du neigst dazu, unterlegene und mitunter geradezu hörige Rollen in den Beziehungen zu Menschen einzunehmen, die dir etwas bedeuten, weil du Angst hast, die Beziehung sonst zu verlieren. Das Ergebnis sieht jedoch in der Regel gerade umgekehrt aus: Menschen verlieren die Achtung vor dir und empfinden dich als Belastung, weil du ihnen zeigst, daß du ohne ihre Zuneigung zusammenbrechen würdest. Spürst du, daß andere Menschen sich von dir zurückziehen, wirst du von furchtbaren Verlustängsten geplagt. Du merkst, daß du ohne deine tägliche Dosis Zuneigung und Aufmerksamkeit nicht leben kannst. Du bist dann von dem Zwang besessen, auf irgendeine Weise »Liebe zu erhalten«. Genauso wie ein Drogenabhängiger versuchst du es vielleicht auch mit »erpresserischem« und verdecktem Verhalten, um irgendwie an deinen »Stoff« zu gelangen. Ironischerweise führt gerade dein forderndes, aufdringliches Verhalten dazu, daß die Leute sich von dir abwenden und damit deine Einsamkeit noch mehr verstärken.

III. Leistungen. Deine Punktzahl bei den Aussagen 11 bis 15 hilft dir bei der Einschätzung einer anderen Form der Abhängigkeit. Eine Punktzahl im negativen Bereich charakterisiert dich als ein Arbeitstier. Du hast ein sehr einseitiges Gefühl von dem, was es bedeutet, ein Mensch zu sein, und siehst dich mehr oder weniger nur als einen Gebrauchsartikel in der Marktwirtschaft.

Je negativer deine Punktzahl, um so mehr hängen dein Selbstwertgefühl und dein Glücksvermögen von deiner Leistungsfähigkeit ab. Wenn du Urlaub machst, wenn dein Geschäft schlecht läuft, wenn du in Rente gehst oder krank wirst und zur Passivität gezwungen bist, besteht Gefahr, daß du gefühlsmäßig zusammenbrichst.

Eine positive Punktzahl weist demgegenüber darauf hin, daß du sehr wohl kreativ und leistungsfähig bist, dies aber nicht als den einzigen oder unumgänglichen Weg in Richtung Selbstachtung und Befriedigung ansiehst.

IV. Vollkommenheit. Die Aussagen 16 bis 20 helfen dir dabei, deine Neigung zur Vollkommenheit zu ermitteln. Eine negative Punktzahl ist ein Zeichen dafür, daß du darauf versessen bist, den Stein der Weisen zu finden. Du verlangst von dir selbst höchste Perfektion - Fehler sind undenkbar, ein Scheitern wäre sehr schlimm. Du stehst unter dem Zwang, auf allen Gebieten - in deinem Denken, Fühlen, Aussehen und Verhalten - ständig Höchstleistungen zu erbringen. Du hast das Gefühl, im Boden zu versinken, wenn du irgendwo zurückstecken müßtest. Obwohl du dich zu gewaltigen Anstrengungen antreibst, bleibt die Befriedigung aus dem Erreichten sehr dürftig. Kaum daß du ein Ziel erreicht hast, tritt ein neues, entfernteres Ziel an seine Stelle, so daß du niemals die Früchte deiner Arbeit in Ruhe genießen kannst. Gelegentlich fragst du dich dann, warum der erwartete Lohn für deine Bemühungen niemals greifbar wird. Dein Leben wird zu einer freudlosen, ermüdenden Tretmühle. Du orientierst dich an unrealistischen und unmöglich zu erreichenden Maßstäben, die dringend der Revision bedürfen. Dein Problem ist nicht die Leistung, die du erbringst, sondern der Zollstock, den du benutzt, um sie zu messen. Wenn du deine Erwartungen dagegen mit der Realität in Einklang bringst, wirst du statt Enttäuschungen immer wieder Befriedigungen und Belohnungen erfahren.

Eine positive Punktzahl weist auf deine Fähigkeit hin, dir angemessene, sinnvolle und flexible Maßstäbe anzulegen. Vorgänge und Erfahrungen können dir bereits Befriedigung bieten, ohne daß unbedingt ein festes Ergebnis dabei herauskommen muß. Du mußt nicht in jedem Bereich außergewöhnlich gut sein und auch nicht ständig dein »Bestes« geben. Du hast keine

Angst vor Fehlern, sondern siehst darin eine Gelegenheit, etwas zu lernen. Paradoxerweise bist du aller Wahrscheinlichkeit nach sogar wesentlich leistungsfähiger, weil du nicht derart versessen darauf bist, möglichst pedantisch zu sein.

V. Anspruch. Die Aussagen 21 bis 25 beziehen sich auf deinen Glauben, einen »Anspruch« auf bestimmte Dinge zu haben. Eine negative Punktzahl bedeutet, daß du der Überzeugung bist, daß dir bestimmte Dinge, wie Erfolg, Liebe und Glück, automatisch zustehen. Du forderst und erwartest, daß deine Wünsche von anderen Leuten und deiner gesamten Umwelt erfüllt werden, weil du dies aufgrund harter Arbeit oder bestimmter angeborener Qualitäten verdient zu haben glaubst. Wenn diese Erwartungen jedoch - wie es oft der Fall ist - nicht eingelöst werden, bleiben dir nur noch zwei Reaktionen übrig. Entweder fühlst du dich deprimiert und minderwertig, oder du wirst wütend. Das Leben erscheint dir überwiegend als eine beschwerliche, mühselige Belastung. Du klagst lautstark darüber, tust aber wenig, um das Problem zu lösen. Schließlich glaubst du ja, einen *Anspruch* darauf zu haben, daß deine Probleme gelöst werden, warum solltest du dich dann deshalb anstrengen? Als Ergebnis dieser verbitterten, fordernden Einstellung bietet dir das Leben unweigerlich weitaus *weniger*, als du verlangst.

Eine positive Punktzahl weist darauf hin, daß du nicht automatisch davon ausgehst, daß dir bestimmte Dinge zustehen, sondern daß du dich bemühst, deine Wünsche zu befriedigen, was dir auch oft genug gelingt. Weil dir bewußt ist, daß jeder Mensch einzigartig ist, verlangst du nicht auf Teufel komm raus, daß alle Dinge sich in deinem Sinne entwickeln müssen. Ein negatives Ergebnis ist für dich allenfalls eine Enttäuschung aber keine Tragödie. Du bist auch mit weniger zufrieden und erwartest nicht in jedem Fall eine wechselseitige Entschädigung oder eine ausgeglichene »Gerechtigkeit«. Du gehst geduldig und beharrlich vor. Gerade deshalb gelingt dir häufig weitaus mehr als anderen.

VI. Allmacht. Die Aussagen 26 bis 30 beziehen sich auf deine mögliche Neigung, dich selbst als Mittelpunkt zu sehen und für alles verantwortlich zu fühlen. Eine negative Punktzahl ist ein Hinweis darauf, daß du häufig Dinge persönlich nimmst, ein Fehler, der bereits in den Kapiteln 3 und 6 ausführlich beschrieben wurde. Das Fehlverhalten anderer Leute, das im Grunde weit außerhalb deiner Kontrolle liegt, führt bei dir zu Selbstvorwürfen. Als Folge davon quälen dich völlig unbegründete Schuldgefühle. Paradoxerweise macht dich gerade der Glaube an deine angebliche Allmächtigkeit unfähig, bestimmte Probleme zu lösen.

Eine positive Punktzahl ist demgegenüber ein Hinweis darauf, daß du sehr wohl weißt, daß du nicht der Mittelpunkt bist. Weil du keinerlei Kontrolle über andere erwachsene Menschen hast, bist du für sie auch nicht verantwortlich, sondern ganz allein für dich selbst. Diese Einstellung schafft jedoch keine Isolation zwischen dir und anderen, ganz im Gegenteil: Du erscheinst anderen Leuten als freundlich und hilfreich, fühlst dich aber nicht bedroht, wenn sie mit deinen Vorstellungen nicht übereinstimmen oder deinem Rat nicht folgen. Gerade weil du anderen durch deine Einstellung das Gefühl von Freiheit und Würde läßt, suchen sie um so häufiger deine Beratung. Da du nicht versuchst, sie zu kontrollieren, sind andere Leute sehr gern mit dir zusammen. Sie hören dir zu und akzeptieren deine Meinung, weil du nicht unbedingt von ihnen verlangst, daß sie dir zuzustimmen haben. In dem Moment, wo du dein Verlangen nach *Macht* aufgibst, wächst dein *Einfluß* auf andere. Die Beziehungen zu deinen Kindern und Freunden beruhen auf Gegenseitigkeit und nicht auf Abhängigkeit. Indem du gar nicht erst den Versuch machst, andere zu beherrschen, erfährst du ganz von selbst Bewunderung, Liebe und Hochachtung.

VII. Unabhängigkeit. Die Aussagen 31 bis 35 helfen dir dabei, den Grad deiner Unabhängigkeit einzuschätzen. Gemeint ist damit, daß du in der Lage bist, aus dir selbst heraus glücklich zu sein. Eine positive Punktzahl zeigt, daß all deine Stimmungen sich harmonisch aus deinen Gedanken und Einstellungen entwickeln. Du bekennst dich zu deinen Gefühlen, weil du weißt, daß sie einzig und allein von dir selbst hervorgerufen werden. Das klingt vielleicht, als wärst du sehr einsam und isoliert, weil du erkannt hast, daß alle Bedeutungen und Gefühle ausschließlich in deinem eigenen Kopf entstehen. Paradoxerweise befreit dich aber gerade dieses Bewußtsein von jeglichen engstirnigen Zwängen und eröffnet dir eine Welt von Befriedigungen, Geheimnissen und Überraschungen.

Eine negative Punktzahl verweist darauf, daß du in dem Glauben befangen bist, alle Möglichkeiten zur Fröhlichkeit und Selbstzufriedenheit müßten unweigerlich von außen kommen. Das bringt dich in große Schwierigkeiten, da alles, was sich außerhalb abspielt, auch außerhalb deiner Kontrolle liegt. Deine Stimmungen werden so zum Spielball äußerer Faktoren. Wenn du das nicht mehr willst, kannst du dich von dieser gedanklichen Haltung befreien, indem du die verschiedenen Methoden anwendest, die in diesem Buch beschrieben sind. Die Erfahrung einer Umwandlung in Richtung Unabhängigkeit und Selbstverantwortung wird dich entweder erstaunen, tief beeindrucken, befriedigen oder auf angenehme Weise überwältigen. Auf jeden Fall lohnt es sich, seine persönlichen Anstrengungen darauf zu konzentrieren.

In den nun folgenden Kapiteln wird ein Teil dieser Einstellungen und Wertsysteme einer genaueren Untersuchung unterzogen. Stell dir beim Lesen folgende Fragen:

1. Ist es zu meinem Vorteil, wenn ich an dieser speziellen Überzeugung festhalte?
2. Ist diese Überzeugung wirklich richtig und stichhaltig?
3. Welche typischen Schritte kann ich unternehmen, um mich von selbstschädigenden und unrealistischen Einstellungen zu befreien und sie durch eine objektivere, persönlichkeitsstärkende Denkweise zu ersetzen?

KAPITEL 11

Sucht nach Anerkennung

Betrachten wir einmal deine Annahme, daß es geradezu *furchtbar* wäre, wenn dich jemand ablehnen würde. Warum ist das für dich derart bedrohlich? Vielleicht verläuft deine Überlegung nach folgendem Muster: »Wenn mich ein Mensch ablehnt, heißt das, daß mich alle ablehnen, daß mit mir irgendetwas nicht stimmt.«

Wenn dir diese Gedanken durch den Kopf gehen, wirst du umgekehrt dann einen Stimmungsaufschwung erleben, wenn du bestimmte Streicheleinheiten erhältst. Du meinst, wenn du in gewisser Weise eine positive Rückmeldung erhälst, könntest du auch mit dir selbst zufrieden sein.

Warum ist das unlogisch? Du übersiehst dabei, daß es einzig und allein deine Gedanken und Überzeugungen sind, die die Macht haben, deine Stimmung zu heben und zu senken. Die Anerkennung durch einen anderen Menschen hat allein noch nicht die Kraft, dein Wohlbefinden zu steigern, wenn du nicht davon überzeugt bist, daß das Gesagte auch stimmt. Glaubst du aber, daß das Kompliment seine Berechtigung hat, ist es eben deine *Überzeugung*, die dein Wohlbefinden bewirkt. Du mußt die Anerkennung von außen erst bewerten, bevor sich deine Stimmung verbessert. Diese Bewertung ist Ausdruck deines eigenen Selbstwertgefühls. Nur *deine eigenen* Überzeugungen über dich selbst können deinen Gefühlszustand beeinflussen. Ganz egal, was andere über dich sagen oder denken, ganz egal, ob es gut oder schlecht ist, einzig und allein deine Gedanken beeinflussen dein Befinden.

Der Preis, den du für deine Sucht nach Anerkennung zu zahlen hast, ist eine extreme Anfälligkeit für die Meinungen anderer Leute. Wie jeder andere Süchtige, mußt du deine Neigung ständig mit neuer Anerkennung versorgen, um nicht in Entzugserscheinungen zu verfallen. In dem Moment, wo ein für dich wichtiger Mensch dir seine Ablehnung zeigt, wirst du völlig zusammenbrechen. Diese Verletzlichkeit kann von anderen ausgenutzt werden, um dich in ihrem Sinne zu lenken. Du mußt weitaus häufiger, als du willst, ihren Forderungen nachgeben, weil du Angst hast, ansonsten zurückgewiesen oder schief angesehen zu werden. Du setzt dich freiwillig einer gefühlsbedingten Erpressung aus.

Möglicherweise siehst du selber ein, daß dein zwanghaftes Verhalten kaum zu deinem Vorteil gereicht, glaubst aber immer noch, daß andere Leute tatsächlich das Recht haben, nicht nur das zu beurteilen, was du tust, sondern deinen gesamten persönlichen Wert zu bemessen.

Würdest du dich aufgrund einer dir entgegenschlagenden Ablehnung eines Betrunkenen schlecht fühlen? Sicherlich nicht. Warum bringen dich diese ablehnenden Bemerkungen nicht durcheinander? Ganz einfach. Weil du nicht glaubst, daß daran etwas Wahres ist. Du mußt den anderen Leuten die geäußerte Kritik »abnehmen« und wirklich daran glauben, daß du schlecht oder böse bist, um in deinem Selbstwertgefühl zu sinken.

Hast du jemals daran gedacht, daß es auch das Problem des anderen sein kann, wenn dich jemand kritisiert oder ablehnt? Ablehnung ist sehr häufig ein Ausdruck der irrationalen Auffassung deines Gegenübers. Natürlich wird es viele Gelegenheiten geben, wobei die dir entgegengebrachte Ablehnung Folge eines tatsächlichen Fehlverhaltens deinerseits ist. Das heißt jedoch nicht, daß du deshalb ein wertloser, nichtsnutziger Mensch bist. Die negative Reaktion anderer Menschen bezieht sich lediglich auf eine besondere Verhaltensweise von dir, nicht auf deinen gesamten Wert als Mensch. Ein menschliches Wesen kann einfach nicht immer und ewig alles verkehrt machen!

Betrachten wir einmal die andere Seite der Medaille. Viele berüchtigte Kriminelle hatten Scharen von begeisterten Bewunderern, ganz egal, wie abstoßend und brutal ihre Verbrechen waren. Da ist zum Beispiel Charles Manson. Er war für ungeheuer sadistische Mordtaten verantwortlich, dennoch wurde er von seinen zahlreichen Anhängern, die alles taten, was er vorschlug, als neuer Messias angesehen. Wenn selbst ein Mann wie Charles Manson ungeachtet seiner Taten und seiner Gewaltpropaganda nicht völlig abgewiesen und verurteilt wurde, was kannst du getan haben, das so schrecklich war, daß dich jedermann ablehnen müßte? Glaubst du immer noch an die Gleichung Anerkennung = persönlicher Wert? Schließlich konnte sich Charles Manson der intensiven Anbetung durch seine »Familie« erfreuen. Wurde er dadurch, daß er diese Anerkennung erfuhr, zu einem ganz besonderen Menschen? Das wäre offensichtlich Unsinn.

Es ist eine Tatsache, daß einem eine gewisse Anerkennung guttut. Daran ist gar nichts auszusetzen, es ist natürlich und normal. Ebenso klar ist es, daß einem eine Ablehnung und Zurückweisung unangenehm ist und einen bitteren Nachgeschmack hinterläßt. Auch das ist menschlich verständlich.

Du gerätst jedoch in ein gefährliches Fahrwasser, wenn du weiterhin glaubst, daß Anerkennung und Ablehnung die richtigen und maßgeblichen Richtlinien sind, nach denen sich dein persönlicher Wert bemißt. Hast du jemals einen anderen Menschen kritisiert? Warst du jemals anderer Meinung als einer deiner Freunde und Bekannten? Hast du schon einmal ein Kind zurechtgewiesen, weil es sich deiner Meinung nach falsch verhalten hat? Hast du schon einmal gereizt auf einen ansonsten sehr geliebten Menschen reagiert? Hast du dich schon einmal geweigert, mit einem Menschen zusammenzuarbeiten, dessen Verhalten dir unzumutbar erschien?

Wenn das der Fall ist, stell dir die Frage, ob du damit zugleich ein moralisches Urteil über den Wert oder Unwert der anderen Person getroffen hast. Glaubst du, daß du die Fähigkeit hast, den Wert eines anderen Menschen zu beurteilen? Oder hast du dabei nur einfach einen unterschiedlichen Standpunkt verdeutlichen wollen und warst anderer Meinung als dein Gegenüber?

Vielleicht hast du schon einmal im Eifer des Gefechts zu deinem Freund (oder deiner Freundin) gesagt: »Du bist einfach zu blöd dazu!« Sobald sich der Sturm jedoch gelegt hatte, mußtest du sicher zugeben, daß du mit deiner Bemerkung reichlich übertrieben hast. Sicherlich hat dein Freund (oder deine Freundin) eine Reihe von Fehlern und Schwächen, aber es wäre absurd anzunehmen, daß deine ablehnende Äußerung ihn (oder sie) zu einem völlig wertlosen Menschen degradiert.

Du wirst sicher zugeben, daß du selbst bei deiner Kritik oder gelegentlichen Ablehnung anderer Menschen nicht den Sinn und den Wert des anderen in Frage stellen willst. Warum läßt du dich dann, wenn dir einmal eine solche Ablehnung entgegengebracht wird, derart aus dem Gleichgewicht bringen? Was ist an den Leuten, die dich kritisieren, so Besonderes? Wenn du in Angst und Schrecken gerätst, sobald dich jemand etwas weniger zu mögen scheint, übertreibst du die Bedeutung und den Überblick, den der andere angeblich hat. Du machst dir gleichzeitig weis, daß du unfähig bist, verläßliche Urteile über dich selbst zu treffen. Natürlich kann es immer Situationen geben, in denen dir jemand ein unangebrachtes Verhalten oder einen Irrtum vorwirft. Es ist sogar zu hoffen, daß es so ist, denn du kannst auf diese Weise nur dazulernen. Schließlich haben wir alle unsere Schwächen, und andere Menschen haben das Recht, uns gelegentlich darauf hinzuweisen. Deshalb bist du jedoch keineswegs verpflichtet, dich selbst ins Unglück zu stürzen und dich zu hassen, nur weil irgendjemand irgendwann außer sich gerät und dich angreift.

Der Ursprung des Problems. Woher stammt diese Sucht nach Anerkennung? Man kann darüber spekulieren, daß ganz am Anfang der Umgang mit bestimmten, dir wichtig erscheinenden Menschen in deiner Kindheit die entscheidende Rolle spielte. Möglicherweise haben deine Eltern übertrieben kritisch auf ein Fehlverhalten deinerseits reagiert oder waren extrem gereizt, obwohl du eigentlich nichts Besonderes falsch gemacht hattest. Vielleicht hat deine Mutter dich angeschrieen, daß dein Verhalten wieder einmal zeige, wie mißraten du wärst, oder dein Vater hat dich angeraunzt, daß du *immer wieder* Mist bauen würdest und niemals etwas lernen würdest. Als kleines Kind hast du deine Eltern vielleicht als Götter angesehen. Sie brachten dir das Sprechen bei und zeigten dir, wie du deine Schuhe zuzubinden hast. Alles, was sie dir erzählten, erschien dir stichhaltig und glaubwürdig. Wenn dein Vater sagte: »Wenn du ohne nach links und rechts zu gucken über die Straße läufst, wirst du vom Auto überfahren!«, so war das durchaus richtig. Wie die meisten Kinder bist auch du davon ausgegangen, daß alles, was deine Eltern sagten, zuerst einmal richtig war. Wenn du also Sätze wie »Du taugst zu nichts« oder »Du wirst nie etwas lernen« hörtest, glaubtest du zuerst einmal daran, und das tat dir sehr weh. Du warst noch zu jung, um herauszufinden, was daran stimmte und was nicht, und um möglicherweise zu sagen: »Vater übertreibt mal wieder und verallgemeinert bestimmte Dinge ungeheuer.«

Du hattest damals auch nicht die gefühlsmäßige Reife, um zu erkennen, daß dein Vater an diesem Tag vielleicht besonders müde und gereizt war, vielleicht auch etwas getrunken hatte oder einfach in Ruhe gelassen werden wollte. Du konntest nicht entscheiden, ob sein Wutanfall sein eigenes oder dein Problem war. Als du alt genug warst, um zu widersprechen und die Dinge in die richtige Perspektive zu rücken, hast du daraufhin vielleicht erst recht eine Tracht Prügel bekommen, was dich um so mehr entmutigte.

Kein Wunder, daß du allmählich die Angewohnheit entwickelt hast, dich selbst automatisch schief anzusehen, wenn dir jemand seine Ablehnung gezeigt hat. Auf welche Weise macht dich diese Angst vor Ablehnung für Depressionen anfällig?

Nehmen wir das Beispiel von Johannes, einem zweiundfünfzigjährigen, unverheirateten Architekten, der in ständiger Angst vor Kritik lebte. Er wurde wegen einer sich periodisch wiederholenden schweren Depression an mich überwiesen. Eines Tages, als er sich besonders selbstsicher fühlte, wollte er seinem Vorgesetzten ein paar neue Ideen über ein wichtiges Projekt unterbreiten. Der Chef antwortete darauf nur: »Ich kümmere mich später darum. Können Sie nicht sehen, daß ich jetzt beschäftigt bin?« Johannes' Selbstachng brach wie ein Kartenhaus in sich zusammen. Er schleppte sich zurück in sein Büro, schwitzte vor Verzweiflung und Selbsthaß und sagte sich, daß er zu nichts nutze sei. »Wie konnte ich nur so gedankenlos sein?«, fragte er sich immer wieder.

Als er mir diesen Vorfall erzählte, stellte ich ihm lediglich die einfache und auf der Hand liegende Frage, wer denn in dieser Situation unangenehm aus der Rolle gefallen sei, er oder sein Chef? Hatte sich Johannes tatsächlich unangemessen verhalten, oder hatte nicht im Gegenteil sein Vorgesetzter gereizt und unfreundlich reagiert?

Nach einer kurzen Gedankenpause war er in der Lage, den wirklichen Missetäter zu überführen. Die Möglichkeit, daß sein Chef sich unangemessen verhalten hatte, war ihm nicht in den Sinn gekommen, weil er die Angewohnheit hatte, zunächst einmal sich automatisch in Frage zu stellen. Er fühlte sich erleichtert, als ihm klar wurde, daß es absolut nichts gab, worüber er sich zu schämen hätte. Sein Vorgesetzter, der so desinteressiert reagiert hatte, stand wahrscheinlich selbst unter Druck und war an diesem Tag nicht ansprechbar. Johannes stellte dann die Frage, warum er sich ständig so angestrengt um Anerkennung bemühte und dabei immer wieder ins Fettnäpfchen trat. Er erinnerte sich an ein Erlebnis, das er mit zwölf Jahren hatte. Sein jüngerer Bruder war nach langem Leiden an Leukämie gestorben. Nach dem Begräbnis belauschte er ein Gespräch zwischen seiner Mutter und seiner Großmutter im Schlafzimmer. Seine Mutter weinte ununterbrochen und sagte: »Nun habe ich nichts mehr, für das es sich zu leben lohnt.« Seine Großmutter antwortete darauf: »Psst, sei still! Johannes ist unten, er könnte dich hören!«

Als er mir davon erzählte, begann er zu weinen. Er hatte diese Äußerungen gehört, und für ihn hatten sie die folgende Bedeutung: »Dies ist der Beweis, daß ich nicht viel wert bin. Mein Bruder war weitaus wichtiger. Meine Mutter liebt mich nicht richtig.« Er ließ seine Mutter nie wissen, was er belauscht hatte, und versuchte im Gegenteil im Laufe der Jahre die Erinnerung daran aus seinem Gedächtnis zu verdrängen, indem er sich sagte: »In Wirklichkeit ist es gar nicht so wichtig, ob sie mich nun liebt oder nicht.« Aber er bemühte sich ungeheuer darum, seiner Mutter durch seine Leistungen und seine berufliche Laufbahn zu imponieren und durch verzweifelte Anstrengungen ihre Anerkennung zu erringen. Tief in seinem Herzen glaubte er nicht daran, irgendeinen wirklichen Wert zu haben, und hielt sich für minderwertig und unausstehlich. Er versuchte, seine fehlende Selbstachtung dadurch auszugleichen, die Bewunderung und Anerkennung anderer Leute zu gewinnen. Sein Leben sah aus wie der verzweifelte Versuch, einen durchlöcherten Ballon aufzublasen.

Als er sich an den Vorfall erinnerte, begriff Johannes allmählich, daß seine Reaktion auf die belauschten Bemerkungen ausgesprochen irrational gewesen war. Die Verzweiflung und Leere, die seine Mutter damals empfand, waren ein ganz natürlicher Bestandteil der Trauer, die alle Eltern empfinden, wenn eines ihrer Kinder stirbt. Ihre Äußerungen hatten *nichts mit Johannes zu tun*, sondern bezogen sich nur auf ihre in dieser Situation empfundene Verzweiflung und Niedergeschlagenheit.

Indem er diese Erinnerung neu einordnete, konnte Johannes erkennen, wie unlogisch und selbstzerstörerisch es ist, wenn man seinen persönlichen Wert von der Meinung anderer Leute abhängig macht. Vielleicht siehst du selbst bereits, wie unrealistisch es ist, wenn man sich auf Gedeih und Verderb der Zustimmung oder Ablehnung anderer ausliefert. Nur du ganz allein kannst über dein persönliches Glück bestimmen. Niemand sonst ist dazu in der Lage. Laß uns nun ein paar einfache Techniken ins Auge fassen, die sich anbieten, um diese abstrakten Erkenntnisse in die Praxis zu übertragen, so daß du dein Bedürfnis nach Selbstachtung realisieren kannst.

Der Weg zur Unabhängigkeit und Selbstachtung

Kosten-Nutzen-Analyse. Der erste Schritt, um deinen Glauben an die selbstzerstörerischen Grundannahmen, die der »Test verfehlter Einstellungen« enthüllt hat, abzubauen, ist die Durchführung einer »Kosten-Nutzen-Analyse«. Stell dir die Frage, welche Vorteile und welche Nachteile es mit sich bringt, wenn du dir weismachst, daß die Ablehnung durch andere deinen persönlichen Wert reduziert. Nachdem du aufgeschrieben hast, inwiefern dir diese Einstellung hilft bzw. schadet, hast du einen besseren Überblick, um dich für die Entwicklung eines sinnvolleren Wertsystems zu entscheiden.

Susanne, 33 Jahre alt, verheiratet, engagierte sich sehr bei kirchlichen und kommunalpolitischen Aktivitäten. Sie war verantwortungsbewußt und in vieler Hinsicht qualifiziert. Bei diversen Anlässen wurde ihre Unterstützung benötigt. Sie fühlte sich außerordentlich geehrt, wenn sie wieder zu einer neuen Aufgabe herangezogen wurde, und fürchtete sich davor, einmal nein zu sagen, weil sie damit Gefahr laufen würde, sich die Anerkennung bestimmter Leute zu verscherzen. Vor lauter Angst, die anderen möglicherweise im Stich zu lassen, geriet sie mehr und mehr in einen Kreislauf, bei dem sie ihre eigenen Interessen und Wünsche zurückstellte, um anderen Leuten entgegenzukommen.

Das »Schema verfehlter Einstellungen« und die »Vertikale Pfeil-Technik«, die in den letzten Kapiteln beschrieben wurden, enthüllten eine ihrer selbstschädigenden Grundannahmen: »Ich muß immer alles tun, was andere Leute von mir erwarten.« Sie sträubte sich dagegen, diese Überzeugung aufzugeben, unterzog sich aber einer Kosten-Nutzen-Analyse (vgl. Schaubild 11-1). Weil die Nachteile ihres Wunsches nach Anerkennung weitaus schwerer wogen als die Vorteile, stieg ihre Bereitschaft, etwas an ihrer persönlichen Lebensart zu verändern.

Probiere diese einfache Technik zur Veränderung deiner irrigen Grundannahme, daß andere dich möglicherweise ablehnen könnten. Dies kann ein wichtiger erster Schritt in Richtung Persönlichkeitswachstum sein.

Korrigiere deine Grundannahmen. Wenn du nach einer Kosten-Nutzen-Analyse zu dem Ergebnis gekommen bist, daß deine Angst vor Ablehnung dir mehr schadet als hilft, wäre der zweite Schritt eine Korrektur deiner selbstschädigenden Grundannahmen. Versuche sie so zu ändern, daß sie einen stärkeren Bezug zur Realität haben und deine Persönlichkeit stärken (genauso kannst du mit all den 35 im »Schema verfehlter Einstellungen« aufgeführten Aussagen verfahren, wann immer du in dem jeweiligen Bereich psychisch besonders verletzlich bist). Um bei dem obigen Beispiel zu bleiben, hier ein Auszug aus Susannes Überarbeitung ihrer Überzeugungen: »Es kann sehr wohl angenehm sein, wenn mich jemand hochschätzt, aber ich bin nicht auf Anerkennung angewiesen, um ein wertvoller Mensch zu sein und mich selbst achten zu können. Ablehnung kann unter Umständen unangenehm sein, aber das bedeutet nicht, daß ich weniger wert bin.«

Ein Konzept zur Entwicklung von Selbstachtung. Als dritten hilfreichen Schritt schlage ich vor, einen kurzen Aufsatz zu schreiben, der den Titel trägt: »Warum es irrational und unnötig ist, in ständiger Angst vor Ablehnung und Kritik zu leben«. Dies kann ein persönliches Konzept werden, um größeres Selbstvertrauen und Unabhängigkeit zu erreichen. Liste all die Gründe auf, warum Ablehnung zwar unangenehm, aber keinesfalls verhängnisvoll ist. Ein paar von diesen Gründen sind bereits in diesem Kapitel genannt worden, und du kannst darauf zurückgreifen, bevor du anfängst zu schreiben. Nimm in deinem Aufsatz nur Dinge auf, die dir wirklich überzeugend und sinnvoll erscheinen. Geh ganz sicher, daß du auch wirklich an jedes einzelne Argument, das du aufschreibst, glaubst, damit dein neues Unabhängigkeitsgefühl auf realistischen Füßen ruhen kann. Versuche *nichts* positiv umzudeuten. Die folgende Aussage z.B. bringt nichts ein, weil sie

Schaubild 11-1. Kosten-Nutzen-Analyse zur Bewertung selbstschädigender Grundannahmen. ANNAHME: »Ich muß immer alles tun, was die Leute von mir erwarten.«

Vorteile dieser Überzeugung	*Nachteile dieser Überzeugung*
1. Wenn ich in der Lage bin, auf die Erwartungen von anderen Leuten einzugehen, habe ich das Gefühl, mich unter Kontrolle zu haben. Das ist angenehm.	1. Ich gehe mitunter Kompromisse ein und tue dann Dinge, die eigentlich nicht in meinem Interesse liegen und die ich gar nicht tun möchte.
2. Wenn ich andere Leute zufriedenstelle, fühle ich mich sicher und geborgen.	2. Diese Annahme hindert mich daran, bestimmte Beziehungen zu überprüfen. Ich weiß nie, ob ich wirklich aufgrund meiner Person akzeptiert werde. Stattdessen muß ich mir Zuneigung und das Recht, in der Nähe von anderen Leuten zu sein, mühsam dadurch verdienen, daß ich tue, was die Leute von mir verlangen. Ich werde dabei einem Sklaven ähnlich.
3. Ich kann viele Schuldgefühle und viel Durcheinander vermeiden. Ich brauche nicht großartig über alles nachzudenken, weil ich lediglich das zu tun habe, was die anderen mir sagen.	3. Das gibt den Leuten viel zu viel Macht über mich. Sie können mich zu etwas zwingen, indem sie mir mit Ablehnung drohen.
4. Ich brauche mich nicht über Leute zu ärgern, die mich schief ansehen oder sich über mich aufregen.	4. Es wird mir dadurch sehr schwer zu erfahren, was ich wirklich will. Ich bin es nicht gewohnt, bestimmten Dingen den Vorrang zu geben und unabhängige Entscheidungen zu treffen.
5. Ich kann Konflikten aus dem Weg gehen und muß keine besondere Selbstsicherheit an den Tag legen und für mich selbst sprechen.	5. Wenn Leute mir ihre Ablehnung zeigen, wie es unweigerlich bisweilen der Fall ist, schließe ich daraus, daß ich irgendetwas getan habe, was sie verärgert hat. Ich spüre dann starke Schuldgefühle und Depressionen. Meine Stimmungen hängen nicht mehr

von mir selbst ab, sondern unterliegen der Kontrolle anderer Leute.

6. Was andere Leute von mir wollen, muß nicht unbedingt zu meinem Besten sein. Sie haben oft genug nur ihre eigenen Interessen im Kopf. Ihre Erwartungen an mich müssen nicht unbedingt realistisch und stichhaltig sein.
7. Möglicherweise betrachte ich andere Leute letztendlich auch als so schwach und lebensuntüchtig, daß sie von mir abhängig werden und ohne mich nicht mehr zurechtkommen.
8. Weil ich Angst davor habe, ein Risiko einzugehen und möglicherweise andere gegen mich aufzubringen, verläuft mein Leben ausgesprochen stillstehend. Ich habe keinerlei Antrieb, etwas zu ändern oder Dinge anders anzugehen, um so zu neuen Erfahrungen zu gelangen.

---

selber eine Verzerrung enthält: »Wenn mich jemand ablehnt, muß ich mich nicht darüber aufregen, weil ich mir sowieso nichts aus diesem Menschen mache.« Hier versuchst du deine Selbstachtung zu bewahren, indem du den anderen als unwichtig abwertest. Halte dich möglichst eng an das, was du für die Wahrheit hältst. Wenn dir neue Ideen kommen, schreibe sie dazu. Lies dir deinen Aufsatz mehrmals durch. Dies kann ein erster Schritt sein, um die negativen Meinungen und Bemerkungen, die andere Leute dir gegenüber äußern, auf ein realistisches Maß herunterzusetzen. Hier sind ein paar Anregungen, die bei vielen Leuten gut funktioniert haben. Du kannst vielleicht einige davon in deinem Aufsatz verwenden:

1. Behalte immer in Erinnerung, daß die negativen Reaktionen anderer Leute in Bezug auf deine Person in ihrem eigenen irrationalen Denken begründet sein können.

2. Auch wenn die Kritik stichhaltig ist, muß dich das nicht zur Verzweiflung bringen. Du kannst dir über deinen Irrtum klarwerden und ihn korrigieren. Du kannst aus deinen Fehlern lernen und mußt dich nicht dafür schämen. Es ist menschlich, gelegentlich auch Fehler zu machen.

3. Wenn dir ein Schnitzer unterlaufen ist, folgt daraus nicht, daß du ein GEBORENER VERSAGER bist. Es ist einfach unmöglich, *immer* oder auch nur *meistens* Fehler zu machen. Denk an die Tausende von Dingen, die du in deinem Leben *richtig* gemacht hast. Schließlich kannst du dich ändern und dazulernen!

4. Andere Leute können nicht deinen menschlichen Wert beurteilen, sondern allenfalls die Vorzüge und Nachteile bestimmter Dinge, die du tust oder sagst.

5. Jeder Mensch wird dich unterschiedlich beurteilen, ganz egal, wie hervorragend oder miserabel du dich verhälst. Ablehnung, die dir von einigen entgegengebracht wird, kann sich nicht wie ein Lauffeuer verbreiten, und eine Zurückweisung führt nicht zwangsläufig zu einer niemals mehr endenden Folge von Zurückweisungen.

6. Ablehnung und Kritik sind gewöhnlich unangenehm, aber die Unannehmlichkeit hält nicht dauernd vor. Hör auf, Trübsal zu blasen. Unternimm irgendetwas, an dem du früher immer Spaß hattest, auch wenn du am Anfang ganz sicher bist, daß es gar keinen Sinn hat, damit anzufangen.

7. Kritik und Ablehnung können dich *nur* soweit aufregen, wie du an die Anschuldigungen glaubst, die gegen dich erhoben werden.

8. Ablehnung ist selten von Dauer. Die Beziehung zu dem Menschen, der dich kritisiert hat, muß deshalb noch lange nicht für alle Zeiten zu Bruch gegangen sein. Auseinandersetzungen sind ein wichtiger Bestandteil des täglichen Lebens, und du wirst in der Mehrzahl der Fälle irgendwann wieder zu einem gegenseitigen Verständnis gelangen.

9. Wenn du einen anderen kritisierst, heißt das nicht, daß du ihn (oder sie) deshalb gänzlich zu einem schlechten Menschen machst. Warum räumst du dann anderen Leuten die Macht und das Recht ein, dich zu beurteilen? Übertreibe nicht die Bedeutung anderer Leute über alle Verhältnismäßigkeit hinaus.

Fallen dir noch zusätzliche Argumente ein? Denk darüber in den nächsten Tagen nach und schreibe deine Ideen auf ein Blatt Papier. Entwickle allmählich eine eigene Anschauung über Ablehnung und Anerkennung. Du wirst erstaunt sein, wieviel das dazu beitragen kann, deinen Blickwinkel gerade zu rücken und dein Unabhängigkeitsgefühl zu stärken.

Verbale Techniken. Du lernst einerseits so, ein neues Verständnis für dir entgegengebrachte Ablehnung zu entwickeln. Zusätzlich kannst du auf der anderen Seite bestimmte Verhaltenstechniken erlernen, die dir helfen, anders mit Menschen umzugehen, die dir ihre Ablehnung offen zeigen. Schau dir zunächst nochmals die Methoden zur Steigerung deiner Selbstsicherheit an, die in Kapitel 6 beschrieben sind (z.B. die Entwaffnungstechnik). Daraufhin werden wir uns einigen zusätzlichen Methoden widmen, die dir bei der Bewältigung von Zurückweisung helfen können. Als erstes gilt: Wenn du Angst davor hast, von anderen abgelehnt zu werden, hast du dann jemals daran gedacht, die jeweilige Person zu fragen, ob er oder sie *tatsächlich* auf dich herabsieht? Vielleicht wirst du ganz überrascht feststellen, daß die Ablehnung lediglich in deinem Kopf existierte. Obwohl eine derartige Frage einiges an Mut verlangt, kann der Lohn umso größer sein.

Zurückweisung ist niemals dein eigener Fehler! Abgesehen von körperlichen Verletzungen oder der Zerstörung deiner materiellen Lebensgrundlagen wird der größte Schmerz, den dir eine andere Person zufügen kann, durch persönliche Zurückweisung verursacht. Diese Bedrohung bildet die Grundlage deiner Ängste, wenn du gedemütigt wirst.

Es gibt mehrere Arten von Zurückweisungen. Am häufigsten findet man darunter die nicht erwiderte Liebe. Nehmen wir an, du bist in einen Menschen verliebt, den du mehrmals getroffen hast, und es zeigt sich, daß du nicht so recht nach seinem (oder ihrem) Geschmack bist. Vielleicht ist es dein Aussehen, vielleicht dein Beruf, deine Religion, dein persönlicher Stil oder was auch immer. Vielleicht bist du auch zu groß, zu klein, zu dünn, zu alt, zu jung, zu klug, zu dumm, zu aggressiv, zu passiv usw. Weil du nicht in das Bild paßt, das dein Gegenüber von einem Idealpartner hat, wird er oder sie dir die kalte Schulter zeigen und dir eine Abfuhr erteilen. Ist das dein Fehler? Offensichtlich nicht! Der (oder die) andere weist dich nur deshalb zurück, weil er (oder sie) ganz bestimmte subjektive Vorstellungen hat, mit denen du nicht in Einklang zu bringen bist. Es gibt Leute, die mögen Apfelkuchen lieber als Kirschkuchen. Heißt das, daß Kirschkuchen absolut niemandem schmeckt? Verliebtheit unterliegt geradezu unendlich vielen verschiedenen Faktoren. Wenn du so geleckt und gewienert aussiehst, wie die Leute in der Zahnpasta-Reklame und damit dem entsprichst, was in unserer Kultur als »gutes Aussehen« und gewinnende Persönlichkeit gilt, ist es für dich sicher oft wesentlich einfacher, auf mögliche Partner anziehend zu wirken. Aber du wirst feststellen, daß eine gegenseitige Anziehung noch weit von einer dauerhaften Liebesbeziehung entfernt ist. Auch die attraktivsten Menschen müssen mitunter mit Zurückweisungen fertigwerden.

Wenn du, was Aussehen und Persönlichkeit angeht, eher durchschnittlich bist, mußt du anfangs eben mehr dazu tun, mögliche Partner für dich zu begeistern. Dabei wirst du sicherlich auch Zurückweisungen erleben.

Bestimmte soziale Fähigkeiten und einige »Erfolgsrezepte« können dir helfen, andere Menschen für dich zu gewinnen:

1. Mach dich nicht schlechter als du bist, indem du dich schief ansiehst. Hör auf, an dir herumzumäkeln. Wenn du mit dir selbst zufrieden bist, werden andere Leute auf die Lebensfreude, die du ausstrahlst, ebenfalls positiv reagieren und gern in deiner Nähe sein.

2. Mach anderen Leuten echte Komplimente. Anstatt lange voller Nervosität zu versuchen herauszufinden, ob sie dich mögen oder ablehnen, ergreife selbst die Initiative und zeige ihnen, daß du sie magst.

3. Zeige Interesse an anderen Leuten, indem du herausfindest, was ihnen Spaß macht. Bring sie dazu, über die Dinge zu reden, die sie am liebsten tun und geh in unverkrampfter Weise darauf ein.

So wirst du plötzlich entdecken, daß es tatsächlich genug Menschen gibt, die dich attraktiv finden. Du hast ausreichende Fähigkeiten, um glücklich zu sein. Nicht erwiderte Liebe ist eine schlimme Sache, aber nicht dein Fehler.

»Aha!«, magst du jetzt vielleicht entgegnen. »Was aber ist, wenn eine Menge Leute mich zurückweisen, weil ich ihnen mit meiner furchtbaren Affektiertheit auf den Wecker falle? Nehmen wir an, ich bin hochnäsig, eingebildet und selbstsüchtig. Das ist doch dann ganz sicher mein eigener Fehler, oder nicht?« Dies ist eine zweite Form der Zurückweisung, die auf der Verärgerung deines Gegenübers beruht. Auch hier glaube ich, daß es nicht dein Fehler ist, wütend oder ärgerlich zurückgewiesen zu werden, weil an dir irgendetwas auszusetzen ist.

Zunächst einmal haben andere Leute kein Recht, dich zurückzuweisen, bloß weil sie sich an ein paar Dingen stören. Es gibt durchaus andere Möglichkeiten. Sie könnten genau aufzeigen, was sie an deinem Verhalten auszusetzen haben, und sie könnten auch ein Auge zudrücken. Natürlich haben sie das Recht, den Umgang mit dir zu meiden. Sie können sich ihre Freunde und Bekannten selbst aussuchen. Das heißt aber nicht, daß du deshalb ein von Natur aus schlechter Mensch bist, und vor allem muß nicht jeder Mensch, dem du begegnest, in ähnlicher Weise auf dich reagieren. Du wirst bei einigen Leuten auf Anhieb eine gewisse Seelenverwandtschaft entdecken, während es bei anderen sofort zum Krach kommt.

Hast du dagegen eine persönliche Angewohnheit, die dich häufiger als du möchtest von anderen Leuten entfremdet - wie z.B. die Neigung, ständig Kritik zu üben oder häufig in Rage zu geraten -, so wäre es bestimmt zu deinem Vorteil, wenn du dein Verhalten ändern würdest.

In gewisser Weise haben wir alle irgendwelche Mängel und damit den Hang, uns selbst bestimmte Fehler immer wieder vorzuwerfen oder bereitwillig in die Feindseligkeit anderer einzustimmen. Dies ist äußerst selbstschädigend und sinnlos.

Die dritte Form der Zurückweisung ist die »manipulative Zurückweisung«. In einem solchen Fall benutzt dein Gegenüber die Drohung, dich zurückzuweisen oder sich selbst zurückzuziehen, als Mittel, um dich in eine bestimmte Richtung zu lenken.

Unglückliche Ehegatten greifen manchmal zu dieser List, um den Partner zu etwas zu zwingen. Das läuft nach folgendem Muster ab: »Entweder du tust das und das, oder wir sind geschiedene Leute!« Dies ist ein besonders irrationaler und in der Regel auch selbstschädigender Weg, Leute zu beeinflussen. Damit wird nur in den seltensten Fällen eine intensivere Beziehung hergestellt, weil wechselseitige Spannung und Verbitterung alle positiven Elemente überdeckt. In Wirklichkeit zeigen sich bei einem solchen Vorgehen die geringen zwischenmenschlichen Fähigkeiten der Person, die die Drohung in den Raum stellt. Sicherlich ist es nicht dein Fehler, wenn so etwas geschieht, und es ist in der Regel alles andere als zu deinem Vorteil, wenn du dich derart lenken läßt.

Soviel zu den theoretischen Aspekten. Was kannst du nun praktisch unternehmen, wenn du von anderen zurückgewiesen wirst? Eine wirkungsvolle Methode, um sich darauf vorzubereiten, sind Rollenspiele. Um das Gespräch unterhaltsamer und provokativer zu machen, werde ich die Rolle des Zurückweisenden spielen und dir die übelsten Dinge an den Kopf werfen, die du dir vorstellen kannst. Wenn ich außerordentlich bösartig und beleidigend bin, fang damit an, mich zu fragen, ob ich dich tatsächlich zurückweisen will:

Du: Ich habe bemerkt, daß du dich in letzter Zeit mir gegenüber recht kühl und zurückhaltend verhalten hast. Es ist, als würdest du mir aus dem Weg gehen. Wenn ich versuche, mit dir ins Gespräch zu kommen, ignorierst du mich oder fauchst mich an. Ich möchte wissen, ob du dich über mich aufgeregt hast, oder ob du mich gänzlich ablehnst.

Anmerkung: Du beschuldigst mich nicht gleich von Anfang an, daß ich dich ablehne, denn das würde mich von vorneherein in die Defensive drängen. Außerdem könnte es ja sein, daß ich dich überhaupt nicht ablehne, sondern einfach nur verärgert bin. Nur um die Sache zu üben, wollen wir einmal annehmen, daß ich dich wirklich fertigmachen will.

Ich: Es freut mich, daß wir die Sache endlich einmal offen angehen. Es stimmt tatsächlich, daß ich dich persönlich ablehne.
Du: Aber warum? Offensichtlich habe ich dich ganz schön aufgeregt.
Ich: Du bist ein nichtsnutziges Stück Dreck.
Du: Ich merke schon, du hast dich über mich geärgert. Was habe ich falsch gemacht?

Anmerkung: Du vermeidest es, dich selbst zu verteidigen. Weil du weißt, daß du kein »Stück Dreck« bist, hat es keinen Sinn, mir das Gegenteil zu beweisen. Das würde mich nur noch mehr in Wut bringen, und unser Gespräch würde ganz schnell zu einem Gebrüll ausarten. (Diese »Einfühlungsmethode« wurde in Kapitel 6 detailliert beschrieben).

Ich: Alles an dir stinkt mir.
Du: Kannst du nicht etwas genauer sein? Was regt dich so auf, die Art, wie ich rede, irgendetwas, was ich zuletzt gesagt habe, meine Kleidung oder was?

Anmerkung: Wieder weigerst du dich, klein beizugeben und dich auf meine »Argumente« einzulassen. Indem du mich dazu drängst aufzuzeigen, was mir an dir mißfällt, zwingst du mich, meine beste Munition zu verfeuern und etwas Sinnvolles zu sagen oder am Ende dumm dazustehen.

Ich: Nun ja, du hast mich ziemlich verletzt, als du mich vor ein paar Tagen angegriffen hast. Du kümmerst dich überhaupt nicht um mich. Ich bin nicht mehr als eine »Sache« für dich und kein menschliches Wesen.

Anmerkung: Das ist eine durchaus übliche Form der Kritik. Du erhälst einen Hinweis, daß der Zurückgewiesene im Grunde genommen schon etwas für dich empfindet. Allerdings fühlt er sich benachteiligt und hat Angst, dich zu verlieren. Er hat sich dafür entschieden, ausfällig zu werden, um so seine ins Wanken geratene Selbstachtung zu bewahren. Er könnte ebensogut sagen, daß du zu dumm, zu dick, zu egoistisch usw. bist. Ganz egal, was im Zentrum der Kritik geschieht, deine Strategie muß nun auf zwei Ebenen ablaufen: a) Suche nach einem Körnchen Wahrheit in der geäußerten Kritik, und laß den Zurückgewiesenen wissen, daß du ihm in gewisser Weise zustimmst (vgl. »Entwaffnungstechniken«, Kapitel 6). b) Entschuldige dich, oder schlage vor, daß du versuchen wirst, jegliche Fehler, die dir tatsächlich unterlaufen sein sollten, zu korrigieren (vgl. »Rückkoppelung und Meinungsaustausch«, Kapitel 6).

Du: Es tut mir wirklich leid, wenn ich etwas gesagt haben sollte, was dich aufgeregt hat. Was war es denn?

Ich: Du hast zu mir gesagt, ich sei ein Nichtsnutz. Damit ist die Sache für mich erledigt. Es ist aus.

Du: Ich sehe ein, daß meine Bemerkung ziemlich taktlos und verletzend war. Habe ich dich noch durch weitere Äußerungen verletzt, oder war das alles? Ist so etwas schon häufiger passiert? Du kannst mir ruhig all die schlimmen Sachen sagen, die du von mir denkst.

Ich: Du bist einfach nicht berechenbar. Mal bist du ungeheuer freundlich und nett, und dann plötzlich machst du mit deiner scharfen Zunge Kleinholz aus mir. Wenn du wütend bist, verwandelst du dich in einen Rasenden. Ich halte es mit dir nicht aus, und ich kann mir nicht vorstellen, wie andere Leute mit dir auskommen können. Du bist arrogant und aufgeblasen und kümmerst dich einen Scheißdreck um andere Leute. Alles, was zählt, bist du selbst. Du bist ein selbstsüchtiger Mensch, und es ist höchste Zeit, daß du einmal aufwachst und erfährst, daß man auch strenger mit dir umgehen kann. Es tut mir leid, daß ich derjenige bin, der dich von deinem hohen Roß stößt, aber ich glaube, das ist der einzige Weg, um dich einmal zum Nachdenken zu bringen. Du hast für niemanden außer für dich selbst irgendwelche wirklichen Gefühle. Mit uns beiden ist es ein für allemal aus!

Du: Ich sehe jetzt, daß es in unserer Beziehung Probleme gibt, die wir noch nie genau betrachtet haben. Was du sagst, klingt wirklich so, als hätte ich den Zug verpaßt. Ich sehe ein, daß ich häufig sehr gedankenlos und gereizt reagiert habe. Ich sehe auch, wie unangenehm mein Verhalten für dich gewesen ist. Erzähl mir noch mehr davon.

Anmerkung: Auf diese Weise erhältst du weitere negative Äußerungen von der Person, die dich ablehnt. Hüte dich davor, in die Defensive zu gehen und versuche weiterhin in allem, was dein Gegenüber sagt, ein Körnchen Wahrheit zu finden. Nachdem du jegliche negativen Kritikpunkte hervorgeholt hast und allem, was dir daran richtig erschien, bereitwillig zugestimmt hast, kannst du selbst einen Pfeil zurückschießen. Mach deutlich, daß du alle deine Mängel eingestehst und bereit bist, deine Fehler zu korrigieren. Dann frage dein Gegenüber, warum er (oder sie) dich ablehnt. Dieses taktische Manöver hilft dir zu erkennen, daß eine Ablehnung oder Zurückweisung niemals dein eigener Fehler ist! Du bist für deine Irrtümer verantwortlich und erklärst dich dazu bereit, sie zu korrigieren. Weist dich jemand jedoch wegen deiner Schwächen zurück und lehnt dich ab, ist es seine (ihre) eigene Dummheit, nicht deine! Hier ist ein Beispiel dafür:

Du: Ich sehe ein, daß ich viele Dinge getan und gesagt habe, die dir mißfallen. Ich bin unbedingt bereit, diese Dinge ins Lot zu bringen, soweit es nur in meinem Ermessen steht. Ich kann keine Wunder versprechen, aber wenn wir uns zusammen darum bemühen, sehe ich keinen Grund, warum sich die Dinge nicht zum Guten entwickeln sollten. Schon indem wir so wie jetzt miteinander reden, ist unsere Verständigung ein gutes Teil besser geworden. Warum lehnst du mich also ab?

Ich: Weil du mich ständig auf die Palme bringst!

Du: Sicherlich gibt es häufig Konflikte zwischen uns, aber ich verstehe nicht, warum das unsere gesamte Beziehung stören soll. Lehnst du mich ab, weil ich dich mitunter auf die Palme bringe oder warum?

Ich: Du taugst nichts. Ich weigere mich, weiter mit dir zu reden.

Du: Es tut mir leid, daß du ein solches Gefühl hast. Mir wäre es viel lieber, wenn wir unsere Freundschaft aufrechterhalten könnten, anstatt uns gegenseitig zu verletzen. Ist es wirklich nötig, daß wir uns völlig trennen? Vielleicht war gerade dieses Gespräch nötig, um einander besser zu verstehen. Ich verstehe wirklich nicht, warum du dich entschlossen hast, mich fallenzulassen. Kannst du mir nicht sagen, warum?

Ich: Oh nein! Ich lasse mich von dir nicht reinlegen! Du hast einfach schon zu viel Mist gebaut.

Anmerkung: Wer hat in diesem Gespräch Mist gebaut? Du oder dein Gegenüber? Wessen Fehler ist es, daß du zurückgewiesen wirst? Immerhin hast du angeboten, deine Fehler zu korrigieren und die Beziehung durch Offenheit und weitergehende Kompromisse zu verbessern. Kannst du also dafür verantwortlich gemacht werden, daß dein Gegenüber dich ablehnt? Offensichtlich nicht! Die Anwendung der oben genannten Methoden kann sicher nicht in jedem Fall verhindern, daß du irgendwo auf Ablehnung stößt. Du kannst damit jedoch die Wahrscheinlichkeit erhöhen, Zurückweisungen zu erkennen und zu verändern.

Mit Ablehnung oder Zurückweisung fertigwerden. Nehmen wir an, daß du tatsächlich abgelehnt oder zurückgewiesen worden bist, obwohl du dich sehr um eine Verbesserung der Beziehung zum anderen bemüht hast. Wie kannst du am schnellsten mit der Verunsicherung fertigwerden, die du aller

Wahrscheinlichkeit nach empfinden wirst? Als erstes gilt es zu erkennen, daß das Leben weitergeht, und dieses einzelne enttäuschende Ereignis nicht für immer jegliche Glücksgefühle ausschließt. Auch hier sind es letztlich deine *Gedanken*, die deine Gefühle durcheinanderbringen. Wenn du diese Gedanken bekämpfst und dich nicht in irgendwelchen verdrehten Überzeugungen verrennst, wird sich die Verunsicherung schnell legen. Eine hilfreiche Methode dazu wurde sehr erfolgreich auch von Personen angewandt, die nach dem Verlust eines geliebten Menschen auf lange Zeit nicht von Trauergefühlen loskamen. Den leidtragenden Personen wurde empfohlen, jeden Tag bestimmte Zeiträume einzuplanen, in denen sie ihren schmerzhaften Erinnerungen und Gedanken freien Lauf lassen konnten, um so den Prozeß des Trauerns zu beschleunigen und abzuschließen. Am besten ist es, dies zu tun, wenn du allein bist. Du kannst diese Methode des »Leidens« auch benutzen, um mit Ablehnung und Zurückweisung fertigzuwerden. Plane einen oder mehrere Termine am Tag ein - jeweils fünf bis zehn Minuten reichen völlig aus - um all die traurigen, wütenden und verzweifelten Dinge zu durchdenken, die dir in den Sinn kommen. Bist du traurig, scheu dich nicht davor zu weinen. Bist du wütend, kannst du nach Herzenslust auf ein Kopfkissen einschlagen.

Laß dir all die schmerzhaften Erinnerungen und Gedanken durch den Kopf gehen. Du kannst ohne Unterbrechung jammern, klagen und schimpfen! Wenn deine eingeplanten Klageminuten vorüber sind, hör damit auf, und führe wieder dein normales Leben bis zur nächsten Sitzung.

Hast du in der Zwischenzeit negative Gedanken, kannst du sie aufschreiben, die darin enthaltenen Verzerrungen bestimmen und rationale Entgegnungen suchen. Auf diese Weise wirst du zumindest teilweise eine Kontrolle über deine Enttäuschung gewinnen und deine Selbstachtung wesentlich schneller wiedergewinnen, als du dir vorgestellt hast.

KAPITEL 12

Übermäßiges Verlangen nach Liebe

Die stillschweigende Grundannahme, die oft Hand in Hand mit der Angst vor Ablehnung einhergeht, lautet wie folgt: »Ich kann kein glücklicher und ausgefüllter Mensch sein, wenn ich nicht von einem anderen Menschen geliebt werde. Wirkliche Liebe ist unerläßlich, um glücklich zu sein.«

Das *Verlangen* oder das *Bedürfnis* nach Liebe als Vorbedingung für persönliches Glück ist eine Form der Abhängigkeit. Diese Abhängigkeit bedeutet, daß du nicht in der Lage bist, dein Gefühlsleben selbst in die Hand zu nehmen.

Nachteile des übermäßigen Verlangens nach Liebe. Besteht eine absolute Notwendigkeit, geliebt zu werden, oder ist das nur eine wünschenswerte Möglichkeit?

Rosi, 33 Jahre alt, alleinstehend, hing jeden Abend und an den Wochenenden Trübsal blasend in ihrer Wohnung herum, weil sie sich einredete: »Die ganze Welt besteht nur aus Paaren. Ohne einen Mann bin ich nichts.« Als sie in meine Praxis kam, sah sie sehr attraktiv aus, ihre Äußerungen wirkten jedoch überaus verbittert. Ihr Groll war die Folge ihrer Überzeugung, daß geliebt zu werden mindestens ebenso wichtig wie die Luft zum Atmen wäre. Ich schlug ihr zunächst vor, eine Liste aufzustellen, in der sie die Vor- und Nachteile der Überzeugung eintragen sollte, daß sie »ohne einen Mann nichts ist«. Die Nachteile auf Rosis Liste traten klar zutage:

1. Diese Überzeugung raubt mir jede Hoffnung, da ich ja keinen Liebhaber habe.
2. Außerdem wird mir jeder Anreiz genommen, bestimmte Dinge zu tun und auszugehen.
3. Ich werde sehr faul und träge.
4. Es entsteht ein Gefühl von Selbstmitleid.
5. Mir wird jegliches Selbstvertrauen geraubt, und ich werde auf andere neidisch und verbittert.
6. Letztendlich entstehen daraus selbstzerstörerische Gefühle und eine furchtbare Angst vor dem Alleinsein.

Daraufhin schrieb sie die Vorteile ihrer Überzeugung auf.

1. Diese Überzeugung wird mir irgendwann einen Gefährten bringen und damit zugleich Liebe und Geborgenheit.
2. Dadurch bekommt mein Leben einen Sinn.
3. Ich habe etwas, woran ich mich orientieren kann.

Diese Vorteile waren ein Ausdruck von Rosis Überzeugung, daß sie irgendwann einen Partner finden würde, wenn sie nur fest daran glaubte, ohne einen Mann nicht leben zu können.

Gab es diese Vorteile wirklich, oder existierten sie nur in ihrer Einbildung? Obwohl Rosi seit vielen Jahren fest daran glaubte, ohne einen Mann nicht existieren zu können, hatte ihr diese Einstellung immer noch nicht den ersehnten Partner gebracht. Sie mußte zugeben, daß sich dadurch kein Mann an ihre Türschwelle zaubern ließ. Sie erkannte, daß abhängige Menschen zu viel Aufmerksamkeit von anderen fordern. Sie erscheinen so bedürftig, daß sie nicht nur große Schwierigkeiten haben, das andere Geschlecht für sich einzunehmen, sondern auch, eine dauerhafte Beziehung aufrechtzuerhalten. Rosi sah ein, daß gerade Leute, die ihr Glück in sich selbst gefunden haben, in aller Regel auf andere Menschen besonders anziehend wirken, weil sie Ruhe und Lebensfreude ausstrahlen.

In Wirklichkeit ist das keineswegs so überraschend. Vertrittst du den Standpunkt, daß du einen anderen »brauchst«, um selbst einen Wert zu haben, vermittelst du folgende Botschaft: »Nimm mich! Ich bin absolut nichts wert. Ich kann mich selbst nicht ausstehen!« Kein Wunder, daß sich kaum jemand für dich interessiert! Auch die dahinterstehende Forderung macht dich für andere nicht liebenswerter: »Du bist verpflichtet, mich zu lieben, und du bist schäbig, wenn du es nicht tust.« Möglicherweise unterliegst du auch der irrtümlichen Annahme, daß du durch Unabhängigkeit andere möglicherweise abstoßen könntest und dadurch einsam wärst. Genießt du größere Unabhängigkeit, heißt das nicht, alleine bleiben zu müssen; du hast lediglich die Fähigkeit, auch dann glücklich zu sein, wenn du alleine bist. Je unabhängiger du bist, umso sicherer bist du dir auch deiner Gefühle. Vor allem unterliegen deine Stimmungen nicht auf Wohl oder Wehe der Barmherzigkeit eines anderen. Schließlich kannst du den Grad der Zuneigung, den jemand möglicherweise für dich empfinden kann, nicht vorhersehen. Dem anderen wird nicht jede Eigenschaft von dir gefallen, und er (oder sie) wird dir nicht tagaus, tagein nur Zärtlichkeiten entgegenbringen. Bist du dagegen bereit, dich selbst lieben zu lernen, hast du bald eine weitaus verläßlichere und dauerhaftere Quelle für deine Selbstachtung.

Als ersten Schritt mußt du herausfinden, ob du überhaupt Unabhängigkeit *möchtest*. Jeder von uns hat weitaus größere Chancen, ein Ziel zu erreichen, wenn wir wissen, wie dieses Ziel aussieht. Für Rosi war es hilfreich zu erkennen, daß ihre Abhängigkeit sie zu einem leeren, freudlosen Dasein verurteilte. Wenn du immer noch der Auffassung bist, daß es wünschenswert ist, von anderen »abhängig« zu sein, führe einmal mit Hilfe der Zwei-Spaltentechnik die daraus erwachsenden Vorteile auf. Schreibe auf, welchen Nutzen es dir bringt, wenn du deinen persönlichen Wert an der dir entgegengebrachten Liebe mißt. Um die Situation dann objektiv einzuschätzen, kannst du Gegenargumente oder rationale Entgegnungen in der rechten Spalte aufführen. Vielleicht erkennst du dabei, daß die Vorteile deiner Sucht nach Liebe zum großen Teil oder ganz und gar aus der Luft gegriffen sind.

Das Schaubild 12-1 zeigt, wie eine Frau, die ein ähnliches Problem wie Rosi hatte, dieser Fragestellung nachging. Diese schriftliche Übung motivierte sie dazu, das in sich selbst zu suchen, wonach sie die ganze Zeit bei anderen Ausschau gehalten hatte. Es zeigte ihr, daß ihre Abhängigkeit ihr wirklicher Feind war, weil sie ihr jede Aktivität raubte.

Der Unterschied zwischen Alleinsein und Einsamkeit. Hast du die letzten Abschnitte gelesen, bist du möglicherweise zu dem Schluß gekommen, daß es nur zu deinem Vorteil wäre, deine Stimmungen in den Griff zu bekommen und mit dir selbst glücklich zu werden. Dies würde dich dazu befähigen, dich genauso lebendig zu fühlen, wenn du allein bist, wie wenn du mit jemand zusammen wärst, den du liebst. Vielleicht denkst du aber auch: »Das klingt alles schön und gut, aber es ist nicht realistisch. Die Wahrheit sieht so aus, daß man sich alleine unweigerlich unterlegen fühlt. Mein ganzes Leben lang habe ich gehört, daß Liebe und Glück zusammengehören, und alle meine Bekannten würden dasselbe sagen. Geht man der Sache auf den Grund, so dreht sich doch alles um Liebe, und wer allein ist, ist ein armer Teufel!«

Tatsächlich sind viele Leute überzeugt, daß Liebe das Maß aller Dinge ist. Du siehst diese Botschaft in der Werbung, du hörst sie in Schlagern, du liest davon in Gedichten.

Trotzdem kannst du die Annahme, daß Liebe die Vorbedingung für Glückserlebnisse sei, auf überzeugende Weise widerlegen. Betrachten wir einmal die Gleichung allein = einsam.

Zunächst ist es einfach eine Tatsache, daß wir viele grundlegenden Befriedigungen, die das Leben für uns bereithält, allein erfahren. Wenn du zum Beispiel auf einen Berg kletterst, Blumen pflückst, ein Buch liest, einen dicken, saftigen Pfirsich ißt, brauchst du nicht die Gesellschaft eines anderen, um an diesen Erlebnissen deinen Spaß zu haben.

Die Liste der erfreulichen Dinge und möglichen Befriedigungen, die du erfahren kannst, während du allein bist, ist unendlich lang.

Das zeigt, daß viele Quellen der Befriedigung für jeden zugänglich sind, ganz egal, ob er (oder sie) mit einem anderen zusammen ist oder nicht. Kannst du diese Liste durch eigene Erfahrungen bereichern? Hörst du gerne gute Musik aus deiner Stereoanlage? Macht es dir Freude, den Garten zu pflegen? Hast du Freude an Jogging, Handarbeit, Fahrradfahren?

Gabriele, die als Kassiererin in einer Bank arbeitete, und vor kurzem von ihrem Mann geschieden worden war, litt sehr unter Einsamkeitsgefühlen. Sie nahm an einem Kurs für Ballett teil und merkte bald, wieviel Freude es ihr machte, allein zuhause bestimmte Übungen zu machen. War sie im Rhythmus der Bewegungen versunken, fühlte sie sich völlig im Einklang mit sich selbst, ohne daß sie dazu einen anderen Menschen brauchte.

Vielleicht denkst du jetzt: »Um Himmels willen, das ist ja nun wirklich nichts Neues. Es ist geradezu trivial. Natürlich kann ich mich eine gewisse Zeit lang durch irgendwelche Dinge zerstreuen und ablenken, wenn ich allein bin. Das nimmt meiner trübseligen Stimmung vielleicht etwas von ihrer

Schaubild 12-1. Eine Analyse der vermuteten »Vorzüge«, die das »übermäßige Verlangen nach Liebe« angeblich mit sich bringt.

Vorteile, wenn man von Liebe abhängig ist, um glücklich zu sein	*Rationale Entgegnungen*
1. Es ist jemand da, der sich um mich kümmert, wenn es mir schlecht geht.	1. Dasselbe gilt auch für unabhängige Menschen. Wenn ich einen Autounfall habe, werde ich ins Krankenhaus gebracht. Die Ärzte werden sich um mich kümmern, ganz egal, ob ich ein abhängiger oder ein unabhängiger Mensch bin. Es ist Unsinn, daß nur abhängige Menschen Hilfe bekommen, wenn es ihnen schlecht geht.
2. Bin ich von einem anderen abhängig, muß ich nicht selbst Entscheidungen treffen.	2. Als abhängiger Mensch habe ich jedoch weitaus weniger Kontrolle über mein Leben. Es ist wenig verläßlich, wenn ich andere Leute für mich Entscheidungen treffen lasse. Möchte ich denn z.B., daß ein anderer mir sagt, welche Sachen ich heute anziehen soll oder was ich zu Abend zu essen habe? Ein anderer wird wahrscheinlich nicht so entscheiden, wie ich es getan hätte.
3. Als unabhängiger Mensch könnte ich falsche Entscheidungen treffen. Dann muß ich für die Folgen aufkommen.	3. Dann komme ich eben für die Folgen auf. Aus Fehlern kann man nur lernen, wenn man unabhängig ist. Niemand ist vollkommen und es gibt im Leben keinerlei Garantie, daß man alles absolut richtig macht. Diese Unsicherheit kann das Leben jedoch gerade spannend und interessant machen. Es geht darum, wie ich mit den Dingen fertig werde, nicht darum, daß ich immer alles richtig mache. Daraus erwächst meine Selbstachtung. Außerdem gehört dann, wenn

	eine Sache gut läuft, die Anerkennung mir.
4. Bin ich aber abhängig, muß ich nicht über alles nachdenken. Ich brauche nur noch zu reagieren.	4. Auch unabhängige Leute können sich weigern, über etwas nachzudenken, wenn sie sich dazu entschließen. Es gibt keine Regel, die nur abhängigen Menschen das Recht gibt, sich abzulenken.
5. Wenn ich ein abhängiger Mensch bin, werde ich dafür belohnt. Es ist, als würde ich ständig Sahnebonbons essen. Es ist ein so gutes Gefühl, einen Menschen zu haben, der sich um mich kümmert und auf den ich mich verlassen kann.	5. Wenn man ständig Sahnebonbons lutscht, wird einem irgendwann übel. Der Mann, auf den ich mich stütze, wird mich vielleicht nicht bis in alle Ewigkeit lieben und sich um mich kümmern. Vielleicht stellt sich bei ihm irgendwann ein Überdruß ein. Wenn er sich von mir zurückzieht, weil er sich über mich ärgert oder verstimmt ist, werde ich sehr unglücklich sein. Ich habe außer ihm nichts, das mir etwas bedeutet. Die Leute sind in der Lage, mich zu lenken, wenn ich von ihnen abhängig bin. Ich bin wie ein Sklave oder ein Roboter.
6. Wenn ich ein abhängiger Mensch bin, werde ich geliebt werden. Ohne Liebe könnte ich nicht leben.	6. Bin ich unabhängig, kann ich lernen, mich selbst zu lieben, und das wird mich für andere um so anziehender machen. Wenn ich lerne, mich selbst zu lieben, ist *immer* jemand da, der mich liebt. In der Vergangenheit hat meine Abhängigkeit von menschlicher Zuneigung andere Leute eher abgestoßen als angezogen. Babys können ohne Liebe und Pflege nicht überleben, ich bin jedoch groß genug, um nicht gleich mangels Liebe zu sterben.
7. Es gibt aber viele Männer, die nach abhängigen Frauen suchen.	7. Das kann sein. Allerdings passiert es oft, daß Beziehungen, die auf Abhängigkeit beruhen, aus-

einanderbrechen und schließlich zur Trennung führen.
Ich verlange von dem anderen Menschen etwas, was er mir nicht geben kann, insbesondere Selbstachtung und Selbstvertrauen. Nur ich selbst kann mich wirklich glücklich machen, verlasse ich mich dagegen darauf, daß dies ein anderer für mich tut, werde ich aller Wahrscheinlichkeit nach am Ende bitter enttäuscht werden.

Schärfe, aber im Grunde genommen sind diese Ablenkungsmanöver nichts anderes als ein paar lächerliche Brotkrumen, die gerade so verhindern können, daß ich gänzlich verhungere. Was ich will, ist dagegen ein Festessen, etwas wirklich Großartiges. Liebe! Wirkliches und vollständiges Glück!«

Genau das war es, was mir Gabriele sagte, bevor sie den Ballettkurs besuchte. Sie ging davon aus, daß es furchtbar sei, allein zu sein. Sie hatte seit der Trennung von ihrem Mann bisher noch nie daran gedacht, unterhaltsame Dinge zu unternehmen und sich um sich selbst zu kümmern. Während sich die Beziehung mehr und mehr auseinanderentwickelte, lebte sie nach einem doppelten Maßstab: Wenn sie mit ihrem Mann zusammen war, plante sie eine Fülle von Unterhaltung versprechender Aktivitäten. War sie dagegen allein, tat sie kaum etwas anderes, als Trübsal zu blasen. Dieses Verhaltensmuster wirkte als »self-fulfilling-prophecy«: Sie fand es schließlich tatsächlich unangenehm, allein zu sein. Sie schaffte es einfach nicht, sich mit einer gewissen Anteilnahme zu behandeln.

Jetzt änderte sie ihren Lebensstil. Statt nach der Arbeit einfach ein Würstchen runterzuschlingen, plante sie ein exquisites Abendessen in gemütlicher Atmosphäre, ganz so, als wäre sie mit anderen zusammen, die ihr viel bedeuteten. Sie bereitete das Essen sehr sorgfältig zu und stellte Kerzen auf den Tisch. Dann begann sie mit einem guten Glas Wein. Nach dem Essen setzte sie sich gemütlich hin und las ein gutes Buch, wobei sie ihre Lieblingsmusik hörte. Zu ihrem Erstaunen machte ihr dieser Abend ein ungeheures Vergnügen. Am nächsten Tag besuchte sie das Kunstmuseum und fand das wesentlich angenehmer als frühere Museumsbesuche, bei denen sie ihren Mann, der daran kein Interesse hatte, mühselig von Bild zu Bild zerren mußte.

Als Ergebnis ihrer Bemühungen, sich mehr auf sich zu beziehen, entdeckte Gabriele zum ersten Mal in ihrem Leben, daß sie nicht nur allein ganz gut zurechtkam, sondern auch wirkliche Freude dabei empfand. Wie es oft der Fall ist, entwickelte sie eine derart ansteckende Lebensfreude, daß sie viele neue Bekannte fand und viele Verabredungen traf.

In der Zwischenzeit hatte ihr Mann eingesehen, daß es mit seiner Freundin nicht das Wahre war und wollte reumütig zu seiner Frau zurückkehren. Er mußte jedoch feststellen, daß Gabriele ohne ihn glücklich wie noch nie war, und an diesem Punkt verkehrten sich die Seiten.

Sie entwickelte schließlich eine sehr befriedigende Beziehung zu einem anderen Mann und heiratete erneut. Der Schlüssel zum Erfolg war einfach: Das Wichtigste war, daß sie eine gute Beziehung zu sich selbst herstellen konnte. Der Rest war dann relativ einfach.

Die Vergnügungs-Vorhersage

Ich erwarte nicht, daß du alles schluckst, was ich hier sage; ich erwarte auch nicht, daß du alles glaubst, was Gabriele und andere Leute über ihr neuentwickeltes Selbstvertrauen berichten.

Stattdessen schlage ich vor, daß du selbst ein paaar Versuche machst, um deine Überzeugung zu überprüfen, daß Alleinsein das Schlimmste ist, was dir passieren könnte.

Um dir dabei zu helfen, habe ich die »Vergnügungs-Vorhersage« entwickelt, eine Methode, die das Schaubild 12-2 zeigt. Diese Tabelle ist in mehrere Spalten untergliedert, in denen du das tatsächliche Ausmaß an Befriedigung vorhersagen und notieren kannst, das du bei verschiedenen Arbeiten erfährst. In der ersten Spalte kannst du das Datum der jeweiligen Aktivität notieren und in der zweiten Spalte die verschiedenen Unternehmungen, die du im Laufe eines Tages vorhast. Ich würde vorschlagen, daß du im Verlauf von zwei bis drei Wochen etwa vierzig bis fünfzig Versuche durchführen kannst. Wähle solche Tätigkeiten aus, die dir gewöhnlich das Gefühl geben, etwas erreicht zu haben oder dir Vergnügen bringen. Aber auch solche, die dir einen gewissen Lern- und Persönlichkeitszuwachs versprechen. Schreibe dann in der dritten Spalte auf, mit wem du diese Aktivitäten unternehmen willst. Willst du sie alleine unternehmen, schreibe »mit mir« in die Spalte (diese Eintragung wird dich daran erinnern, daß du niemals wirklich allein bist, weil du ja immer dich selbst als Begleitung hast). In der vierten Spalte kannst du den Grad der Befriedigung einschätzen, den dir die jeweilige Aktivität voraussichtlich einbringen wird. Dabei steht dir eine Skala von 0 bis 100 Prozent zur Verfügung. Je höher die Prozentzahl, desto höher die voraussichtliche Befriedigung. Fülle die vierte Spalte aus, *bevor* du die geplante Aktivität realisierst, nicht etwa erst danach!

Nachdem du die Spalten ausgefüllt hast, kannst du dich deinen Unternehmungen widmen. Bist du davon zurückgekehrt, kannst du schließlich in der letzten Spalte die tatsächlich dabei erfahrene Befriedigung registrieren, wobei du wiederum eine Skala von 0 bis 100 Prozent benutzt. Es wird eine gewisse Zeit vergehen, bis du eine Reihe derartiger Versuche hinter dir hast. Nun kannst du allmählich versuchen, die gesammelten Daten auszuwerten. Indem du die dritte Spalte (voraussichtliche Befriedigung) mit der vierten (tatsächliche Befriedigung) vergleichst, kannst du herausfinden, wie verläß-

Schaubild 12-2. Die Vergnügungs-Vorhersage

Datum	*Aktivitäten, die Befriedigung versprechen (Arbeit- u. Freizeitaktivitäten)*	*Mit wem will ich die Sache unternehmen?*	*Voraussichtliche Befriedigung (0-100 %)*	*Tatsächliche Befriedigung (0-100 %)*
	Besuch des Kunstgewerbemuseums	mit mir	20 %	65 %
	Besuch eines Rockkonzerts	mit mir	15 %	75 %
	Kinobesuch	Ute	85 %	80 %
	Party	viele Gäste	60 %	75 %
	Einen Roman lesen	mit mir	75 %	85 %
	Jogging	mit mir	60 %	80 %
	Boutiquenbummel	mit mir	50 %	85 %
	Einkaufen auf dem Wochenmarkt	Mutter	40 %	30 %
	Im Park spazieren gehen	Ute	60 %	70 %
	Verabredung	Martin	95 %	80 %
	Für die Prüfung lernen	mit mir	70 %	65 %
	Mit dem Fahrrad zur Eisdiele fahren	mit mir	80 %	95 %

lich deine Vorhersagen waren. Möglicherweise wirst du entdecken, daß du normalerweise das Ausmaß der Befriedigung, insbesondere bei Unternehmungen, die du allein unternimmst, erheblich unterschätzt. Du wirst vielleicht ebenso erstaunt sein, daß gemeinsame Aktivitäten mit anderen nicht immer so begeisternd sind, wie du zuerst angenommen hast. Im Gegenteil wirst du herausfinden, daß es häufig viel schöner war, allein zu sein, was sich daran zeigt, daß du sogar noch höhere Werte erzielt hast als gemeinsam mit anderen. Es kann auch hilfreich sein, wenn du einmal das Ausmaß an

Befriedigung vergleichst, was du zum einen durch Arbeit, zum anderen durch Freizeitaktivitäten erreicht hast. Dadurch kannst du ein möglichst optimales Gleichgewicht zwischen Arbeit und Vergnügen erzielen, wenn du jetzt weitere Aktivitäten planst.

Folgende Fragen gehen dir jetzt wahrscheinlich durch den Kopf: »Nehmen wir an, ich tue etwas, und es ist *nicht* so befriedigend, wie ich angenommen hatte? Oder meine Vorhersage ist niedrig, aber das Ergebnis ebenso?« Versuche in diesem Fall, die automatischen negativen Gedanken ausfindig zu machen, die dir diese Erfahrung verleiden, und überprüfe sie auf ihre Richtigkeit. Da war zum Beispiel einmal eine vereinsamte fünfundachtzigjährige Frau, deren Kinder alle erwachsen und verheiratet waren. Sie entschied sich zur Teilnahme an einem Volkshochschulkurs. Alle anderen Teilnehmer waren höchstens dreißig Jahre alt. In den ersten Wochen fühlte sie sich sehr angespannt, weil sie dachte: »Die Leute meinen sicher, ich alte Schachtel hätte hier nichts verloren.« Als sie sich klarmachte, daß sie im Grunde gar nicht wissen konnte, was die anderen Kursteilnehmer über sie dachten, fühlte sie sich erleichtert. Sie sprach mit einem anderen Kursteilnehmer darüber und erfuhr, daß die meisten sie für ihren Unternehmungsgeist bewunderten. Daraufhin fühlte sie sich besser und empfand in den Aktivitäten größere Befriedigung.

Wir wollen jetzt sehen, wie die Vergnügungs-Vorhersage benutzt werden kann, um mit Abhängigkeit fertigzuwerden. Ulrike, eine fünfzehnjährige Schülerin, hatte, nachdem sie mit ihren Eltern in eine andere Stadt gezogen war, unter schweren Depressionen gelitten. Sie hatte Schwierigkeiten, in der neuen Schule Freunde zu finden und glaubte, wie das viele Mädchen in ihrem Alter tun, daß sie unbedingt einen Freund haben und »dazugehören« müsse, um glücklich sein zu können. Ihre Freizeit verbrachte sie überwiegend allein zu Hause, lernte für die Schule und tat sich selbst leid. Sie weigerte sich erbittert gegen den Vorschlag, mehr nach draußen zu gehen und etwas zu unternehmen. Sie war entschlossen, solange in ihrem Zimmer sitzen zu bleiben und vor sich hin zu brüten, bis plötzlich auf magische Weise ein Haufen von Freunden und Bekannten zur Tür hereintreten würde.

Ich überredete Ulrike, die Vergnügungs-Vorhersage zu benutzen. Das Schaubild 12-2 zeigt, daß sie eine Vielzahl von Aktivitäten plante, wie z.B. das Kunstgewerbemuseum zu besuchen, zu einem Rockkonzert zu gehen usw. Weil sie diese Dinge allein machen wollte, erwartete sie zunächst, daß die Befriedigung recht gering ausfallen würde, wie ihre niedrigen Prozentzahlen in Spalte 4 belegen. Sie war erstaunt, als sie feststellte, daß sie in Wirklichkeit ziemlich viel Spaß an den geplanten Dingen hatte. Sie erkannte, daß ihre Vorhersagen stets auf unrealistische Weise negativ ausfielen. Als sie jedoch mehr und mehr allein unternahm, verbesserte sich allmählich ihre Stimmung. Sie wollte immer noch Freunde gewinnen, fühlte sich aber nicht mehr sterbenselend, wenn sie allein war. Sie lieferte sich selbst den Beweis, daß sie auch allein gut zurechtkam, und ihr Selbstvertrauen wuchs. Sie fühlte sich sicherer im Umgang mit ihren Mitschülern und lud eine Reihe von ihnen zu einem Fest ein. Mit der Zeit lernte sie so eine Reihe von Leuten kennen, und es stellte sich heraus, daß sowohl die Jungen als auch die Mädchen aus ihrer Klasse an ihr Interesse zeigten. Ulrike benutzte weiterhin die Vergnügungsvorhersage, um den Befriedigungsgrad festzustellen, den ihr die Verabredungen und Unternehmungen mit ihren neuen Freunden einbrachten. Sie entdeckte, daß er kaum größer war als das Ausmaß an Vergnügen, das sie empfand, wenn sie Dinge allein unternahm.

Es ist ein Unterschied, ob man etwas will oder ob man etwas braucht. Sauerstoff ist eine Notwendigkeit, während Liebe ein Bedürfnis ist. Ich wiederhole es noch einmal: LIEBE IST FÜR DEN ERWACHSENEN MENSCHEN KEINE ABSOLUTE NOTWENDIGKEIT! Es ist völlig verständlich, sich eine liebevolle Beziehung zu einem anderen Menschen zu wünschen. Es ist ein ungeheures Vergnügen, mit jemandem zusammen zu sein, den man liebt und von dem man geliebt wird. Aber du bist *nicht* auf diese äußere Anerkennung, Liebe oder Aufmerksamkeit *angewiesen*, um zu überleben oder glücklich zu sein.

Veränderung von Einstellungen. Liebe, Partnerschaft und Ehe sind nicht notwendig, um Glück und Selbstachtung zu erfahren, und sie sind auch nicht hinreichend dafür. Der Beweis sind die vielen Männer und Frauen, die verheiratet, aber alles andere als glücklich sind. Die große Mehrzahl aller selbstmordgefährdeten Menschen, die ich behandle, können sich in Wirklichkeit der größten Zuneigung ihrer Ehegatten, Kinder, Eltern und Freunde erfreuen. Liebe ist kein wirkungsvolles Antidepressivum. Genauso wie Beruhigungsmittel, Alkohol und Schlaftabletten macht sie die Symptome mitunter nur noch schlimmer. Zusätzlich zu einer schöpferischen Neuplanung deiner Aktivitäten empfiehlt es sich, deine entnervenden negativen Gedanken zu überprüfen, die dir immer dann durch den Kopf gehen, wenn du dich allein fühlst. Marlene, eine 33 Jahre alte, alleinstehende und sehr nette Frau, stellte fest, daß sie sich eigenständige Unternehmungen häufig dadurch verdarb, weil sie sich einredete: »Alleinsein ist ein Unglück!« Um die Gefühle des Selbstmitleids und der Verbitterung zu bekämpfen, die durch diese Gedanken ausgelöst wurden, stellte sie eine Liste mit Gegenargumenten zusammen (vgl. Schaubild 12-3). Sie berichtete mir, daß ihr das sehr geholfen habe, den Kreislauf von Einsamkeit und Depression zu durchbrechen.

Ein Jahr, nachdem ich die Gespräche mit ihr abgeschlossen hatte, schickte ich ihr die erste Fassung dieses Buchkapitels, und sie antwortete mir darauf wie folgt: »Ich habe das Kapitel letzte Nacht sehr sorgfältig gelesen... Es beweist, daß nicht das Alleinsein so schlimm oder auch so gut ist, sondern eher die Art und Weise, wie man über diese oder irgendeine andere Lebensform *denkt*. Gedanken haben eine solche Macht! Sie können dir helfen oder dich kaputtmachen... Es ist fast komisch, aber inzwischen habe ich fast etwas Angst davor, »einen Mann zu haben«. Es geht mir ziemlich gut und vielleicht wesentlich besser ohne Mann... Haben Sie je geglaubt, daß Sie einmal so etwas von mir hören würden?«

Schaubild 12-3. »Alleinsein ist ein Unglück«. Gegenargumente: Die Vorteile des Alleinseins.

1. Alleinsein gibt einem die Möglichkeit zu entdecken, was man wirklich denkt, fühlt und weiß.
2. Alleinsein gibt einem die Chance, alle möglichen neuen Dinge zu versuchen, was viel schwieriger wäre, wenn man an einen Partner, Ehegatten etc. gebunden ist.
3. Alleinsein zwingt dazu, persönliche Stärken zu entwickeln.
4. Alleinsein befähigt dazu, ein eigenes Verantwortungsgefühl zu entwickeln.
5. Alleinsein ist weitaus besser, als mit einem ungeeigneten Parter zusammenzuleben.
6. Als Frau allein zu leben, kann die Gelegenheit bieten, sich zu einem eigenständigen Menschen zu entwickeln und nicht nur als Anhängsel eines Mannes aufzutreten.
7. Als Frau allein zu leben, kann Verständnis für die Probleme wecken, mit denen andere Frauen fertigwerden müssen. Es kann dir helfen, andere Frauen zu unterstützen und tiefere Beziehungen zu ihnen zu entwickeln. Dasselbe gilt auch für Männer und ihr mögliches Verständnis verschiedenster Probleme von Männern.
8. Eine alleinstehende Frau kann erkennen, daß sie auch beim Zusammenleben mit einem Mann nicht in der ständigen Angst leben muß, verlassen zu werden. Sie weiß, daß sie alleine zurechtkommt und in sich selbst die Kraft hat, um glücklich zu sein. So könnte eine spätere Beziehung eher eine wechselseitige Bereicherung bedeuten als wechselseitige Abhängigkeit und Inanspruchnahme.

Die Zweispalten-Technik hilft dir besonders bei der Überwindung des negativen Gedankenmusters, das dir Angst davor einflößt, auf eigenen Füßen zu stehen. Ein Beispiel ist die Entwicklung einer geschiedenen Frau mit einem Kind, die an Selbstmord dachte, weil ihr Liebhaber - ein verheirateter Mann - sich von ihr getrennt hatte. Sie hatte ein starkes negatives Selbstbild und glaubte nicht daran, daß sie jemals zu einer dauerhaften Beziehung in der Lage wäre. Sie war felsenfest davon überzeugt, immer wieder zurückgewiesen zu werden und in Einsamkeit zu enden. Als sie über einen Selbstmordversuch nachdachte, schrieb sie die folgenden Gedanken in ihr Tagebuch:

»Der leere Platz in dem Bett neben mir treibt stillschweigend seinen Spott mit mir. Ich bin allein - allein -, meine größte Angst, das am meisten gefürchtete Schicksal, ist jetzt Realität. Ich bin allein, und das bedeutet für mich, daß ich im Grunde genommen nichts bin. Die Logik, nach der meine Gedanken ablaufen, sieht in etwa so aus:

1. Wenn ich anziehend und begehrenswert wäre, würde jetzt ein Mann neben mir liegen.
2. Es gibt keinen Mann neben mir.
3. Also bin ich unattraktiv und nicht begehrenswert.
4. Also gibt es keinen Grund zum Weiterleben.«

Sie fragte sich dann weiter: »Warum brauche ich einen Mann? Ein Mann würde meine Probleme lösen. Er würde sich um mich kümmern. Er würde meinem Leben eine Richtung geben – was am wichtigsten ist –, er würde mich veranlassen, am Morgen aufzustehen, während ich mich zur Zeit nur in meinen Kissen verkriechen und alles vergessen möchte.«

Sie benutzte dann die Zweispalten-Technik, um die entnervenden Gedanken in Frage zu stellen. Die linke Spalte überschrieb sie mit »Vorwürfe meines abhängigen Ichs« und die rechte mit »Gegenargumente meines unabhängigen Ichs«. Sie führte nun ein Gespräch mit sich selbst, um zum Kern der Dinge zu gelangen (vgl. Schaubild 12-4).

Diese schriftlich fixierten Gedanken las sie sich jeden Morgen durch, um einen Anlaß zum Aufstehen zu bekommen. In ihrem Tagebuch registrierte sie das folgende Ergebnis:

> »Ich habe gelernt, daß es einen großen Unterschied zwischen Wünschen und Bedürfnissen gibt. Ich wünsche mir einen Mann, aber ich habe nicht mehr länger das Gefühl, daß ich ihn zum Überleben brauche. Da ich ein realistischeres Gespräch mit mir selbst führe und dabei meine Stärken berücksichtige, indem ich eine Liste aufgestellt habe und mir immer wieder all die Dinge durchlese, die ich aus eigener Kraft erreicht habe, entwickle ich jetzt allmählich ein Vertrauen in meine Fähigkeit, mit all den Dingen fertig zu werden, die auf mich zukommen. Ich kümmere mich jetzt mehr um mich selbst. Ich behandle mich so ähnlich, wie ich früher einen guten Freund behandelt hätte, mit Freundlichkeit und Anteilnahme, mit Verständnis für irgendwelche Fehler und mit Anerkennung für bestimmte Leistungen. Eine schwierige Situation ist für mich jetzt keine ansteckende Krankheit, die speziell erfunden wurde, um mich zu quälen, sondern eine Gelegenheit, meine neu erlernten Fähigkeiten anzuwenden, meine negativen Gedanken zu überprüfen, meine Stärke zu beweisen und mein Selbstvertrauen zu erhöhen.«

Schaubild 12-4.

Vorwürfe meines abhängigen Ichs	*Gegenargumente meines unabhängigen Ichs*
1. Ich brauche einen Mann.	1. Warum brauche ich einen Mann?
2. Ich werde allein nicht fertig.	2. Bist du nicht bis jetzt die ganze Zeit mit dem Leben fertig geworden?
3. Richtig, aber ich bin einsam.	3. Ja, aber du hast ein Kind, und du hast Freunde, und du hast immer viel Spaß gehabt, wenn du mit ihnen zusammen warst.
4. Ja, aber sie zählen nicht.	4. Sie zählen nicht, weil du sie fallen läßt.
5. Die Leute werden glauben, daß mich kein Mann haben will.	5. Die Leute denken, was sie denken wollen. Wichtig ist nur, was du selbst denkst. Nur deine eigenen Gedanken und Überzeugungen können deine Stimmungen beeinflussen.
6. Ich bin überzeugt, daß ich ohne einen Mann nichts bin.	6. Was würdest du mit Hilfe eines Mannes erreichen, was du nicht allein erreichen könntest?
7. Eigentlich nichts. Alle wichtigen Dinge habe ich aus eigener Kraft erreicht.	7. Warum brauchst du dann einen Mann?
8. Ich glaube, ich brauche keinen Mann. Ich wünsche mir nur einen.	8. Es ist gut, wenn man sich Sachen wünscht. Sie sind aber nicht von so ernormer Bedeutung, daß das Leben ohne sie seinen Sinn verliert.

KAPITEL 13

Deine Leistungen sagen nichts über deinen Wert

Eine dritte stillschweigende Annahme, die zu Angstgefühlen und Depressionen führt, lautet: »Mein Wert als menschliches Wesen verhält sich entsprechend dem, was ich im Leben erreicht habe.« Auf den ersten Blick klingt sie ganz harmlos. In Wirklichkeit ist sie jedoch selbstzerstörerisch, völlig unzutreffend und unheilvoll.

Zwar reagieren selbstverständlich auch Frauen auf berufliche und geschäftliche Dinge empfindlich, bei ihnen treten Depressionen jedoch in erster Linie dann auf, wenn sie um Liebe und Anerkennung bangen müssen. Männer reagieren demgegenüber besonders verletzlich auf ein mögliches Scheitern in ihrer beruflichen Laufbahn, weil sie von Kindheit an darauf vorbereitet wurden, ihren Wert anhand ihrer Leistungen zu bemessen.

Der erste Schritt, um einen persönlichen Wertbegriff zu verändern, ist das Abschätzen, ob er dir mehr zum Vorteil oder mehr zum Nachteil gereicht. Um deine Lebenseinstellung zu überdenken, ist es von großer Bedeutung zu erkennen, daß es dir nicht wesentlich hilft, deinen Wert an dem zu messen, was du dir erarbeitest. Wir wollen daher mit einem ganz pragmatischen Vorgehen beginnen, einer Kosten-Nutzen-Analyse.

Offenbar *kann* es sehr wohl Vorteile mit sich bringen, deine Selbstachtung daran zu orientieren, was du erreicht hast. Du hast zunächst einmal ein gutes Gefühl dir selbst gegenüber, wenn dir etwas gelungen ist. Hast du zum Beispiel beim Tennis gewonnen, kannst du dir selbst auf die Schulter klopfen und dich deinem Gegenspieler ein bißchen überlegen fühlen, weil er deine Bälle nicht erreichen konnte.

Wenn du mit einem Freund zum Joggen gehst und er lange vor dir außer Atem gerät, kannst du dir stolz geschwellt sagen: »Er ist ein harter Bursche, aber ich bin eben doch noch ein ganzes Stück besser!« Gelingt dir während der Arbeit ein großes Geschäft, kannst du dir sagen: »Ich mache einen unheimlichen Gewinn! Der Chef wird mit mir zufrieden sein, und ich kann mich selbst respektieren!« Kurz gesagt: Deine Arbeitsmoral erlaubt es dir zu glauben, du hättest einen persönlichen Wert erworben und damit auch das Recht, glücklich zu sein.

Dieses Gedankensystem gibt dir eine besonders intensive Arbeitsmotivation. Du wendest außerordentlich viel Mühe für dein berufliches Fortkommen auf, weil du überzeugt bist, dadurch zusätzlichen Wert zu gewinnen und in deinem eigenen Ansehen zu steigen. Auf diese Weise hoffst du, die Schrecken eines »durchschnittlichen Lebens« zu umgehen.

Betrachten wir einmal die Kehrseite der Medaille. Wo liegen die Nachteile einer Einstellung, die persönlichen Wert mit Arbeitsleistung gleichsetzt? Verläuft bei dir beruflich oder geschäftlich alles nach Plan, wirst du dich so darauf konzentrieren, daß dir bei deiner alltäglichen Plackerei unweigerlich alle anderen möglichen Quellen der Befriedigung und des Vergnügens verschlossen bleiben. Je mehr du dich zum Arbeitstier entwickelst, um so mehr wirst du zu bestimmten Leistungen angetrieben, denn wenn du nicht ständig Schritt halten kannst, würde sich bald innere Leere und Verzweiflung in dir breit machen. Ohne deine ständig neuen Großtaten würdest du dich wertlos und gelangweilt fühlen, weil sie die einzige Grundlage deiner Selbstachtung und Erfüllung sind. Nehmen wir an, du bist aufgrund von Krankheit, geschäftlichen Problemen oder irgendeinem anderen Grund, der außerhalb deiner Kontrolle liegt, irgendwann einmal nicht in der Lage, deine Leistungsfähigkeit beizubehalten. Die Folge kann eine schwere Depression sein, die durch deine Überzeugung ausgelöst wird, daß du weniger wert bist, wenn du weniger leistungsfähig bist. Du fühlst dich wie ein alter Gegenstand, der lange benutzt wurde und nun auf dem Abfallhaufen endet. Hast du das wirklich nötig? Vielleicht entstehen dabei auch noch andere Probleme. Muß deine Familie unter deiner Vernachlässigung leiden, staut sich allmählich ein gewisser Groll auf. Lange Zeit wird man mit dir nachsichtig sein, aber irgendwann erhältst du die Rechnung präsentiert. Selbst wenn du von unglücklichen Entwicklungen verschont bleibst, bist du immer noch mit einem großen Nachteil konfrontiert - dem Fehlen einer echten Selbstachtung. Viele Menschen erfahren in ihren mittleren oder späteren Lebensjahren eine Desillusionierung. Vielleicht hast du dir dieselben Fragen auch schon einmal gestellt: Was hat mein Leben eigentlich für einen Sinn? Was soll das alles? Du hast geglaubt, daß deine Erfolge dich zu einem wertvollen Menschen machen, aber nun mußt du feststellen, daß die versprochene Belohnung schwer zu fassen ist und außerhalb deiner Reichweite bleibt.

Vielleicht meinst du noch immer, daß im Grunde genommen Leute, die Superleistungen erbringen, doch etwas wertvoller sind als andere - die »großen Tiere« haben doch eine spezielle Ausstrahlung. Du bist vielleicht noch immer überzeugt, daß wirkliches Glück, genauso wie die Anerkennung durch andere Menschen, in erster Linie nur durch Leistungen zu erreichen ist. Aber ist das wirklich der Fall?

Bedenke zunächst einmal, daß die meisten Menschen weder große Helden, noch leuchtende Erfinder, berühmte Autoren oder sonstige bedeutende Persönlichkeiten sind. Dennoch sind sie oft genug sehr glücklich und genießen die Wertschätzung ihrer Umwelt. Es *kann* gar nicht stimmen, daß Liebe und Glück sich nur nach entsprechenden Hochleistungen einstellen. Depressionen kümmern sich wenig um den gesellschaftlichen Status und befallen die sogenannten »oberen Zehntausend« genauso oft. Ganz deutlich gesagt: Zwischen Glück und Leistung besteht keinerlei notwendige Verbindung.

Was hat Arbeit mit persönlichem Wert zu tun?

Ich gehe jetzt einmal davon aus, daß du dich entschieden hast, deine Arbeitsleistung und deinen persönlichen Wert nicht aneinanderzuketten, und Leistung dir nicht unbedingt zugleich Liebe, Glück und Anerkennung bringen muß. Dennoch bist du irgendwo noch ein ganz klein wenig davon überzeugt, daß Menschen, die viel leisten, in gewisser Weise besser sind als andere. Wir wollen diese Auffassung sehr genau unter die Lupe nehmen.

Vielleicht fällt dir irgendein Nachbar ein oder irgendjemand, den du nicht besonders gut leiden kannst, der offenbar einiges in seinem Leben erreicht hat, aber dessen ungeachtet ausgesprochen habgierig und aggressiv auf dich wirkt. Ist dieser Mensch nun besonders wertvoll, bloß weil er das eine oder andere erreicht und geleistet hat? Im Gegensatz dazu kennst du vielleicht auch jemanden, den du gerne magst und sehr hochschätzt, obwohl er es im Leben nicht zu Reichtümern und höchsten Ehren gebracht hat. Würdest du diesen Menschen trotzdem für wertvoll halten? Wenn du mit ja antwortest, stell dir die Frage, wie ein anderer ohne irgendwelche Großtaten dennoch ein wertvoller Mensch sein kann, während du dir selbst das nicht zubilligst.

Hier ist noch eine zweite Methode. Wenn du darauf bestehst, daß dein persönlicher Wert durch deine Leistungen bestimmt wird, hast du eine Gleichung geschaffen, die deine Selbstachtung reguliert: Wert = Leistung. Was ist die Grundlage dieser Gleichung? Welchen objektiven Beweis hast du für ihre Gültigkeit? Kannst du den Wert anderer Leute genauso wie ihre Leistungen messen, um herauszufinden, ob beide in der Tat gleich sind? Welche Maßeinheiten würdest du dazu benutzen? Die ganze Idee ist einfach schlichter Blödsinn. Du kannst diese Gleichung nicht überprüfen, weil es sich hier lediglich um eine selbstgesetzte Annahme handelt, ein Bewertungssystem. Du definierst Wert als Leistung und Leistung als Wert. Warum sagst du nicht, daß Wert eben Wert ist und Leistung eben Leistung? Es handelt sich nun einmal um unterschiedliche Worte mit einer unterschiedlichen Bedeutung.

Trotz der genannten Argumente bist du vielleicht immer noch überzeugt, daß Leute, die mehr erreichen, auch irgendwie bessere Leute sind. Ist das der Fall, so werde ich versuchen, all deinen diesbezüglichen Argumenten endgültig entgegenzuwirken. Du spielst dabei die Rolle von Sonja (oder Robert), einer (einem) alten Schulfreund(in). Du bist inzwischen verheiratet, hast Kinder und bist Lehrer(in) geworden. Ich habe es dagegen wesentlich weiter gebracht. In dem folgenden Gespräch wirst du davon ausgehen, daß menschlicher Wert durch das im Leben Erreichte bestimmt wird, und ich werde diese Annahme bis in ihr offensichtliches, logisches, aber äußerst unangenehmes Extrem weitertreiben. Bist du bereit? Du wirst jetzt auf denkbar unangenehme Weise angegriffen werden, wobei die Grundlage der Attacke in einer Überzeugung begründet ist, die du offensichtlich selbst noch immer teilst.

Ich: Sonja (oder Robert), wie geht's denn so?
Du (als alte(r) Schulfreund(in)): Ganz gut, und wie geht es dir?
Ich: Großartig! Mein Gott, ich hab dich ja seit der Schulzeit kein einziges Mal mehr gesehen. Was treibst du denn so?
Du: Oh, ich bin inzwischen verheiratet, unterrichte an der hiesigen Schule und habe zwei Kinder. Es ist alles ganz gut für mich gelaufen.
Ich: Nun ja, tut mir leid für dich. Hört sich alles ein bißchen bescheiden an. Nun, bei mir ist es zum Glück wesentlich besser gelaufen.
Du: Was meinst du damit?
Ich: Ich bin zur Universität gegangen und habe meinen Doktor gemacht und bin jetzt ziemlich dick im Geschäft drin. Ich verdiene einen Haufen Geld, ja, ich gehöre wohl auf jeden Fall zu den Leuten, die es geschafft haben. Geld spielt keine Rolle, versteht du? Ich hab alles erreicht, was ich wollte. Auf jeden Fall eine ganze Menge mehr als du. Nun ja, jeder kann es halt nicht schaffen. Ich will dich nicht kränken, aber es ist ja wohl klar, daß ich mehr wert bin als du, was?
Du: Tja, ich weiß nicht, was ich dazu sagen soll. Bevor ich dieses Gespräch mit dir anfing, hatte ich das Gefühl, ein durchaus zufriedener Mensch zu sein.
Ich: Versteh ich doch! Dir fehlen die Worte, aber du kannst ja wohl noch den Tatsachen ins Auge blicken. Ich hab eben alles, was man im Leben braucht, und du hast es nicht. Ich bin glücklich, und du bist zufrieden, immerhin. Auch mittelmäßigen, durchschnittlichen Menschen steht ein kleines bißchen Zufriedenheit und häusliches Glück zu. Ein paar Krumen sollen durchaus auch für dich abfallen, warum auch nicht? Aber irgendwo ist es doch auch schlimm, daß du es im Leben nicht weitergebracht hast.
Du: Du hast dich irgendwie verändert. Früher in der Schule warst du ein ungeheuer freundlicher Mensch. Ich habe das Gefühl, daß du mich gar nicht mehr magst.
Ich: Aber ja doch! Natürlich können wir weiter Freunde bleiben, solange du einsiehst, daß du halt nur ein minderwertiger, zweitklassiger Mensch bist. Ich will dir doch nur klarmachen, daß du von jetzt an zu mir aufsehen mußt, weil ich eben, wie die Dinge liegen, ein wertvollerer Mensch geworden bin als du.
Das liegt ja ganz klar auf der Hand: Je mehr man erreicht hat, um so höher ist der persönliche Wert. Das ist doch auch deine Einstellung, oder? Ich habe nun mal einfach mehr erreicht, also bin ich auch mehr wert.
Du: Ich hoffe nur, daß ich dir nicht so schnell wieder begegne. Das war weiß Gott kein Vergnügen, mit dir zu sprechen.

Ein solches Gespräch zeigt recht deutlich, wie sich Überlegenheits- und Unterlegenheitsgefühle logisch aus der Gleichseztung von Wert und Leistung ergeben. Tatsächlich fühlen sich viele Leute minderwertig. Ein derartiges Rollenspiel hilft dabei zu erkennen, wie lächerlich eine solche Annahme ist. Wer hat sich in dem soeben geführten Gespräch oberflächlich verhalten? Die (der) zufriedene Lehrer(in) mit ihrer (seiner) Familie oder der arrogante Geschäftsmann, der krampfhaft bemüht war, den Leuten weiszumachen, daß er etwas Besseres wäre? Ich hoffe, daß dir dieser imaginäre Dialog ganz deutlich gezeigt hat, wie absurd und aberwitzig eine Gleichsetzung von Wert und Leistung ist.

Wenn du Lust hast, können wir jetzt einmal die Rollen tauschen, um die Sache komplett zu machen. Dieses Mal spielst du die Rolle des Erfolgsmenschen, und du versuchst mich auf möglichst quälerische Weise fertigzumachen. Stell dir vor, du wärst inzwischen Chefredakteur(in) bei einer großen Illustrierten. Ich bin mit dir zur Schule gegangen und bin jetzt nur ein »gewöhnlich kleiner Oberschullehrer«. Du versuchst mir nachzuweisen, daß du wesentlich besser bist als ich.

Du (als Chefredakteur(in) einer großen Illustrierten): Hallo, wie geht's, wie steht's? Lang nicht geseh'n!

Ich (als Lehrer(in)): Ach mir geht's gut. Ich habe inzwischen eine Familie und unterrichte hier an der Schule. Ich bin Physiklehrer und habe viel Spaß an meinem Beruf. Ich habe gehört, daß du es weit gebracht hast.

Du: Ja, allerdings! Ich habe wirklich verdammtes Glück gehabt. Ich bin jetzt Chefredakteur(in) geworden. Du hast vielleicht davon gehört.

Ich: Sicher habe ich das. Ich habe dich schon oft im Fernsehen gesehen. Du verdienst sicher ein wahnsinniges Geld dabei.

Du: Ich kann dir sagen! Das Leben meint es eben gut mit mir. Ich kann mich wirklich nicht beklagen.

Ich: Da ist nur etwas, was ich nicht so recht verstehe. Du hast zuletzt einem gemeinsamen Bekannten gesagt, daß du viel mehr wert seist als ich, weil du es zu ganz viel gebracht hättest, während meine Laufbahn ganz durchschnittlich verlaufen sei. Was hast du damit gemeint?

Du: Nun gut, denk einfach nur einmal an all die Dinge, die ich im Leben fertiggebracht habe. Ich kann jede Woche Millionen von Menschen beeinflussen, jeder kennt meinen Namen, respektiert meine Meinung. Nun überleg mal, wer hat denn schon mal etwas von dir gehört? Ich sitze mit Filmstars und Politikern am selben Tisch, während du mit einer Horde von Halbwüchsigen über den Schulhof einem Fußball hinterherrennst. Versteh mich bitte nicht falsch. Du bist ganz sicher ein guter, aufrichtiger, durchschnittlicher Mensch. Du hast es eben nur nicht sonderlich weit gebracht, und das mußt du dir doch eingestehen!

Ich: Du hast bestimmt sehr viel Einfluß und bist überall bekannt. Ich respektiere das durchaus, und es klingt auch alles sehr aufregend und befriedigend. Vergib mir, wenn ich dennoch etwas schwer von Begriff bin. Ich verstehe einfach nicht, warum du deshalb ein besserer Mensch bist. Warum macht es mich minderwertig und dich wertvoller? Mir muß mit meinem begrenzten, provinziellen Verstand irgendetwas ganz

Offensichtliches entgangen sein.

Du: Blick doch einfach mal den Tatsachen ins Gesicht. Du sitzt hier in diesem Provinznest herum und hast weder ein besonderes Ziel, noch eine sonderlich wichtige Aufgabe. Ich habe dagegen eine ungeheure Ausstrahlung. Ich bringe Dinge ins Rollen, enthülle Skandale, bin einfach ein unerläßlicher Bestandteil des öffentlichen Lebens. Das gibt mir doch wohl ein ganz schönes Plus dir gegenüber, oder etwa nicht?

Ich: Ich würde nicht sagen, daß meine Aufgabe überhaupt nicht wichtig ist. Sicher scheint sie im Vergleich zu dir recht bescheiden. Ich unterrichte Physik, und ich betreue eine Fußballmannschaft und mach noch ein paar andere Sachen nebenbei. Verglichen mit mir ist dein Horizont natürlich wesentlich weiter und bunter. Aber ich verstehe trotzdem nicht, warum du deshalb ein besserer Mensch bist, oder warum ich dir gegenüber minderwertig sein soll.

Du: Ich bin einfach auf einer höheren Ebene als du. Ich beschäftige mich mit weitaus wichtigeren Dingen. Wenn ich eine Vortragsreise mache, sitzen die Leute zu Tausenden im Publikum, um zu hören, was ich zu sagen habe. Die berühmtesten Autoren schmeicheln sich bei mir ein, damit ich eine Geschichte von ihnen abdrucke. Vor wem hältst du denn Vorträge? Vor zwanzig rotznasigen Schülern.

Ich: Sicherlich bist du mir in allem, was Leistungen, Geld und Einfluß angeht, weit voraus. Du hast sehr viel erreicht. Du warst schon immer sehr intelligent und hast hart gearbeitet. Jetzt hast du großen Erfolg. Aber warum bist du deshalb mehr wert als ich? Du mußt schon entschuldigen, aber ich verstehe deine Logik einfach nicht.

Du: Ich bin ein interessanterer Mensch. Es ist, als würde man eine Amöbe mit einem hochentwickelten biologischen Organismus vergleichen. Amöben sind nach einer gewissen Zeit ziemlich langweilig. Dein Leben ähnelt im Grunde dem einer Amöbe. Du gammelst einfach nur so ohne irgendein Ziel vor dich hin. Ich bin dagegen weitaus interessanter, dynamischer, begehrenswerter. Anders ausgedrückt: Du bist wie ein angebranntes Toastbrot, ich bin wie Kaviar. Dein Leben ist todlangweilig. Ich wüßte nicht, wie ich es noch deutlicher ausdrücken sollte.

Ich: Mein Leben ist aber gar nicht so langweilig, wie du vielleicht denkst. Ich bin ziemlich erstaunt über das, was du von mir denkst, weil ich an meinem Leben überhaupt nichts Langweiliges finden kann. Alles, was ich tue, erscheint mir durchaus aufregend und immer wieder neu. Die Schüler, die ich unterrichte, sind mir genauso wichtig, wie es für dich vielleicht deine Filmstars sind. Aber selbst wenn es wahr wäre, daß mein Leben eher aus Routine und Regelmäßigkeit bestünde, ist das eine Begründung, daß ich weniger wert bin?

Du: Nun, ich glaube, es hat keinen Zweck, weiter zu reden. Wenn man eine »Amöben-Existenz« führt, kann man die Dinge eben nur von der beschränkten Warte einer Amöbe aus beurteilen. Ich kann deine Situation sehr wohl beurteilen, aber du bist nicht in der Lage, meine Situation zu überblicken.

Ich: Worauf baust du deine Beurteilung auf? Du nennst mich eine Amöbe, aber es wird nicht klar, was du damit sagen willst. Es klingt nur so, als wäre mein Leben für dich alles andere als interessant. Sicherlich bin ich nicht besonders erfolgreich oder berühmt, aber macht dich diese Tatsache zu einem besseren Menschen.

Du: Ich glaube, ich gebe es auf.

Ich: Nein, mach weiter! Vielleicht bist du wirklich ein besserer Mensch!

Du: Auf jeden Fall sieht mich die Gesellschaft als wertvoller an. Das macht mich dir bereits überlegen.

Ich: Die Gesellschaft bewertet dich höher. Das ist ganz ohne Zweifel der Fall. Ich bin bisher noch nicht im Fernsehen aufgetreten.

Du: Ich weiß.

Ich: Aber ist diese gesellschaftliche Bewertung wirklich entscheidend?

Du: Ich verdiene ein Heidengeld. Ich kann meinen Wert in Millionen messen. Dagegen ist dein Wert als kleiner unscheinbarer Lehrer kaum wahrzunehmen.

Ich: Finanziell gesehen bist du sicher mehr »wert«. Die Frage ist, ob damit auch dein menschlicher Wert größer ist. Sind kommerziell erfolgreiche Leute zugleich unbedingt bessere Menschen?

Du: Wenn du keinen Respekt vor mir hast, rede ich nicht länger mit dir.

Ich: Auch dann würde ich nicht einsehen, warum ich weniger wert sein soll. Meinst du, daß nur die Leute etwas wert sind, die Respekt vor dir haben?

Du: Natürlich meine ich das!

Ich: Hängt das damit zusammen, daß du Chefredakteur(in) einer großen Zeitschrift bist? Wenn das so ist, erzähl mir, wie du deine Entscheidungen über den Wert und Unwert von Menschen triffst. Ich möchte wissen, warum ich nichts wert bin, damit ich endlich aus gutem Grund aufhören kann, mich gut zu fühlen und mich als gleichwertig mit anderen Menschen zu betrachten.

Du: Das hängt einfach damit zusammen, daß dein Horizont so schmal und dürftig ist. Während ich mit meinem Düsenjet nach Paris fliege, sitzt du in einem überfüllten Schulbus, der in den Nachbarort fährt.

Ich: Mein Horizont ist vielleicht kleiner, aber ich bin damit zufrieden. Es macht mir Spaß, die Kinder zu unterrichten. Es freut mich, wenn ich sehe, wie sie sich entwickeln und immer mehr dazulernen. Mitunter machen sie Fehler, und ich muß sie korrigieren. Es gibt in meinem Leben sehr viel wirkliche Liebe und Menschlichkeit, und es gibt auch sehr spannende Auseinandersetzungen. Was ist daran so dürftig?

Du: Was gibt es dabei schon viel zu erfahren? Es ist keine echte Herausforderung. Du lebst in einer kleinen beschränkten Welt, in der immer wieder derselbe Stoff durchgekaut wird.

Ich: Deine Arbeit erscheint dir demnach als eine Herausforderung. Das gleiche gilt jedoch auch für mich. Ich kann niemals alles über einen bestimmten Schüler herausfinden. Jeder ist ein sehr komplexer und ungewöhnlicher Mensch. Das Kennenlernen jedes einzelnen Menschen ist eine ungeheuer aufregende Erfahrung, weil man nie weiß, was dabei am Ende herauskommt. Meine ganzen menschlichen Fähigkeiten werden dabei gefordert. Die Arbeit mit so vielen jungen Menschen ist eine derart starke Herausforderung, daß ich dadurch ständig in Atem gehalten werde und immer wieder Neues erfahre. Ich verstehe nicht, was du meinst, wenn du sagst, meine Welt sei klein und langweilig, und alles wäre schon vorherbestimmt.

Du: Mir scheint nur, daß du wahrscheinlich in deiner kleinen Welt kaum einen Menschen treffen wirst, der es soweit wie ich bringen wird.

Ich: Das weiß ich nicht. Einige meiner Schüler sind außerordentlich intelligent und könnten sich schon in dieser Richtung entwickeln, andere sind weniger intelligent und werden es wahrscheinlich nicht so weit bringen. Die meisten sind eher durchschnittlich, aber jeder von ihnen ist für mich faszinierend. Was soll das heißen, wenn du sagst, sie seien langweilig? Warum interessieren dich nur Menschen, die große Leistungen bringen?

Du: Ich geb's auf.

Ich hoffe, daß du tatsächlich letztendlich aufgibst, wenn du die Rolle des erfolgreichen Großtuers spielst. Um deinen Plan zu durchkreuzen, mich als minderwertig abzustempeln, habe ich eine einfache Methode benutzt. Immer wenn du deinen besonderen *Wert* hervorheben wolltest, indem du bestimmte Fähigkeiten erwähntest, wie z.B. Intelligenz, Einfluß, soziale Stellung usw., pflichtete ich dir in dem Sinne bei, daß du auf *diesem besonderen Gebiet* tatsächlich besser wärst. Ich fragte dich aber unmittelbar darauf, warum dich das deiner Meinung nach zu einem besseren Menschen macht. Diese Frage *kann nicht* beantwortet werden. Damit kann man alle Bewertungssysteme, die bestimmten Menschen eine Überlegenheit über andere attestieren, widerlegen.

Der Fachausdruck für diese Methode ist »Operationalisierung«. Dabei wirst du gezwungen, genau auszuführen, welche Qualitäten bestimmten Menschen einen höheren oder geringeren Wert geben. Das wird dir jedoch nicht gelingen!

Natürlich werden dir nur selten andere Leute derart beleidigende Dinge an den Kopf werfen wie in den eben geführten Gesprächen. Das, was dich wirklich verunsichert, spielt sich in deinem Kopf ab. Du selbst machst dir weis, daß du ohne sozialen Status, berufliche Großtaten, Beliebtheit und Liebe usw. weniger wert und weniger begehrenswert bist. Also mußt du auch selbst dafür sorgen, daß diese Selbstanschuldigungen ein Ende nehmen.

Dafür gibt es folgende Methode: Du kannst einen ähnlichen Dialog mit dir selbst führen. Dein imaginärer Gegner (den wir hier »Ankläger« nennen wollen) wird versuchen, dir weiszumachen, daß du von Natur aus minderwertig bist, weil du gewisse Schwächen und Mängel hast. Du pflichtest all dem, was an dieser Kritik wahr ist, bereitwillig bei, stellst aber dann die Frage, warum du deshalb minderwertig bist. Hier sind ein paar Beispiele:

1. Ankläger: Du arbeitest nicht so hart, und du hast auch nicht so viel Erfolg wie deine Freunde. Du bist faul und zu nichts nutze.
   Du: Das heißt, daß ich weniger ehrgeizig und arbeitswütig bin als andere. Vielleicht bin ich auch nicht so talentiert, aber ich verstehe nicht, warum ich deshalb »faul und zu nichts nutze« sein soll?
2. Ankläger: Du bist nicht viel wert, weil du in *keinem* Bereich etwas Besonderes oder Außergewöhnliches erreicht hast.
   Du: Es stimmt, ich habe es in keiner Sparte zum Weltmeister gebracht. Ich bin noch nicht einmal der Zweitbeste. Eher bin ich in jeder Hinsicht ziemlich durchschnittlich. Warum bin ich deshalb aber weniger wert?
3. Ankläger: Du bist nicht sonderlich beliebt, du hast nicht viele gute Freunde, niemand kümmert sich besonders um dich. Du hast keine Familie und noch nicht einmal ein paar flüchtige sexuelle Beziehungen. Also bist du ein Verlierer. Du bist in jeder Hinsicht unfähig. Da stimmt ganz offensichtlich etwas nicht mit dir. Du bist absolut wertlos.
   Du: Es stimmt, ich habe zur Zeit keinerlei sexuelle Beziehungen und nur ganz wenig gute Freunde. Wieviele Freunde muß ich haben, um ein wertvoller Mensch zu sein? Vier? Zehn? Zwanzig? Daß ich nicht sehr aus mir herausgehe, daran muß sich einiges ändern. Warum bin ich jedoch deshalb ein »Verlierer«? Warum bin ich wertlos?

Versuch es einmal mit dieser Methode. Schreibe die schlimmsten Vorwürfe und Beleidigungen auf, die dir in den Sinn kommen, und antworte darauf. Am Anfang wird es dir schwerfallen, aber allmählich wird es um so deutlicher: Du magst unvollkommen, erfolglos oder beziehungslos sein, das raubt dir jedoch nicht ein winziges bißchen von deinem persönlichen Wert.

Vier Wege zur Selbstachtung

Du fragst dich vielleicht jetzt: »Wenn mein Wert sich weder aus meinem Erfolg noch aus meiner Beliebtheit bei anderen herleitet, wie kann ich dann überhaupt Selbstachtung gewinnen? Wenn du all diese Kriterien nacheinander zur Seite räumst und nachweist, daß sie keinerlei verläßliche Grundlage für persönliche Wertschätzung bieten, ist schließlich überhaupt nichts mehr übrig, woran man sich klammern könnte. Was kann ich also überhaupt noch tun?«

Hier sind vier zuverlässige Wege in Richtung Selbstachtung. Du kannst dich für denjenigen entscheiden, der dir am nützlichsten erscheint.

Der erste Weg ist sowohl pragmatisch als auch philosophisch. Im Grunde mußt du zugeben, daß menschlicher »Wert« eine Abstraktion darstellt, er existiert nicht an und für sich. Deshalb kannst du ihn weder besitzen noch verlieren, und er kann auch nicht auf irgendeine Weise gemessen werden. Wert ist keine »Sache«, sondern eher ein ganz allgemeiner Begriff, der so weitgehend ist, daß ihm jede konkrete, praktische Bedeutung fehlt. Es handelt sich dabei auch nicht um einen besonders nützlichen und hilfreichen Begriff, im Gegenteil, er wirkt eher selbstschädigend. Es entsteht daraus im Grunde genommen nicht viel Gutes. Die Folgen sind überwiegend nur Leiden und Unglück. Also kann es nur zu deinem Besten sein, wenn du dich möglichst sofort von dem Vorsatz befreist, »wertvoll« zu sein. In diesem Moment brauchst du nie wieder Angst davor zu haben, »wertlos« zu sein oder dich an anderen messen zu müssen.

Bezogen auf ein menschliches Wesen sind die Begriffe »wertvoll« oder »wertlos« nur leere Worthülsen ohne jede Bedeutung. Es handelt sich dabei um genauso leere Luftblasen wie deine Vorstellungen von deinem »wahren Ich« oder deinem »persönlichen Wert«.

Du kannst deinen angeblichen »Wert« getrost in den Mülleimer werfen und dein »wahres Ich« gleich dazutun. Du wirst merken, daß du im Grunde nichts zu verlieren hast. Dann kannst du dich auf ein wirkliches Leben im Diesseits konzentrieren. Welche Probleme müssen gelöst werden? Wie könntest du am besten damit umgehen? Diese Fragen sind konkret anzugehen, während dein »Wert« nur ein verschwommenes Hirngespinst ist.

Vielleicht hast du Angst davor, dich von etwas so lieb Gewordenem wie deinem »Wert« und deinem »wahren Ich« zu trennen. Aber vor was hast du eigentlich Angst? Welche schrecklichen Dinge könnten dir zustoßen? Im Grunde genommen gibt es nichts, was dich bedrohen könnte. Der folgende imaginäre Dialog wird das noch deutlicher machen. Nehmen wir einmal an, daß ich wertlos bin. Ich möchte, daß du ordentlich in diese Kerbe haust und versuchst, mich in Rage zu bringen.

Du: Du bist absolut wertlos!

Ich: Natürlich bin ich wertlos. Ich bin ganz deiner Meinung. Ich behaupte ja gar nicht, daß es nur irgendetwas an mir gibt, was mich »wertvoll« macht. Liebe, Anerkennung und Leistung können mir keinen besonderen Wert schenken, also muß ich mit der Tatsache fertig werden, daß ich keinen habe! Sollte das ein Problem für mich sein? Droht mir deshalb etwas Schlimmes?

Du: Na, es ist ja wohl klar, daß du unglücklich sein mußt. Du bist null und nichtig!

Ich: Nehmen wir an, ich bin null und nichtig. Na und? Warum soll ich jetzt besonders unglücklich sein? Bringt es irgendwelche Nachteile mit sich, wenn man »wertlos« ist?

Du: Wie kannst du überhaupt noch Achtung vor dir empfinden? Wie kann dich überhaupt noch jemand hochschätzen? Du bist nichts als Abschaum!

Ich: Vielleicht bist *du* dieser Meinung. Ich muß aber sagen, daß *ich* mich durchaus respektiere und eine Reihe anderer Leute auch. Ich sehe auch überhaupt keinen stichhaltigen Grund dafür. Du hast möglicherweise keine Achtung vor mir, aber ich sehe das nicht als Problem an.

Du: Aber wertlose Menschen *können* einfach nicht glücklich sein oder

Spaß am Leben haben. Du mußt einfach depressiv und verzweifelt sein. Alle Welt weiß, daß du eine absolute Null bist.

Ich: Warum rufst du nicht bei der Presse an und bittest sie, einen Artikel darüber zu schreiben. Ich sehe schon die Schlagzeile: »Furchtbare Entdeckung: Psychotherapeut wurde der Wertlosigkeit überführt!« Wenn ich wirklich so schlimm dran bin, läßt mich das ganz ruhig, denn dann habe ich ja nichts mehr zu verlieren. Ich kann mein Leben ohne Angst leben. Außerdem bin ich ja glücklich und habe Spaß am Leben, also kann es gar nicht so furchtbar sein, wenn man eine totale Null ist. Mein Motto lautet »Wertlosigkeit ist Spitze«. Vielleicht lasse ich mir ein T-Shirt mit diesem Aufdruck herstellen. Vielleicht sehe ich das auch nicht ganz richtig. Offenbar bist du wertvoll und ich nicht. Ist es wirklich so schön, »wertvoll« zu sein? Bist du deshalb ein besserer Mensch als ich?

Vielleicht stellst du dir jetzt die Frage, warum du überhaupt etwas tun solltest, wenn du deine Überzeugung, daß dein persönlicher Wert durch die erzielten Erfolge beeinflußt wird, aufgegeben hast. Man kann auch im täglichen Leben sehr viel Befriedigung empfinden, die völlig unabhängig ist von der Vorstellung eines persönlichen Werts. Während ich zum Beispiel diese Sätze schreibe, fühle ich mich ausgesprochen gut, das hat jedoch nichts damit zu tun, daß ich vielleicht glaube, besonders »wertvoll« zu sein, weil ich dieses Buch schreibe. Meine gute Laune ergibt sich einfach aus dem kreativen Prozeß, bestimmte Vorstellungen zusammenzufassen, zunächst etwas holprig wirkende Sätze neu zu formulieren und schließlich aus der Vorfreude darauf, daß du dieses Buch in Händen hältst und dir darüber Gedanken machst. Dieser Prozeß ist so etwas wie ein Abenteuer. Sich mit Dingen zu beschäftigen, in eine Sache verwickelt sein, ein Risiko eingehen, das alles können sehr anregende Erfahrungen sein. Für mich ist das Belohnung genug.

Vielleicht fragst du dich auch, welchen *Sinn* und *Zweck* das Leben ohne allgemeingültige Wertvorstellungen haben könnte. Auch das ist einfach zu beantworten. Anstatt dich an irgendeinem fiktiven »Wert« zu orientieren, kannst du jeden Tag aufs Neue nach Zufriedenheit, Vergnügen, Wissenszuwachs, Persönlichkeitswachstum und Kommunikation mit anderen streben. Du kannst dir realistische Ziele setzen und sie zu erreichen versuchen. Du wirst dabei so viel lohnende Dinge kennenlernen, daß dabei deine Vorstellungen von »persönlichem Wert« ganz in den Hintergrund treten, weil du damit nichts Konkretes anfangen kannst.

»Aber ich bin doch ein humanistisch gebildeter und geistig verantwortlicher Mensch«, magst du vielleicht entgegnen. »Mir wurde immer beigebracht, daß alle menschlichen Wesen einen bestimmten *Wert* haben, und ich kann mich von dieser Vorstellung nicht lösen.« Nun gut, wenn du die Sache so betrachtest, kann ich dir beipflichten, denn das bringt uns zugleich zu dem zweiten Weg in Richtung Selbstachtung.

Jeder Mensch besitzt demnach eine bestimmte »Werteinheit« von dem Moment an, in dem er geboren wird, bis zur Stunde seines Todes. Als kleines Kind bringst du wahrscheinlich nur geringe Leistungen zustande, dennoch bist du kostbar und wertvoll. Auch wenn du alt oder krank bist, müde oder schläfrig, oder wenn du ganz einfach »nichts« tust, hast du in diesem Sinne immer noch einen »Wert«. Dieser »Wert« kann nicht gemessen werden und kann sich niemals ändern, und er ist bei jedem einzelnen Menschen genauso hoch. Du kannst in deinem Leben sehr glücklich und zufrieden sein, indem du die Zeit auf schöpferische Weise nutzt, du kannst dich jedoch auch zerstörerisch verhalten und dich selbst ins Unglück stürzen. In beiden Fällen bleibt dein »Wert« der gleiche, und du verfügst in jedem Fall über die Möglichkeit einer glücklichen und selbstbewußten Lebensgestaltung. Weil du nichts daran ändern oder in Maßeinheiten pressen kannst, bringt es nicht viel ein, sich ständig damit zu befassen und sich daran orientieren zu wollen.

Paradoxerweise bringt dich dieser Lösungsansatz auf denselben Boden der Tatsachen zurück wie die vorhergehende Lösung. Es erscheint sinnlos und geradezu unverantwortlich, sich mit seinem abstrakten »Wert« zu beschäftigen, stattdessen ist es weitaus besser, sich auf sein eigenes Leben zu konzentrieren und das Beste daraus zu machen.

Mit welchen Problemen bist du heute konfrontiert? Was wirst du tun, um sie zu lösen? Derartige Fragen sind sinnvoll und nützlich, während dich endloses Sinnieren über deinen »persönlichen Wert« allenfalls zum Däumchendrehen bringt.

Hier ist der dritte Weg in Richtung Selbstachtung: Werde dir darüber klar, daß du dein Selbstwertgefühl nur dann verlieren kannst, wenn du dich selbst mit unsinnigen und unlogischen negativen Gedanken bedrängst. Selbstachtung kann als der Zustand definiert werden, den du erreichst, wenn du dir nicht ständig selbst ins Gewissen redest und dich ins schlechte Licht rückst, sondern dich dazu durchringst, derlei automatische Gedanken mit sinnvollen rationalen Entgegnungen zu bekämpfen. Sobald du das tust, wirst du ein ganz natürliches Gefühl der Freude und Selbstbestätigung empfinden. Kurz gesagt, es ist nicht deine Aufgabe, Flüsse zum Fließen zu bringen, es reicht schon, wenn du die Dämme einreißt, die ihren Lauf behindern.

Weil nur deine eigenen gedanklichen Verzerrungen dir deine Selbstachtung rauben können, wäre es unsinnig anzunehmen, daß irgendein »reales« Problem dein Selbstwertgefühl bestimmen könnte. Der Beweis dafür ist, daß viele Menschen, die unter extremen und sehr realen Verlusten zu leiden haben, dennoch kein bißchen von ihrer Selbstachtung verlieren.

Schließlich ist hier noch eine vierte Lösungsmöglichkeit: Selbstachtung als Entscheidung, dich selbst wie einen guten Freund zu behandeln. Stell dir vor, eine interessante Person, die du sehr respektierst, kommt unerwartet zu dir zu Besuch. Wie würdest du diese Person behandeln? Du würdest dich schön anziehen, deinem Gegenüber einen guten Wein und ein vortreffliches Abendessen vorsetzen und alles tun, um die Atmosphäre so angenehm wie möglich zu gestalten. Du würdest deinem Besucher deutlich zeigen, wie sehr du ihn schätzt, und wie geehrt du dich durch seinen Besuch fühlst. Warum behandelst du dich nicht selbst ganz genauso?

Am besten wäre es, wenn du ständig diese Einstellung zu dir hättest! Letztendlich bist du, ganz egal, wie sehr dich dieser Besucher beeindruckt hat, immer noch wichtiger als er. Warum solltest du dich also nicht *wenigstens* genausogut behandeln? Würdest du einem solchen Gast mit bösartigen und verdrehten Beschuldigungen auf die Nerven fallen? Würdest du gnadenlos nach seinen Schwächen und Mängeln Ausschau halten?

Warum tust du dir so etwas an?

Wenn du die Dinge einmal so betrachtest, wirkt deine Selbstquälerei reichlich töricht. Mußt du das Recht, dich derart liebevoll und aufmerksam zu behandeln, erst mühsam erwerben? Keineswegs. Selbstachtung ist eine an keine Bedingungen gebundene Feststellung, die darauf beruht, daß du all deine Stärken und Schwächen erkannt und akzeptiert hast. Du erkennst deine positiven Eigenschaften ohne falsche Bescheidenheit, aber auch ohne Überheblichkeit an, gibst aber ebenso all deine Fehler und Mängel zu, ohne dich deshalb in irgendeiner Weise minderwertig oder herabgesetzt zu fühlen. Diese Einstellung gibt deiner Selbstachtung und deinem Selbstgefühl eine feste Gestalt. Sie muß nicht erst und sie kann auch nicht durch mühsame Leistungen verdient werden.

Ausbruch aus der Leistungsfalle

Vielleicht denkst du jetzt: »All diese Philosophiererei über Leistungen und persönlichen Wert ist ja schön und gut. Schließlich hat dieser Dr. Burns gut reden. Er hat seine berufliche Karriere und sein Buch auf dem Markt, also fällt es ihm nicht schwer, *mir* zu erzählen, ich sollte nicht mehr an Leistungen denken. Das klingt genauso aufrichtig, wie wenn ein reicher Geldprotz einem Bettler weismachen will, daß Geld allein nicht glücklich macht. Die traurige Tatsache ist aber, daß ich mich *immer noch* miserabel fühle, wenn mir etwas nicht oder nur sehr kümmerlich gelingt. Ich bin mir sicher, daß mir das Leben wesentlich begeisternder und sinnvoller erscheinen würde, wenn ich Erfolg hätte. Wirklich glücklich sind eben doch nur die Leute, die das dicke Geld machen und die großen Entscheidungen treffen. Ich bin nur ein mieser, kleiner, mittelmäßiger Durchschnittsmensch. Ich habe noch nie etwas wirklich Herausragendes getan, also bin ich zwangsläufig nicht allzu glücklich und zufrieden. Wenn daran etwas nicht stimmen sollte, möchte ich dafür einen Beweis haben! Ich kann an all die schönen Worte nur dann glauben, wenn du mir zeigen kannst, wie ich dieses Lebensgefühl verändern kann.«

Betrachten wir ein paar Techniken, mit deren Hilfe du dich aus der Zwangsvorstellung befreien kannst, daß du etwas Herausragendes leisten müßtest, um das Recht zu erwerben, dich wertvoll und zufrieden zu fühlen.

Lege Widerspruch ein. Eine nützliche Methode sollte dir inzwischen schon zur Gewohnheit geworden sein: Lege immer wieder gegen die negativ verzerrten Gedanken, die deine Minderwertigkeitsgefühle verursachen, Widerspruch ein. Das hilft dir dabei zu erkennen, daß nicht deine tatsächliche Leistung das Problem ist, sondern die kritische Bewertung, mit der du dich selbst verunsicherst. Sobald du lernst, dein Tun realistisch einzuschätzen, wirst du dich selbst eher akzeptieren und mit dir zufriedener sein.

Klaus war Gitarrist in einer Rockgruppe und hoffte auf die große Karriere. Er kam zu mir in die Behandlung, weil er sich als Musiker nur »zweitklassig« fühlte. Seit er sich erinnern konnte, war er davon überzeugt, daß er ein »Genie« werden müsse, um von seiner Umwelt anerkannt zu werden. Er war gegenüber leisester Kritik schon sehr verletzlich und schürte oft auch selbst seine Verstimmung, wenn er sich selbst mit anderen, bekannten Musikern verglich. Er fühlte sich völlig am Boden zerstört, wenn er sich sagte: »Verglichen mit Keith Richard bin ich eine absolute Null.« Er war überzeugt, daß seine Freunde und Fans ihn auch als einen mittelmäßigen Rockmusiker ansahen und schloß daraus, daß er nie in den Genuß der angenehmen Seiten des Lebens kommen würde: Anerkennung, Bewunderung, Liebe usw.

Klaus benutzte die Zweispalten-Technik, um sein unsinniges und unlogisches Denken offenzulegen (vgl. Schaubild 13-1). Er erkannte, daß es ihm nicht an musikalischem Talent fehlte, sondern daß seine unrealistischen Denkmuster die Ursache seiner Probleme waren. Nachdem er sein verdrehtes Denken korrigiert hatte, steigerte sich sein Selbstvertrauen. Er beschrieb diese Entwicklung wie folgt: »Als ich meine Gedanken notierte und darauf antwortete, konnte ich sehen, wie unbarmherzig ich mir selbst gegenübergestanden hatte. Ich hatte plötzlich das Gefühl, daß ich etwas ändern könnte. Statt nur herumzusitzen und mich von den Argumenten bombardieren zu lassen, die ich mir selbst an den Kopf warf, hatte ich jetzt eine Abwehrwaffe, um zum Gegenangriff überzugehen.«

Tu das, was dir Spaß macht. Eine Annahme, die dein ganzes Denken allein um deine mehr oder minder große Leistungskraft kreisen läßt, ist die Vorstellung, daß wirkliches Glück sich nur in einer erfolgreichen beruflichen Karriere finden läßt. In Wirklichkeit braucht man für die meisten angenehmen Dinge, die das Leben bereithält, überhaupt keine große Leistung zu erbringen. Man braucht kein außergewöhnliches Talent, um sich an einem ganz normalen Waldspaziergang im Herbst zu erfreuen. Du mußt keine herausragenden Leistungen bringen, um dich an der herzlichen Umarmung deines kleinen Sohnes oder deiner kleinen Tochter erfreuen zu können. Du kannst enormen Spaß beim Volleyballspielen haben, auch wenn du nur ein mittelmäßiger Spieler bist. Es gibt so viele Dinge, die das Leben aufregend und interessant machen. Was hältst du z.B. von Musikhören oder Musikmachen? Radfahren? Schwimmen? Essen gehen? Verreisen? Lesen? Ein interessantes Gespräch führen? Etwas lernen? Sport? Sex? Du mußt kein Super-

Schaubild 13-1. Klaus' Versuch, mit seinem zwanghaften Gedanken fertig zu werden, daß er unbedingt »Der Größte« sein müsse.

Automatische Gedanken	*Rationale Entgegnungen*
1. Wenn ich nicht »der Größte« bin, schenken mir die Leute keinerlei Aufmerksamkeit.	1. (Alles-oder-nichts-Denken) Ganz egal, ob ich nun »der Größte« bin oder nicht - die Leute werden meine Musik hören, sie werden mich auf der Bühne sehen und positiv darauf reagieren.
2. Aber es mögen nicht *alle* Leute die Musik, die ich spiele.	2. Das trifft für alle Musiker zu, auch für Beethoven und Bob Dylan. Kein Musiker kann jeden Hörer zufriedenstellen. Ein paar Leute aber haben Spaß an meiner Musik. Außerdem reicht es schon, wenn mir meine Musik gefällt.
3. Wie kann mir aber meine Musik gefallen, wenn ich doch weiß, daß ich nicht »der Größte« bin?	3. Indem ich einfach die Musik spiele, die mir Spaß macht, genauso wie immer. Außerdem gibt es keinen Musiker, der beanspruchen könnte, »der Größte« zu sein. Also kann ich getrost aufhören, nach diesem Ziel zu streben.
4. Wenn ich aber talentierter und berühmter wäre, hätte ich mehr Anhänger. Wie kann ich glücklich sein, wenn ich auf miesen kleinen Bühnen spiele, während die Gruppen mit den großen Namen und der großen Ausstrahlung im Scheinwerferlicht stehen?	4. Wie viele Anhänger und wie viele Freundinnen brauche ich, um glücklich zu sein?
5. Aber ich habe das Gefühl, daß mich kein Mädchen wirklich lieben kann, bevor ich nicht einen großen Namen habe.	5. Es gibt genug andere Leute, die geliebt werden, obwohl sie in ihrem Bereich nur »mittelmäßig« sind. Muß ich wirklich unbedingt ein ganz großes Tier sein, bevor mich jemand lieben kann? Viele meiner Freunde haben ständig Verabredungen mit Mädchen, und sie sind bestimmt nicht außergewöhnlich.

mann oder besonders berühmt sein, um dich an diesen Dingen nach Herzenslust zu erfreuen. Es liegt an dir, welche Bedeutung du diesen Bereichen in deinem Leben einräumst. Ich will nicht sagen, daß Erfolg und Leistung keine erstrebenswerten Dinge sind. Das wäre genauso unrealistisch. Produktiv zu sein und Erfolg zu haben, kann durchaus befriedigend und erfreulich sein. Entscheidend ist jedoch, daß es, um glücklich zu sein, weder *notwendig* noch *ausreichend* ist, all seine Kraft in Arbeit und Leistung zu investieren.

Liebe und Achtung lassen sich nicht durch Schwerstarbeit verdienen, und man muß nicht unbedingt die Nummer eins sein, um ein erfülltes Leben zu führen und inneren Frieden zu erfahren.

KAPITEL 14

Mut zur Mittelmäßigkeit! Wie man mit Vollkommenheitsgelüsten fertig wird

Ich möchte dich auffordern, »mittelmäßig« zu sein. Erscheint dir diese Aussicht trist und langweilig? Nun gut, ich möchte nur, daß du es einen Tag lang versuchst. Nimmst du die Herausforderung an? Wenn du zusagst, kann ich dir zwei Dinge prophezeien. Erstens: Du wirst im Rahmen deiner »Mittelmäßigkeit« nicht sonderlich erfolgreich sein. Zweitens: Dessen ungeachtet wirst du mit dem, was du tust, äußerst zufrieden sein. Und wenn du dann weiterhin »mittelmäßig« bleibst, wird deine Zufriedenheit aller Wahrscheinlichkeit nach mehr und mehr zunehmen und sich in echte Lebensfreude verwandeln.

Davon handelt dieses Kapitel: Vollkommenheitsgelüste zu besiegen und sich echter Lebensfreude hinzugeben. Es gibt zwei Türen zur Erkenntnis. Die eine heißt »Vollkommenheit«, die andere »Mittelmäßigkeit«. Die erste Tür ist reich verziert, ungewöhnlich und verlockend. Sie führt dich in Versuchung. Du hast große Lust einzutreten. Die zweite Tür ist dürftig, schäbig und ganz gewöhnlich. Sie sieht nicht so aus, als wenn sich dahinter etwas Besonderes verbergen würde.

Wenn du die Tür der »Vollkommenheit« öffnest, wirst du dahinter unweigerlich eine dicke Mauer entdecken. Wenn du dennoch weitergehen willst, schlägst du dir Gesicht und Hände blutig und hast schließlich nichts als Kopfschmerzen. Hinter der gewöhnlichen, mittelmäßigen Tür würde sich dir ein paradiesischer Garten zeigen, aber weil du noch nie auf die Idee gekommen bist, durch diese Tür zu gehen, ist dir der Anblick bisher verwehrt geblieben.

Vielleicht glaubst du mir nicht, und du brauchst es auch nicht. Es ist gut, wenn du weiter skeptisch bist. Aber ich bitte dich zugleich, mir das Gegenteil nachzuweisen. Überprüfe das, was ich behauptet habe. Geh nur ein einziges Mal in deinem Leben durch diese Tür der »Mittelmäßigkeit«. Vielleicht bist du dann über alle Maßen erstaunt, was du dort findest. Ich will das näher erklären. »Vollkommenheit« ist die höchste und äußerste Illusion, die ein Mensch haben kann. Sie existiert nicht in Wirklichkeit. Es gibt keinerlei Vollkommenheit. Im Grunde handelt es sich um einen riesigen Betrug. Dir werden alle möglichen Reichtümer versprochen, und alles, was du bekommst, ist Elend. Je mehr du dich um Vollkommenheit bemühst, um so schlimmer ist schließlich deine Enttäuschung, denn du bist einer Idee nachgejagt, einer Vorstellung, die nicht mit der Realität in Einklang zu bringen ist. Alles kann stets aufs Neue verbessert werden, wenn man es nur genau genug betrachtet und kritisch genug ist - jeder Mensch, jede Idee, jedes Kunstwerk, jeder wissenschaftliche Ansatz, einfach alles. Wenn du ein Perfektionist bist, bist du zwangsläufig in allem, was du anfängst, zum Scheitern verurteilt.

Auch »Mittelmäßigkeit« ist eine Illusion, aber hier handelt es sich um eine gutartige Täuschung, eine nützliche gedankliche Konstruktion.

Wenn du bereit bist, diese auf den ersten Blick absurd klingende Hypothese zu untersuchen, können wir beginnen. Steigere dich nur nicht *zu sehr* in die Mittelmäßigkeit hinein, vielleicht kannst du so viel Wohlbefinden noch nicht vertragen.

Barbara war eine angehende Schriftstellerin, als sie zu mir zur Behandlung kam. Alle Arbeiten erledigte sie perfektionistisch und stellte übersteigerte Erwartungen und Forderungen an sich selbst. Sie beklagte sich, daß ihr ihre Freunde und auch alle anderen immer wieder sagten, sie solle doch endlich mit ihrem perfektionistischen Gehabe aufhören. Keiner von ihnen bemühte sich jedoch darum, ihr zu sagen, wie sie dabei am besten vorgehen sollte. Dieses Kapitel ist Barbara gewidmet.

Aber sie ist nicht die einzige, die in einer derart verzwickten Lage steckt. Bei meinen Vorlesungen und Unterweisungen bin ich schon oft von Psychotherapeuten gebeten worden, einen praxisorientierten Leitfaden zu schreiben, in dem die fünfzehn von mir entwickelten Techniken zur Überwindung von Perfektionismus dargestellt werden. Hier ist nun dieser Leitfaden. Die Methoden sind brauchbar, und du hast dabei nichts zu verlieren oder zu fürchten: Die Ergebnisse sind nicht unwiderruflich.

1. Der beste Ansatz, deinen Perfektionismus zu bekämpfen, ist die Infragestellung deiner Motivation. Schreibe eine Tabelle über die Vor- und Nachteile, die ein perfektionistisches Verhalten mit sich bringt. Du wirst erstaunt sein, wenn du siehst, daß es nicht unbedingt zu deinem Vorteil ist. Sobald du erkennst, daß dich dein perfektionistisches Denken tatsächlich gar nicht weiterbringt, wirst du es viel eher aufgeben können.

Barbaras Tabelle ist im Schaubild 14-1 abgebildet. Sie kam zu dem Schluß, daß ihr Perfektionismus ihr ganz offensichtlich keine Vorteile brachte. Schreibe jetzt deine eigene Tabelle. Lies erst weiter, wenn du damit fertig bist.

2. Die Auflistung der Vor- und Nachteile eines perfektionistischen Denkens mag dich vielleicht dazu veranlassen, einige deiner Grundannahmen durch Experimente zu überprüfen. Genauso wie viele andere Menschen glaubst du vielleicht, daß du ohne Perfektionsstreben nichts erreichen würdest. Wahrscheinlich hast du diese Hypothese noch nie in Frage gestellt, weil du aus tiefer Gewohnheit daran glaubst, unzulänglich zu sein. Hast du

Schaubild 14-1. Barbaras Tabelle der Vor- und Nachteile ihres Perfektionsstrebens. Sie kam zu dem Schluß, daß die Nachteile ganz offensichtlich weitaus stärker sind als der eine mögliche Vorteil.

Vorteile meines Perfektionsstrebens	*Nachteile meines Perfektionsstrebens*
1. Möglicherweise entstehen dadurch gute Arbeitsergebnisse. Ich bemühe mich sehr, etwas Außergewöhnliches zu erreichen.	1. Ich werde dadurch so verkrampft und nervös, daß ich keine guten Arbeitsergebnisse erreichen kann.
	2. Ich habe Angst davor, bestimmte Fehler zu riskieren, die unweigerlich auftreten, wenn man nach außergewöhnlichen Ergebnissen strebt.
	3. Ich stehe mir selbst ungeheuer kritisch gegenüber. Ich habe keine Freude am Leben, weil ich meine Erfolge nicht genießen kann.
	4. Ich kann mich nie richtig entspannen, weil ich immer wieder irgendetwas finde, das *nicht perfekt* ist. Daraufhin werde ich wiederum selbstkritisch.
	5. Weil ich im Grunde nie wirklich perfekt sein kann, bin ich ständig deprimiert.
	6. Ich verhalte mich anderen gegenüber intolerant. Letztendlich werde ich kaum noch Freunde haben, weil die Leute es nicht besonders mögen, wenn sie ständig kritisiert werden. Ich entdecke bei anderen Menschen so viele Fehler, daß ich ihnen nicht mehr warm und herzlich gegenübertreten kann.
	7. Mein Perfektionsstreben hindert mich daran, neue Dinge auszuprobieren und Entdeckungen zu

machen. Ich habe derartige Angst vor Fehlern, daß ich kaum etwas unternehme und nur dieselben vertrauten Dinge tue, in denen ich gut bin. Als Ergebnis davon wird meine Welt klein und eng, und ich langweile mich, weil es keine Herausforderungen für mich gibt.

---

schon jemals daran gedacht, daß du nicht *wegen* sondern *trotz* deines perfektionistischen Denkens bestimmte Erfolge erzielst?

Um das herauszufinden, bietet sich folgendes Experiment an. Wenn du bei verschiedenen Aktivitäten deine Anforderungen unterschiedlich gestaltest, kannst du sehen, ob sich deine Leistungen je nach den angelegten hohen, mittleren und niedrigen Anforderungen verändern. Die Ergebnisse werden dich überraschen. Ich habe das selbst bei meiner publizistischen Arbeit, bei der Therapie meiner Patienten und auch beim Jogging ausprobiert. In all diesen Fällen war ich sehr angenehm überrascht zu entdecken, daß ich bei einer Senkung der Selbstanforderungen nicht nur ein besseres Gefühl zu den jeweiligen Tätigkeiten bekam, sondern auch tatsächlich erfolgreicher war.

Ich fing im Januar 1979 zum ersten Mal in meinem Leben mit dem Joggen an. Ich wohne in einer sehr hügeligen Gegend, und infolgedessen kam ich anfänglich höchstens zweihundert bis dreihundert Meter weit, um dann verschnaufen zu müssen. Statt mein Ziel nun von Tag zu Tag höher zu stecken, nahm ich mir jeden Tag eine geringere zu bewältigende Wegstrecke vor. Als Folge davon konnte ich mein jeweiliges Ziel mit Leichtigkeit erreichen. Das gab mir ein derart gutes Gefühl, daß ich noch ein gutes Stück weiterlief. Im Endeffekt war ich dann wesentlich weiter gelaufen, als ich mir ursprünglich vorgenommen hatte. Nach einigen Monaten war ich so weit, daß ich die zehntausend Meter im hügeligen Terrain mit beträchtlicher Geschwindigkeit laufen konnte. Niemals gab ich dabei mein Grundprinzip auf, jeweils weniger als am Tag zuvor zu erreichen. Aufgrund dieser Regel fühlte ich mich beim Laufen niemals enttäuscht und vom Scheitern bedroht. Es gab oft genug Tage, an denen ich aufgrund von Anspannung und Müdigkeit *tatsächlich* nicht so weit und nicht so schnell lief wie am vorherigen Tag. Am heutigen Tag z.B. konnte ich lediglich 800 Meter laufen, weil ich eine Erkältung habe und meine Lunge mir das Weiterlaufen verbat. Also sagte ich mir, daß dies genau die Strecke war, die ich heute laufen sollte, und war froh darüber, mein Ziel erreicht zu haben.

Versuch es einmal mit dieser Methode. Plane irgendeine Aktivität und gib dich statt mit 100% mit 80%, 60% oder auch nur 40% zufrieden. Du wirst sehen, wieviel Spaß du daraufhin an der Sache hast und was am Ende tatsächlich dabei herauskommt. Hab den Mut zur Mittelmäßigkeit! Es gehört in der Tat viel Mut dazu, aber du kannst dich dadurch selbst in Erstaunen versetzen.

3. Wenn du unter deinem zwanghaften Perfektionsstreben leidest, glaubst du vielleicht, daß du ohne das Ziel, möglichst vollkommen zu sein, keine maximale Freude am Leben und kein wirkliches Glück finden könntest. Du kannst diese Annahme mit Hilfe der »Anti-Perfektionismus-Tabelle« einem Test unterziehen. Notiere eine Reihe von Aktivitäten, die du unternommen hast, wie z.B. Zähneputzen, einen Apfel essen, einen Spaziergang machen, den Rasen mähen, in der Sonne liegen, ein Referat schreiben usw. Schätze nun ein, wie perfekt du die jeweilige Tätigkeit bewerkstelligt hast, indem du eine Skala von 0 bis 100 % benutzt. Danach schätzt du ein, wie befriedigend jede einzelne Tätigkeit für dich gewesen war.

Auf diese Weise kannst du die trügerische Beziehung zwischen Perfektionismus und erreichter Befriedigung aufbrechen. Hier ist ein Beispiel: In Kapitel 4 erwähnte ich einen Arzt, der überzeugt war, er müsse in jeder Hinsicht vollkommen sein. Ganz egal, wieviel er erreicht hatte, setzte er immer wieder seine Maßstäbe ein kleines bißchen höher und fühlte sich dann unglücklich. Ich sagte ihm, er wäre ein Weltmeister im Alles-oder-nichts-Denken. Er stimmte mir zu, wandte aber ein, daß er nicht wisse, was er dagegen unternehmen könne. Ich überzeugte ihn davon, seine Stimmungen und Leistungen mit Hilfe der »Anti-Perfektionismus-Tabelle« zu überprüfen. Einmal mußte er am Wochenende in seiner Wohnung ein Rohr reparieren, weil die Küche unter Wasser stand. Er hatte vom Klempnern keine große Ahnung, aber es gelang ihm, den Schaden zu beheben und das Rohr zu flicken. In der Tabelle notierte er hierbei 99 % Befriedigung (vgl. Schaubild 14-2). Weil er zum ersten Mal ein Rohr reparierte, schätze er seine Geschicklichkeit mit lediglich 20 % ein. Er hatte die Sache zwar letztendlich geschafft, aber es hatte ziemlich viel Zeit in Anspruch genommen und bedurfte der fachmännischen Ratschläge eines Nachbarn. Im Gegensatz dazu blieb jedoch die Befriedigung bei Tätigkeiten, die er hervorragend erledigte, vergleichsweise gering. Diese Erfahrung machte ihm klar, daß er nicht nur an den Dingen Freude haben könnte, in denen er weitgehend perfekt war, und daß Perfektionsstreben und Hochleistungen noch keinerlei Garantie für persönliches Glück gaben, sondern im Gegenteil weit häufiger geringe Befriedigungsmöglichkeiten ergaben. Er kam zu dem Schluß, daß er entweder sein zwanghaftes Perfektionsstreben aufgeben müsse, wofür er sich mehr Lebensfreude und höhere Kreativität einhandeln könnte, oder sein persönliches Glück als zweitrangig zu betrachten und weiterhin nach Glanzleistungen zu streben, was ihm ständige Anspannung und verringerte Kreativität bescheren würde.

Für was würdest du dich entscheiden? Versuche es einmal mit der »Anti-Perfektionismus-Tabelle« und prüfe dich selbst.

4. Nehmen wir an, du hast zumindest versuchsweise dein Perfektionsstreben aufgegeben, um zu sehen, was jetzt geschieht. Dennoch geht dir immer noch die schleichende Annahme im Kopf herum, daß du, wenn du nur woll-

Schaubild 14-2. Die Anti-Perfektionismus-Tabelle

Aktivität	*Wie erfolgreich verlief die Tätigkeit (0-100 %)*	*Wie befriedigend war die Tätigkeit (0-100 %)*
Reparatur eines undichten Rohres in der Küche	20 % (Es dauerte ziemlich lange, und ich machte eine Reihe von Fehlern.)	99 % (Ich habe es geschafft!)
Vorlesung vor Medizinstudenten	98 % (Ich erhielt sehr viel Beifall.)	50 % (Ich erhalte fast immer viel Beifall, ich war von meiner Leistung nicht sonderlich beeindruckt.)
Tennisspielen nach der Arbeit	75 % (Ich verlor das Spiel, aber ich spielte ganz gut.)	95 % (Ich fühlte mich wirklich gut. Ich hatte Spaß am Spielen und lernte etwas dabei.)
Arbeit an der letzten Fassung eines Aufsatzes	75 % (Ich korrigierte eine Reihe von Fehlern und fand flüssigere Formulierungen.)	15 % (Ich sagte mir immer wieder, daß dies immer noch nicht der Weisheit letzter Schluß sei und fühlte mich ziemlich enttäuscht.)
Gespräch mit einem Studenten über seine Berufsaussichten	50 % (Ich tat nichts Besonderes. Ich hörte ihm lediglich zu und machte ihm ein paar Vorschläge, die ohnehin auf der Hand lagen.)	90 % (Er war von dem Gespräch sichtlich angetan, und das gab auch mir ein gutes Gefühl.)

test, sehr wohl wenigstens in einigen Bereichen perfekt sein könntest und dir dafür eine magische Belohnung winken würde. Wir wollen genauestens untersuchen, ob dieses Ziel realistisch ist. Gibt es irgendein Vollkommenheitsideal, das tatsächlich mit der Realität übereinstimmt? Ist dir jemals irgendetwas begegnet, das dir so perfekt erschien, daß es keinerlei Verbesserung mehr bedurfte?

Um das zu überprüfen, empfiehlt es sich, sich einmal in seiner Umwelt umzuschauen, um zu sehen, was daran verbessert werden könnte. Nimm z.B. die Art, wie ein(e) Bekannte(r) sich kleidet, die Gestaltung eines Blumenstraußes, die Farbe und Bildschärfe eines Farbfernsehers, die Qualität der Stimme einer Sängerin, die Verständlichkeit dieses Buchkapitels usw.

usf. Ich bin sicher, daß du überall etwas finden kannst, was verbessert werden könnte.

5. Eine weitere Methode, um Perfektionsstreben zu überwinden, verlangt eine Auseinandersetzung mit den dahinterstehenden Ängsten. Angst ist der Treibstoff, der dich dazu zwingt, unbedingt höchsten Maßstäben gerecht werden zu wollen. Wenn du dich dazu durchringst, dein Perfektionsstreben aufzugeben, wirst du anfänglich mit diesen Ängsten konfrontiert werden. Immerhin gibt dir dein Perfektionsstreben auch gewisse Belohnungen und Vergünstigungen, indem es dich möglicherweise vor Kritik, Ablehnung und Scheitern bewahrt. Fängst du an, bestimmte Dinge ein bißchen weniger perfekt anzugehen, wirst du dich zunächst auf recht schwankenden Füßen bewegen.

Ist man sich nicht darüber klar, welche gewaltige Rolle bestimmte Ängste bei perfektionistischen Verhaltensweisen spielen, wird einem das pedantische Verhalten von perfektionistischen Leuten völlig unverständlich erscheinen und einen bisweilen rasend machen. Da gibt es z.B. eine seltsame Erscheinung, die sogenannte »zwanghafte Langsamkeit«, deren Opfer zwanghaft darauf fixiert sind, Dinge »richtig« zu machen, so daß ganz einfache alltägliche Arbeiten sie total aufreiben.

Was ist die Motivation dieser übermäßig exakten und übereifrigen Menschen? Was sie zu dieser sinnlosen Jagd nach Vollkommenheit veranlaßt, ist Angst. In dem Moment, wo sie ihr Treiben unterbrechen, werden sie von wachsender Verunsicherung gepackt, die sich schnell zu schrecklichen Angstgefühlen steigert. Das zwingt sie dazu, ihr zwanghaftes Ritual wieder aufzunehmen, um durch diese verzweifelte Anstrengung möglicherweise Erleichterung zu finden.

Du hast vielleicht bei dir selbst schon bestimmte zwanghafte Neigungen festgestellt, wenn auch in wesentlich schwächerem Ausmaß. Hast du dich nicht schon einmal unerbittlich dazu gezwungen, nach irgendeinem mehr oder weniger wichtigen Gegenstand, wie einem verlegten Füllhalter oder Schlüssel Ausschau zu halten, obwohl du wußtest, daß es am besten wäre, die Sache zu vergessen und abzuwarten, bis du den Gegenstand zufällig wiederfinden würdest? Du tust das, weil es dir unheimlich schwer fällt, die Suche ergebnislos abzubrechen. In dem Moment, wo du aufgeben willst, fühlst du dich unbehaglich und nervös. Du hast plötzlich das Gefühl, ohne den verlorenen Gegenstand nicht ganz vollständig zu sein, als würde dadurch dein ganzes Leben ins Ungleichgewicht gebracht!

Eine Methode, um mit diesen Ängsten umzugehen und sie schließlich zu besiegen, nennt sich »Reaktions-Vermeidung«. Das Grundprinzip ist dabei einfach und offensichtlich. Du weigerst dich, deiner perfektionistischen Gewohnheit nachzugehen, und läßt es zu, daß du mit Ängsten und Beunruhigung erfüllt wirst. Versuche hartnäckig durchzuhalten, und laß dich nicht weichmachen, ganz egal, wie stark deine Unruhe wird. Bleibe hart, auch wenn deine Unruhe ihr Maximum erreicht. Nach einer gewissen Zeit wird der Zwang zurückgehen und schließlich ganz und gar verschwinden. Wenn du an diesem Punkt angelangt bist - was mehrere Stunden oder auch nur zehn bis fünfzehn Minuten dauern kann - hast du gewonnen.

Überprüfen wir ein einfaches Beispiel. Nehmen wir an, du hast die Gewohnheit, jeweils mehrmals nachzuprüfen, ob du auch wirklich die Haus- oder Autotür abgeschlossen hast, um ganz sicherzugehen.

Sicherlich ist es angebracht, dies jeweils einmal nachzuprüfen, alles was jedoch darüber hinausgeht, ist unsinnig und überflüssig. Wenn du das nächste Mal dein Auto irgendwo abgestellt hast, verschließe die Türen und geh deinen Geschäften nach.

Wehre dich dagegen, die Türen noch einmal zu überprüfen. Du wirst dich unbehaglich fühlen. Du wirst versuchen, dich zu überzeugen, daß es besser wäre, noch einmal zurückzugehen und nachzuschauen, um ganz sicher zu sein, abgeschlossen zu haben. Tue es nicht. Stattdessen kannst du alle ein bis zwei Minuten den Grad deiner Beunruhigung in der »Reaktions-Vermeidungs-Tabelle« registrieren (vgl. Schaubild 14-3), solange, bis die Beunruhigung verschwunden ist. Wenn du soweit bist, hast du bereits gewonnen. Oft genügt ein solcher Versuch, um gänzlich mit einer derartigen Angewohnheit zu brechen, mitunter mußt du auch mehrere Versuche unternehmen oder ab und zu ein bestimmtes Experiment wiederholen. Viele schlechte Angewohnheiten verlaufen nach demselben Schema wie z.B. die diversen Kontrollrituale (kontrollieren, ob der Ofen aus ist oder ob die Post im Briefkasten liegt usw.), Putzrituale (zwanghaftes Händewaschen oder exzessive Wohnungsreinigung) und dergleichen mehr. Wenn du wirklich den Wunsch hast, dich von diesen Neigungen zu befreien, wirst du die »Reaktions-Vermeidungs-Technik« sicherlich sehr hilfreich finden.

6. Du wirst dich fragen, was eigentlich die Ursache dieser seltsamen Ängste ist, die dich zum Perfektionismus treiben. Du kannst mit Hilfe der »Vertikalen Pfeil-Technik« (vgl. Kapitel 10) die stillschweigenden Grundannahmen enthüllen, die dein rigides und angespanntes Verhältnis zum Leben bestimmen.

Ein Student namens Fred war derart damit beschäftigt, ein Referat möglichst optimal zu schreiben, daß er ein ganzes Jahr lang nicht zu Vorlesungen ging, um an dem Thema zu arbeiten. So hoffte er, die Ängste zu umgehen, die ihm bevorstanden, wenn er ein Produkt vorlegte, mit dem er nicht gänzlich zufrieden war. Als er sich endlich in der Lage fühlte, das Referat vorzulegen, schrieb sich Fred wieder an der Universität ein, gleichzeitig kam er jedoch wegen seines Perfektionismus' in psychotherapeutische Behandlung. Er hatte erkannt, daß er auf diese Weise kaum vor Ablauf seines Lebens mit dem Studium fertig werden würde.

Als er am Ende des nächsten Semesters ein weiteres Abschlußreferat abgeben sollte, wurde er wieder mit Ängsten konfrontiert. Der Professor stellte ihm diesmal das Ultimatum, das Referat pünktlich bis 18 Uhr am vereinbarten Termin abzugeben. Ansonsten würde die Bewertung für jeden Tag, an dem das Referat zu spät einging, um eine volle Note gesenkt werden. Weil Fred eine angemessene Fassung des Referats erarbeitet hatte, war ihm klar,

Schaubild 14-3. Die Reaktions-Vermeidungs-Tabelle. Registriere alle ein bis zwei Minuten den Grad deiner Beunruhigung und deine automatischen Gedanken, solange, bis du dich total entspannt fühlst. Das hier aufgeführte Experiment wurde von einem Mann durchgeführt, der unter der Angewohnheit litt, immer wieder zwanghaft zu kontrollieren, ob er seine Autotür verschlossen hatte.

Uhrzeit	*Ausmaß an Beunruhigung und Unbehaglichkeit (0-100 %)*	*Automatische Gedanken*
16.00	80 %	Was ist, wenn jetzt jemand das Auto klaut?
16.02	95 %	Es ist lächerlich. Warum gehe ich nicht einfach zurück und überzeuge mich, daß das Auto abgeschlossen ist?
16.04	95 %	Vielleicht sitzt jetzt schon ein Dieb in meinem Auto! Ich halte das nicht aus!
16.06	80 %	
16.08	70 %	
16.10	50 %	
16.12	20 %	Das ist langweilig, immer daran zu denken. Das Auto wird schon in Ordnung sein.
16.14	5 %	
16.16	0 %	Hurra! Ich hab's geschafft!

daß es nicht besonders schlau wäre, daran noch herumzukorrigieren und es zu überarbeiten, so daß er es, wenn auch widerwillig, um 16.55 Uhr abgab, obwohl er wußte, daß darin eine Reihe von Tippfehlern enthalten waren und einige Abschnitte, mit denen er noch nicht restlos zufrieden war. In dem Moment, in dem er das Referat abgab, begann seine Angst zu wachsen. Sie stieg von Minute zu Minute, und er wurde bald von einer solchen Panik überschüttet, daß er mich spät abends noch zu Haus anrief. Er war überzeugt, daß ihm irgendetwas Schreckliches zustoßen würde, weil er ein fehlerhaftes Referat eingereicht hatte.

Ich schlug ihm vor, die »Vertikale Pfeil-Technik« zu benutzen, um herauszufinden, wovor er eine solche Angst hatte. Sein erster automatischer Gedanke war: »Das, was ich geschrieben habe, ist bestimmt kein besonders gutes Referat«. Er schrieb das auf (vgl. Schaubild 14-4) und fragte sich dann: »Wenn das wahr wäre, warum wäre es dann ein Problem für mich?« Diese Frage brachte den enervierenden Gedanken zum Vorschein, der dahinter gelauert hatte. Auf diese Weise konnte Fred die tieferen Schichten seiner Ängste offenlegen, bis schließlich die tiefsten Ursachen seiner Panikgefühle und seines Perfektionismus zutage traten. Seine stillschweigenden Grundannahmen waren jetzt ganz offensichtlich:

1. Ein Fehler und meine ganze Laufbahn ist ruiniert.
2. Die anderen verlangen Perfektion und Erfolg von mir und würden mich verachten, wenn ich hinter ihren Erwartungen zurückbleiben würde.

Nachdem er seine enervierenden automatischen Gedanken aufgeschrieben hatte, war er in der Lage, seine Denkfehler zu bestimmen. Drei gedankliche Verzerrungen erschienen am häufigsten: Alles-oder-nichts-Denken, Gedankenlesen und falsche Vorhersagen. Die Verzerrungen sorgten dafür, daß er in einem rigiden, zwanghaften, perfektionistischen und um Zustimmung buhlenden Verhältnis zum Leben gefangen war. Indem er sie durch rationale Entgegnungen ersetzte, wurde ihm klar, wie unrealistisch seine Ängste waren, was seine Panikgefühle wesentlich entschärfte.

Fred blieb dennoch weiterhin skeptisch, weil er nicht völlig überzeugt war, daß nicht doch noch eine Katastrophe auf ihn zukäme. Er brauchte einen praktischen Beweis, um sich überzeugen zu lassen. Weil er sich sein ganzes Leben bemüht hatte, alles übermäßig exakt und sorgfältig zu erledigen, konnte er jetzt, wo er etwas Abstand genommen hatte, nicht sicher sein, daß sich nicht doch etwas Furchtbares ereignen würde. Zwei Tage später erhielt er dann den benötigten Beweis.

Als er sein Referat abholte, sah er, daß es mit »Eins« benotet worden war. Die Tippfehler waren vom Professor korrigiert worden. Außerdem hatte er eine Bemerkung daruntergeschrieben, die viel Lob und ein paar wertvolle Hinweise zum Weiterarbeiten enthielt.

Trennst du dich von deinem Perfektionsstreben, setzt du dich anfänglich auch einem gewissen Maß an Unannehmlichkeiten aus. Dies kann jedoch zugleich eine einmalige Gelegenheit sein, mit Hilfe der »Vertikalen Pfeil-Technik« etwas über die Ursachen deiner Ängste zu erfahren. Anstatt vor

Schaubild 14-4. Fred benutzte die »Vertikale Pfeil-Technik«, um die Ursachen seiner Ängste aufzudecken, die ihn bei der Vorstellung plagten, ein möglicherweise »fehlerhaftes« Referat abgegeben zu haben. Dadurch wurde ihm ein Teil des Schreckens genommen. Die Fragen neben jedem abwärts gerichteten Pfeil richtete Fred an sich selbst, um so den nächsten automatischen Gedanken auf einer Ebene tiefer zu enthüllen. Indem er auf diese Weise Schale um Schale abstreifte, stieß er zu den stillschweigenden Grundannahmen vor, die die Ursache und die Wurzel seines Perfektionsstrebens bildeten.

Automatische Gedanken	*Rationale Entgegnungen*
1. Das, was ich geschrieben habe, ist bestimmt kein besonders gutes Referat. ▼ »Wenn das wahr wäre, warum ist es dann ein Problem für mich?«	1. Alles-oder-nichts-Denken. Das Referat ist durchaus gelungen, auch wenn es nicht perfekt ist.
2. Der Professor wird all die Tippfehler und fehlerhaften Abschnitte entdecken. ▼ »Und warum ist das ein Problem für mich?«	2. Geistiger Filter. Sicherlich wird er Tippfehler entdecken, aber schließlich liest er das gesamte Referat. Darin sind auch ein paar ausgesprochen gute Abschnitte enthalten.
3. Er wird meinen, ich würde mich nicht besonders anstrengen. ▼ »Und wenn er das annimmt. Was bedeutet das?«	3. Gedankenlesen. Ich kann nicht wissen, ob er das meinen wird. Wenn es tatsächlich so wäre, würde das aber auch noch nicht das Ende der Welt bedeuten. Es gibt viele Studenten, die sich bei ihren Referaten nicht besonders anstrengen. Außerdem habe ich mich ja angestrengt, wenn er also das Gegenteil annehmen würde, würde er falsch liegen.
4. Ich werde ihn enttäuschen. ▼ »Wenn das wahr wäre, und er wirklich enttäuscht wäre, warum würde mich das so beunruhigen?«	4. Alles-oder-nichts-Denken, falsche Vorhersage. Ich kann nicht für immer und alle Zeiten alle Welt zufriedenstellen. Er war bisher überwiegend mit meinen Arbeiten zufrieden. Wenn er über dieses Referat ent-

täuscht ist, wird er das sicher überleben.

5. Ich bekomme auf das Referat ei-eine Vier oder Fünf.
   ▼ »Wenn das so wäre - was dann?«

5. Emotionale Beweisführung, falsche Vorhersage.
   Ich habe ein solches Gefühl, weil ich beunruhigt bin. Aber ich kann nicht in die Zukunft sehen. Vielleicht bekomme ich eine Zwei oder Drei, es ist aber sehr unwahrscheinlich, daß ich schlechter als Vier bin.

6. Das würde meine akademische Laufbahn zerstören.
   ▼ »Und was würde daraus folgen?«

6. Alles-oder-nichts-Denken, falsche Vorhersage.
   Es unterlaufen anderen Leuten oft genug irgendwelche Schnitzer, ohne daß dadurch ihr Leben zerstört würde. Warum kann nicht auch mir bisweilen ein Schnitzer unterlaufen?

7. Das würde bedeuten, daß ich nicht der gute Student wäre, der ich eigentlich sein sollte.
   ▼ »Warum würde mich das derart aufregen?«

7. Selbstanforderung.
   Wer hat mir diese Regel auferlegt, daß irgendetwas für alle Zeit sein »sollte«? Wer hat gesagt, daß ich dazu bestimmt und moralisch verpflichtet wäre, nach bestimmten Maßstäben zu leben?

8. Die Leute werden wütend auf mich sein. Ich werde ein Versager sein.
   ▼ »Nehmen wir an, sie wären wütend auf mich und ich wäre ein Versager, warum wäre das so furchtbar«

8. Falsche Vorhersage.
   Wenn jemand auf mich wütend ist, ist das sein eigenes Problem. Ich kann nicht immer alle Leute zufriedenstellen, das wäre zu anstrengend. Mein Leben würde dann nur noch aus Anspannung und Eifer bestehen. Wahrscheinlich ist es besser, wenn ich mir meine eigenen Maßstäbe setze, auch wenn ich dabei gelegentlich die Verärgerung anderer Leute riskiere. Wenn ich ein schlechtes Referat geschrieben habe, macht mich das noch nicht zum »Versager«.

9. Ich würde dann von allen verachtet werden und ganz allein sein. ▼ »Und was dann?«	9. Falsche Vorhersage. Ich würde ganz bestimmt nicht von *allen* verachtet werden.
10. Allein bin ich zwangsläufig unglücklich.	10. Abwertung des Positiven. Ich habe einige meiner glücklichsten Momente erlebt, als ich allein war. Mein »Unglück« hat nichts damit zu tun, daß ich möglicherweise allein bin, sondern ergibt sich aus meiner Angst vor Ablehnung und meinen selbstgesetzten Anforderungen, die mich zur Orientierung an perfektionistischen Maßstäben nötigen.

deiner Angst davonzulaufen, kannst du ruhig stehenbleiben und dich dem Verfolger stellen! Frage dich, wovor du eigentlich Angst hast und was das Schlimmste wäre, was dir in dieser Situation zustoßen könnte. Schreibe dann genauso wie Fred deine automatischen Gedanken nieder, und stelle sie auf die Probe. Es gehört sicherlich etwas Mut dazu, aber wenn du hart bleibst und die Unannehmlichkeiten ertragen kannst, wirst du deine Ängste in den Griff kriegen. Sie beruhen letztendlich auf Trugbildern. Die Ermunterung, die du bei dieser Übung erfährst, kann dich auch für künftige Situationen wappnen und dir ganz allgemein eine größere Selbstsicherheit verleihen. Vielleicht ist dir folgender Gedanke in den Sinn gekommen:

Was wäre, wenn Fred statt einer Eins nur eine Zwei, Drei, Vier oder gar eine Fünf bekommen hätte? Was dann? In Wirklichkeit wird so etwas selten vorkommen. Dein Perfektionismus gibt dir in aller Regel einen derart großen Spielraum von Sicherheit, daß du durchaus deine Anstrengungen wesentlich reduzieren kannst, ohne daß darunter die Qualität deiner Leistungen leidet. Dennoch kann und wird es für jeden Menschen gelegentlich Mißerfolge geben, und es ist nützlich, sich rechtzeitig auf diese Möglichkeit vorzubereiten, um aus dieser Erfahrung Nutzen zu ziehen. Am sinnvollsten ist es, sich schon zuvor klarzumachen, daß man bei allem, was geschieht, nie wirklich verlieren kann. Welchen Nutzen kann man aus einem echten Mißerfolg ziehen? Es ist ganz einfach. Erinnere dich daran, daß dein Leben dadurch nicht betroffen ist. Bist du ein Student, der sonst nur Einsen erzielt, kann es für dich nichts Besseres geben, als auch einmal »nur« eine Zwei zu bekommen. Du erkennst dadurch, daß du eben auch »nur« ein Mensch mit menschlichen Schwächen bist. Eine derartige Erfahrung stärkt deine Persönlichkeit. Eine wirkliche Tragödie ereignet sich dort, wo ein(e) Student(in) so hervorragende Leistungen bringt, daß er (oder sie) aufgrund *übermäßiger*

Anstrengungen gar nicht die Chance hat, irgendwo einmal ein bißchen schlechter abzuschneiden. Das Paradoxe an dieser Situation ist, daß der akademische Erfolg einen sehr gefährlichen Nebeneffekt hat. Er kann Menschen psychisch so stark belasten, daß deren Leben nur noch aus dem verzweifelten Versuch besteht, mit der Angst fertig zu werden, irgendwann einmal nicht ganz so perfekt zu sein. Ihre Laufbahn mag reich an Leistungen und Erfolgen sein, aber es fehlt ihnen oft jegliche Lebensfreude.

Eine weitere Methode zur Beseitigung von Perfektionismus konzentriert sich darauf, eine »Prozeßorientierung« zu entwickeln. Das heißt, daß du dich eher mit dem Ablauf bestimmter Tätigkeiten beschäftigst als mit ihrem Ergebnis und daran ihren Wert mißt.

Als ich meine Praxis eröffnete, glaubte ich, ich müßte in jeder einzelnen Sitzung bei jedem Patienten außergewöhnliche Erfolge erzielen. Ich nahm an, daß sowohl meine Patienten als auch meine Kollegen so etwas von mir erwarteten, also arbeitete ich den ganzen Tag bis zur totalen Erschöpfung. Teilte mir ein Patient mit, daß ihm die Sitzung etwas gebracht hätte, sonnte ich mich in dem Erfolg und fühlte mich wie im siebten Himmel. Reagierte jedoch ein Patient negativ auf die Sitzung oder kam mit Ausflüchten, fühlte ich mich miserabel und glaubte, versagt zu haben.

Dieses ewige Hin und Her machte mich ziemlich fertig, und ich erörterte das Problem mit meinem Kollegen Dr. Beck. Seine Bemerkungen waren außerordentlich hilfreich, so daß ich sie gerne weitergeben möchte. Er schlug mir vor, ich sollte mir vorstellen, daß ich eine Tätigkeit als Kraftfahrer hätte und jeden Tag ein Auto zu einem bestimmten Ziel fahren müßte. An einigen Tagen würde ich überall bei Grün über die Ampeln kommen und sehr schnell am Ziel sein.

An anderen Tagen wären jedoch die meisten Ampeln rot, und Stauungen würden den Verkehr behindern, so daß die Fahrt wesentlich länger dauern würde. Meine Fähigkeiten als Fahrer wären jedoch an allen Tagen gleich gut, warum sollte ich also nicht auch gleichermaßen mit meiner Arbeit zufrieden sein?

Er schlug mir vor, diese neue Betrachtungsweise zu erleichtern, indem ich mich von vorneherein gegen die Vorstellung wehrte, bei jedem Patienten außergewöhnliche Dinge bewirken zu wollen. Stattdessen könnte es auch mein Ziel sein, in jeder Sitzung, ganz egal wie der Patient reagierte, ausreichende gleichbleibende Anstrengungen zu seinem Wohl zu unternehmen. Auf diese Weise hätte ich ständig das Gefühl, erfolgreich zu sein.

Wie kann man sich z.B. als Schüler oder Student ablaufsorientierte Ziele setzen? Du kannst dir vornehmen, 1. dem Lehrer oder Professor zuzuhören, 2. aufmerksam zu sein und dir Notizen zu machen, 3. die dazugehörigen Fragen zu stellen, 4. auch zu Hause jeden Tag etwas zu lernen, 5. alle zwei bis drei Wochen deine Notizen und Arbeitspapiere zu sichten. All diese Abläufe liegen innerhalb deiner Kontrolle, also hast du bereits eine Garantie für Erfolg. Im Gegensatz dazu unterliegt deine Note nicht deiner Kontrolle. Sie beruht unter anderem auch darauf, wie es dem Lehrer oder Professor an dem jeweiligen Tag persönlich geht, wie die anderen Schüler oder Studenten abgeschnitten haben und wie hoch er das Niveau ansetzt usw.

Wie kann man sich ablaufsorientierte Ziele setzen, wenn man sich für eine Stelle bewirbt? Du kannst dich 1. entsprechend anziehen, 2. ein paar Referenzen von angesehenen Freunden vorweisen, 3. dem möglichen Arbeitgeber während des Einstellungsgesprächs freundlich entgegenkommen, 4. ein Interesse an der jeweiligen Firma bekunden und den Gesprächspartner ermutigen, von sich selbst zu erzählen, 5. wenn der Gesprächspartner sich kritisch über dich äußert, ihm beipflichten und die Entwaffnungstechnik benutzen (vgl. Kapitel 6).

Bei der Vorstellung für eine neue Stelle sollte man sich nicht unbedingt von vorneherein das Ziel setzen, auf Teufel komm raus die Stelle zu bekommen, auch und gerade, wenn du die Stelle wirklich haben willst. Das Ergebnis beruht auf zahlreichen Faktoren, die außerhalb deiner Kontrolle liegen, wie z.B. die Anzahl der übrigen Bewerber, ihre Qualifikationen, persönliche Beziehungen zum Firmenchef usw. Tatsächlich ist es - so absurd es klingen mag - am besten, wenn du so viele Ablehnungen wie möglich sammelst: Nehmen wir an, daß du dich in deinem Beruf ca. 10 bis 15 Mal für eine Stelle bewerben mußt, bis du ein gutes Angebot erhältst (das ist ein typischer Durchschnitt bei Leuten, die ich kenne und die vor kurzem nach einer Arbeit gesucht haben). Das bedeutet, daß du losziehen mußt, um diese 9 bis 14 Ablehnungen hinter dich zu bringen, bis du schließlich den gewünschten Erfolg hast! Sag dir also jeden Morgen: »Heute versuch ich so viel Ablehnungen wie möglich zu bekommen.« Und immer, wenn du dann tatsächlich bei einem Bewerbungsgespräch abgelehnt wurdest, kannst du dir sagen: »Ich wurde wieder einmal mit Erfolg abgewiesen. Das bringt mich wiederum einen Schritt näher zum Ziel.«

8. Eine andere Möglichkeit, mit deinem Perfektionismus zu brechen, besteht darin, dir für all deine Aktivitäten innerhalb einer Woche feste zeitliche Grenzen zu setzen. Das hilft dir dabei, deine Perspektive zu ändern, um dich mehr auf dein eigenes Leben zu konzentrieren und dich daran zu freuen.

Perfektionisten brauchen in der Regel unheimlich lange, um mit einer Sache fertig zu werden, weil sie alles überaus gründlich erledigen wollen. Das Geheimnis von Zufriedenheit besteht darin, sich erreichbare Ziele zu setzen. Willst du unbedingt unglücklich sein, kannst du bei deinem Perfektionismus und bei deiner zeitraubenden Gründlichkeit bleiben. Willst du dich aber ändern, empfiehlt es sich, jeden Morgen bei der Planung des Tagesablaufs die Zeiten für die jeweiligen Aktivitäten durchzuplanen. Höre mit der jeweiligen Tätigkeit auch wirklich auf, wenn die Zeit, die du dir dazu zugebilligt hast, abgelaufen ist, und widme dich der nächsten Unternehmung. Spielst du Klavier und tendierst dazu, das entweder gleich mehrere Stunden lang oder überhaupt nicht zu tun, entscheide dich dafür, jeweils eine Stunde am Tag zu spielen. Ich bin sicher, daß du auf diese Weise viel mehr Freude dabei hast.

9. Ich möchte wetten, daß du Angst vor Fehlern hast. Was ist so furchtbar daran, wenn man einen Fehler macht? Bleibt dann sofort die Welt stehen? Leute, die Angst davor haben, Fehler zu machen, sind in der Regel zugleich Leute, die Angst haben, ein Risiko einzugehen, und aus diesem Grund ihre Offenheit zu neuen Erfahrungen weitgehend aufgegeben haben. Eine besonders wirkungsvolle Methode zur Beseitigung von Perfektionismus besteht darin, Fehler machen zu lernen. Hier ist eine Anleitung dazu. Schreibe einen Aufsatz darüber, warum es sowohl irrational als auch selbstschädigend ist, wenn man versucht, vollkommen zu sein und Angst davor hat, Fehler zu machen. Der folgende Aufsatz wurde von einer Studentin geschrieben, die bereits an früherer Stelle in diesem Buch erwähnt wurde.

Warum es toll ist, wenn man in der Lage ist, Fehler zu machen

1. Ich habe Angst vor Fehlern, weil ich alles in absoluten, perfektionistischen Maßstäben sehe - ein Fehler, und die Welt geht unter. Das ist völlig unsinnig. Ein kleiner Fehler kann nicht das Ganze zerstören.
2. Es ist gut, wenn ich Fehler mache, weil ich daraus lernen kann. Tatsächlich würden wir kaum etwas lernen, wenn wir nicht gelegentlich Fehler machen würden. Niemand kann Fehler völlig ausschalten, deshalb sollte ich Fehler eher akzeptieren und daraus lernen.
3. Das Erkennen unserer Fehler hilft uns dabei, unser Verhalten so auszurichten, daß wir in Zukunft Ergebnisse erzielen, mit denen wir eher zufrieden sind. Ich kann also sagen, daß Fehler sich im Endeffekt zu meinen Gunsten auswirken und mich glücklicher machen.
4. Die Angst vor Fehlern lähmt uns. Ich habe Angst davor, irgendetwas zu tun oder zu versuchen, weil ich möglicherweise (und oft auch tatsächlich) Fehler machen könnte. Schränke ich daraufhin meine Aktivitäten so weit ein, daß ich nicht mehr Gefahr laufe, Fehler zu machen, schädige ich mich selbst. Je mehr wir bestimmte Dinge versuchen, und je mehr Fehler uns dabei unterlaufen, um so schneller können wir daraus lernen, und um so glücklicher und zufriedener werden wir letztendlich sein.
5. Die meisten Leute werden nicht gleich wütend auf mich sein oder mich weniger mögen, weil ich den einen oder anderen Fehler gemacht habe. Alle machen schließlich selbst Fehler und fühlen sich gerade in Gegenwart von Leuten, die »perfekt« wirken, eher unbehaglich.
6. Man stirbt nicht gleich an einem kleinen Fehler.

Auch wenn ein solcher Aufsatz dir keine Garantie für eine Veränderung gibt, kann er dir dabei helfen, in die richtige Richtung aufzubrechen. Die Studentin registrierte einen enormen Aufschwung, nachdem sie den Aufsatz geschrieben hatte. In ihrem Studium konzentrierte sie sich mehr darauf, bestimmte Dinge zu lernen, anstatt sich endlose Gedanken darüber zu machen, ob sie jetzt besonders großartige Leistungen brachte oder nicht. Als Ergebnis davon nahm ihre Verunsicherung ab und ihre Fähigkeit, Dinge zu bewältigen, stieg an. Diese entspannte, selbstsichere Stimmung hielt auch in der Prüfungsphase am Ende des Semesters an, einer Zeit, in der sich die Mehrzahl ihrer Kommilitonen extrem verunsichert fühlte. Sie erklärte das so: »Ich habe erkannt, daß ich nicht vollkommen sein muß. Sicher mache ich genauso wie alle anderen auch meine Fehler. Aber ich kann daraus lernen und muß mich nicht darüber aufregen.«

Du kannst dir selbst ein paar derartige Merksätze schreiben. Erinnere dich daran, daß die Welt nicht gleich untergeht, wenn dir einmal ein Fehler unterläuft, und mache dir klar, welchen Nutzen Fehler auch haben können.

10. Dein Perfektionismus bringt dich unweigerlich dazu, dein Hauptaugenmerk auf Dinge zu richten, in denen du hinter deinen Anforderungen zurückgeblieben bist. Du hast die schlechte Angewohnheit, dir jeweils die Dinge herauszusuchen, die du nicht getan hast, während du das Erreichte geflissentlich übersiehst. Du verbringst dein Leben damit, über all deine Fehler und Unzulänglichkeiten Buch zu führen. Kein Wunder, daß du dich minderwertig fühlst. Zwingt dich irgend jemand dazu, dies zu tun? Willst du dich weiterhin so mies fühlen?

Hier ist eine einfache Methode, um diese absurde und schmerzhafte Neigung abzulegen. Zähle jeden Tag all die Dinge, die du richtig gemacht hast. Das klingt vielleicht derart unwissenschaftlich, daß du zunächst kaum glauben wirst, daß es hilfreich sein könnte. Mach dann einfach zwei Wochen lang dies Experiment. Ich glaube, daß du dich dann wesentlich mehr mit den positiven Dingen in deinem Leben beschäftigen und als Folge davon ein besseres Selbstgefühl haben wirst. Es klingt einfach, weil es einfach ist! Die Hauptsache dabei ist: Es funktioniert.

11. Die nächste Methode hilft dir dabei, die Absurdität deines Alles-oder-nichts-Denkens zu enthüllen, das dich zum Perfektionismus anstachelt. Schau dich einmal um, und stell dir die Frage, wie viele Dinge sich überhaupt in Alles-oder-nichts-Kategorien aufteilen lassen. Sind die Wände deines Zimmers absolut sauber? Oder verbirgt sich nicht doch hier und da ein bißchen Schmutz? Kennst du irgendjemanden, der absolut ruhig und selbstsicher bleibt, ganz egal, was auch passiert? Ist dein(e) Lieblingsschauspieler(in) eine absolute Schönheit?

Sobald du erkannt hast, daß ein Alles-oder-nichts-Denken unrealistisch ist, kannst du versuchen, derlei Gedanken im Laufe des Tages bei dir zu beobachten und sie zu widerlegen. Du wirst dich dann besser fühlen. Einige Beispiele dafür, wie eine Reihe verschiedener Leute ihren Alles-oder-nichts-Gedanken entgegentraten, zeigt das Schaubild 14-5.

12. Eine weitere Methode besteht darin, daß du deine Stimmungen vor anderen offenlegst. Fühlst du dich in einer bestimmten Situation nervös und unzulänglich, teile dies anderen Leuten mit. Anstatt die Dinge zu verbergen, von denen du glaubst, daß du sie nur unzureichend erledigt hast, kannst du sie offen darlegen. Bitte andere Leute darum, dir Vorschläge zu machen, damit fertig zu werden. Natürlich kann es vorkommen, daß andere Leute dich aufgrund deiner offen zugegebenen Schwächen ablehnen, laß dich aber da-

Schaubild 14-5. Wie man Alles-oder-nichts-Gedanken durch andere Gedanken ersetzt, die eher im Einklang mit der Realität stehen. Diese Beispiele stammen von einer Vielzahl von Personen.

Alles-oder-nichts-Denken	*Realistische Gedanken*
1. Was für ein beschissener Tag ist heute!	1. Es sind ein paar unangenehme Dinge passiert, aber insgesamt gesehen, hat es keine Katastrophe gegeben.
2. Ich habe das Abendessen total versaut!	2. Es ist wahrscheinlich nicht das beste Abendessen, das ich je zubereitet habe, aber man kann es essen.
3. Ich bin zu alt.	3. Zu alt für was? Zu alt, um Spaß zu haben? Nein. Zu alt zum Sex? Nein. Zu alt, um mich mit Freunden zu treffen? Nein. Zu alt, um zu lieben und geliebt zu werden? Nein. Zu alt, um Musik zu hören? Nein. Zu alt, um irgendeine kreative Tätigkeit auszuüben? Nein. Für was bin ich also »zu alt«? Im Grunde hat das nichts zu sagen!
4. Niemand liebt mich.	4. Unsinn. Ich habe viele Freunde und Verwandte. Vielleicht bekomme ich nicht so viel Liebe, wie ich mir wünsche, aber das läßt sich ändern.
5. Ich bin ein Versager.	5. Ich habe in gewisser Hinsicht Erfolg gehabt und bin in anderer Hinsicht erfolglos geblieben, genauso wie alle anderen Menschen auch.
6. Meine Laufbahn ist am Ende.	6. Ich kann nicht mehr so viel tun wie früher, als ich jünger war, aber ich kann immer noch arbeiten und etwas Neues schaffen. Warum sollte ich mich daran nicht erfreuen?

7. Mein Vortrag ging völlig daneben.	7. Es war nicht der beste Vortrag, den ich je gehalten habe. Er lag tatsächlich unter dem Durchschnitt. Aber ich habe ein paar Dinge vermitteln können, und ich kann mich darum bemühen, meine nächsten Vorträge zu verbessern. Unweigerlich liegt die eine Hälfte meiner Vorträge über dem Durchschnitt und die andere Hälfte darunter.

von nicht einschüchtern. Hast du Zweifel, frage sie, ob sie weniger von dir halten würden, wenn du einmal einen Fehler machst. Du mußt auf jeden Fall mit dieser Möglichkeit rechnen und darauf vorbereitet sein, daß die Leute dich wegen deiner Schwächen schief ansehen könnten. Mir ist so etwas einmal während eines Seminars passiert, das ich für eine Reihe von Therapeuten hielt. Ich deutete an, daß ich im Umgang mit einer schwierigen Patientin Fehler gemacht hätte, weil ich zu ärgerlich auf sie reagiert hatte. Ich fragte dann, ob einer oder mehrere von den anwesenden Therapeuten nunmehr weniger von mir hielten, weil ich einen solchen Fehler zugegeben hatte. Es machte mich ziemlich betroffen, als einer von ihnen in der Tat dieser Ansicht war und sich folgendes Gespräch entwickelte:

Therapeut (Seminarteilnehmer): Mir kommen dabei zwei Gedanken. Der eine ist positiv. Ich bewundere Sie dafür, daß Sie sich getraut haben, vor einer Gruppe einen Fehler einzugestehen. Ich selbst hätte davor Angst gehabt. Ich glaube, dazu gehört ziemlich viel Mut. Aber ich muß zugeben, daß ich Ihnen gegenüber jetzt ein ambivalentes Gefühl habe. Ich weiß jetzt, daß Sie tatsächlich Fehler machen, was zwar realistisch ist, dennoch ... Ich bin von Ihnen enttäuscht. Bei allem Respekt, aber es ist nun einmal so.

Ich: Im Grunde wußte ich, wie die Patientin eigentlich zu behandeln war, aber in dieser Situation hatte sie mich derart aufgeregt, daß ich völlig verärgert war. Meine Reaktion ihr gegenüber war sicherlich sehr überspitzt. Ich muß zugeben, daß ich mich da ziemlich unduldsam verhalten habe.

Therapeut: Wenn man bedenkt, daß Sie seit Jahren jede Woche so viel Patienten behandeln, ist es sicher nicht welterschütternd, wenn Sie einmal einen solchen Schnitzer machen. Die Patientin wird das sicher überleben. Trotzdem muß ich zugeben, daß ich mich dabei unbehaglich fühle.

Ich: Aber es ist nicht nur dieser eine Fehler. Ich bin überzeugt, daß alle Therapeuten jeden Tag bestimmte »Fehler« machen. Entweder ganz offensichtliche oder eher versteckte. Zumindest passiert mir das. Wie wollen Sie damit umgehen? Es sieht so aus, als wären Sie ziemlich über mich enttäuscht, weil ich diese Patientin nicht richtig behandelt habe.

Therapeut: Ja, das stimmt. Ich habe angenommen, daß Sie über ein derart weites Verhaltensspektrum verfügen, daß Sie sich zu allem, was ein Patient sagt, adäquat äußern können.

Ich: Das kann ich nicht. Mitunter fallen mir in schwierigen Situationen sehr hilfreiche Dinge ein, aber mitunter bin ich auch nicht so erfolgreich, wie ich es mir wünschen würde. Ich muß immer noch viel lernen. Halten Sie jetzt, da Sie das wissen, weniger von mir?

Therapeut: Ja. Ich muß sagen, daß das zutrifft. Ich stelle mir jetzt vor, daß es einen im Grunde gar nicht so schwierigen Konflikt zu meistern gilt und daß Sie sich darüber sehr aufregen. Sie sind möglicherweise unfähig, damit fertig zu werden, ohne zugleich Ihre Verletzlichkeit zu zeigen.

Ich: Das stimmt. Zumindest bei der Situation, von der wir gesprochen haben, bin ich nicht damit fertig geworden. Dies ist ein Bereich, auf den ich all meine Anstrengungen konzentrieren muß, um als Therapeut erfolgreicher zu sein.

Therapeut: Es zeigt sich daran, daß Sie bei diesem Fall und vielleicht auch bei anderen die Dinge nicht so gelöst haben, wie ich es von Ihnen erwartet hätte.

Ich: Ich glaube, das stimmt. Die Frage bleibt aber, warum Sie jetzt weniger von mir halten, wo Sie wissen, daß ich Schwächen habe. Warum sehen Sie mich schief an? Bin ich jetzt für Sie von geringerem persönlichen Wert?

Therapeut: Sie übertreiben die Sache jetzt. Ich habe nicht das Gefühl, daß Sie notwendigerweise einen geringeren menschlichen Wert haben oder irgendetwas in dieser Richtung. Andererseits glaube ich aber, daß Sie kein so guter Therapeut sind, wie ich annahm.

Ich: Das stimmt. Halten Sie deshalb weniger von mir?

Therapeut: Als Therapeut?

Ich: Als Therapeut und als Mensch. Halten Sie weniger von mir?

Therapeut: Ich glaube schon.

Ich: Warum?

Therapeut: Ich weiß nicht, wie ich das erklären soll. Ich glaube, es liegt daran, daß ich Sie in erster Linie in der Rolle des Therapeuten kenne. Ich bin enttäuscht, daß Sie derartige Schwächen haben. Ich hatte eine höhere Erwartung von Ihnen. Aber vielleicht haben Sie in anderen Bereichen bessere Qualitäten.

Ich: Es tut mir leid, Sie enttäuschen zu müssen, aber ich habe in anderen Bereichen meines Lebens vielleicht sogar noch viel größere Schwächen. Wenn sie mich also als Therapeut schief ansehen, werden Sie dasselbe um so mehr tun, wenn Sie mich als ganzen Menschen beurteilen.

Therapeut: Ja, ich halte jetzt von Ihnen insgesamt weniger. Ich glaube, diese Beschreibung trifft genau das, was ich über Sie denke.

Ich: Halten Sie deshalb weniger von mir, weil ich nicht ihren Vollkommenheitsmaßstäben entspreche? Ich bin ein Mensch und kein Roboter.

Therapeut: Ich verstehe die Frage nicht. Ich beurteile Menschen nach ihrem Auftreten und ihren Leistungen. Sie haben etwas vekehrt gemacht, also müssen sie sich damit abfinden, daß ich Sie negativ beurteile. Es ist hart, aber das ist die Realität. Ich habe gedacht, daß Sie erfolgreicher arbeiten müßten, weil Sie unser Lehrer sind. Ich habe mehr von Ihnen erwartet. Jetzt klingt es fast so, als hätte ich selbst diese Patientin noch besser als Sie behandeln können.

Ich: Ich bin sicher, daß Sie diese Patientin an diesem Tag besser behandelt hätten, und ich hätte dabei von Ihnen lernen können. Aber warum sehen Sie mich deshalb schief an? Wenn Sie jedesmal, wenn Sie merken, daß ich einen Fehler gemacht habe, enttäuscht sind und die Achtung vor mir verlieren, werden Sie ziemlich schnell total verunsichert sein. Ich habe seit dem Tag meiner Geburt jeden Tag Fehler gemacht. Möchten Sie dagegen eine Fortsetzung unserer Bekanntschaft, was ich sehr hoffe, müssen Sie die Tatsache akzeptieren, daß ich nicht vollkommen bin. Vielleicht sind Sie bereit, mir die Fehler zu nennen, die Ihnen an mir aufgefallen sind, so daß ich daraus lernen kann. Würde ich dagegen aufhören, Fehler zu machen, würde ich viel von meiner Fähigkeit verlieren, persönliche Bereicherung zu erfahren. Fehler zu erkennen, zu korrigieren und daraus zu lernen, ist für mich ein großes Plus. Wenn Sie meine Menschlichkeit und meine Unvollkommenheit akzeptieren können, können Sie vielleicht auch Ihre eigenen Schwächen akzeptieren. Vielleicht bringt es auch Ihnen etwas, das Gefühl zu haben, gelegentlich Fehler machen zu können.

Diese Art des Gesprächs verringert die Möglichkeit, daß dich die Bemerkungen des Gesprächspartners verletzen. Ist dein Gesprächspartner über dich enttäuscht, liegt der Fehler wirklich auf seiner Seite, weil er unrealistische Erwartungen an dich gerichtet hat. Wenn du dich nicht auf diese alberne Erwartungshaltung einläßt, brauchst du dich weder zu ärgern noch in die Defensive zu gehen. Du stehst eindeutig vor der Wahl: Du kannst dich bemühen, vollkommen zu sein und dabei zu scheitern, oder du kannst dir vornehmen, menschlich und unvollkommen zu sein und dich dabei gut zu fühlen.

13. Die nächste Methode besteht darin, dich gedanklich auf eine Zeit in deinem Leben zu konzentrieren, in der du wirklich glücklich warst. Welche Bilder kommen dir in den Sinn? Mir fallen dabei Bilder von einer Gebirgswanderung in den Sommerferien ein, als ich noch Student war. Ich war mit einem Freund in der Nähe des Grand Canyon unterwegs. In dieser Gegend kommt ein türkisfarbener Fluß urplötzlich aus dem Wüstenboden und verwandelt die enge Schlucht mehrere Kilometer lang in ein üppiges, grünes Paradies, bevor er in den Colorado mündet. Es gibt dort eine Reihe von hohen

Wasserfällen, und auf dem Grund des Flusses schimmern grünliche Mineralien, die dem Ganzen den Anschein eines türkisfarbenen Sees geben. Am Ufer des Flusses stehen große Bäume und eine Fülle farbenprächtiger Blumen. Die Indianer, die hier leben, sind sehr großzügig und freundlich. Dieses Erlebnis wird mir immer in glücklicher Erinnerung bleiben. Vielleicht hast du eine ähnliche schöne Erinnerung. Frage dich jetzt: Was war an diesem Erlebnis vollkommen? In meinem Fall kann von Vollkommenheit keine Rede sein. Es gab keine Toiletten, und wir schliefen in unseren Schlafsäcken unter freiem Himmel. Ich kann weder besonders gut schwimmen noch besonders ausgiebig zu Fuß gehen, nichts war in irgendeiner Weise perfekt. Aufgrund der Abgelegenheit der Gegend gab es in den meisten Ortschaften keine Elektrizität, und das einzige, was wir zu essen bekamen, waren Konserven. Es gab weder Fleisch noch Gemüse. Aber das Essen schmeckte nach einer tagelangen Wanderung trotzdem unheimlich gut. Warum muß also unbedingt alles perfekt sein? Was kannst du mit einer solchen glücklichen Erinnerung anfangen? Steht dir ein voraussichtlich recht angenehmes Erlebnis bevor, wie z.B. Essen zu gehen, eine Reise zu machen, einen Film zu sehen usw. - kannst du dir diese Erfahrung gündlich verderben, indem du dir vor Augen führst, was es daran alles zu mäkeln gibt. Du machst dir schließlich weis, daß du keinerlei Freude daran empfinden kannst. Aber das ist Unsinn! Es ist einzig und allein deine Erwartungshaltung, die dir das Erlebnis verdirbt. Nehmen wir an, du hast hundert Mark für ein Hotelzimmer bezahlt und stellst fest, daß das Bett total durchgelegen und schmuddelig ist. Du gehst zur Rezeption, aber es sind keine Zimmer frei. Das ist ein harter Schlag. Nun kannst du deinen Ärger noch verdoppeln, indem du unwillig nach Perfektion verlangst. Du kannst dich aber auch an jenes glückliche, wenn auch unvollkommene Erlebnis erinnern. Besinnst du dich, wie du einmal Zelten gefahren bist, auf dem Boden geschlafen und dich dabei ungeheuer wohl gefühlt hast? Genauso kannst du dich auch in diesem Hotelzimmer wohlfühlen, wenn du es nur willst. Es liegt einzig und allein an dir.

14. Die vorletzte Methode zur Beseitigung von Perfektionismus beruht auf der einfachen Tatsache, daß die meisten von uns in gewisser Hinsicht bemüht sind, möglichst perfekt zu sein, um im Leben voranzukommen. Vielleicht hast du noch nie daran gedacht, daß du möglicherweise mehr Erfolg haben könntest, wenn du deine Maßstäbe niedriger ansetzen würdest.

Wie kann so etwas bei dir funktionieren? Nehmen wir an, du machst eine bestimmte Arbeit und stellst fest, daß du nur sehr zähflüssig vorankommst. Vielleicht spürst du, daß du einen toten Punkt erreicht hast und daß es besser wäre, sich einer anderen Arbeit zuzuwenden. Ich will dich nicht dazu verleiten, dich auf die faule Haut zu legen. Du wirst aber feststellen, daß du in gleichem Maße, wenn nicht sogar befriedigter sein wirst, wenn du anstelle eines mit viel Streß zustandegebrachten Meisterwerks eine Fülle von kleineren, aber nicht weniger guten Einzelleistungen geschaffen hast.

15. Hier ist nun die letzte Methode. Sie verlangt nur eine ganz einfache Logik. Erste These: Alle Menschen machen Fehler. Stimmst du mir zu?

Gut, dann sage mir, was bist du? Ein Mensch. Gut, was folgt daraus? Ganz klar: Du *wirst* und *sollst* Fehler machen. Mach dir das immer wieder klar, wenn du dich wegen irgendwelcher Fehler selbst angreifst. Sage dir ganz einfach, daß du diesen Fehler machen mußtest, weil du eben ein menschliches Wesen bist. Zusätzlich kannst du dich fragen, was sich aus dem Fehler lernen läßt und ob er nicht auch sein Gutes hat. Du kannst versuchsweise an einen Fehler denken, der dir einmal unterlaufen ist, und alles aufschreiben, was du daraus gelernt hast. Schließlich hast du auf diese Weise sprechen, laufen und nahezu alles andere auch gelernt. Willst du diese Erfahrungsprozesse aufgeben? Du kannst sogar so weit gehen zu sagen, daß deine Mängel und Fehler von großem Vorteil für dich sind. Pflege sie auch weiterhin. Gib niemals deine Fähigkeiten auf, etwas falsch zu machen, ansonsten könntest du dich nicht mehr weiterentwickeln. Stell dir einmal vor, was es bedeuten würde, wenn du tatsächlich vollkommen wärest. Es gäbe nichts mehr zu lernen, nichts zu verbessern und dein Leben hätte keinerlei Reiz mehr. Es gäbe keine echten Herausforderungen mehr und auch keine Befriedigung, eine schwierige Sache gemeistert zu haben.

Bist du sicher, daß du immer noch perfekt sein willst?

Teil V

Wie man Hoffnungslosigkeit und Selbstmordgedanken bekämpfen kann

KAPITEL 15

Der größte Sieg: Die Entscheidung für das Leben

Warum denken depressive Menschen so überdurchschnittlich oft an Selbstmord, und was kann man tun, um diese Impulse zu verhindern? Die Antwort darauf läßt sich ziemlich rasch finden, wenn man das Denken von akut selbstmordgefährdeten Patienten untersucht. Ihre Gedanken werden von durchdringenden, pessimistischen Vorstellungen beherrscht. Das Leben erscheint ihnen nicht anders als ein höllischer Alptraum. Auch wenn sie in ihrer Erinnerung zurückblicken, sehen sie nur endloses Leiden und Depressionen.

Bist du total am Boden zerstört, kannst du mitunter durchaus das Gefühl bekommen, im Grunde noch nie in deinem Leben wirklich glücklich gewesen zu sein. Sagt dir dann ein Freund oder Verwandter, daß du, abgesehen von ein paar depressiven Phasen, durchaus schon recht glücklich gewesen bist, siehst du darin nur einen Versuch, dich aufzumuntern, dem jegliche reale Grundlage fehlt.

Das liegt daran, daß depressive Menschen ihre Erinnerungen gedanklich verzerren. Sie sind nicht mehr in der Lage, sich an irgendwann einmal erlebte glückliche Momente zu erinnern, und leben so in der Annahme, als hätte es diese in der Tat nie gegeben.

Du schließt daraus fälschlicherweise, daß du immer schon unglücklich warst und immer unglücklich sein wirst. Besteht jemand dir gegenüber darauf, dich schon einmal glücklich gesehen zu haben, reagierst du vielleicht genauso wie ein junger Patient, der vor kurzem in meiner Praxis war: »Diese Phase zählt einfach nicht. Glück ist nur eine verlogene Illusion. Mein wirkliches Ich ist depressiv und unzulänglich. Ich habe mich nur selbst zum Narren gehalten, als ich annahm, daß ich glücklich sei.«

Ganz egal, wie schlecht du dich fühlen magst – es ist auf jeden Fall zu ertragen, wenn du die Überzeugung hast, daß sich deine Lage letztendlich verbessern wird. Die Entscheidung, Selbstmord zu begehen, ist ein Ergebnis der unlogischen Überzeugung, daß deine Stimmung *niemals* besser werden *kann*. Du bist ganz sicher, daß die Zukunft nur noch mehr Schmerz und Durcheinander für dich bereithält. Wie viele andere depressive Menschen auch kannst du diese Überzeugung durch eine Fülle von angeblichen Beweisen untermauern, die dir absolut zuverlässig erscheinen.

Wie sich aus diversen Forschungsergebnissen ablesen läßt, ist ein unrealistisches Gefühl von Hoffnungslosigkeit einer der entscheidenden Faktoren bei der Entwicklung ernsthafter Selbstmordgedanken. Dein verdrehtes Denken bewirkt, daß du dich in einer Falle gefangen siehst, aus der es anscheinend kein Entrinnen gibt. Du kommst zu dem voreiligen Schluß, daß es für dich keine Lösung gibt. Weil dein Leiden so furchtbar und ohne Ende zu sein scheint, nimmst du an, daß du dieser Situation nur noch durch Selbstmord entfliehen kannst.

Wenn du schon einmal derartige Gedanken gehabt hast oder gegenwärtig dazu neigst, möchte ich dir ganz klar und deutlich die Aussage dieses Kapitels vor Augen führen:

> Dein Glauben, daß Selbstmord die einzige oder die beste Lösung für deine Probleme sei, ist von Grund auf falsch!

Denkst du, ohne Hoffnung in dieser Situation gefangen zu sein, so liegt das daran, daß dein Denken unlogisch, verzerrt und verdreht ist. Ganz egal, wie sorgfältig du dir so etwas eingeredet und vielleicht sogar andere Menschen davon überzeugt hast – du liegst einfach völlig falsch, wenn du glaubst, daß es auch nur in irgendeinem Fall angebracht sein könnte, aufgrund von Depressionen Selbstmord zu begehen. Das ist wirklich keine vernünftige Lösung. Ich will erklären, wie man in diese aussichtslose Situation hineinkommt und vor allem, wie man sich wieder daraus befreien kann.

Einschätzung von Selbstmordimpulsen

Auch unter nicht-depressiven Menschen treten bisweilen Selbstmordgedanken auf. Geschieht dies jedoch bei depressiven Menschen, ist es ein höchst gefährliches Symptom. Es ist wichtig, die bedrohlichsten Selbstmordimpulse genau zu kennen. Im BDI in Kapitel 2 bezog sich die Frage Nr. 9 auf Selbstmordgedanken und -impulse. Hast du bei der Beantwortung dieser Frage eine eins, zwei oder drei eingetragen, sind bei dir Selbstmordphantasien vorhanden, und es ist wichtig, ihr Ausmaß einzuschätzen und einzugreifen.

Es ist ein sehr schwerer Fehler, wenn du dich übermäßig dagegen wehrst, über deine Selbstmordimpulse mit einem Therapeuten zu sprechen.

Viele Leute haben Angst davor, über Selbstmordphantasien und Selbstmordwünsche zu reden, weil sie sich von einem möglichen Gesprächspartner abgelehnt fühlen, oder weil sie glauben, daß man, wenn man darüber spricht, tatsächlich einen Selbstmordversuch unternimmt. Ein solcher Standpunkt ist völlig unbegründet. Höchstwahrscheinlich wirst du dich wesentlich erleichtert fühlen, wenn du mit einem professionellen Therapeuten über deine Selbstmordgedanken gesprochen hast. Als Folge davon hast du wesentlich bessere Möglichkeiten, damit fertig zu werden.

Hast du Selbstmordgedanken, kannst du dich fragen, ob du sie ernst nimmst. Gibt es Zeiten, wo du dir wünscht, tot zu sein? Wenn die Antwort »ja« lautet, frage dich weiter, ob der Todeswunsch aktiv oder passiv ist. Ein passiver Todeswunsch existiert dann, wenn du es zwar vorziehen würdest, tot zu sein, aber nicht bereit bist, aktive Schritte einzuleiten, um dies zu bewerkstelligen. Ein junger Mann gestand mir einmal: »Jeden Abend, bevor ich ins Bett gehe, bete ich zu Gott, daß er mich mit einer Krebsgeschwulst wieder aufwachen läßt. Dann könnte ich in Ruhe sterben und meine Familie könnte nichts dagegen sagen.« Ein *aktiver* Todeswunsch ist weitaus gefährlicher. Planst du ernsthaft einen Selbstmordversuch, solltest du dich fragen: Hast du dir eine Methode überlegt? Wie sieht sie aus? Hast du einen Plan gemacht? Welche Vorbereitungen hast du getroffen? Als Grundregel läßt sich feststellen, daß jemand um so wahrscheinlicher wirklich einen Selbstmordversuch unternehmen wird, je konkreter und durchdachter ein solcher Plan ist. Dann ist es höchste Zeit, nach psychotherapeutischer Hilfe zu suchen!

Hast du bereits einen Selbstmordversuch hinter dir? Wenn ja, solltest du in jedem erneuten Selbstmordimpuls ein gefährliches Signal sehen und sofort Hilfe suchen. Ist eine Person in der Vergangenheit bei mehreren Selbstmordversuchen gescheitert, steigt das Risiko von Mal zu Mal, daß sie schließlich »Erfolg« hat. Anzunehmen, daß gescheiterte Selbstmordversuche lediglich aufmerksamkeitsheischende Gesten und Tricks sind und deshalb nicht ernstgenommen werden müssen, ist eine sehr gefährliche Vorstellung. Gegenwärtig ist man zu dem Schluß gelangt, daß man alle Selbstmordgedanken und -versuche ernstzunehmen hat. Es kann völlig in die Irre führen, wenn man Selbstmordgedanken und -versuche lediglich als einen »Schrei nach Hilfe« ansieht. Viele selbstmordgefährdeten Patienten suchen alles andere als Hilfe, weil sie hundertprozentig überzeugt sind, daß ihre Lage hoffnungslos ist und es für sie keinerlei Hilfe geben kann. Aufgrund dieser unlogischen Überzeugung erscheint ihnen lediglich der Tod als Lösung.

Das Ausmaß an Hoffnungslosigkeit ist von größter Bedeutung, um einzuschätzen, ob jemand in nächster Zeit einen aktiven Selbstmordversuch plant. Gerade dieser eine Faktor hängt weitaus häufiger mit Selbstmordversuchen zusammen als alle anderen. Stell dir folgende Fragen:

»Glaube ich tatsächlich, daß ich keinerlei Heilungschancen habe? Habe ich das Gefühl, daß ich alle nur denkbaren Behandlungsmöglichkeiten ausgeschöpft habe und daß im Grunde nichts helfen kann? Bin ich ohne jeden Zweifel davon überzeugt, daß ich mein Leiden nicht länger aushalten kann und daß es niemals aufhören wird?« Wenn du auf diese Fragen mit ja antwortest, ist das Ausmaß deiner Hoffnungslosigkeit ausgesprochen hoch, und du solltest dich *umgehend* in psychotherapeutische Behandlung begeben. Ich betone jedoch, daß Hoffnungslosigkeit ein *Symptom* von Depressionen ist. Das Gefühl der Hoffnungslosigkeit beweist noch nicht, daß du *tatsächlich* keinerlei Hoffnung mehr haben kannst. Erwiesen ist lediglich, daß du unter einer bestimmten Erkrankung leidest, in diesem Fall unter Depressionen. Das Gefühl der Hoffnungslosigkeit ist kein Grund, um einen Selbstmordversuch zu unternehmen, sondern ein Signal, um sich in kompetente Behandlung zu begeben. Fühlst du dich hoffnungslos, ist es höchste Zeit, nach Hilfe zu suchen! Es besteht keine Veranlassung, auch nur eine Minute an Selbstmordgedanken zu verschwenden!

Der letzte wichtige Faktor bezieht sich auf mögliche Abschreckungsmittel. Stell dir die Frage, ob es irgendetwas gibt, das dich von einem Selbstmordversuch zurückhält, wie z.B. die Reaktionen von Verwandten und Freunden oder religiöse Überzeugungen.

Wenn du keinerlei Abschreckungsmittel hast, ist die Wahrscheinlichkeit, daß du tatsächlich einen Selbstmordversuch unternimmst, um so größer.

ZUSAMMENFASSUNG: Wenn du selbstmordgefährdet bist, ist es von größter Bedeutung, daß du diese Impulse ohne falsche Scheu realistisch einschätzt. Die folgenden Faktoren zeigen, daß dein Selbstmordrisiko sehr hoch ist:

1. wenn du stark depressiv bist und dich hoffnungslos fühlst;
2. wenn du schon einen oder mehrere Selbstmordversuche hinter dir hast;
3. wenn du konkrete Pläne und Vorbereitungen getroffen hast, um dich umzubringen; und
4. wenn dich keine Abschreckungsmittel davon zurückhalten können.

Wenn einer oder mehrere dieser Faktoren auf dich zutreffen, ist es lebenswichtig, daß du dich *unmittelbar* in psychotherapeutische Behandlung begibst. In dieser Situation ist professionelle Hilfe und Anleitung unerläßlich.

Selbstmord ist unlogisch

Glaubst du, daß depressive Menschen, das »Recht« haben, ihrem Leben selbst ein Ende zu bereiten? Versuchst du, einem chronisch depressiven Menschen zu helfen, der völlig hoffnungslos ist und zur Selbstzerstörung neigt, kannst du dir möglicherweise die Frage stellen, ob es besser ist, aggressiv einzugreifen oder ihn gewähren zu lassen. Gibt es nicht auch hier bestimmte Persönlichkeitsrechte? Bin ich dafür verantwortlich, einen Selbstmordversuch zu verhindern, oder sollte ich diesen Menschen gewähren lassen und ihm selbst die Freiheit zubilligen, über seinen Körper zu entscheiden? Für mich ist dies eine absurde und unmenschliche Fragestellung, die völlig am Problem vorbeigeht. Die wirkliche Frage ist nicht, ob ein Mensch das Recht hat, Selbstmord zu begehen, sondern ob seine Gedanken, die ihn dazu führen können, *realistisch* sind.

Wenn ich mit einem selbstmordgefährdeten Menschen spreche, versuche ich herauszufinden, warum er sich so fühlt. Ich frage vielleicht, was seine Motive sind und welchen Problemen er sich ausgesetzt sieht, die anscheinend keine andere Lösung zulassen. Dann helfe ich ihm dabei, die unlogischen Gedanken offenzulegen, die hinter den Selbstmordimpulsen verborgen sind. Sobald man beginnt, die Dinge realistischer zu betrachten, nimmt das Gefühl der Hoffnungslosigkeit ab, und an seine Stelle tritt ein neues Verlangen zu leben. Nicht der Tod, sondern neue Lebensfreude ist die Perspektive, die ich selbstmordgefährdeten Menschen geben möchte, wobei ich ihnen zeige, wie man so schnell wie möglich zu diesem Ziel gelangt.

Wir wollen noch einmal zusammenfassend betrachten, warum die Überzeugung, »hoffnungslos« zu sein, sowohl irrational als auch selbstschädigend ist. Als Erstes solltest du dir darüber klar sein, daß depressive Zustände in aller Regel, wenn nicht immer, begrenzt sind und in den meisten Fällen zu guter Letzt verschwinden, oft auch ohne Behandlung. Der Sinn der Behandlung besteht darin, den Heilungsprozeß zu beschleunigen. Es gibt eine ganze Reihe erfolgreicher Methoden der Behandlung mit Medikamenten und der Psychotherapie; weitere Methoden sind im Entstehen begriffen. Die medizinische und psychologische Forschung ist in einem Zustand permanenter Veränderung. Weil man derzeit noch nicht mit absoluter Sicherheit sagen kann, welcher psychologische Ansatz oder welche Medikamente für einen bestimmten Patienten die größte Hilfe versprechen, muß mitunter eine ganze Reihe von Verfahren angewandt werden, bis der Schlüssel gefunden ist, der dem Patienten ein glücklicheres Leben erschließt. Dies verlangt viel Geduld und harte Arbeit, aber man muß dabei immer bedenken, daß das Scheitern eines oder mehrerer Verfahren noch lange nicht bedeutet, daß alle Methoden wirkungslos bleiben. In der Regel ist das genaue Gegenteil der Fall. Neuere Forschungen mit Psychopharmaka lassen darauf schließen, daß Patienten, die auf bestimmte Antidepressiva nicht ansprechen, eine überdurchschnittlich hohe Chance haben, daß ihnen andere Medikamente helfen können.

Das heißt, wenn du auf einen Wirkstoff nicht reagierst, hast du bei der Verabreichung anderer Mittel möglicherweise eine höhere Heilungschance. Wenn du dir überlegst, welche Fülle von wirkungsvollen Antidepressiva, psychotherapeutischen Techniken und Selbsthilfemethoden es gibt, ist die Wahrscheinlichkeit für eine letztendliche Genesung ungeheuer hoch. Fühlt man sich niedergeschlagen, neigt man vielleicht dazu, Gefühle mit Fakten zu verwechseln. Die Gefühle von Hoffnungslosigkeit und völliger Verzweiflung sind jedoch lediglich *Symptome* einer depressiven Erkrankung, keine Fakten. Bist du überzeugt davon, keinerlei Hoffnung zu haben, wirst du dich unweigerlich auch dementsprechend fühlen. Deine Gefühle folgen nur dem unlogischen Muster, das deine Gedanken vorgeben. Deine Selbstmordneigung zeigt nur, daß du dich unbedingt in Behandlung begeben mußt. Deine Überzeugung, ohne jede Hoffnung zu sein, ist in aller Regel gerade ein Beweis dafür, daß du es tatsächlich nicht bist. Was notwendig ist, ist eine Therapie, kein Selbstmord. Auch wenn Verallgemeinerungen häufig in die Irre führen, lasse ich mich von folgender Faustregel leiten: Patienten, die sich hoffnungslos *fühlen*, sind *niemals wirklich* hoffnungslos.

Die Überzeugung, hoffnungslos zu sein, ist einer der seltsamsten Aspekte bei depressiven Erkrankungen. Das Ausmaß an Hoffnungslosigkeit ist bei schwer depressiven Patienten ungeachtet guter Heilungschancen wesentlich höher als bei Patienten mit Krebserkrankungen, deren Heilungschancen äußerst gering sind. Es ist von größter Bedeutung, möglichst schnell die unlogischen Strukturen zu enthüllen, die sich hinter deiner Hoffnungslosigkeit verbergen, um so einen möglichen Selbstmordversuch zu verhindern. Wahrscheinlich bist du davon überzeugt, daß es in deinem Leben unlösbare Probleme gibt. Du hast das Gefühl, in einer Falle gefangen zu sein, aus der es keinen Ausweg gibt. Das kann zu extremen Enttäuschungen führen und auch zu dem dringenden Verlangen, dich als letzte Fluchtmöglichkeit umzubringen.

Zeige ich jedoch einem Patienten, in welche Falle er geraten ist und gehe das angeblich »unlösbare« Problem an, stelle ich immer wieder fest, unter welchen Selbsttäuschungen diese Menschen leiden. In dieser Situation verhalten sie sich wie bösartige Zauberer, die mit schwarzer Magie eine höllische Illusion herstellen. Deine Selbstmordgedanken sind unlogisch, verzerrt und irrig. Nicht die Realität, sondern deine verdrehten Gedanken und falschen Grundannahmen sind für dein Leiden verantwortlich. Hast du gelernt, hinter den Spiegel zu schauen, wirst du sehen, wie du dich selbst zum Narren hälst, und deine Selbstmordneigung wird verschwinden.

Es wäre naiv anzunehmen, daß depressive und selbstmordgefährdete Menschen niemals *wirkliche* Probleme haben. Wir *alle* haben wirkliche Probleme, z.B. was Geld, Gesundheit, persönliche Beziehungen usw. angeht. Fast immer kann man mit diesen Schwierigkeiten jedoch auf vernünftige Weise fertig werden, ohne dabei an Selbstmord zu denken. Tatsächlich kann die Auseinandersetzung mit bestimmten Problemen letztlich die Stimmung heben und dich um wichtige Erfahrungen bereichern. Schließlich können dich wirkliche Probleme niemals auch nur in geringem Ausmaß depressiv machen. Nur verzerrte Gedanken können dir deine Hoffnung und dein Selbstvertrauen rauben. Ich habe im Laufe der Zeit noch kein einziges Mal bei einem Patienten ein so »wirkliches« Problem festgestellt, welches derart »unlösbar« war, daß der Selbstmord unausweichlich scheinen mußte.

Teil VI

Die Chemie der Gefühle

KAPITEL 16

Eine Einführung in die medikamentöse Behandlung mit Antidepressiva

Zu allen Zeiten hat der Mensch nach den Ursachen für Depressionen gesucht. Schon im Altertum hegte man den Verdacht, daß depressive Stimmungen zumindest zu einem Teil auf eine Störung des chemischen Gleichgewichts im Körper zurückzuführen sind. Hippokrates (460 - 355 v.Chr.) war überzeugt, in der »schwarzen Galle« den Übeltäter gefunden zu haben. Seit einigen Jahren suchen Wissenschaftler nun sehr gezielt nach organischen Störungen bei depressiven Erkrankungen. Sie versuchen, diejenigen Abweichungen im chemischen Aufbau des Gehirns festzustellen, die die Ursache für Depressionen sind. Es gibt eine Reihe von Hinweisen in dieser Richtung, doch die definitive Lösung des Rätsels steht bis heute trotz eines ständig weiterentwickelten Forschungsinstrumentariums noch aus.

Die Ziele sind für die nächste Zukunft eine erhöhte Genauigkeit bei der Diagnose depressiver Krankheiten und die Entwicklung von humareren und wirkungsvolleren Behandlungsmethoden.

Worauf nun beruht die Annahme, daß es eine chemische Komponente bei Depressionen gibt? Einmal untermauern die körperlichen Symptome der Depression die Meinung, daß Veränderungen im organischen Bereich zumindest bei einigen Formen der Depression eine Rolle spielen. Solche Störungen sind z.B. Erregung (erhöhte Nervosität, ausgedrückt in Hin- und Hergehen oder Händeringen) oder Aktivitätsabnahme (bewegungslose Apathie - du fühlst dich wie von einer Tonne Ziegelsteinen niedergedrückt und tust nichts). Auch kann es sein, daß du täglichen Stimmungsschwankungen unterliegst, etwa im Sinne einer allmorgendlichen Verschlechterung der Symptome bei einigen Depressionsformen, sich deine Schlafgewohnheiten ändern (Schlaflosigkeit kommt dabei am häufigsten vor), du unter Verstopfung leidest, dein Appetit schwankt (meistens nimmt er ab, manchmal aber auch zu), die Konzentrationsfähigkeit nachläßt und das Interesse an Sex abnimmt.

Ein weiterer Beweis für eine im physiologischen Bereich begründete Ursache für Depressionen ist darin zu sehen, daß zumindest einige Formen von seelischen Störungen bei bestimmten Familien immer wiederkehren und somit vermuten lassen, daß genetische Faktoren eine Rolle spielen. Falls jemand eine Veranlagung zu Depressionen hat, so dürfte es sich dabei um eine

Störung im biochemischen Bereich handeln, wie das bei so vielen genetisch bedingten Krankheiten der Fall ist.

Für die Forschung auf dem Gebiet der chemischen Zusammenhänge bei Depressionszuständen begann die Neuzeit vor mehreren Jahrzehnten, als die Hypothese aufgestellt wurde, daß eine Depression auf eine Abnahme von bestimmten Substanzen im Gehirn, den »biogenen Aminen«* zurückzuführen ist. Was sind biogene Amine? Das sind chemische Sendboten, über die die Nerven sich Botschaften zusenden. Amine sind die biochemischen »Postboten« des Gehirns, die auch im limbischen System angesiedelt sind, einem Gehirnbereich, der bei der Regulierung von Gefühlszuständen eine Rolle zu spielen scheint.

Die Ergebnisse mehrerer verschieden gelagerter Untersuchungen untermauern diese Theorie über die Rolle der biogenen Amine. Sie lassen sich wie folgt vereinfacht zusammenfassen:

1. Einige (aber nicht alle) bei der Behandlung von hohem Blutdruck verabreichten Medikamente scheinen bei Leuten mit einer Veranlagung zu Depressionen depressive Gefühlszustände hervorzurufen. Diese Medikamente bewirken eine Abnahme der Amin-Sendboten im Gehirn. Der niedrige Aminspiegel kann dann die Ursache des depressiven Gefühlszustands sein.

2. Medikamente, die ein Ansteigen des Aminspiegels im Gehirn bewirken, führen bei Versuchstieren zu erhöhter Aktivität und Munterkeit. Umgekehrt rufen Medikamente, die die Wirkung der Gehirnamine aussetzen oder verringern, bei diesen Tieren Beruhigung und Lethargie hervor.

Während sich aus einer solchen erhöhten oder verringerten Aktivität bei Tieren offensichtlich keine ausreichende Basis für die Annahme einer physiologisch bedingten Ursache für Erregungszustände und Depressionen beim Menschen ableiten läßt, trifft doch zu, daß bei Depressionszuständen beim Menschen Veränderungen in der Aktivität und Munterkeit zu beobachten sind. Somit stehen diese Laborbeobachtungen in Einklang mit der Amin-Theorie.

3. Ein Großteil der bei Depressionen verabreichten Medikamente erhöht die Aktivität oder die Anzahl der Amin-Sendboten im Gehirn. So wurde depressiven Patienten ein Medikament gegeben, das eine Vermehrung von Aminen im Gehirn bewirkt. Nach mehreren Wochen trat bei den Patienten eine klinische Besserung ein. Es wurde ihnen dann ein anderes Medikament gegeben, das Amine abbaut. Alle Patienten hatten innerhalb weniger Tage wieder Depressionen. Als dann dieses zweite Medikament abgesetzt wurde und die Amine wieder zunehmen konnten, erholten sich die Patienten wieder. Diese Beobachtungen geben Anlaß zu der Vermutung, daß die Amine im Gehirn wenigstens bei einer Reihe von Depressionen tatsächlich die chemischen Übeltäter sind, da das Stimmungsbarometer der Patienten je nach den Schwankungen im Aminspiegel auf Hoch oder auf Tief stand.

* Die im allgemeinen bei Depressionszuständen betroffenen Amine sind Noradrenalin, Dopamin und Serotonin.

4. Untersuchungen des Aminspiegels oder ihrer Aufbaustoffe im Blut, Harn und Rückenmark von Depressiven erbrachten bei einigen (aber nicht bei allen) depressiven Patienten den Beweis für den vorhergesagten Mangel an Aminen.

Wie man sieht, sind einige dieser Ergebnisse vielversprechend. Bedeutet das nun, daß wir die wirkliche Ursache der Depression gefunden haben? Weit gefehlt. Unsere Kenntnisse über das, was sich in unserem Gehirn abspielt, sind immer noch äußerst gering. Man könnte sagen, wir befinden uns noch im Zeitalter von Fords Serienmodell T (1909) in Erwartung des Jet-Zeitalters. Es ist jedoch ein wichtiger Schritt in der Forschung eingeleitet worden, die nun rasche Fortschritte macht.

So wird vielleicht am Ende doch noch das Rätsel der »schwarzen Galle« gelöst werden.

Die Wirkung von Antidepressiva auf das Gehirn

In diesem Abschnitt werden die Grundzüge unserer heutigen Kenntnisse über das Wirken von Antidepressiva auf die Nerven in unserem Gehirn dargestellt. Wenn jedoch schon das Wort »chemisch« dich schaudern läßt, solltest du diesen Abschnitt überschlagen und gleich zu den technischen Einzelheiten der Medikation im nächsten Abschnitt übergehen.

Das Gehirn stellt im wesentlichen ein System elektrischer Leitungen dar. Die Nerven oder »Drähte« geben einander elektrische Signale mit Hilfe von chemischen Sendboten (siehe Schaubild 17-1, S. 312).

Wenn den Nerven diese chemischen Sendboten genommen werden, kommt es im Drahtnetz des Gehirns zu falschen Verbindungen. Die Folge ist eine geistige und emotionale Störung, sehr ähnlich wie Musik, die aus einem Radio mit einem losen Draht im Verstärker kommt. Die emotionale Störung entspräche dann der Depression. Umgekehrt sieht man die Ursache für manische Zustände - bei denen sich der Patient in einem unkontrollierbaren Hochgefühl befindet - in einer übermäßigen Aktivität dieser chemischen Sendboten, die ein hyperaktives Arbeiten der Nerven mit sich bringt. In welcher Weise greifen nun Antidepressiva korrigierend ein? Die heutzutage verabreichten Antidepressiva fallen in drei Gruppen. Die häufig verschriebenen »trizyklischen« Antidepressiva scheinen die Wirkung der den Gefühlszustand beeinflussenden Sendboten im Gehirn zu verstärken, wenn sie auch nicht eine echte Zunahme dieser Substanzen bewirken.

Eine zweite Gruppe von Antidepressiva ist unter der Bezeichnung M.A.O.-Hemmer bekannt. Diese Medikamente bewirken ebenfalls eine Zunahme der Amin-Sendboten in den Gefühlszentren des Gehirns. Da durch M.A.O.-Hemmer der Abbau der chemischen Sendboten verringert wird, wird der angenommene Mangel an chemischen Aminen ausgeglichen.

Lithium-Karbonat stellt die dritte Gruppe der Antidepressiva. Lithium ist normalem Speisesalz ähnlich und als »Elektrolyt« bekannt. Es beseitigt destruktive Gefühlszyklen bei Patienten, deren Emotionen zwischen unkon-

Schaubild 16-1. Wie die Nerven untereinander Botschaften austauschen. Ein elektrischer Impuls läuft den ersten Nerv entlang bis zum Nervenendbereich. Hier öffnen sich winzige Säcke, die chemische Sendboten enthalten, und die Sendboten ergießen sich in die synaptische Region. Sie wandern dann durch die flüssigkeitsgefüllte Synapse und setzen sich an der Membran, d.h. der Wand des zweiten Nervs fest. Dies löst einen elektrischen Impuls im Nerv 2 aus. Die chemischen Sendboten werden dann zerstört und die Abfallstoffe aus dem Gehirn abtransportiert und schließlich mit dem Harn ausgeschieden.

Nerv 1 muß laufend neue chemische Sendboten produzieren, um die abgegebenen zu ersetzen. Es wird angenommen, daß ein Mangel an Sendboten zu Depressionen führt. Antidepressiva gleichen diesen Mangel aus, indem sie die Anzahl der chemischen Sendboten oder deren Wirksamkeit im synaptischen Bereich erhöhen.

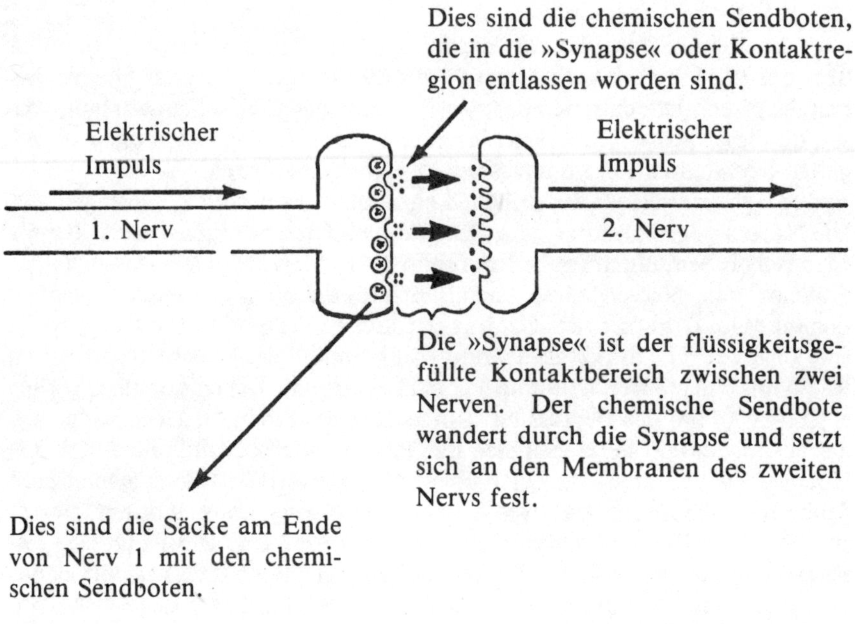

trollierbarer, extremer Hochstimmung und tiefer Verzweiflung schwanken. Lithium wird vor allem zur Vorbeugung eingesetzt. Wir wissen nicht sicher, wie es möglich sein kann, daß ein und das gleiche Medikament zwei einander entgegengesetzte Wirkungen haben kann, und dieses Paradoxon ist eines von vielen schwierigen Rätseln, die die psychiatrische Forschung zu lösen versucht. Eine weit verbreitete Theorie besagt, daß Lithium den Bestand an chemischen Sendboten stabilisiert, mit dem Erfolg, daß zyklische Schwankungen in den Aminkonzentrationen nicht mehr so leicht vorkommen.

Die Forschung der nächsten zehn Jahre wird ohne Zweifel weitere Erkenntnisse darüber bringen, wie das Gehirn Gefühlszustände reguliert, und es ist zu hoffen, daß sich unser Arsenal an Antidepressiva erheblich vergrößert und wirkungsvoller wird. Gegenwärtig können wir nur Folgendes festhalten:

1. Es gibt eine Reihe verschiedener Antidepressiva, die alle ihre Wirkung tun.
2. Bei einigen Patienten sind diese Medikamente sehr wirkungsvoll, während bei anderen die Resultate enttäuschend sind.
3. Wir können nur vermuten, welches Medikament für den jeweiligen Patienten das beste ist. Bei manchen Patienten kann es notwendig werden, verschiedene Antidepressiva solange auszuprobieren, bis das optimale gefunden ist, da uns immer noch verläßliche Methoden fehlen, um vorher zu sagen, welches das jeweils richtige Mittel im jeweiligen Einzelfall ist.
4. Bluttests zur Dosisbestimmung von trizyklischen Antidepressiva werden in zunehmendem Maße klinisch angewandt. Diese Bluttests ermöglichen es den Therapeuten, Antidepressiva in der richtigen Dosis zu verabreichen, und sie werden dazu beitragen, die therapeutische Wirksamkeit und Sicherheit der Medikation erheblich zu verbessern.

Was du und dein Arzt über die am häufigsten verschriebenen Antidepressiva wissen sollten

Trizyklische Medikamente. Die trizyklischen Antidepressiva sind die heute am häufigsten verschriebenen Mittel (die Bezeichnung »trizyklisch« weist auf die chemische Struktur hin, die drei miteinander verbundenen Ringen gleicht).

Der am häufigsten einem Arzt unterlaufende Fehler besteht darin, eine zu niedrige Dosis zu verschreiben. Diese Aussage mag dir wider den Strich gehen, falls du intuitiv die Empfindung hast, du solltest die kleinstmögliche Dosis nehmen. Wenn bei den trizyklischen Mitteln die Dosis zu niedrig angesetzt ist, wird die Wirkung des Mittels beeinträchtigt. Wenn du auf einer zu kleinen täglichen Dosis bestehst, wirst du deine Zeit verschwenden. Das Medikament wird dir einfach nicht helfen. Eine zu hohe Dosierung oberhalb der vom Arzt verordneten Grenze kann auf der anderen Seite gefährlich sein und in einigen Fällen zu einer Verschlechterung deiner Depression führen. Daher mein Rat in aller Kürze: Geh' zu einem Arzt, der sich auf die Behandlung mit Antidepressiva spezialisiert hat, und folge seinem Rat.

Ein weiterer Fehler, der deinem Arzt unterlaufen kann, besteht darin, dich monatelang ein bestimmtes Medikament einnehmen zu lassen, auch wenn klar wird, daß keine Besserung eintritt. Für mich ist so etwas einfach unverständlich, und doch erlebe ich es immer wieder, daß schwer depressive Leute nach ihrer Aussage monate- oder sogar jahrelang mit demselben Medikament behandelt werden, obwohl keine positiven Wirkungen festzustellen sind! In diesen Fällen liegt doch klar auf der Hand, daß das Medikament wirkungslos ist. Warum nur wird es dann weiter eingenommen? Wenn ein in angemessener Dosis verabreichtes Medikament nach drei bis vier Wochen keine eindeutige Wirkung zu zeigen beginnt, etwa durch ein nachhaltiges Absinken der Werte im BDI-Test (siehe 2. Kapitel), dann ist es im allgemeinen angebracht, auf ein anderes trizyklisches Mittel überzuwechseln. Beim Einnehmen von trizyklischen Mitteln verfährt man am besten so, daß man mit einer kleinen Dosis beginnt, die dann jeden Tag erhöht wird, bis die normale, therapeutisch erforderliche Dosis erreicht ist, was normalerweise nach einer Woche etwa der Fall ist. Bei Imipramin zum Beispiel könnte die Dosierung so aussehen:

1. Tag - 50 mg vor dem Schlafengehen
2. Tag - 75 mg vor dem Schlafengehen
3. Tag - 100 mg vor dem Schlafengehen
4. Tag - 125 mg vor dem Schlafengehen
5. Tag - 150 mg vor dem Schlafengehen

Wenn Dosen über 150 mg erforderlich sind, sollte die zusätzliche Menge über den Tag verteilt eingenommen werden. Dosen bis zu 150 mg pro Tag können ohne Schwierigkeiten auf einmal vor dem Schlafengehen eingenommen werden. Die antidepressive Wirkung wird den ganzen Tag über anhalten, und die unangenehmsten Nebenwirkungen werden sich in der Nacht einstellen, wenn man sie am wenigsten spürt.

Die am häufigsten auftretenden Nebenwirkungen sind trockener Mund, leichtes Händezittern, vorübergehender Schwindel, Verstopfung und Störungen beim Lesen. Diese Symptome treten für gewöhnlich in den ersten Tagen auf und geben sich dann meistens (mit Ausnahme des trockenen Mundes), sobald sich der Körper an das Medikament gewöhnt hat. Wenn du sie einfach hinnimmst, werden sie oft nach wenigen Tagen von selbst wieder verschwinden. Sollten die Nebenwirkungen stark genug sein, um dir lästig zu werden, ist es am besten, die Dosis schrittweise zu reduzieren, doch sollte das nicht abrupt geschehen. Ein plötzliches Absetzen des Mittels kann Magenverstimmungen und Schlaflosigkeit auslösen.

Wenn Nebenwirkungen wie Schwierigkeiten beim Wasserlassen, Verwirrung, starkes Zittern, erhebliches Schwindelgefühl oder verstärktes Schwitzen auftreten, besteht Anlaß zu der Vermutung, daß die Dosis zu groß ist. Bei diesen Symptomen ist eine Reduzierung der Dosis nach Rücksprache mit dem Arzt angebracht.

Bei Verstopfung kann ein Abführmittel Hilfe bringen. Schwindelgefühle werden sich in den meisten Fällen beim abrupten Aufstehen ergeben; sie sind darauf zurückzuführen, daß sich einige Sekunden lang das Blut in den Beinen staut. Wenn du vorsichtiger und langsamer aufstehst und deine Beine vor dem Aufstehen bewegst (durch Anziehen und nachfolgendes Entspannen der Beinmuskeln, so als würde man auf der Stelle laufen), läßt sich dieses Problem in den Griff bekommen.

Einige Patienten geben an, sich während der ersten Tage der Medikation »merkwürdig«, »wie schwebend« oder »unwirklich« zu fühlen. Ähnliche Reaktionen wurden bei einer Untersuchung beobachtet, bei der die Patienten Zuckertabletten (Plazebos) erhielten, die sie für Antidepressiva hielten. Dieses läßt vermuten, daß viele sogenannte Nebenwirkungen bis zu einem gewissen Grad eingebildet sein können und eher auf der Furcht vor der Medikation als auf echte Wirkungen des Mittels selbst zurückzuführen sind. Wenn Patienten am ersten oder zweiten Tag nach Einnahme von Antidepressiva mir mitteilen, daß sie sich merkwürdig fühlen, rate ich ihnen für gewöhnlich durchzuhalten, und in nahezu allen Fällen verschwinden diese unangenehmen Gefühle vollständig innerhalb weniger Tage.

Die trizyklischen Mittel können deinen Appetit anregen. Solltest du aufgrund der Depression an Gewicht verloren haben, kann eine Appetitanregung durchaus positiv sein. Wenn du jedoch übergewichtig bist, wirst du Diätüberlegungen größere Aufmerksamkeit schenken müssen, um eine weitere Gewichtzunahme zu verhindern, die dann demoralisierend wirken könnte.

Wie lange wirst du warten müssen, bis du dich besser fühlst? Es dauert mindestens zwei bis drei Wochen, bevor die Medizin deinen Gefühlszustand spürbar zu bessern beginnt. Wir wissen noch nicht, warum Antidepressiva mit Verzögerung zu wirken beginnen.

Viele Patienten werden noch vor Ablauf der drei Wochen den Wunsch verspüren, ihr Antidepressivum abzusetzen, da sie glauben, die Medizin hilft nicht. Das zu tun, ist unlogisch und selbstzerstörerisch, da es bei diesen Medikamenten nun einmal ungewöhnlich wäre, wenn sie sofort eine Wirkung zeigten.

Inwieweit kann man mit einer Besserung des Gefühlszustands rechnen? Ich für meinen Teil nehme den BDI-Test als Richtschnur (2. Kapitel). Du solltest den Test ein oder zwei Mal pro Woche während deiner Behandlung durchführen, wobei du versuchen solltest, einen Wert innerhalb der für normal geltenden Bandbreite zu erreichen (Werte unter zehn). Solange deine Werte darüber liegen, kann die Behandlung nicht als erfolgreich angesehen werden. Wenn die BDI-Werte nach drei bis vier Wochen Behandlung nicht deutlich gesunken sind, rate ich, das Medikament abzusetzen. In diesem Fall wird dir dein Arzt wahrscheinlich empfehlen, sofort auf ein anderes trizyklisches Mittel überzuwechseln. Das ist durchaus sinnvoll, da viele Patienten, die auf das erste Medikament nicht angesprochen haben, bei einem zweiten oder dritten positiv reagieren. Wenn sich nach Einnahme mehrerer verschiedener trizyklischer Mittel immer noch keine Besserung zeigt, sollte man auf ein ganz anderes Antidepressivum wie zum Beispiel die M.A.O.-Hemmer* (siehe Seite 316) übergehen.

Wie groß sind die Chancen, daß man auf ein bestimmtes trizyklisches Mittel anspricht? Die große Mehrzahl der Untersuchungen hat gezeigt, daß nahezu 65 % der depressiven Patienten auf das erste ihnen verschriebene trizyklische Antidepressivum reagieren. Da etwa 30 % der Patienten, denen Zuckertabletten gegeben wurden, ebenfalls eine Besserung zeigten, verdoppeln sich bei Einnahme eines Antidepressivums deine Chancen auf Besserung während des ersten oder zweiten Monats nach Beginn der Behandlung. Wenn du mehrere verschiedene Mittel nacheinander ausprobierst, sind deine Chancen noch viel größer.

Auf keinen Fall jedoch darf man mehrere verschiedene Mittel zur gleichen Zeit einnehmen!

Wie lange solltest du das Medikament einnehmen, nachdem du gut darauf angesprochen hast? Diese Entscheidung wird von dir und deinem Arzt gemeinsam zu treffen sein. Wenn es sich bei dir um einen ersten Fall von Depression handelt, wirst du das Mittel vermutlich absetzen können und dich doch weiterhin ganz normal fühlen. Falls du jedoch schon seit vielen Jahren an Depressionen leidest oder zu wiederkehrenden Anfällen neigst, wirst du vielleicht den Wunsch haben, die Therapie für ein Jahr oder mehr mit zwei Dritteln der Dosis, mit der du eine Besserung erzieltest, weiterzuführen. Nach neueren Forschungsergebnissen kann durch eine derartige Erhaltungstherapie erreicht werden, daß es weniger oft zu depressiven Gefühlszuständen kommt. Da es den Ärzten in zunehmendem Maße klar wird, daß depressive Gefühlszustände durchaus wiederkehren können, gewinnt die Prophylaxe mit Antidepressiva zunehmend an Bedeutung.

Was ist zu tun, wenn einmal ein depressiver Gefühlszustand wiederkehrt? Sollte man dann ein neues Medikament ausprobieren? Nein! Aller Wahrscheinlichkeit nach wirst du wieder auf das schon einmal genommene Medikament ansprechen, das für dich der richtige biologische Schlüssel sein kann. So solltest du dieses Mittel auch weiter benutzen – setz' auf ein Pferd, das schon gewonnen hat! Sollte einmal einer deiner Blutsverwandten Depressionen haben, so ist es durchaus möglich, daß das gleiche Medikament auch ihm hilft, da die Art und Weise, wie ein Mensch auf Antidepressiva reagiert, ebenso wie die Depression selbst offensichtlich auch von genetischen Faktoren bestimmt wird.

M.A.O.-Hemmer. Diese Mittel waren die ersten Antidepressiva, die schon vor vielen Jahren weit verbreitet waren, doch wurden sie dann immer weniger angewandt, nachdem die neueren und auch etwas sichereren trizyklischen Mittel entwickelt worden waren. In jüngerer Zeit haben die M.A.O.-Hemmer aber wieder an Popularität gewonnen, da sie oft bemerkenswert wirksam bei Patienten waren, die auf die trizyklischen Mittel nicht ansprachen, und zwar besonders bei denen, die schon seit so vielen Jahren unter Depressionen litten, daß diese traurige Krankheit ihnen mittlerweile zu einer

* Wenn man von einem trizyklischen Mittel auf einen M.A.O.-Hemmer überwechselt, ist es erforderlich, für einige Tage medikamentenfrei zu sein. Das gleiche gilt, wenn man von einem M.A.O.-Hemmer auf ein trizyklisches Mittel umsteigt. Der Grund liegt in unerwünschten Wechselwirkungen, die sich zwischen M.A.O.-Hemmern und trizyklischen Mitteln ergeben können.

unwillkommenen Lebensweise geworden war. Die M.A.O.-Hemmer sind besonders wirksam bei einer atypischen Depressionsform, die gekennzeichnet ist durch Phobien und hohe Angstzustände, chronischen Unwillen, hypochondrische Klagen oder impulsive selbstzerstörerische Handlungen. Auch Patienten mit wiederkehrenden zwanghaften Vorstellungen und zwanghaften, rituellen, unsinnigen Angewohnheiten (wie z.B. häufiges Händewaschen oder wiederholtes Überprüfen von Türschlössern) empfinden oft Erleichterung nach der Einnahme von M.A.O.-Hemmern. Diese Mittel erfordern eine sorgfältige ärztliche Betreuung und eine enge Zusammenarbeit mit deinem Arzt. Es lohnt die Mühe, denn diese Mittel können Leben retten, wo andere Medikamente wirkungslos bleiben, und sie können eine tiefgehende, wohltuende Änderung im Gefühlszustand herbeiführen.

Wie die trizyklischen Mittel brauchen auch die M.A.O.-Hemmer mindestens zwei bis drei Wochen, bevor sie eine Wirkung zeigen. Dein Arzt wird eine medizinische Untersuchung durchführen wollen, bevor er dir diese Medikamente gibt. Dazu gehört eine körperliche Untersuchung, Blutanalysen und eine Urinuntersuchung.

Ein bei der Dosierung oft unterlaufender Fehler besteht darin, daß eine zu große Dosis zu früh verabreicht wird. Da diese Medikamente manchmal stimulierend wirken, können sie Schlaflosigkeit verursachen. Um diese Möglichkeit weitgehend auszuschalten, kann die Dosis ungeteilt einmal am Tag morgens eingenommen werden. Die stimulierende Wirkung der M.A.O.-Hemmer kann besonders hilfreich sein bei depressiven Leuten, die sich oft müde, lethargisch und unmotiviert fühlen. Ihnen kann das Medikament teilweise den nötigen Auftrieb geben.

Die Nebenwirkungen sind denen der trizyklischen Mittel vergleichbar, jedoch treten sie im allgemeinen in gemilderter Form auf: trockener Mund, Schwindelgefühl bei plötzlichem Aufstehen, verzögerter Beginn beim Wasserlassen oder Ausschlag. Auch kann es zu Durchfall oder Verstopfung kommen. Diese Nebenwirkungen sind aber ungefährlich.

In seltenen Fällen können die M.A.O.-Hemmer eine beträchtliche toxische Wirkung haben, wenn sie nicht vorschriftsmäßig eingenommen werden. Die gefährlichste Folge ist eine Erhöhung des Blutdrucks, die nach dem übermäßigen Verzehr gewisser Lebensmittel oder der Einnahme gewisser verbotener Medikamente eintreten kann (siehe Tabelle 16-2, S. 318). Aus diesem Grund muß dein Blutdruck häufiger gemessen werden; um ganz sicher zu gehen, könntest du deinen Blutdruck auch selbst mit einem eigenen Gerät täglich messen. Die Nahrungsmittel, die du meiden solltest, enthalten einen Stoff, der als Tyramin bekannt ist und bei Einnahme von M.A.O.-Hemmern die Fähigkeit des Gehirns, den Blutdruck zu regulieren, beeinträchtigen kann. Solange du aber darauf achtest, was du zu dir nimmst, kann es nicht zu einer negativen Erhöhung des Blutdrucks kommen.

Lithium. Im Jahre 1949 machte John Cade, ein australischer Psychiater, die Beobachtung, daß Lithium, ein gewöhnliches Salz, bei Meerschweinchen beruhigend wirkte. Er verabreichte dann diesen Stoff einem Patienten mit

Tabelle 16-1. Nahrungsmittel und Medikamente, die bei Einnahme von M.A.O.-Hemmern* zu meiden sind

NAHRUNGSMITTEL: Schokolade, Käse (besonders fetthaltiger oder gealterte Sorten), Feigen in Dosen, Bananen oder Avokados, Rosinen, jede Art von Leber, Hefe oder Hefeextrakte, saure Sahne.

GETRÄNKE: Wein (besonders Chianti oder Rotweine), Bier oder Alkohol. Coffein sollte man nur in Maßen zu sich nehmen.

MEDIKAMENTE: 1. trizyklische Antidepressiva, 2. Grippemittel, Schnupfenmittel, Heuschnupfenmittel, Inhalationsmittel gegen Asthma, 3. stimulierende Mittel wie Ritalin oder Amphetamine, die manchmal zum Abnehmen bei Übergewicht verschrieben werden, 4. Antiepileptika.

Wenn du ein Mittel gegen hohen Blutdruck einnimmst, sollten sich dein Psychiater und dein Internist absprechen.

GEFÄHRLICHE NEBENWIRKUNGEN: Falls sich plötzliche schwere Kopfschmerzen, Übelkeit, ein steifer Nacken, Schwindel, Verwirrung, Lichtempfindlichkeit oder andere ungewöhnliche Symptome einstellen, solltest du dich sofort ärztlich untersuchen lassen und sicherstellen, daß dein Blutdruck nicht zu hoch ist. Schlaflosigkeit oder außergewöhnliche, plötzlich einsetzende euphorische Gefühle sind weniger gefährlich, erfordern jedoch auch ein sofortiges Eingreifen und können ein abruptes Absetzen des Medikamentes notwendig machen.

---

* Falls du zu krampfartigen Anfällen neigst, solltest du dich mit deinem Arzt absprechen, bevor du ein Antidepressivum einnimmst.

manischen Symptomen und beobachtete eine erhebliche Beruhigung, die er dann auch bei anderen manischen Patienten bestätigt fand. Seither hat Lithium sehr an Bedeutung gewonnen.

Lithium wird hauptsächlich angewandt

1. zur Behandlung akuter manischer Zustände und
2. zur Verhinderung manischer und depressiver Gefühlsschwankungen bei Leuten, die unter der bipolaren Form der manisch-depressiven Krankheit leiden.

»Bipolar« bedeutet »zweipolig« – der Patient unterliegt unkontrollierbaren euphorischen Gefühlsschwankungen wie auch schweren Depressionen. Die manische Phase ist gekennzeichnet durch eine extrem gehobene ekstatische Stimmung, überspitztes Selbstbewußtsein und ein Gefühl von Großartigkeit, durch einen ununterbrochenen Redefluß fortwährende Hyperaktivität (schnelle hektische Körperbewegungen), erhöhte sexuelle Aktivität, ein verringertes Schlafbedürfnis, verstärkte Reizbarkeit und Aggressivität und impulsive, selbstzerstörerische Handlungen wie zum Beispiel unbesonnene Einkaufstouren. Diese außergewöhnliche Krankheit entwickelt sich zu einer chronischen Aufeinanderfolge von unkontrollierbaren Hochs und Tiefs, und ein Arzt wird daher oft empfehlen, Lithium für den Rest des Lebens einzunehmen.

Wenn bei dir schon abnorme Hochstimmungsgefühle wie auch Depressionen vorgekommen sind, solltest du in erster Linie auf Lithium als Medikament zurückgreifen. Ob Lithium zur Behandlung wiederkehrender Depressionszustände ohne gleichzeitige manische Gefühlsschwankungen herangezogen werden kann, wird gegenwärtig noch untersucht.

Wie die anderen zur Behandlung von depressiven Gefühlszuständen eingesetzten Medikamente braucht auch Lithium normalerweise zwischen zwei und drei Wochen, bevor es eine Wirkung zeigt. Wenn es über einen längeren Zeitraum genommen wird, scheint sich die klinische Wirksamkeit zu erhöhen. Wenn du es also über Jahre hinweg einnimmst, wird es dir wahrscheinlich immer mehr helfen. Bei der Lithiumbehandlung sind 3 bis 6 Tabletten pro Tag über den Tag verteilt erforderlich. Dein Arzt wird dir sagen, wie die Dosis einzuteilen ist. Die Dosierung muß sorgfältig durch häufige Bluttests überwacht werden, besonders in der frühen Phase der Behandlung, damit ein angemessener Spiegel im Blut aufrechterhalten wird. Wenn zu viel Lithium in dein Blut gelangt, können gefährliche Nebenwirkungen eintreten. Ist der Lithiumspiegel andererseits zu niedrig, wird das Medikament dir nicht helfen.

Körpergröße, Nierenfunktion, Wetterbedingungen und andere Faktoren können auf die von dir benötigte Dosis einen Einfluß haben. Daher sollten die Bluttests regelmäßig zur Aufrechterhaltung des Lithiumspiegels durchgeführt werden. Das Blut ist 12 Stunden nach Einnahme der letzten Lithiumtablette zu entnehmen, wobei der frühe Morgen die beste Zeit für den Bluttest ist. Falls du doch eine Lithiumtablette am Morgen des Tests eingenommen hast, sollte der Test dann nicht durchgeführt werden, sondern auf einen anderen Tag verlegt werden, da sonst die Ergebnisse für deinen Arzt irreführend wären.

Bevor mit der Behandlung begonnen wird, wird der Arzt deinen körperlichen Zustand untersuchen und eine Reihe von Blut- und Harnuntersuchungen anordnen. Bei der Behandlung mit Lithium sollte die Schilddrüsenfunktion einmal im Jahr und die Nierenfunktion mittels Bluttest alle vier Monate überprüft werden, da bei einigen Patienten unter Lithiumeinnahme Abweichungen in der Nierenfunktion festgestellt wurden.

Die Nebenwirkungen von Lithium sind gering und im allgemeinen nicht ernsthafter Natur. Müdigkeit und Erschöpfungszustände können anfangs auftreten, geben sich aber im allgemeinen bald. In den ersten Tagen der Behandlung kann es zu Magenverstimmungen oder Durchfall kommen, doch auch diese sind bald wieder behoben. Verstärktes Durstgefühl, häufiges Wasserlassen und Händezittern werden oft beobachtet. Falls das Zittern besonders stark und unangenehm ist, kann ein das Zittern unterbindendes Medikament gegeben werden, doch habe ich es mir zur Regel gemacht, so weit wie möglich keine zusätzlichen Medikamente zu verabreichen. Einige mit Lithium behandelte Patienten klagen über erhebliche Schwäche- und Erschöpfungszustände. Das kann auf einen zu hohen Lithiumspiegel hinweisen, und eine Reduzierung der Dosis kann in einem solchen Fall erforderlich werden. Extreme Schläfrigkeit mit geistiger Verwirrung, mangelnde Koordinierung oder eine undeutliche Aussprache weisen auf einen gefährlich hohen Lithiumspiegel hin. Bei diesen Symptomen sollte das Medikament abgesetzt und sofort ein Arzt aufgesucht werden.

Gibt es andere Medikamente, die dein Arzt verschreiben könnte?

Die drei Gruppen von Antidepressiva, die ich beschrieben habe, sind meiner Meinung nach die einzigen, bei denen eine eindeutige Indikation zur Behandlung von Depressionszuständen vorliegt. Es gibt eine Reihe von Medikamenten, denen du aus dem Weg gehen solltest. Einige Ärzte wenden leichte Beruhigungsmittel bei Nervosität und Angstzuständen an. Ich tue das im allgemeinen nicht, da diese Mittel abhängig machen können und die von ihnen bewirkte Beruhigung deine Depression noch verstärken kann.

Schlaftabletten können gefährlich sein und werden leicht mißbraucht. Schon nach einigen Tagen regelmäßiger Einnahme verlieren sie im allgemeinen ihre Wirksamkeit, und es kann immer größerer Mengen bedürfen, damit man einschlafen kann. Hieraus kann sich ein gefährliches Schema von Abhängigkeit und Sucht ergeben. Die Tabletten unterbrechen deinen normalen Schlafrhythmus, und da schwere Schlaflosigkeit ein Symptom für ein »Sichzurückziehen« ist, wirst du bei jedem Versuch, von Schlaftabletten abzukommen, fälschlicherweise annehmen, daß du sie noch mehr als vorher brauchst. Daher können sie deine Schlafprobleme erheblich verschärfen. Im Gegensatz dazu wirken einige der mehr beruhigend wirkenden trizyklischen Antidepressiva schlaffördernd, ohne daß die Dosis erhöht werden müßte, und damit sind sie meines Erachtens ein wesentlich besseres Mittel zur Behandlung von Schlaflosigkeit bei depressiven Menschen.

Wie steht es mit den »Muntermachern« wie zum Beispiel Ritalin und den Amphetaminen, die gelegentlich bei Gewichtsabnahme verschrieben werden? Es trifft zu, daß diese Mittel bei manchen Leuten eine temporäre Stimulierung oder Aufmunterung bewirken (ganz ähnlich wie Kokain), doch besteht die Gefahr, süchtig zu werden.

Wenn der zeitweise Zustand des Hochgefühls nachläßt, kann das für dich einen regelrechten Absturz bedeuten, und du wirst ein noch höheres Maß an Verzweiflung erleben. Wenn diese Mittel über lange Zeit eingenommen werden, können sie eine aggressive, heftige, wahnhafte Reaktion auslösen, die der Schizophrenie ähnelt. Falls dein Arzt oder ein Freund dir rät, diese Tabletten einzunehmen, meine ich, du solltest sofort einen weiteren Arzt zu Rate ziehen!

Was läßt sich zu den sogenannten »Neuroleptika« wie z.B. Melleril, Haldol oder Imap sagen? Diese Mittel werden im allgemeinen bei »schizophrenen« Erkrankungen oder manischen Zuständen angewandt. Sie spielen keine große Rolle bei der Behandlung von depressiven oder unter Angstzuständen leidenden Patienten. Nur eine kleine Zahl depressiver Menschen läßt sich mit diesen Mitteln wirkungsvoll behandeln. Es handelt sich dabei um Patienten, die in höchstem Maße erregt sind und nicht mit dem Hin- und Herlaufen aufhören können, oder um depressive Patienten, die unter Wahnvorstellungen leiden. Bei den meisten Depressionszuständen würden die Neuroleptika zu einer Verschlechterung führen und Schläfrigkeit und Erschöpfung bewirken.

Dieser Überblick über die heute gängigen Medikamente ist sicherlich subjektiv gefärbt. Die Psychiatrie ist auch heute noch eine Mischung aus Kunst und Wissenschaft. Eines Tages wird die Kunst nicht länger ein Hauptbestandteil sein. Wenn du hinsichtlich deiner Behandlung Bedenken hast, stelle deinem Arzt Fragen und dränge ihn, dir seine Behandlung in dir verständlichen Worten zu erklären. Schließlich bist du der Boß, und er ist dein Angestellter! Es sind dein Gehirn und dein Körper, die auf dem Spiel stehen, und nicht seine. Solange eine vernünftige, verständliche und von beiden Seiten akzeptierte Strategie für deine Therapie verfolgt wird, hast du eine ausgesprochen gute Chance, von den Bemühungen deines Arztes auch wirklich zu profitieren.

Kann jeder Antidepressiva einnehmen? Die meisten können es, doch ist eine fachgerechte medizinische Betreuung unerläßlich. So ist zum Beispiel besondere Sorgfalt angebracht bei Epilepsie, Herz-, Nieren- oder Lebererkrankungen, hohem Blutdruck oder gewissen anderen Krankheiten. Bei ganz jungen Leuten und Älteren sollten manche Medikamente nicht gegeben werden. Auch können andere Dosierungen angebracht sein. Wenn man neben einem Antidepressivum noch andere Medikamente einnimmt, gilt es, in manchen Fällen besonders vorsichtig zu sein. Bei richtiger Einnahme sind Antidepressiva ungefährlich und können lebensrettende Wirkung haben. Doch hüte dich davor, sie selbst zu dosieren oder ohne Beratung einzunehmen; ärztliche Überwachung ist *absolut erforderlich.* Die Frage, ob eine Schwangere Antedepressiva nehmen sollte, ist vom Psychiater und Gynäkologen gemeinsam zu klären. Da embryonale Mißbildungen nicht auszuschließen sind, müssen sowohl dem möglichen Nutzen, der Schwere der Depression wie auch dem Stadium der Schwangerschaft unbedingt Rechnung getragen werden. Zunächst sollten andere Behandlungsmethoden versucht werden, und ein aktives Selbsthilfeprogramm, wie es dieses Buch bietet, kann eventuell eine Medikation vollkommen unnötig machen, was letztlich der beste Schutz für das ungeborene Kind wäre.

Multiple Medikation. Manchmal wird die Frage gestellt, warum man nicht mehr als ein Psychopharmakon verabreicht und so die Vorteile mehrer Mittel gleichzeitig zum Tragen bringt. Obwohl es durchaus Fälle gibt, in denen gewisse Kombinationen von Medikamenten angebracht sein können, ist es doch im allgemeinen nicht ratsam, mehr als ein Antidepressivum zur gleichen Zeit einzunehmen. In der großen Mehrzahl der Fälle wird ein Medikament alleine ausreichen, um die Rückkehr zum normalen Gefühlszustand zu beschleunigen. Falls ein bestimmtes Mittel nicht hilft, solltest du es nach drei bis vier Wochen absetzen und ein anderes versuchen. Doch mache die Dinge nicht unnötig kompliziert, indem du mehrere Medikamente gleichzeitig nimmst. Eine multiple Medikation stiftet nur Verwirrung, ist normalerweise unnötig und kann zudem noch gefährlich sein. Eine Ausnahme würde ein depressiver Patient bilden, der bereits mehrere Antidepressiva verschiedener chemischer Struktur nacheinander in angemessenen Zeitabständen ausprobiert hat. Wenn in einem solchen Fall ein eindeutiger therapeutischer Erfolg ausbleibt, wird der Arzt es mit einer Kombination von Antidepressiva versuchen. Ein M.A.O.-Hemmer könnte mit einem trizyklischen Mittel oder mit Lithium kombiniert werden, oder ein trizyklisches Mittel mit Lithium. Hierbei haben wir es aber mit einer schon fortgeschrittenen Art von Behandlung zu tun, die eine enge Zusammenarbeit zwischen dir und deinem Arzt erfordert.

Integration von kognitiver und medikamentöser Behandlung

An diesem Punkt wirst du dich vielleicht fragen, warum ich über medikamentöse Behandlung in einem Buch schreibe, das den Schwerpunkt auf Selbsthilfe und persönliche Entfaltung durch Veränderung der Denk- und Verhaltensweisen legt.

Es trifft zu, daß wir Hunderte von schwer depressiven Patienten erfolgreich in unserer Praxis ohne jegliche Medikation behandelt haben. Aber es gab auch andere, die eine Behandlung sowohl mit Medikamenten also auch nach der kognitiven Therapie wünschten und auch bekamen. Auch diese Leute wurden erfolgreich behandelt. Es kann durchaus sein, daß bei gewissen Formen von depressiven Gefühlszuständen eine Einnahme von Antidepressiva zur Unterstützung deiner Behandlung dich einem vernünftigen Selbsthilfeprogramm gegenüber zugänglicher macht und den Fortschritt der Therapie erheblich beschleunigt. Ich erinnere mich an viele depressive Leute, die offensichtlich schneller Licht am Ende des Tunnels ihrer unlogischen, verdrehten, negativen Gedanken zu sehen begannen, nachdem sie mit der Einnahme von Antidepressiva begonnen hatten. Ich habe mir die Philosophie zu eigen gemacht, nach der ich jedes einigermaßen sichere Mittel befürworte, das dir hilft!

Unsere zur Zeit laufenden Forschungsarbeiten zielen darauf ab, unsere Kenntnisse über die Kombination von Medikamenten und kognitiver Therapie zur Selbsthilfe zu vergrößern. Die bisherigen Ergebnisse weisen darauf hin, daß Patienten, die nicht nur mit Antidepressiva, sondern auch nach der kognitiven Therapie behandelt werden, besser auf die Behandlung ansprechen als Patienten, die nur mit Antidepressiva behandelt werden, wodurch bestätigt wird, daß eine rein medikamentöse Behandlung alleine für viele

Patienten nicht die ganze Antwort darstellt. Damit spielt die Psychotherapie auch bei denen, deren Zustand sich durch Antidepressiva bessert, eine gewisse Rolle.

Bei welchen Depressionsformen werden Antidepressiva wahrscheinlch am besten wirken? Deine Chancen, auf ein geeignetes Medikament anzusprechen, erhöhen sich unter den folgenden Bedingungen:

1. Wenn du aufgrund deiner Depression funktional beeinträchtigt und nicht in der Lage bist, mit deinem Alltagsleben fertig zu werden.
2. Wenn deine Depression gekennzeichnet ist durch eher organisch gelagerte Symptome wie Schlaflosigkeit, Erregung oder Aktivitätsabnahme, durch eine Verschlechterung der Symptome am Morgen und durch die Unfähigkeit, durch positive Ereignisse aufgemuntert zu werden.
3. Wenn deine Depression schwerer Art ist.
4. Wenn deine Depression einen einigermaßen deutlichen Beginn hatte und die Symptome erheblich von deinem normalen Gefühlszustand abweichen.
5. Wenn du vor deiner jetzigen Depression nicht schon bereits andere langwierige psychische Störungen und Sinnestäuschungen durchgemacht hast.
6. Wenn in deiner Familie Fälle von depressiven Gefühlszuständen vorkommen.
7. Wenn du früher schon einmal positiv auf ein Medikament angesprochen hast.
8. Wenn du nicht dazu neigst, dich zu beklagen und anderen die Schuld zu geben.
9. Wenn du nicht extrem empfindlich auf Nebenwirkungen von Medikamenten reagierst und nicht fortwährend über eingebildete Krankheiten klagst.

Diese Richtlinien sind ganz allgemeiner Art und erheben nicht Anspruch auf Vollständigkeit. Es gibt natürlich viele Ausnahmen, und unsere Fähigkeit, die Reaktion auf ein Medikament vorherzusagen, ist noch recht begrenzt. Wir haben die Hoffnung, daß Antidepressiva in Zukunft mit größerer Genauigkeit und auf der Basis größerer wissenschaftlicher Erkenntnisse angewandt werden können, so wie es heute bei den Antibiotika möglich ist.

Eine kognitive Betrachtung über die Therapie mit Medikamenten. Gewisse negative Einstellungen und vernunftswidrige Gedanken können einer an sich richtigen Behandlung mit Medikamenten entgegenwirken. Ich möchte an dieser Stelle mit einigen schädlichen Mythen aufräumen. Meiner Meinung nach ist man wohl beraten, bei jeder Einnahme von Medikamenten aufgeklärte Vorsicht walten zu lassen, doch eine übertriebene, auf Halbwahrheiten bauende Vorsicht kann zerstörerisch wirken.

MYTHOS NUMMER 1: »Wenn ich dieses Medikament einnehme, bin ich nicht mehr ich selbst. Ich werde mich merkwürdig benehmen und mich eigenartig fühlen.« Nichts könnte weiter von der Wahrheit entfernt sein. Obwohl diese Mittel Depressionen beseitigen, rufen sie normalerweise nicht abnorme Gefühlssteigerungen hervor, und abgesehen von sehr seltenen Fällen wirst du dich nicht anormal, merkwürdig oder »high« fühlen. Im Gegenteil, die meisten Patienten berichten, sie fühlten sich wesentlich wohler, seitdem sie auf das Antidepressivum anzusprechen begonnen hätten.

MYTHOS NUMMER 2: »Diese Mittel sind extrem gefährlich.« Falsch. Wenn du unter ärztlicher Aufsicht stehst und mit deinem Arzt zusammenarbeitest, hast du keinen Grund, das Mittel zu fürchten. Negative Reaktionen sind selten und können im allgemeinen gefahrlos und wirkungsvoll bewältigt werden, wenn du und dein Arzt wie ein Team zusammenarbeiten. Die Antidepressiva sind weitaus gefahrloser als die Depression selbst. Denn schließlich kann die Krankheit, wenn sie unbehandelt bleibt, einen tödlichen Ausgang nehmen - wenn du Selbstmord begehst!

MYTHOS NUMMER 3: »Aber die Nebenwirkungen werden nicht zu ertragen sein.« Stimmt nicht. Die Nebenwirkungen sind nur mäßig und können im allgemeinen auf ein kaum noch spürbares Minimum verringert werden, indem die Dosis auf das richtige Maß gebracht wird. Wenn du dann das Medikament immer noch als unangenehm empfindest, könntest du auf ein anderes überwechseln, das gleichermaßen wirkungsvoll ist und weniger Nebenwirkungen hat.

MYTHOS NUMMER 4: »Aber ich werde sicherlich die Kontrolle verlieren und diese Mittel benutzen, um Selbstmord zubegehen.« Diese Medikamente können tatsächlich bei hoher Dosierung zum Tod führen, doch braucht dies für dich kein Problem zu sein, wenn du offen mit deinem Arzt darüber redest. Wenn du dich eindeutig suizidal fühlst, kann es hilfreich sein, wenn immer nur ein kleiner Vorrat des Mittels - für wenige Tage oder eine Woche - dir zur Verfügung steht. Dadurch ist sichergestellt, daß du keine tödliche Dosis zur Hand hast. Auch möchte ich daran erinnern, daß mit dem Moment, wo das Medikament zu wirken beginnt, du dich weniger suizidal fühlen wirst. Du solltest deinen Therapeuten häufig aufsuchen und intensiv therapeutisch behandelt werden, bis jede suizidale Vorstellung beseitigt ist.

MYTHOS NUMMER 5: »Ich werde abhängig werden, genauso wie die Drogensüchtigen auf der Straße. Und wenn ich je versuche, von dem Mittel loszukommen, werde ich wieder Depressionen haben. So bin ich also für's ganze Leben auf eine Krücke angewiesen.« Auch das ist falsch. Anders als bei Schlaftabletten, Opiaten und Beruhigungsmitteln ist die Suchtgefahr bei Antidepressiva sehr gering. Wenn einmal das Medikament wirkt, wirst du nicht immer größere Dosen einnehmen müssen, um die antidepressive Wirkung aufrechtzuerhalten, und in den meisten Fällen wird die Depression nicht zurückkehren, wenn das Mittel einmal nicht mehr genommen wird. Wenn der Zeitpunkt für das Absetzen des Medikamentes gekommen ist, ist es ratsam, es schrittweise über ein bis zwei Wochen abzubauen. Dadurch wird ein Unbehagen, das sich bei einem abrupten Absetzen des Mittels einstellen könnte, auf ein Minimum reduziert. Auch wird dir geholfen, ein Zurückfallen in die Depression schon im Anfangsstadium abzubremsen, noch bevor sie sich voll entwickeln kann.

Einige Ärzte befürworten heutzutage bei gewissen Patienten eine über lange Zeit angelegte Dauertherapie. Eine prophylaktische Wirkung kann erzielt werden, wenn du über einen Zeitraum von einem Jahr und mehr nach deiner Heilung eine niedrige Dosis eines Antidepressivums einnimmst. Dadurch wird die Wahrscheinlichkeit einer erneuten Depression weitgehend ausgeschaltet. Solltest du bereits über Jahre hinweg Probleme mit immer wiederkehrenden depressiven Gefühlszuständen gehabt haben, wäre es in deinem Fall eventuell ratsam, eine Langzeitbehandlung durchzuführen. Bei den dabei verabreichten niedrigen Dosen sind die Nebenwirkungen im allgemeinen geringfügig.

MYTHOS NUMMER 6: »Ich werde keine Psychopharmaka einnehmen, denn das bedeutet, daß ich verrückt bin.« Dieser Gedanke ist recht abwegig. Antidepressiva werden bei Depressionszuständen und nicht bei »Wahnsinn« verschrieben. Tatsächlich werden Antidepressiva bei der Behandlung von Wahnsinn per se überhaupt nicht angewandt.

Falls dir also dein Arzt die Einnahme von Antidepressiva empfiehlt, bedeutet das, daß du seiner Meinung nach ein Gefühlsproblem hast, und nicht, daß du verrückt bist. Es wäre jedoch in der Tat »verrückt«, ein Antidepressivum aus diesem Grund abzulehnen, da du damit dir selbst noch größeres Elend und Schmerz zufügen würdest. Paradoxerweise kann es sein, daß du dich mit Hilfe des Medikaments schneller wieder »normal« fühlen wirst.

MYTHOS NUMMER 7: »Aber andere Leute werden sicherlich auf mich herabschauen, wenn ich ein Antidepressivum nehme, und mich für geringer als sie selber achten.« Diese Angst ist unrealistisch. Andere Leute werden es gar nicht wissen, daß du ein Antidepressivum einnimmst, es sei denn, du sagst es ihnen - auf andere Weise können sie es unmöglich wissen. Wenn du dann doch jemandem davon erzählst, wird er vermutlich mehr von dir halten, weil du dich bemühst, zur Beseitigung deines schmerzlichen depressiven Gefühlszustands beizutragen.

Natürlich kann es passieren, daß dich jemand fragt, ob es denn ratsam sei, Tabletten einzunehmen, oder daß er sogar deine Entscheidung kritisiert. Das gibt dir dann eine wunderbare Gelegenheit zu lernen, mit Mißbilligung und Kritik fertig zu werden, wie das im 6. Kapitel dargestellt wird. Früher oder später wirst du dich entschließen müssen, an dich selber zu glauben, und wirst aufhören müssen, der niederdrückenden Angst, es könnte jemand mit dir und deinem Tun nicht einverstanden sein, nachzugeben.

MYTHOS NUMMER 8: »Es ist beschämend, Tabletten einnehmen zu müssen. Ich sollte in der Lage sein, aus eigener Kraft mit der Depression fertig zu werden.« Unsere Untersuchungen von depressiven Gefühlszuständen haben ergeben, daß die meisten Leute tatsächlich ohne Tablette gesunden können, wenn sie ein energisches, gut durchorganisiertes Selbsthilfeprogramm, wie in diesem Buch dargestellt, durchführen. Wir haben aber auch herausgefunden, daß in einigen Fällen ein Antidepressivum offensichtlich einen gewissen Spielraum gibt, der nötig sein kann, um dir deine Bemühungen, dir selber zu helfen, leichter zu machen. Tatsächlich wurde kürzlich der Nachweis geführt, daß Antidepressiva dazu beitragen, negative Denkweisen abzubauen. Daher könnten diese Medikamente deine eigenen Bemühungen zur Änderung deiner Lebenseinstellung vorantreiben und dir helfen, deine Verhaltensweisen zu ändern. Es ist doch wirklich nicht sinnvoll, ständig traurig herumzusitzen und zu leiden und starrköpfig darauf zu beharren, »es ganz alleine schaffen« zu müssen. Eines ist klar, du selbst mußt den Weg finden, mit oder ohne pharmazeutischer Kraftspritze. Ein Antidepressivum kann dir genau das bißchen Hilfe geben, das du brauchst, um mit größerem Erfolg die Lösung deines Problems in Angriff zu nehmen und so den natürlichen Heilungsprozeß zu beschleunigen.

Buchvorschläge zum Weiterlesen

Beck, Aaron T.: Kognitive Therapie der Depression.
München: Urban und Schwarzenberg, 1981

Beck, Aaron T.: Wahrnehmung der Wirklichkeit und Neurose.
München: Pfeiffer, 1979

Beck, Aaron T. & Emery G.:
Kognitive Verhaltenstherapie bei Angst und Phobien.
Sonderheft der Deutschen Gesellschaft für Verhaltenstherapie,
Tübingen 1981

Faust, Volker und Hole, Günter:
Depressionen; Symptomatik — Äthiopathogenese — Therapie.
Stuttgart: Hippokrates, 1982

Hautzinger, Martin und Hoffmann, Nicolas:
Depression und Umwelt.
Salzburg: Otto Müller, 1979

Hoffmann, Nicolas: Depressives Verhalten.
Salzburg: Otto Müller, 1976

Lazarus, A. & Fey, A.: Ich kann, wenn ich will.
Klett - Cotta, Stuttgart 1974

Lazarus, A.: Innenbilder. Imagination in der Therapie und als Selbsthilfe.
Pfeiffer, München, 1980

An die folgenden Stellen können Sie sich wenden, wenn Sie fachliche Hilfe in Kognitiver Therapie benötigen:

PLZ 1000
Wolf-Dieter Becker (Dipl.-Psych.)
Psychologische Gemeinschaftspraxis
Richard Wagner Platz 1
1000 Berlin 10
Tel. 030 / 341 70 46

W.-D. Becker ist Lehrbeauftragter am Institut für Psychologie der Freien Universität Berlin, Habelschwerdter Allee 45, 1000 Berlin 33

PLZ 2000
Ch. T. Eschenröder (Dipl.-Psych.)
Treseburgerstr. 15
2800 Bremen 1
Tel. 04 21 / 498 98 28

PLZ 3000
Dr. Christiane Strnt
Klinik f. Kinder- u. Jugendpsychiatrie am Niedersächsischen Landeskrankenhaus
Vor dem Kaiserdom 10, Haus 10
3308 Königslutter
Tel. 053 53 / 502-324 und -326

PLZ 4000
Dr. Rainer Sachse (Dipl. Psych.)
Psychologisches Institut
Ruhr-Universität Bochum
Postfach 10 21 48
4630 Bochum
Tel. 02 34 / 700 31 77

Dr. Friedrich Försterling
Fakultät Psychologie und Sportwissenschaft
Universität Bielefeld
Postfach 8640
4800 Bielefeld
Tel. 05 21 / 106 45 23

Carola Crone (Dipl.-Psych.)
Fröbelstraße 2
4006 Erkrath (Hochdahl)
Tel. 021 04 / 3 33 95

Horst u. U. Zimmermann (Dipl.-Psych.)
Deutsch-Ritter-Allee 44
4048 Grevenbroich 1
Tel. 021 81 / 4 23 24

PLZ 5000
K.P. Becker (Dipl.-Psych.)
Sudermannstraße 10
5000 Köln 1
Tel. 02 21 / 72 84 97

Reiner Ulsmann (Dipl.-Psych.)
Verhaltenstherapie/
Rational-Emotive Therapie
Schwanstr. 26
5600 Wuppertal 1
Tel. 02 02 / 44 98 52

PLZ 6000
Norbert Lotz (Dipl.-Psych.)
Sandweg 53
6000 Frankfurt 1
Tel. 069 / 44 51 39

Dr. Ursula Luka-Krausgrill (Dipl.-Psych.)
Psychologisches Institut
Joh. Gutenberg Universität
FB 12 - Abt. Klinische Psychologie
Saarstr. 21
6500 Mainz
Tel. 061 31 / 39 37 07

Doris Wolf (Dipl.-Psych.)
Rolf Merkle (Dipl.-Psych.)
Am Oberen Luisenpark 33
6800 Mannheim 1
Tel. 06 21 / 41 57 40

Prof. Dr. P. Fiedler
Psych. Institut der Uni Heidelberg
Hauptstraße
6900 Heidelberg
Tel. 06 221 / 54 73 46

PLZ 7000

Johannes P. Austermeier (Dipl.-Psych.)
Christofstr. 4
7012 Fellbach bei Stuttgart
Tel. 07 11 / 58 81 41

Inge Molz-Selent (Dipl.-Psych.)
Psychologische Beratungsstelle des Landratsamtes Schwäbisch Hall
Münzstraße 1
7170 Schwäbisch Hall
Tel. 07 91 / 75 54 17

Rolf Wachendorf (Dipl.-Psych.)
Psychologische Praxis
Zollbergstraße 69
7300 Esslingen
Tel. 07 11 / 38 63 63

Doris Hartmann-Lange (Dipl.-Psych.)
Universitätsnervenklinik Tübingen
Osianderstr. 22
7400 Tübingen
Tel. 070 71 / 29 65 43

Christine Schmid-Fahrner (Dipl.-Psych.)
Psychotherapeutische Praxis
Metzgergasse 39
7400 Tübingen
Tel. 070 71 / 5 11 93

Friederike T. Zimmer (Dipl.-Psych.)
Tübinger Akademie für Verhaltenstherapie (TAVT)
Gartenstr. 9
7400 Tübingen
Tel. 070 71 / 24 000

Prof. Dr. Dirk Zimmer
Tübinger Akademie für Verhaltenstherapie (TAVT)
Gartenstraße 9
7400 Tübingen
Tel. 070 71 / 24 000

Dr. Martin Hautzinger (Dipl.-Psych.)
Zum Porren 25
7750 Konstanz 16
Tel. 075 31 / 4 32 27

Roland Straub (Dipl.-Psych.)
Dr. Manfred Wolfersdorf (Arzt)
Psych. Landeskrankenhaus Weissenau
Bereich Depression
Abt. Psychiatrie I der Universität Ulm
7980 Ravensburg-Weissenau
Tel. 07 51 / 60 13 94

PLZ 8000

Dieter Schwartz (Dipl.-Psych./Klinischer Psychologe BDP)
Institut für Rational-Emotive Therapie
Sanderglacisstr. 1
8700 Würzburg
Tel. 09 31 / 8 15 56

Über den Autor

Dr. David Burns studierte an der Stanford Universität, wo er mit dem Doktor der Medizin abschloß. Seine psychiatrische Ausbildung vervollständigte er an der Universität von Pennsylvania. Dort war er auch wesentlich an der Entwicklung der Kognitiven Therapie beteiligt, auf der dieses Buch gründet. Neben der Arbeit mit depressiven Patienten lehrt er Psychotherapie und Pharmakotherapie an der Universität von Pennsylvania und hält Fachvorträge in vielen verschiedenen Staaten der Erde. Er ist Träger des A.E. Bennet-Preises, der höchsten Auszeichnung auf dem Gebiet der Psychiatrie für einen Forscher unter fünfunddreißig.

trèves gesundheit trèves gesundheit

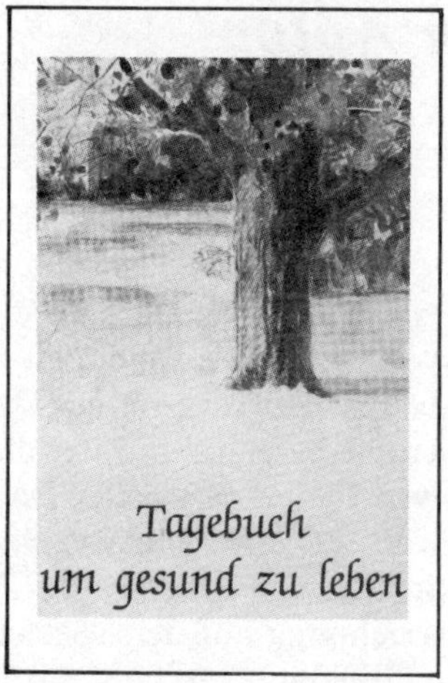

Der
Heilkräuter-Kalender
erscheint alle Jahre wieder,
DM/Sfr 9,80,
ÖS 76,-

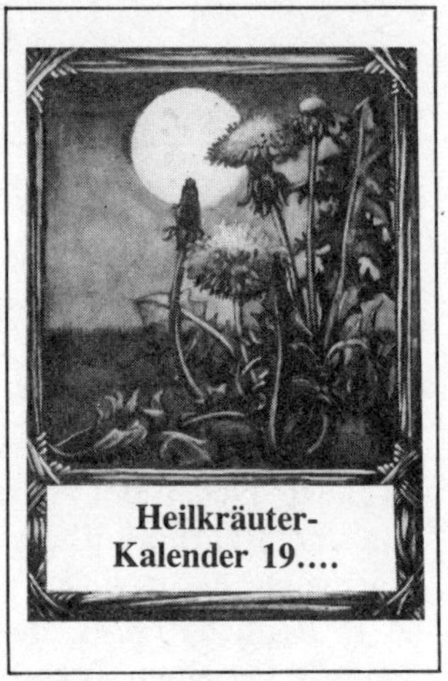

Wieder eine kleine Revolution: in sehr schöner und aufwendiger Aufmachung erfüllt dieses Tagebuch mehrere Funktionen. Es enthält - jahreszeitlich abgestimmt - zahlreiche Rezepte, Kräutersammel- und Körperpflegetips. Das Tagebuch ist mit einem immerwährenden Kalender versehen, der viel Platz läßt für eigene Notizen, Ideen, Rezepte etc.; jeder Monat schließt mit einer Vitamin- und Mineralientabelle. Zahlreiche, durchgehend vierfarbige Zeichnungen sorgen für Abwechslung. Als persönlicher Begleiter wird das "Tagebuch um gesund zu leben" im Laufe der Jahre zu einem wertvollen "Erfahrungs-Album". Und natürlich ist das "Tagebuch" zu jeder Zeit ein ideales Geschenk.

Der Kalender gibt eine Handreichung zum bewußteren und gesünderen Gebrauch der vielfältigen Heilgewächse, die man in Deutschland - mit etwas Glück - alle noch selbst sammeln kann. Die Autorin vermittelt aber auch ein Stück Volksgut - Kenntnisse, die für unsere Großeltern noch selbstverständlich waren und heute vor dem Hintergrund eines neuen ökologischen Bewußtseins wieder stärker Beachtung finden. Der Kalender macht deutlich, daß es mit einer "Ökologie der Erde" nicht getan ist; vielmehr bedürfen auch die kosmischen Rhythmen einer konsequenten ökologischen Interpretation. Reich illustriert, jedes Jahr mit neuem Thema.

Warum Rauchen eine Frauen-Frage ist — Mit einer Anleitung zum Abgewöhnen
ISBN 3-88081-134-2
DM 17,80 /
Sfr 16,70 /
ÖS 139,-

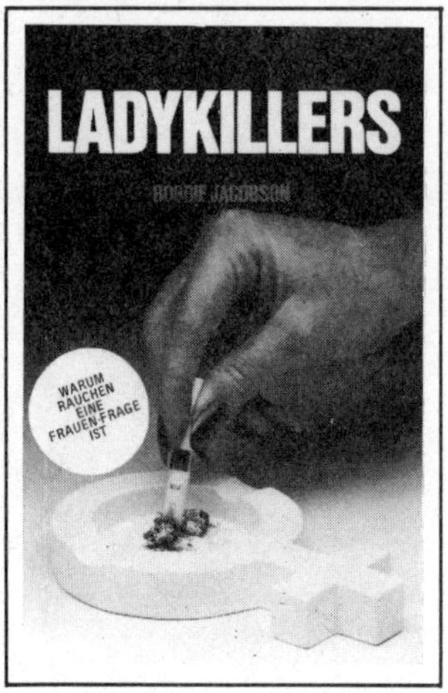

Sarah Boston
Mein Sohn Will
3. Auflage
ISBN 3-88081-116-4
DM/Sfr 14,80
ÖS 115,-

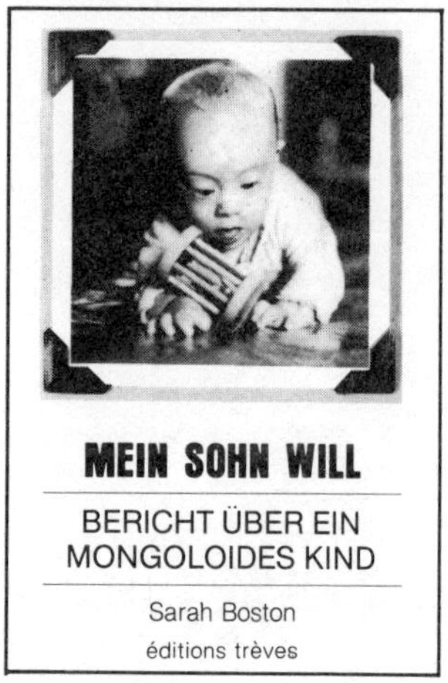

Frauen sind die ‚neuen Raucher'. Während die Zahl der Männer die rauchen, im Laufe des letzten Jahrzehnts immer mehr zurückging, sind die Frauen massiv auf dem Vormarsch. Das drückt sich merklich nicht nur darin aus, daß es heute zum Bild der Frau gehört zu rauchen (im Gegensatz zu früher). Es schlägt sich auch in den Statistiken nieder: Frauen sterben plötzlich an ,,Männerkrankheiten'': Lungenkrebs und Gefäßerkrankungen.
Das Buch zeigt den Druck auf sie, damit weiterzumachen. Es zeigt die merkwürdige Parallele zwischen Emanzipation und ihrer kommerziellen Nutzung durch die Tabakindustrie, der es durch die neue Kundengruppe ,,Frau'' besser geht als je zuvor.
Vielleicht pfeift frau in Zukunft auf die kleinen weißen Killer, denn ,,Ladykillers'' vermittelt die politischen und wirtschaftlichen Zusammenhänge — und die sind zum Abgewöhnen.

Eine Frau schreibt präzise und detailiert über ihr Kind, von dem sich 14 Tage nach der Geburt herausstellt, daß es mongoloid ist. Nach dem ersten Schock beginnt sie systematisch, sich Informationen zu beschaffen über Mongolismus und darüber, wie man mongoloide Kinder fördern kann. Sarah Boston schreibt nicht über irgendeine Mutter, sondern über sich selbst. Die eigene Erfahrung prägt das Buch, deshalb ist es packend zu lesen, und dazu leicht verständlich.

trèves gedichte & verschenkbücher

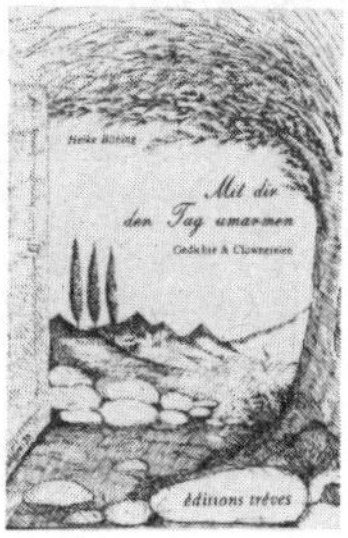

10. Auflage, DM 9,80
ISBN 3-88081-140-7

Mit dir den Tag umarmen
Manchmal
möchte ich
dich
mit in meine
Schuhe nehmen
Regenbogenfarben
in dein Gesicht
malen
und mit dir
rückwärts durch
die Straßen laufen
Konfetti streuen
auf Pusteblumen
tanzen
mit dir den
Tag umarmen.

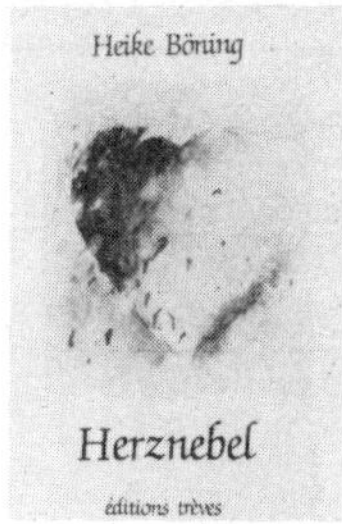

DM 9,80
ISBN 3-88081-167-9

Es ist Mitternacht
und einer dieser
warmen Sommerabende
völlig verrückt
aufeinander
flippen wir
durch die Nacht
trinken Gin Tonic
in Straßencafés
bis das aufgehende
Morgenlicht/auf uns fällt
und die Lust
zwischen nassen Küssen
und halbaufgerissenen
Kleidern anfängt
während sich die Zeit
im Rausch verliert
der sich wie
ein Liebesbrief
auf uns legt
und im späten
Nachtwind
durch die Welt segelt.

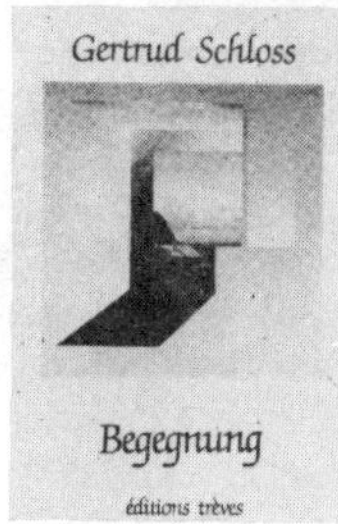

DM 9,80
ISBN 3-88081-158-X

Einer Frau
Du gehst durch das
Leben brennend und
fiebrig.
In Deinen Händen ist die
Schönheit.
In Deinen Augen glänzt
die Sehnsucht.

Du gehst durch das
Leben wie im Traum.
Aber ein Wachsein
strömt
aus Dir,
heiß und verlangend.

Du gehst durch das
Leben, herb,
verschlossen,
Und keiner kann Dich
halten.
Du bist vorüber,
eh' wir Dich kennen.

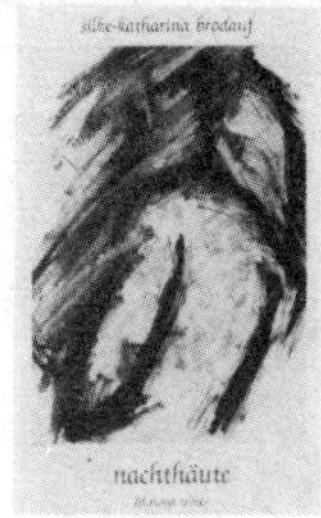

2. Auflage, DM 9,80
ISBN 3-88081-164-4

engelsdieb

versuch
ohne schutzengel
vorläufig aber mit
dem leisen erinnern
an jenen september
wo wir uns
geklauten mais
in der tasche
vorsichtig
aneinander versteckten
mit diesen heimlichen
herzen nicht wirklich
ängstlich aber
voller vorfreude
auf solche
hellen tage

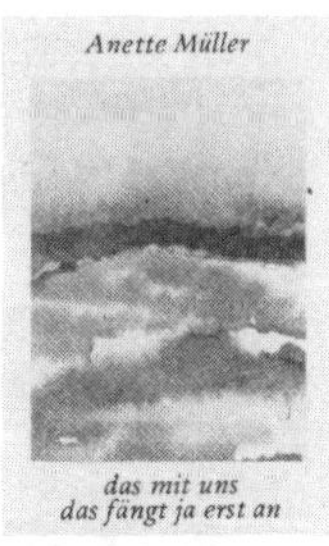

7. Auflage, DM 9,80
ISBN 3-88081-141-5

Es wird ja erst frühling
der himmel ist
noch grau
magnolien
fangen gerade erst an
zu blühn
die abendluft ist
noch rauh
es wird ja
erst frühling
alles ein vages ahnen
vielmehr als
ein deutliches sehen
es wird ja
erst frühling
das mit uns
das fängt ja
erst an

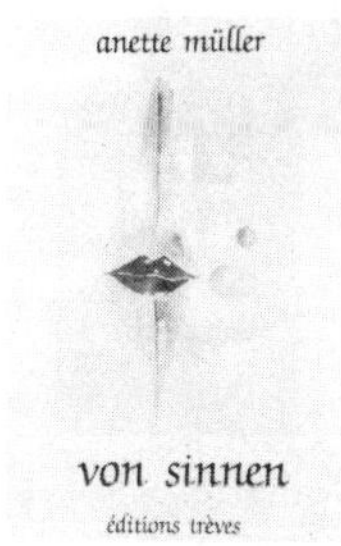

3. Auflage, DM 9,80
ISBN 3-88081-170-9

Küsse erhascht
mit blicken von
deinem nacken
genascht
in samt und seide
dich
mit händen
gehüllt
tanzend mit dir
den hunger
von sinnen
gestillt

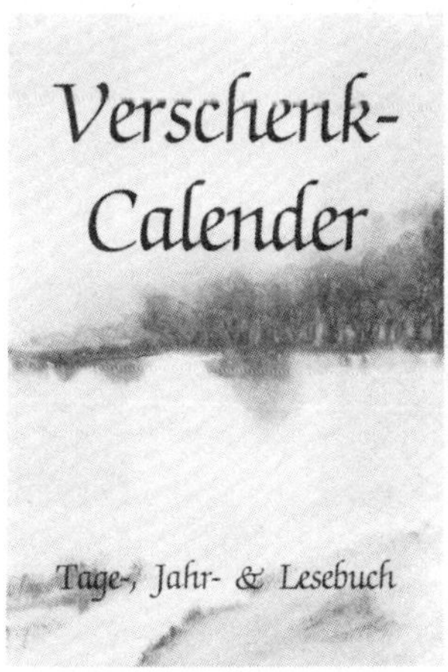

Alle Jahre wieder:

Verschenk-Calender

Tage-, Jahr- & Lesebuch geb., Lesebändchen, gedruckt auf chamoisfarbenem Papier
DM/Sfr 14,80/ ÖS 115,-

Wunderschön gestaltet, jedes Jahr mit neuen Texten und Bildern, z.B. von: Elisabeth Alexander, Regina Bauer, Carola Cardi, Siegfried Essmann, Karl-Hans Graf, Margreth Keil, Barbara Maria Kloos, Udo Marx, Manfred Moßmann, Ingun Spiecker-Verscharen, Ulrike Roth, Waltraud Zehner und vielen anderen.

